现代护理学基础与实践

主 编 李 明 张秀荣 张会晓 吴庆娜
马翠云 程 凯 田开勇 肖 磊

U0190264

中国海洋大学出版社
·青岛·

图书在版编目(CIP)数据

现代护理学基础与实践 / 李明等主编. —青岛：
中国海洋大学出版社,2021.11
ISBN 978-7-5670-3018-3

Ⅰ.①现…　Ⅱ.①李…　Ⅲ.①护理学　Ⅳ.①R47

中国版本图书馆 CIP 数据核字(2021)第 248012 号

出版发行	中国海洋大学出版社		
社　　址	青岛市香港东路 23 号	邮政编码	266071
出 版 人	杨立敏		
网　　址	http://pub.ouc.edu.cn		
电子信箱	369839221@qq.com		
订购电话	0532—82032573(传真)		
策划编辑	韩玉堂		
责任编辑	韩玉堂	电　　话	0532—85902349
印　　制	蓬莱利华印刷有限公司		
版　　次	2021 年 12 月第 1 版		
印　　次	2021 年 12 月第 1 次印刷		
成品尺寸	185 mm×260 mm		
印　　张	24.75		
字　　数	600 千		
印　　数	1～1000		
定　　价	158.00 元		

张溢珍　　山西白求恩医院
　　　　　同济山西医院
周晓彦　　中国人民解放军总医院京中医疗区旃坛寺门诊部
任海霞　　曲阜中医院
朱金梅　　大同市第三人民医院
王菲菲　　山东省精神卫生中心
金加伟　　山东省精神卫生中心
刘高伟　　山东省精神卫生中心

前　言

　　近年来,随着我国经济的发展和医学事业的不断进步,护理队伍的整体素质有了较大提高,护理理念也随之不断创新和发展。现代医疗水平的提高及诊疗技术的不断革新,必然带动护理技术的提高,对护理人员的要求也会越来越高。为了适应新技术的发展,我们编写了《现代护理学基础与实践》。

　　本书内容涉及临床常见疾病的护理,包括消化内科护理、呼吸内科护理、内分泌科护理、肾内科护理、泌尿外科护理及重症科护理等的护理基础与操作实践。本书资料新颖,内容丰富,覆盖面广,科学实用,同时参考了近年来的护理新理论、新知识和新技术。希望本书能成为临床医护人员的一本工具书。

　　其中,主编李明编写了第七章第一节至第四节、第七章第六节至第十节、第七章第十二节,共72.65千字;主编张秀荣编写了第十七章,共33.78千字;主编张会晓编写了第十四章,共23.88千字;主编吴庆娜编写了第十六章,共23.78千字;主编马翠云编写了第二章第一节至第四节,共23.56千字;主编程凯编写了第四章,共22.66千字;主编田开勇编写了第十二章第一节至第四节,共22.45千字;主编肖磊编写了第一章第七节、第七章第五节、第七章第十一节、第七章第十三节,共22.36千字;副主编李雪编写了第十一章,共22.35千字;副主编苏娅编写了第十三章,共12.65千字;副主编杨芳编写了第十章第一节至第十三节,共83.45千字;副主编张帆编写了第一章第十一节至第十二节,共12.36千字;副主编刘巧编写了第三章第三节,共11.89千字;副主编田莉编写了第九章,共32.79千字;副主编邬瑞编写了第八章第四节至第八节,共52.80千字;副主编许凤娟编写了第八章第一节至第三节,共11.56千字;副主编刘雅静编写了第一章第一节至第六节、第一章

第八节，共 52.25 千字；副主编王萌超编写了第六章第二节至第三节，共 6.69 千字；副主编裴雅杰编写了第十五章，共 36.58 千字；副主编张艳编写了第五章第一节，共 5.46 千字；副主编王宏宇编写了第三章第四节，共 5.32 千字；副主编杨琦编写了第二章第五节至第六节，共 5.30 千字；副主编周秀萍编写了第五章第二节，共 5.29 千字；副主编史娟英编写了第八章第十节，共 5.25 千字；王晓芬、杨攀、张肖肖、张溢珍、周晓彦、任海霞、朱金梅、王菲菲、金加伟、刘高伟等编写了剩余章节。

由于我们水平有限，加之医学科学发展迅速，书中难免存在不妥之处，希望广大医学工作者能提出宝贵的意见，以便我们今后改进和修订。

编者

2021 年 10 月

目　录

第一章 神经内科护理

第一节 多发性硬化

多发性硬化(multiple sclerosis,MS)是以中枢神经系统白质慢性炎性脱髓鞘病变为特点的一种自身免疫性疾病。本病确切病因至今不明,流行病学资料提示遗传危险因素与环境因素起重要作用。MS多见于中、青年,发病年龄在20~40岁,以女性稍多见,常以急性或亚急性起病,少数呈慢性进展病程;临床以视力障碍、肢体瘫痪、感觉障碍、言语障碍、共济失调及膀胱功能障碍等多部位病灶症状和缓解—复发病程为特点。

一、护理评估

(一)询问患者的起病情况及病程

(1)询问患者起病日期,了解患者是否为急性起病,MS患者起病快慢不一,我国多以急性或亚急性起病。

(2)询问首发症状的具体表现:如有无一个或多个肢体无力或麻木,视力减退或复视等。

(3)询问患者此次为第几次发病,了解有无缓解—复发病程,有些患者复发次数可达10余次,缓解期最长可达20年,询问患者患病治疗后的恢复情况,了解有无残留的病损,通常每一次发作之后均会残留部分症状和体征,逐渐积累而致功能残障、大小便障碍等。

(二)询问发病前的情况

(1)询问患者有无感冒、发热、感染、创伤、疲劳、精神紧张、药物过敏、寒冷刺激、妊娠或分娩等。这些均可构成MS诱发因素。

(2)询问患者发病前有无异常的表现,如体质量减轻、疲劳、肌肉或关节隐痛等。这些现象可在出现神经系统症状前数周或数月出现。

(三)评估有无神经功能缺损

(1)询问患者双眼的视力如何、能看清眼前事物范围的大小,了解有无视觉损害表现。半数以上的MS患者有视力障碍,多从一侧开始,或在短时间内两眼先后受累;表现为视力减退,视野缺损,可有双颞侧或同向偏盲及视神经萎缩;并具有缓解—复发的特点。有学者报道36例MS确诊患者中82.5%有不同程度视力减退,83.33%有视野异常,81.58%有视觉诱发电位(VEP)异常。

(2)询问患者活动情况如何,是否能自己步行、爬楼等,了解有无运动功能受损,检查患者的肌力、肌张力、平衡能力及体力耐受情况,如能上下几层楼,能步行多远,体态姿势是否正常等。脊髓皮质脊髓束受损往往出现下肢无力、沉重感,肌张力增高,不对称性痉挛性截瘫、四肢瘫或偏瘫。

(3)询问患者肢体的感觉如何,了解有无感觉障碍,如肢体麻木、针刺、束带感及灼痛等感觉异常;深感觉异常时可具有感觉性共济失调的步态表现;晚期患者可常出现持久的脊髓横贯性感觉障碍,而促成压疮的发生和发展。

(四)评估有无其他伴发症状

(1)询问患者病情,与患者建立有效的沟通,了解其有无情绪及行为变化。多数患者表现为抑郁、易怒和脾气暴躁;部分患者因病理性情绪高涨而表现为欣快和兴奋、易激动;也可表现为淡漠、嗜睡、反应迟钝、智能障碍等。

(2)询问患者有无发作性症状,如构音障碍、共济失调、单肢痛性发作、阵发性瘙痒等,2%~3%的患者有一次或反复的癫痫性发作。

(3)询问患者有无视物重影现象,检查有无眼球震颤和眼肌麻痹,水平性眼震最多见,为病变累及脑桥、小脑及其联系纤维所致;1/3的患者出现复视,为病变侵及内侧纵束造成核间性眼肌麻痹所致。

(4)询问患者的大小便情况,有无小便次数增多、减少现象,了解有无膀胱、直肠功能障碍,少数患者出现尿潴留、尿失禁、尿急、尿频等,提示脊髓受累。

(5)评估患者的皮肤情况。每日检查患者全身皮肤,注意皮肤的完整性;观察皮肤的颜色、温度、弹性及湿度;评估床单是否平整、洁净、柔软;询问患者衣着感觉有无束缚感,评估衣着是否宽松、舒适;去除压疮的危险因素。

(五)评估患者的居住环境

询问患者的住所所处的地理环境,了解患者的生活与居住情况,了解患者是否有长期生活在阴冷潮湿的环境中的状况,因为本病发病率与高纬度有关,幼年时生活于寒冷环境中极易诱发此病,尤其是15岁以前与某种外界环境因素接触可能在MS发病中起重要作用。

(六)了解实验室检查情况

1.腰穿脑脊液检查

CSF外观无色透明,压力正常;细胞数以单核细胞为主,呈轻度到中度增多($50×10^6$/L以内),提示疾病处于活跃或恶化情况;生化检查蛋白轻度增高或正常;免疫学检查可显示IgG指数和合成率增高,IgG寡克隆带阳性而血浆中阙如。

2.视觉、听觉和体感诱发电位检查

可有一项或多项异常。

3.影像学检查

MRI优于CT,它具有良好的高分辨能力。在MIR T_2加权像上,出现脑白质区播散性分布的多个脱髓鞘斑块灶,呈类圆形或融合性、不规则斑点状高信号改变;多数病程长的患者有脑白质萎缩征象。

二、治疗原则

本病治疗的意义在于抑制炎性脱髓鞘病变进展,防止急性期病变恶化及缓解期复发;延缓神经功能障碍,减轻患者痛苦。目前尚无特殊药物治疗,急性期可选择糖皮质激素或免疫抑制剂,常用甲泼尼龙、地塞米松大剂量短程疗法后改泼尼松维持,以抑制免疫反应损伤,控制炎症和充血水肿;其他对症支持治疗如神经营养、解痉、通便、肢体功能康复训练等可以提高机体免疫力,减轻神经功能障碍所导致的不适,延长生命。

三、常见护理问题

(1)生活自理缺陷与肢体乏力、共济失调或视觉、触觉障碍有关。

（2）感知改变与脊髓受累所致传导束型感觉障碍或视觉损害有关。

（3）缺乏本病相关知识和自我护理知识。

（4）排尿异常（尿潴留/尿失禁）与脊髓受累所致括约肌障碍有关。

（5）感染与免疫功能减弱、机体抵抗力降低有关。

（6）焦虑与疾病反复发作、担心预后或经济负担过重等有关。

（7）躯体移动障碍与脊髓受损有关。

四、护理措施

（一）一般护理

急性期卧床休息，协助保持舒适体位；有压疮发生的危险时，应勤翻身，每 2 h 一次，防止局部受压；平时应为患者制订作息时间，使之合理休息与活动，防止过分疲劳。因为入院治疗的患者一般是急性期或复发的患者，而 MS 患者比其他患者更容易感到疲劳且疲劳加重常发生在午后或工作之后，与疲劳有关的因素有饱食、劳累、热水浴、吸烟等；对于有脊髓平面受损、肢体运动障碍的卧床患者，应保持肢体功能位，指导患者进行主动或被动运动；肌张力增高或共济失调的患者，应指导和鼓励患者在有或没有辅助装置支持的情况下步行训练；在进行活动或康复训练时应劳逸结合，避免受凉或体力活动过度，因为大量的活动可使患者体温升高而致症状暂时恶化。

（二）饮食护理

（1）给予高蛋白、低脂、低糖、富含多种维生素、易消化、易吸收的清淡食物，并维持足够的液体摄入（每日大约 2500 mL），以保持体内充足的水分，使机体更好地消化和利用营养素。

（2）蛋白质在 3 餐食物中的分配比例是：早餐占总热能的 30％，午餐占 45％～50％，晚餐占 20％～25％。

（3）饮食中应含有足量的纤维素。纤维素有亲水性，能吸收水分，使食物残渣膨胀并形成润滑凝胶，在肠内易推进，并能刺激肠蠕动，有利于激发便意和排便反射，预防便秘的发生或减轻便秘的症状。

（三）症状护理

1.视力障碍的护理

指导复视、视力减退和偏盲的患者使用适当的工具弥补视觉损害，向患者详细介绍住院的环境，并指导患者熟悉环境，介绍主管的医生、护士，解释呼叫系统并评估患者运用的能力。将日常用物放于患者易于取放的地方，同时应去除一些危险物品如开水瓶、绳、刀等工具，有条件的医院可将患者安置在可水平升降的床位，夜间保持床在最低水平并支起护栏防护；在实施整体护理过程中，根据患者的受教育情况，建议其使用放大镜读报、或大字的阅读材料和书、或听收音机。

2.情感障碍的护理

有病理性情绪高涨或易怒、易激动的患者应避免自伤或伤人行为，对其行为适当给予限制，采取隔离或保护，减少环境中的刺激因素，必要时可遵医嘱用药，教育患者家属及其守护者，使他们知道患者的行为是一种病理状态，以获得更多的社会支持；护理抑郁症患者时需要耐心，应多给予肯定和鼓励，多陪伴患者，鼓励其参加活动，多听收音机，创造良好的治疗环境，加强护患之间的交流，达到有效的沟通；同时应密切观察患者的言行，防止意外。无论是哪种病理性行为,护理人员都应给予高度重视,发现有加重情况,应及时与医生联系,必要时请精神科会诊处置。

3. 感觉障碍的护理

(1)生活护理:保持床单整洁、干燥、无渣屑,防止感觉障碍的身体部位受压或机械性刺激;避免高温或过冷刺激,慎用热水袋或冰袋,防止烫伤或冻伤,肢体保暖需用热水袋时,水温不宜超过 50 ℃;对感觉过敏的患者,应尽量避免不必要的刺激。

(2)知觉训练:每日用温水擦洗感觉障碍的身体部位,以促进血液循环和刺激感觉恢复;同时可进行肢体的被动运动、按摩、理疗及针灸。

4. 运动障碍

(1)生活护理:指导和协助患者洗漱、进食、如厕、穿脱衣服及个人卫生,帮助患者翻身和保持床单位整洁,满足患者基本生活需要;指导患者学会配合和使用便器,要注意动作轻柔,勿拖拉和用力过猛。

(5)安全护理:运动障碍的患者要防止跌倒,确保安全。床铺要有护栏;走廊、厕所要装扶手;地面要保持平整干燥,防湿、防滑,去除门槛;呼叫器应置于床头患者随手可及处;患者鞋最好使用防滑软橡胶鞋底;患者在行走时不要在其身旁擦过或在其面前穿过,同时避免突然呼唤患者,以免分散其注意力;行走不稳或步态不稳者,选用三角手杖等合适的辅助器具,并有人陪伴,防止受伤。

5. 膀胱直肠功能障碍的护理

(1)留置尿管的护理:当确定患者必须留置尿管时,说明患者的膀胱功能差,这时应选择大小与形态合适的尿管,按无菌操作原则留置导尿管并更换引流袋。一般使用气囊导尿管,其气囊(滞留球)内注入 10~20 mL(<30 mL)的液体或气体,以防止尿管脱出;每日进行尿道口清洁、消毒,鼓励患者多饮水,2000~3000 mL/d;指导患者及陪人排尿和膀胱功能训练的方法;告知他们尿路感染的有关症状和体征,如尿频、尿急、尿痛,尿液混浊且有异味等,避免接头的反复打开,防止尿液向膀胱逆流。

(2)便秘的护理:指导患者多饮开水,告知摄入充足的水分能达到软化粪便、刺激排便的目的;指导摄取足量的食物纤维,以促进肠蠕动;指导下腹部的轻柔按摩、穴位按压以及确定一个规律的排便时间,养成定时排便的习惯或帮助患者采用半蹲姿势,借助腹肌的动力作用排便等;严重便秘,粪块成硬结时可行保留灌肠,如注入温矿物油,滞留 20~30 min 后戴上润滑的手套,捣碎并掏出粪块。平时还可指导患者应用缓泻剂、栓剂等手段协助通便。注意告诉患者排便时间不能太长,勿过分用力。

(四)用药护理

告知药物的作用与用法,注意药物不良反应的观察与报告。

1. 促皮质素及糖皮质激素

这是治疗 MS 的主要药物,它们具有抗感染和免疫调节作用,能控制急性病程和复发。因在急性期大剂量短程冲击疗法时可引起心律失常,应备好心电监护仪、除颤器,必要时在监护下进行;因易出现如钠潴留、低钾、低钙等电解质和体液紊乱,应加强对血钾、血钠、血钙的监测及补钾的重要性认识,护士应了解静脉补钾的浓度,指导患者如何观察尿量、学会记录,由于口服 10%氯化钾口感差,大多数患者拒绝口服或不能坚持,护士应加强与主管医生、患者及其家属的沟通,反复强调补钾的重要性,教会患者快速饮入或稀释后加糖的方法,改善口感,坚持服钾;此外,该药还可能出现皮肤、胃肠道及骨骼肌系统的症状,应注意观察并记录。

2.免疫球蛋白

该药为生物制剂,应于 2 ℃~8 ℃或室温(不超过 30 ℃)下存放。滴注速度在开始 15 min 内应特别缓慢,后可逐渐加快至 2 mL/min(约为 40 滴)。输液过程中可偶见体温上升、呕吐、心率与血压波动等反应,可能与输液速度过快或个体差异有关,应立即停止输注并给予对症治疗。

3.干扰素

该药具有较强的抗病毒作用,可增加患者免疫细胞的抑制功能,多用于控制复发和进行型的 MS 患者。常见不良反应为皮下注射后流感样症状,可持续 1~2 d;注射局部可致红肿、触痛,偶尔可引起血白细胞减少、肝功能损害等。

(五)心理护理

(1)首次发作后经过有效的治疗,大多数患者病情很快缓解,能重返学校读书或单位工作。由于患者缺乏相关知识,不了解缓解、复发病程与预后,患者或家属通常处于盲目的心态,对疾病未引起足够的重视。针对这种状态,护士应主动向患者及其家属介绍有关知识,去除诱因,防止和减少复发,以获得更多的社会支持和保持正常心态,积极应对疾病。

(2)由于 MS 患者病程长、反复发作,每次复发后都遗留不同程度的神经功能废损而且渐次加重,在多次、反复的住院、出院过程中,患者及其亲友间的角色逐渐发生改变,可能出现不稳定的情绪、支付医疗费用困难、社交孤独,甚至焦虑、恐惧等,护士应首先取得患者的信任,与其进行各种有效的沟通,以利释放和减轻患者的压力。

(六)出院指导

(1)如在住院期间出现的症状已基本恢复,可像正常人一样工作、学习和生活时,应提醒患者强调避免疲劳和情绪激动;如患者出院时仍有不同程度的活动障碍,应教会其如何更换体位,保持床铺整洁、干燥,并在康复师的指导下进行肢体功能锻炼;注意运动适度,劳逸结合,循序渐进,持之以恒。

(2)养成良好的卫生习惯,教会患者几种保洁的方法,如活动困难者可请专职洗澡师协助洗澡,或用温度适宜的热毛巾全身擦拭;因为发热易加重病情,故洗澡时应避免水温过高,最好采用温水坐浴,不提倡热淋浴;同时注意室内避免对流风穿过,防止受凉感冒。

(3)告知患者常见的诱因有感冒、发烧、疲劳、创伤、各种感染、药物过敏、精神紧张、分娩、营养不良等;在季节交换时应注意增减衣服,女性患者 2 年内避免妊娠分娩。

(4)用药护理:①遵医嘱服药,口服泼尼松的患者,应告知如何逐渐减量和维持治疗,由于使用激素期间患者抵抗力下降,可在医生的指导下服用提高机体免疫力的药物,如中药人参、黄芪泡饮等;②如果出现原有症状加重或与原症状完全不相联系的症状或体征,包括行为的改变等,请及时到专科门诊就诊,同时应强调最好与专科医生及自己的护理人员联系,以获取有关的信息和资料,定期随诊,指导维持用药量的调整并注意观察用药反应。

(刘雅静)

第二节　急性脊髓炎

急性脊髓炎(acute myelitis)是脊髓白质脱髓鞘或坏死所致的横贯性损害。任何年龄均可发病,青壮年较多见,无性别差异,散在发病。病因不清,多数患者出现脊髓症状前1~4周有呼吸道感染、发热、腹泻等病毒感染症状,但脑脊液未检出抗体,神经组织亦未分离出病毒,其发生可能为病毒感染后诱发的异常免疫应答,而不是感染因素的直接作用。病变可累及脊髓的任何节段,以胸3~5最为常见,其次为颈段和腰段。病理改变主要为充血、水肿、炎性细胞浸润、白质髓鞘脱失、胶质细胞增生等。本病若无严重并发症,通常3~6个月可恢复至生活自理;若合并压疮、肺部或泌尿系感染常影响康复,或可遗留后遗症。部分患者可死于并发症;上行性脊髓炎患者往往短期内死于呼吸循环衰竭。

一、护理评估

(一)了解患者的起病情况

是否为急性发病,发病时有何异常感觉。本病多为急性起病,在数小时至2~3 d间发展到完全瘫痪,首发症状多为双下肢麻木无力,病变部位根痛或病变节段束带感,进而发展为脊髓完全性横贯性损害。

(二)评估神经功能受损情况

1.检查患者有无运动障碍

本病早期常呈脊髓休克表现,截瘫肢体肌张力低、腱反射消失、病理反射阴性、腹壁反射及提睾反射消失,脊髓休克持续时间可为数日或数周或更长,多为2~4周。

2.有无感觉障碍

利用针刺、冷热水及棉花絮触摸等方法评估患者的痛觉、温觉及触觉,是否病变节段以下所有感觉丧失,通常感觉消失平面上缘可有一感觉过敏区或束带样感觉异常区,感觉平面随病情恢复而逐渐下降。

3.有无自主神经功能障碍

(1)评估其大、小便排泄情况,如大、小便潴留,无膀胱充盈感,膀胱可因充盈过度而出现充盈性尿失禁,随着脊髓功能的恢复,膀胱充盈量缩小,尿液充盈到300~400 mL时即自主排尿,称反射性神经源性膀胱。

(2)评估患者皮肤是否干燥或湿润,因损害平面以下可出现无汗或少汗、皮肤脱屑及水肿、指甲松脆和角化过度等。

(三)了解有无前驱症状

即病前数日或1~2周有无发热、全身不适或呼吸道感染症状,或有无过劳、外伤或受凉等诱因。

(四)了解实验室检查情况

1.外周血和脑脊液检查

除部分患者急性期外周血和CSF白细胞轻度增高外,均无特殊变化。

2.电生理检查

运动诱发电位(MEP)异常,肌电图(EMG)呈失神经改变。

3. 影像学检查

脊柱 X 线正常，脊髓 MRI 可见病变部脊髓变粗。病变节段髓内斑点状或片状长 T_1、长 T_2 信号，常为多发，或有融合；恢复期可恢复正常。但也有脊髓 MRI 始终未显示异常者。

二、治疗原则

及时治疗、精心护理、预防并发症、早期康复训练。常用治疗药物为：①糖皮质激素，急性期大剂量甲泼尼龙短程冲击疗法；②免疫球蛋白；③抗生素；④维生素 B 族，血管扩张剂如烟酸、尼莫地平、丹参，神经营养药如三磷酸腺苷、细胞色素 C、胞磷胆碱等。

三、常见护理问题

(1)躯体移动障碍与脊髓受损有关。

(2)排尿异常(尿潴留)与自主神经功能障碍有关。

(3)低效性呼吸型态与高位脊髓病变所致呼吸肌麻痹有关。

(4)感知改变与脊髓病变、感觉传导通路受损有关。

(5)潜在并发症为压疮、肺炎、泌尿系统感染。

四、护理措施

1. 一般护理

急性期卧床休息，有呼吸困难者应抬高床；避免厚棉被等重物压迫肢体，使膝关节和髋关节处于外展、伸直的姿势；保持室内安静和空气新鲜，减少探视，防止过多人员流动；恢复期适当做床上的主动与被动运动和下床活动。

2. 饮食护理

予以高营养且易消化的食物，多食瘦肉、豆制品、新鲜蔬菜、水果及含纤维多的食物；多饮水以刺激肠蠕动增加，减轻便秘及肠胀气。

3. 症状护理

密切观察呼吸的频率、节律变化，及时发现上行性脊髓炎的征兆，如瘫痪下肢迅速波及上肢或延髓支配肌群，出现吞咽困难、构音不清、呼吸无力等，应立即通知医生并做好相应护理。

(1)对躯体功能障碍的患者，应协助其生活护理，做好晨、晚间护理。尽早进行康复训练，帮助患者进行肢体被动和主动运动，并辅以肢体按摩，防止肌肉挛缩和关节强直，练习锻炼肌肉的力量和耐力，其强度和次数逐渐加大、增多。长期卧床患者应加强皮肤的护理，保持床铺清洁、干燥、无屑，在骶尾部、足跟等骨隆突处垫以气圈，放置压疮按摩气垫床，及时翻身，每 2 h 一次，更换不同的体位，预防压疮，护理操作中应注意技巧。

(2)对感觉障碍的患者，禁用热水袋，防烫伤和冻伤，每日用温水擦洗，以促进血液循环和感觉恢复，给患者做知觉训练，用砂纸、丝绸等判断触觉，可用冷水、温水等刺激温度觉，用大头针刺激痛觉。

(3)对有排尿功能障碍的患者，应留置导尿，及时更换导尿管及引流袋，定期夹松导尿管以训练膀胱的舒缩功能，严格无菌操作，防尿路逆行感染。

(4)对有吞咽困难的患者，予以流质，药物需磨碎，必要时予以鼻饲。

4. 用药护理

应注意观察药物治疗的效果与不良反应，如糖皮质激素应随病情好转遵医嘱逐渐减量，如发现有呕吐、黑便、胃部不适、水钠潴留、高血压或有感染征象等,应通知医生处理,同时应注意补钾、补钙。

5.心理护理

患者常因卧床、生活不能自理而焦虑,心理负担重,护士应以高度的同情心和责任心加强与患者的沟通,不怕麻烦,不怕脏,不怕累,及时了解患者的心理状况,解释疾病的过程和预后,帮助患者渡过难关。

6.出院指导

(1)本病病程恢复时间较长,出院后更应做好肢体功能的锻炼,注意劳逸结合、持之以恒,克服急于求成心理。

(2)合理安排饮食,保证机体足够营养,多食瘦肉、鱼,多喝水,多食水果蔬菜等。

(3)适当体育锻炼,提高机体免疫力,注意气候变化,及时增减衣服、预防受凉。

(4)按时服药,不可随意更改药物剂量与用法,并注意观察有无药物不良反应。

(5)告诫家属,患者锻炼时要加以保护,有人陪伴,地面防滑、防湿,穿防滑鞋以防跌伤等意外。

(6)留置导尿的护理:护士应向患者及其家属讲授有关留置导尿管的医学知识及操作注意事项,告知膀胱充盈和尿路感染的征象,及时发现和预防尿路感染。

(刘雅静)

第三节　运动神经元病

运动神经元病(MND)是一组病因未明,选择性侵犯脊髓前角细胞、脑干运动神经元、皮质锥体细胞和锥体束的慢性进行性变性疾病。临床上兼有上和(或)下运动神经元受损的体征,表现为肌无力、肌萎缩和锥体束征的不同组合,感觉和括约肌功能一般不受影响。

运动神经元病好发于 30 岁以上,男性多见。病因尚不明确,可能与遗传、免疫、中毒、慢性病毒感染及恶性肿瘤有关。

临床通常分为肌萎缩性侧索硬化(ALS)、进行性脊肌萎缩症(PSMA)、进行性延髓麻痹和原发性侧索硬化 4 种类型。主要表现为中年以后隐袭起病,进行性加重,远端肌无力、肌萎缩、肌束震颤,伴腱反射亢进(或减退)、病理征等,无感觉障碍。本病是一种慢性致残性神经变性病,预后较差,发病后生存期短者数月,长者 10 余年,一般为 3~5 年,常死于肺部感染及呼吸肌麻痹。

一、护理评估

1.了解发病过程

是否为中年以后隐袭起病,并呈进行性加重趋势。

2.评估神经功能受损情况

(1)根据体查评估患者的肌力及营养状况。本病首发症状常为手指运动不灵活和力弱,随之手部小肌肉如大、小鱼际肌和蚓状肌萎缩,渐向前臂、上臂、肩胛带肌群发展,萎缩肌群出现粗大的肌束颤动，双上肢可同时出现或先后相隔数月，与此同时或以后出现下肢痉挛性瘫痪，剪刀样步态，肌张力增高等；少数病例从下肢起病，渐延及双上肢，如病变侵及脑桥和延髓运动神经核可表现为构音不清、饮水呛咳、吞咽困难和咀嚼无力，舌肌萎缩，伴肌束震颤，咽反射消失。

（2）评估感觉功能：询问患者的自我感觉，检测是否有异常变化。患者可有主观感觉异常，如诉麻木感、痛感等，但客观感觉检查无异常发现。

3. 了解有无家族发病

询问患者家属及其亲近中是否有人患此病。据统计，5%～10% ALS 患者有遗传性，称为家族性肌萎缩性侧索硬化(farmilial amyotrophic lateral sclerosis，FALS)，家族性成年型 ALS 属常染色体显性遗传，青年型则为常染色体显性或隐性遗传。目前已将 FALS 基因定位于 21 号染色体长臂 Cu/Zn SOD 基因内，即 21q22.1－22.2；但大多数 MND 是散发的，未见与遗传有关。

4. 了解实验室检查

MRI 显示部分患者受累脊髓和脑干萎缩变小；肌电图呈典型神经源性改变；肌肉活检有助诊断。

二、治疗原则

本病是一种慢性致残性神经变性病，目前尚无有效治疗方法，以支持及对症疗法为主，保证足够营养，改善全身状况。如呼吸困难时可吸氧，气管切开；吞咽困难时可胃管鼻饲；肌肉痉挛可给予地西泮、巴氯芬、氯唑沙宗治疗，亦可用针灸、按摩、理疗及被动运动等改善肢体状况，防止关节僵硬和肢体挛缩等。应用神经营养因子治疗本病尚在临床研究之中。

三、常见护理问题

（1）受伤与肢体无力有关。
（2）误吸与吞咽功能障碍有关。
（3）低效性呼吸型态与呼吸肌无力有关。
（4）清理呼吸道低效与呼吸肌麻痹有关。
（5）潜在并发症：感染与不能有效排痰或与气管切开有关。
（6）皮肤完整性受损与躯体运动功能受损有关。
（7）躯体移动障碍与肌肉无力或完全瘫痪有关。
（8）生活自理能力缺陷与瘫痪有关。

四、护理措施

1. 一般护理

早期或轻症者适当运动或锻炼，鼓励患者做力所能及的工作，注意劳逸结合。重症患者应卧床休息，并根据病情采取适当的卧位，如有呼吸困难时应抬高床头，有肢体瘫痪时应保持肢体于功能位置。同时还应密切观察病情的进展，重症患者仔细观察呼吸、血压，比较肌无力有无加重，如患者出现构音不清、饮水呛咳、吞咽困难、咀嚼无力等，应立即报告医生，并备好抢救器械及药物，如抽吸器、开口器、气管切开包、呼吸机、心电监护仪等，随时做好抢救准备。

2. 饮食护理

予以高营养易消化的食物，保证机体足够的营养，多食瘦肉、豆制品、鱼虾、新鲜蔬菜和水果。

3.症状护理

(1)对手指活动不灵活的患者,应协助做好生活护理,对双上肢活动困难的患者应喂食,帮助患者进行主动和被动的肢体功能训练,手的精细动作训练如对指、小指对掌、拇指对掌等,加强各指关节活动,辅以肌肉按摩,每日数次,防止关节僵硬和肢体挛缩。

(2)对有吞咽困难的患者,应予以鼻饲,并按鼻饲要求予以护理。

4.用药护理

应观察药物的疗效和不良反应。如地西泮可有嗜睡、头晕、乏力等不良反应,静脉注射地西泮可引起呼吸抑制,应缓慢注射,并观察呼吸情况,而大剂量长期服用地西泮可产生耐受性、依赖性和成瘾性。

5.心理护理

本病缺乏有效的治疗和病程进行性恶化,患者常有恐死、绝望感,对疾病的恢复表现出失望等情绪。护士应根据患者不同的心理,给予心理疏导,体贴关心患者,取得患者的信任,帮助患者积极配合治疗和功能锻炼,鼓励患者做力所能及的事情,获得与疾病抗争的信心。

6.出院指导

(1)保持乐观的生活态度,心情愉快,积极参与力所能及的公益活动。

(2)合理饮食,保证营养,多食瘦肉、豆制品、鱼虾、新鲜蔬菜、水果;对留置胃管出院的患者,护士应向患者及其家属讲授有关鼻饲的知识和注意事项。

(3)加强肢体功能锻炼,注意循序渐进,不能操之过急。

(4)告诫家属,患者进行锻炼时应有人陪伴,辅以拐杖等以防跌伤,地面防滑、防湿、穿防滑鞋以免发生意外。

(5)按时服药,并在医嘱下减量或停药,注意药物不良反应。

(刘雅静)

第四节 短暂性脑缺血发作

短暂性脑缺血发作(transient ischemic attack,TIA)是指颈动脉或椎-基底动脉系统的短暂性供血不足,导致供血区局限性神经功能缺失症状。TIA好发于中老年人(50~70岁),男性多于女性。其病因目前尚不完全清楚,多数人认为主要是动脉粥样硬化脱落的斑块,即由血小板、纤维蛋白、胆固醇结晶所形成的微栓子,造成供应脑部的小动脉发生微栓塞所致;也可能与脑血管痉挛、血液成分、血流动力学改变等因素有关。TIA分为颈内动脉系统TIA和椎-基底动脉系统TIA,两者临床表现各不相同。TIA每次发作持续数分钟至1 h,最长不超过24 h即可完全恢复,不留后遗症状,但常有反复发作,有人将其形象地比喻为"大脑间歇性跛行"。而跌倒发作、短暂性全面性遗忘症、双眼视力障碍发作为其特征性症状。

一、护理评估

1.询问患者的起病形式与发作情况

是否症状突然发作、持续时间是否短暂,本病一般为5~30 min,恢复快,不留后遗症。是否反复发作,且每次发作出现的症状基本相同。

2.评估有无神经功能缺失

(1)检查有无肢体乏力或偏瘫、偏身感觉异常,因为大脑中动脉供血区缺血可致对侧肢体无力或轻偏瘫、偏身麻木或感觉减退。

(2)有无一过性单眼黑蒙或失明、复视等视力障碍,以评估脑缺血的部位。颈内动脉分支眼动脉缺血可致一过性单眼盲,中脑或脑桥缺血可出现复视和眼外肌麻痹,双侧大脑后动脉距状支缺血因视皮质受累可致双眼视力障碍(暂时性皮质盲)。

(3)有无跌倒发作和意识丧失,下部脑干网状结构缺血可致患者因下肢突然失去张力而跌倒,但意识清楚。

(4)询问患者起病的时间、地点及发病过程,以了解记忆力、定向力、理解力是否正常,因为大脑后动脉缺血累及边缘系统时,患者可出现短时间记忆丧失,常持续数分钟至数十分钟,伴有对时间、地点的定向障碍,但谈话、书写和计算能力仍保持。

(5)观察进食时有无吞咽困难,有无失语。脑干缺血所致延髓性麻痹或假性延髓性麻痹时,患者可出现吞咽障碍、构音不清,优势半球受累可出现失语症。

(6)观察其有无步态不稳的情况,因为椎-基底动脉缺血导致小脑功能障碍可出现共济失调、步态不稳。

3.了解既往史和用药情况

(1)了解既往是否有原发性高血压病、心脏病、高脂血症及糖尿病病史,临床上 TIA 患者常伴有高血压、动脉粥样硬化、糖尿病或心脏病病史。

(2)了解患者既往和目前的用药情况,患者的血压、血糖、血脂等各项指标是否控制在正常范围之内。

4.了解患者的饮食习惯及家族史

(1)了解患者是否有肥胖、吸烟、酗酒,是否偏食、嗜食,是否长期摄入高胆固醇饮食,因为长期高胆固醇饮食常使血管发生动脉粥样硬化。

(2)了解其长辈及亲属有无脑血管病的患病情况。

5.了解实验室检查情况

(1)血常规和生化检查:一般未见明显异常。

(2)影像学检查:头部 CT 或 MRI 检查基本正常,部分病例可见脑内有小的梗死灶或缺血灶。

(3)经颅多普勒(TCD)检查:可见血管狭窄、动脉粥样硬化斑块等所致的改变。

二、治疗原则

对病因明显的患者,应针对病因进行积极治疗,如控制高血压、糖尿病、高脂血症、治疗颈椎病、心律失常、血液系统疾病等等。目前对短暂性脑缺血发作的治疗性和预防性用药主要是抗血小板聚集剂和抗凝药物两大类,抗血小板聚集剂可减少微栓子的发生,预防复发,常用药物有阿司匹林和噻氯匹定(抵克立得);而抗凝治疗适用于发作次数多,症状较重,持续时间长,且每次发作症状逐渐加重,又无明显禁忌证的患者,常用药物有肝素、低分子肝素和华法林。还可给予钙拮抗剂(如尼莫地平、盐酸氟桂利嗪)、脑保护治疗和中医中药(如丹参、川芎、红花、血栓通等)治疗。

三、常见护理问题

(1)受伤与 TIA 不定时发作有关。

(2)缺乏疾病的防治知识。

(3)潜在并发症:脑卒中与脑局部供血障碍有关。

四、护理措施

1.一般护理

发作时卧床休息,注意枕头不宜太高,以枕高 15～25 cm 为宜,以免影响头部的血液供应;转动头部时动作宜轻柔、缓慢,防止颈部活动过度诱发 TIA;平时应适当运动或体育锻炼,注意劳逸结合,保证充足睡眠。

2.饮食护理

指导患者进食低盐、低脂、清淡、易消化、富含蛋白质和维生素的饮食,多吃蔬菜、水果,戒烟酒,忌辛辣、油炸食物和暴饮暴食,避免过分饥饿。合并糖尿病的患者还应限制糖的摄入,严格执行糖尿病饮食。

3.症状护理

(1)对肢体乏力或轻偏瘫等步态不稳的患者,应注意保持周围环境的安全,移开障碍物,以防跌倒;教会患者使用扶手等辅助设施;对有一过性失明或跌倒发作的患者,如厕、沐浴或外出活动时应有防护措施。

(2)对有吞咽障碍的患者,进食时宜取坐位或半坐位,喂食速度宜缓慢,药物宜压碎,以利吞咽,并积极做好吞咽功能的康复训练。

(3)对有构音不清或失语症的患者,护士在实施治疗和护理活动过程中,注意言行不要有损患者自尊,鼓励患者用有效的表达方式进行沟通,表达自己的需要,并指导患者积极进行语言康复训练。

4.用药护理

详细告知药物的作用机制、不良反应及用药注意事项,并注意观察药物疗效情况。

(1)血液病,有出血倾向,严重的高血压和肝、肾疾病,消化性溃疡等均为抗凝治疗禁忌证。

(2)抗凝治疗前需检查患者的凝血机制是否正常,抗凝治疗过程中应注意观察有无出血倾向,发现皮疹、皮下瘀斑、牙龈出血等立即报告医生处理。

(3)肝素 50 mg 加入生理盐水 500 mL 静脉滴注时,速度宜缓慢,10～20 滴/分钟,维持 24～48 h。

(4)注意观察患者肢体无力或偏瘫程度是否减轻,肌力是否增加,吞咽障碍、构音不清、失语等症状是否恢复正常。如果上述症状呈加重趋势,应警惕缺血性脑卒中的发生;若为频繁发作的 TIA 患者,应注意观察每次发作的持续时间、间隔时间以及伴随症状,并做好记录,配合医生积极处理。

5.心理护理

帮助患者了解本病治疗与预后的关系,消除患者的紧张、恐惧心理,保持乐观心态,积极配合治疗,并自觉改变不良生活方式,建立良好的生活习惯。

6.出院指导

(1)保持心情愉快、情绪稳定,避免精神紧张和过度疲劳。

（2）合理饮食,戒烟酒。

（3）生活起居有规律,养成良好的生活习惯,坚持适度运动和锻炼,注意劳逸结合,对经常发作的患者应避免重体力劳动,尽量不要单独外出。

（4）按医嘱正确服药,积极治疗高血压、动脉硬化、心脏病、糖尿病、高脂血症和肥胖症。

（5）定期门诊复查,尤其出现肢体麻木乏力、眩晕、复视或突然跌倒时应随时就医。

（刘雅静）

第五节　脑梗死

脑梗死(cerebral infarction)是指脑部血液供应障碍,缺血、缺氧引起的脑组织坏死软化,又称缺血性脑卒中,包括脑血栓形成、脑栓塞和腔隙性脑梗死等。该病好发于 60 岁以上的老年人,在两性别间无明显差异。其基本病因为动脉粥样硬化,并在此基础上发生血栓形成,导致血液供应区域和邻近区域的脑组织血供障碍,引起局部脑组织软化、坏死;其次为血液成分改变和血流动力学改变等。本病常在安静或睡眠中起病,突然出现偏瘫、感觉障碍、失语、吞咽障碍和意识障碍等。

一、护理评估

（一）询问患者的起病情况

（1）了解起病时间和起病形式。询问患者是什么时候发病的,当时是否在休息中或睡眠状态下,脑梗死患者常在安静状态或睡眠中起病,症状和体征常在数分钟至数小时,或 1～2 d 达到高峰。

（2）询问患者有无明显的头昏、头痛等前驱症状。起病时,由于侧支循环血管代偿性扩张患者常主诉有轻微头痛。

（3）询问患者有无眩晕、恶心、呕吐等伴随症状,如有呕吐,了解是使劲呕出还是难以控制地喷出。当椎-基底动脉系统阻塞时,患者常出现眩晕、视物旋转、恶心、呕吐等症状,随着病程进展,受损区域和邻近区域的脑组织缺血、缺氧加重,继之发生脑水肿,颅内压增高,甚至可以发生喷射状呕吐等。

（二）观察神志、瞳孔和生命体征情况

（1）观察神志是否清楚,有无意识障碍及其类型。起病时立即出现意识不清,常提示椎-基底动脉系统脑梗死;起病后不久逐渐出现意识障碍常提示大脑半球较大区域梗死,随着脑水肿的消退,患者意识可逐渐好转。

（2）观察瞳孔大小及对光反射是否正常。大面积脑梗死的患者因严重脑水肿致中线移位、脑干受压而出现颅内压增高,可发生脑疝致瞳孔散大,对光反射迟钝或消失。

（3）观察生命体征。起病初始体温、脉搏、呼吸一般正常,病变范围较大或脑干受累时可见呼吸不规则等。

（三）评估有无神经功能受损

（1）观察有无精神、情感障碍。额叶前部及颞叶梗死可有精神、情感异常,表现为记忆力、

注意力下降,表情淡漠,反应迟钝,思维和综合能力下降,或人格改变,或有欣快或易激怒。

(2)询问患者双眼能否看清眼前的物品,了解有无眼球运动受限、眼球震颤及眼睑闭合不全,视野有无缺损。椎-基底动脉系统脑梗死时,患者常由于大脑后部、小脑、脑干和前庭系统的缺血、缺氧出现眼球震颤、视野缺损等表现。

(3)有无口角歪斜或鼻唇沟变浅,检查伸舌是否居中。大脑中动脉闭塞常可导致中枢性面神经麻痹和中枢性舌下神经麻痹,表现为病灶对侧面下部的瘫痪(鼻唇沟平坦和口角下垂)及伸舌时舌尖偏向病灶对侧。

(4)有无言语障碍、饮水呛咳等。病变发生于优势半球时,可能出现运动性和(或)感觉性失语;基底动脉闭塞可导致Ⅸ、Ⅹ、Ⅺ、Ⅻ脑神经的损害而出现延髓性麻痹(构音障碍、吞咽困难等)症状。

(5)检查患者四肢肌力、肌张力情况,了解有无肢体活动障碍、步态不稳及肌萎缩。大脑中动脉闭塞,会出现对侧偏瘫;椎-基底动脉系统脑梗死可出现共济失调、交叉瘫、四肢瘫;双侧大脑前动脉闭塞时可出现双侧下肢脑性瘫痪;大脑后动脉闭塞可出现皮质盲。

(6)检查有无感觉障碍。小脑下后动脉梗死时可表现为面部痛温觉障碍(三叉神经脊束核受损)和对侧半身痛温觉障碍(脊髓丘脑束受损);大脑中动脉闭塞或大脑后动脉梗死累及丘脑和上部脑干时,可出现丘脑综合征,表现为对侧偏身感觉障碍,如感觉异常、感觉过度、丘脑痛等。

(7)有无大小便障碍。除大面积脑梗死等重症病例因意识障碍可出现大小便失禁外,大脑前动脉闭塞所致额叶内侧缺血时,因旁中央小叶受累而出现排尿不易控制。

(四)了解既往史和用药情况

(1)询问患者的身体状况,了解既往有无脑动脉硬化、原发性高血压、高脂血症及糖尿病病史。临床上脑梗死患者多有高血压动脉硬化、糖尿病或心脏病病史。

(2)询问患者是否进行过治疗,目前用药情况怎样,是否按医嘱正确服用降压、降糖、降脂及抗凝药物。

(五)了解生活方式和饮食习惯

(1)询问患者的饮食习惯,有无偏食、嗜食爱好,是否喜食腊味、肥肉、动物内脏等,是否长期摄入高盐、高胆固醇饮食,高盐饮食可致水钠潴留,加重高血压;长期高胆固醇饮食可使饮食中的脂质沉着在血管壁上,致血管发生动脉粥样硬化。

(2)询问患者有无烟酒嗜好及家族中有无类似疾病史或有卒中、原发性高血压病史。

(六)了解实验室检查情况

(1)血常规及生化检查:白细胞计数和分类大致正常。如果明显增高提示并发感染(如肺炎、泌尿系感染、压疮等)。在急性期,由于交感肾上腺髓质和肾上腺皮质系统的活动增强,常常出现高血糖现象,尿常规检查亦可发现尿糖。

(2)腰椎穿刺检查:脑脊液透明无色,一般压力不高。少数患者由于大范围脑梗死伴明显脑水肿时压力可超过 1.96kPa(200 mmH$_2$O①)。

(3)影像学检查:脑梗死的 CT 特征为阻塞血管供应区出现低密度影,此改变一般在

---

① 临床上仍习惯用 mmH$_2$O 或 cmH$_2$O 做为颅内压单位,1 kPa=10.2 cmH$_2$O=102 mmH$_2$O。全书同。

24～48 h间逐渐出现,但病灶较小或梗死灶位于小脑或脑干,则 CT 检查可不明显或检查不出来;头部 MRI 检查时,病灶呈长 T_1、长 T_2 异常信号。

(4)经颅多普勒检查:TCD 可以探测到有无大血管的闭塞及血管弹性的改变。

二、治疗原则

急性期维持呼吸、血压、血容量及心肺功能稳定,积极抗脑水肿,阻止脑疝形成,防止并发症,进行缺血脑保护和周边复流等。对临床表现为进展型脑梗死的患者可选择应用抗凝治疗,但出血性脑梗死和有高血压者禁用。虽然扩血管药物可以改善脑循环,但是近年来有人对脑梗死应用血管扩张药提出了一些看法,认为在急性期(发病后 1～3 周),由于代谢产物积聚病灶区致代谢性酸中毒,病灶区血管处于麻痹状态而高度扩张,此时使用血管扩张药物对病灶区血管不起作用,相反,可加重脑水肿或使非病变部位和颅外的血管扩张致使病灶区的血流更加减少,即脑内盗血症(intracerebral steal syndrome),故不宜应用血管扩张药物。

但有下列情况可以进行扩张血管治疗:

(1)脑梗死的极早期,脑水肿出现之前(一般在起病后 3 h 内),一般以发病后 24 h 内应用较妥。

(2)脑梗死恢复期,发病后 3 周以上,脑水肿完全消退之后。及时而适当地扩张脑血管可以促进侧支循环达到改善脑部血液供应的目的。有的患者血压稍高,是由于脑水肿所致,而非原发性高血压病,应密切观察血压变化,而不必急于使用降压药,往往在脱水降颅内压治疗之后,血压会恢复正常。如血压过高(>200/120 mmHg①),可酌情给予降压药,但应防止降压过速过低,以免影响脑血流量。高压氧治疗可以提高血氧含量,促进侧支循环形成,增加病变部位脑血液供应,促进神经组织再生和神经功能恢复。脑梗死患者如无肺部并发症,生命体征平稳宜尽早高压氧治疗。水肿高潮过后就应开展康复治疗。为防止关节畸形或肌肉挛缩应加强理疗、针灸、按摩、中药等综合治疗,重视语言与肢体功能的康复训练,促进神经功能康复。如果脑梗死患者合并心力衰竭、糖尿病时,应及时控制症状、积极治疗原发病,预防复发。

三、常见护理问题

(1)生活自理能力缺陷与肢体偏瘫有关。

(2)躯体移动障碍与脑缺血、缺氧导致运动功能受损有关。

(3)皮肤完整性受损与偏瘫、感觉障碍有关。

(4)误吸与吞咽困难有关。

(5)语言沟通障碍与脑缺血导致语言功能障碍有关。

四、护理措施

1.一般护理

急性期不宜抬高患者床头,宜取头低位或放平床头,以改善头部的血液供应;恢复期枕头也不宜太高,患者可自由采取舒适的主动体位;应注意患者肢体位置的正确摆放,指导和协助家属被动运动和按摩患侧肢体,鼓励和指导患者主动进行有计划的肢体功能锻炼,如指导和督促患者进行 Bobath 握手和桥式运动,做到运动适度,方法得当,防止运动量过度而造成肌

---

① 　临床上仍习惯用毫米汞柱(mmHg)做为血压单位,1 mmHg=0.1333 kPa,1 kPa=7.5 mmHg。全书同。

腱牵拉伤。

2.饮食护理

饮食以低脂、低胆固醇、低盐(高血压者)、适量糖类、丰富维生素为原则。少食肥肉、猪油、奶油、蛋黄、带鱼、动物内脏及糖果甜食等;多吃瘦肉、鱼虾、豆制品、新鲜蔬菜、水果和含碘食物,提倡食用植物油。戒烟酒。

3.症状护理

(1)对有意识障碍和躁动不安的患者,床铺应加护栏,以防坠床,必要时使用约束带加以约束;昏迷患者应酌情选择适当的漱口液做好口腔护理,保持口腔清洁。

(2)有吞咽困难的患者,药物和食物宜压碎,以利吞咽;教会患者用吸水管饮水,以减轻或避免饮水呛咳;进食时宜取坐位或半坐位,予以糊状食物从健侧缓慢喂入;必要时鼻饲流质,并按鼻饲要求做好相关护理。

(3)对步行困难、步态不稳等运动障碍的患者,应注意其活动时的安全保护,地面保持干燥平整,防湿防滑,并注意清除周围环境中的障碍物,以防跌倒;过道和卫生间等患者活动的场所均应设置扶手;患者如厕、沐浴、外出时需有人陪护。

(4)卧床患者协助完成生活护理,保持床单位整洁和皮肤清洁,预防压疮的发生。大小便失禁的患者,应用温水擦洗臀部、肛周和会阴部皮肤,更换干净衣服和被褥,必要时洒肤疾散类粉剂或涂油膏以保护局部皮肤黏膜,防止出现湿疹和破损;对尿失禁的男患者可考虑使用体外导尿,如用接尿套连接引流袋等;留置导尿管的患者,应每日更换引流袋,接头处要避免反复打开,以免造成逆行感染,每 4 h 松开开关定时排尿,促进膀胱功能恢复,并注意观察尿量、颜色、性质是否有改变,发现异常及时报告医生处理。

4.用药护理

告知药物的作用与用法,注意观察药物的疗效与不良反应,发现异常情况,及时报告医生处理。

(1)使用溶栓药物进行早期溶栓治疗,需经 CT 扫描证实无出血灶,患者无出血。溶栓治疗的时间窗为症状发生后 3 h 或 3~6 h。使用低分子肝素、巴曲酶、降纤酶、尿激酶等药物治疗时可发生变态反应及出血倾向,用药前应按药物要求做好皮肤过敏试验,检查患者凝血机制,使用过程中应定期查血常规和注意观察有无出血倾向,发现皮疹、皮下瘀斑、牙龈出血或女患者经期延长等立即报告医生处理。

(2)卡荣针扩血管作用强,需缓慢静脉滴注,6~8 滴/分钟,100 mL 液体通常需 4~6 h 滴完。如输液速度过快,极易引起面部潮红、头昏、头痛及血压下降等不良反应。前列腺素 E 滴速为 10~20 滴/分钟,必要时加利多卡因 0.1 g 同时静脉滴注,可以减轻前列腺素 E 对血管的刺激,如滴注速度过快,则可导致患者头痛,穿刺局部疼痛,皮肤发红,甚至发生条索状静脉炎。葛根素连续使用时间不宜过长,以 7~10 d 为宜。因据报道此药连续使用时间过长时,易出现发热、寒战、皮疹等超敏反应,故使用过程中应注意观察患者有无上述不适。

(3)使用甘露醇脱水降颅内压时,需快速静脉滴注,常在 15~20 min 滴完,必要时还需加压快速滴注。滴注前需确定针头在血管内,因为该药漏在皮下,可引起局部组织坏死。甘露醇的连续使用时间不宜过长,因为长期使用可致肾功能损害和低血钾。故应定期检查肾功能和电解质。

(4)右旋糖酐-40 可出现超敏反应,使用过程中应注意观察患者有无恶心、脸色苍白、血压下降和意识障碍等不良反应,发现异常及时通知医生并积极配合抢救。必要时,于使用前取本药 0.1 mL 做过敏试验。

5.心理护理

疾病早期,患者常因突然出现瘫痪、失语等产生焦虑、情感脆弱、易怒等情感障碍;疾病后期,则因遗留症状或生活自理能力降低而形成悲观忧郁、痛苦绝望等不良心理。应针对患者不同时期的心理反应予以心理疏导和心理支持,关心患者的生活,尊重他(她)们的人格,耐心告知病情、治疗方法及预后,鼓励患者克服焦虑或忧郁心理,保持乐观心态,积极配合治疗,争取达到最佳康复水平。

6.出院指导

(1)保持正常心态和有规律的生活,克服不良嗜好,合理饮食。

(2)康复训练要循序渐进,持之以恒,要尽可能做些力所能及的家务劳动,日常生活活动不要依赖他人。

(3)积极防治原发性高血压、糖尿病、高脂血症、心脏病。原发性高血压患者服用降压药时,要定时服药,不可擅自服用多种降压药或自行停药、换药,防止血压骤降骤升;使用降糖、降脂药物时,也需按医嘱定时服药。

(4)定期门诊复查,检查血压、血糖、血脂、心脏功能以及瘫痪肢体、智能、语言的恢复情况,并在医生的指导下继续用药和进行康复训练。

(5)如果出现头昏、头痛、视物模糊、言语不利、肢体麻木、乏力、步态不稳等症状,要随时就医。

(刘雅静)

第六节　腔隙性脑梗死

腔隙性脑梗死(lacunar cerebral infarction)是指发生在大脑半球深部白质及脑干的缺血性微梗死,因脑组织缺血、坏死、液化并由吞噬细胞移走而形成腔隙。多见于 40～60 岁及 60 岁以上的中老年人,男性多于女性。原发性高血压病是最常见的病因。脑动脉粥样硬化、弥散性小动脉硬化、微动脉玻璃样变等动脉管壁变性使管腔狭窄或闭塞,脑血流量减少,导致脑实质神经细胞因缺血缺氧发生变性、坏死,形成脑萎缩。临床表现为轻偏瘫、感觉障碍、共济失调、构音障碍、吞咽障碍、中枢性面舌瘫、心理障碍、痴呆、假性延髓性麻痹等慢性脑病症状。本病预后良好,病死率及致残率较低,但易复发。

一、护理评估

(一)评估患者的起病形式

询问患者起病时间,了解是突然起病还是缓慢发病,起病常较突然,多为急性发病,部分为渐进性或亚急性起病。

(二)评估有无神经功能受损

询问患者有无肢体乏力、感觉障碍现象,询问患者进食、饮水情况,了解有无饮水呛咳、进食困难或构音障碍现象。病灶位于内囊后肢、脑桥基底部或大脑脚时,常可出现一侧面部和上下肢无力,对侧偏身或局部感觉障碍;病变累及双侧皮质延髓束时,可出现假性延髓性麻痹的症状,如构音障碍、吞咽困难、进食困难、面部表情呆板等。

(三)评估患者的精神与智能情况

询问患者日常生活习惯,与患者进行简单的语言交流,以了解患者有无思维、性格的改变,有无智能的改变,脑小动脉硬化造成多发性腔隙性脑梗死时,患者表现出思维迟钝,理解能力、判断能力、分析能力和计算能力下降,常有性格改变和行为异常,少数患者还可出现错觉、幻觉、妄想等。

(四)了解患者的生活方式

询问患者的工作情况,是否长期精神紧张、过度疲劳;询问患者日常饮食习惯,有无嗜食、偏食习惯,是否长期进食高盐、高胆固醇饮食,有无烟酒嗜好等。因为上述因素均可加速动脉硬化、加重病情。

(五)了解既往史和用药史

询问患者既往是否有原发性高血压病、高脂血症、糖尿病病史;是否针对病因进行过治疗,能否按医嘱正确用药。

(六)了解实验室检查情况

1.血液生化检查

可见血糖、血清总胆固醇、血清三酰甘油和低密度脂蛋白增高。

2.TCD 检查

可发现颈动脉粥样硬化斑块。

3.影像学检查

头部 CT 扫描可见深穿支供血区单个或多个病灶,呈腔隙性阴影,边界清晰。MRI 显示腔隙性病灶呈 T_1 等信号或低信号、T_2 高信号,是最有效的检查手段。

二、治疗原则

主要是预防疾病的复发。如急性期使用血管扩张药,以改善脑血液循环,促进神经功能恢复;对血压高的患者,应选择药物有效控制高血压。另外,应用脑细胞代谢剂、神经营养药、抑制血小板聚集剂、钙离子拮抗剂等,也可减少复发;控制吸烟、糖尿病、高脂血症等可干预因素,可降低复发率。

三、常见护理问题

①有受伤的危险;②有误吸的危险。

四、护理措施

1.一般护理

轻症患者注意生活起居有规律,坚持适当运动,劳逸结合;晚期出现智能障碍时,要引导患者在室内或固定场所进行活动,外出时一定要有人陪伴,防止受伤和走失。

2.饮食护理

予以富含蛋白质和维生素的低脂饮食,多吃蔬菜和水果,戒烟酒。

3. 症状护理

（1）对有肢体功能障碍和感觉障碍的患者，应鼓励和指导患者进行肢体功能锻炼，尽量坚持生活自理，并注意用温水擦洗患侧皮肤，促进感觉功能恢复。

（2）对有延髓性麻痹进食困难的患者，应给予制作精细的糊状食物，进食时取坐位或半坐位，进食速度不宜过快，应给患者充分的进餐时间，避免进食时看电视或与患者谈笑，以免分散患者注意力，引起窒息。

（3）对有精神症状的患者，床位应加护栏，必要时加约束带固定四肢，以防坠床、伤人或自伤。

（4）对有智能障碍的患者，外出时需有人陪护，并在其衣服口袋中放置填写患者姓名、联系电话等个人简单资料的卡片，以防走失。

（5）对缺乏生活自理能力的患者，应加强生活护理，协助其沐浴、进食、修饰等，保持皮肤和外阴清洁。对有延髓性麻痹致进食呛咳的患者，如果体温增高，应注意是否有吸入性肺炎发生；同时还应注意观察患者是否有尿频、尿急、尿痛等现象，防止发生尿路感染。

4. 用药护理

告知药物的作用与用法，注意观察药物的疗效与不良反应，发现异常情况及时报告医生处理。

（1）对有痴呆、记忆力减退或精神症状的患者，应注意督促其按时服药并看到其服下；同时注意观察药物疗效与不良反应。

（2）静脉注射尼莫地平（尼莫同）等扩血管药物时，尽量使用微量输液泵缓慢注射（8～10 mg/h），并注意观察患者有无面色潮红、头昏、血压下降等不适，如有异常应报告医生及时处理。

（3）服用安理申（盐酸多奈哌齐）的患者应注意观察有无肝、肾功能受损的表现，定时检查肝、肾功能。

5. 心理护理

关心体贴患者，鼓励患者保持情绪稳定和良好的心态，避免焦躁、忧郁等不良心理，积极配合治疗。

6. 出院指导

（1）避免进食过多动物油、黄油、奶油、动物内脏、蛋黄等高胆固醇饮食，多吃豆制品、鱼等优质蛋白食品，少吃糖。

（2）做力所能及的家务，以防自理能力快速下降；坚持适度的体育锻炼和体力劳动，以改善血液循环，增强体质，防止肥胖。

（3）注意安全，防止跌倒、受伤或走失。

（4）遵医嘱正确服药。

（5）定期复查血压、血脂、血糖等，如有症状加重，须及时就医。

（刘雅静）

第七节 脑出血

脑出血(cerebral hemorrhage)是由高血压合并动脉硬化或其他原因造成的非外伤性脑实质内出血。好发年龄为50~70岁;男性稍多见;冬、春季发病较多。

原发性高血压和动脉粥样硬化是脑出血最常见的病因,慢性原发性高血压促使患者脑小动脉形成微动脉瘤或夹层动脉瘤,在血压骤升时,瘤体可能破裂而引起脑出血。另外,高血压还可引起远端血管痉挛,造成远端脑组织缺氧坏死,发生点状出血和脑水肿,出血融合扩大即成大片出血。脑内动脉壁薄弱,可能是脑出血比其他内脏出血多见的一个原因。脑出血的其他病因还有动静脉畸形、动脉瘤、脑肿瘤、血液病、抗凝及溶栓治疗、淀粉样血管病等。临床主要表现为突然头痛、恶心、呕吐、偏瘫、失语、视力障碍、吞咽障碍、意识障碍、大小便失禁等,发病时多有血压明显升高。脑出血预后与出血量、出血部位、病因及全身状况有关,部分患者可恢复生活自理或工作;相当一部分患者留有失语、偏瘫、智能障碍等严重后遗症;还有一部分患者可在短期内死亡。

一、护理评估

(一)询问患者的起病情况

(1)了解起病时间和起病形式。询问患者起病时间,当时是否正在活动,或者是在生气、大笑等情绪激动时,或者是在用力大便时,脑出血患者多在活动和情绪激动时起病,临床症状常在数分钟至数小时内达到高峰,观察患者意识状态,重症患者数分钟内可转入意识模糊或昏迷。

(2)询问患者有无明显的头昏、头痛等前驱症状。大多数脑出血患者病前无预兆,少数患者可有头痛、头晕、肢体麻木等前驱症状。

(3)了解患者有无头痛、恶心、呕吐等伴随症状,脑出血患者因血液刺激及血肿压迫脑组织引起脑组织缺血、缺氧,发生脑水肿和颅内压增高,可致剧烈头痛和喷射状呕吐。

(二)观察患者的神志、瞳孔和生命体征情况

(1)观察神志是否清楚,有无意识障碍及其类型。无论轻症或重症脑出血患者起病初时均可以意识清楚,随着病情加重,意识逐渐模糊,常常在数分钟或数十分钟内神志转为昏迷。

(2)观察瞳孔大小及对光反射是否正常。瞳孔的大小与对光反射是否正常,与出血量、出血部位有着密切关联,轻症脑出血患者瞳孔大小及对光反射均可正常;如出现"针尖样"瞳孔,为脑桥出血的特征;双侧瞳孔散大,可见于脑疝患者;双侧瞳孔缩小、凝视麻痹伴严重眩晕,意识障碍呈进行性加重,应警惕脑干和小脑出血的可能。

(3)观察生命体征的情况,重症脑出血患者呼吸深沉带有鼾声,甚至呈潮式呼吸或不规则呼吸;脉搏缓慢有力,血压升高;当脑桥出血时,丘脑下部对体温的正常调节被阻断而使体温严重上升,甚至呈持续高热状态。若脉搏增快、体温升高、血压下降,则有生命危险。

(三)观察有无神经功能受损

(1)观察有无"三偏征"。大脑基底核为最常见的出血部位,当累及内囊时,患者常出现偏瘫、偏身感觉障碍和偏盲。

(2)了解有无失语及失语类型。脑出血累及大脑优势半球时,常出现失语症。

（3）有无眼球运动及视力障碍。除了内囊出血可发生"偏盲"外，枕叶出血可引起皮质盲；丘脑出血可压迫中脑顶盖，产生双眼上视麻痹而固定向下注视；脑桥出血可表现为交叉性瘫痪，头和眼转向非出血侧，呈"凝视瘫肢"状；小脑出血可有面神经麻痹，眼球震颤、两眼向病变对侧同向凝视。

（4）检查有无肢体瘫痪及瘫痪类型。除内囊出血、丘脑出血和额叶出血引起"偏瘫"外，脑桥小量出血还可引起交叉性瘫痪，脑桥大量出血（血肿＞5 mL）和脑室大出血可迅即发生四肢瘫痪和去皮质强直发作。

（5）其他：颞叶受累除了发生 Wernike 失语（又称感觉性失语）外，还可引起精神症状；小脑出血则可出现眩晕、眼球震颤、共济失调、行动不稳、吞咽障碍。

（四）了解患者的既往史和用药情况

（1）询问患者既往是否有原发性高血压、动脉粥样硬化、高脂血症、血液病病史。

（2）询问患者曾经进行过哪些治疗，目前用药情况怎样，是否持续使用过抗凝、降压等药物，发病前数日有无自行停服或漏服降压药的情况。

（五）了解患者的生活方式和饮食习惯

（1）询问患者工作与生活情况，是否长期处于紧张忙碌状态，是否缺乏适宜的体育锻炼和休息时间。脑出血患者常在活动和情绪激动时发病。

（2）询问患者是否长期摄取高盐、高胆固醇饮食，高盐饮食可致水钠潴留，使原发性高血压加重；高胆固醇饮食与动脉血管粥样硬化密切相关。

（3）询问患者是否有嗜烟、酗酒等不良习惯以及家族卒中病史。

（六）了解实验室检查情况

1.血常规及血液生化检查

白细胞可增高，超过 $10×10^9$/L 者占 60%～80%，甚至可达 $(15～20)×10^9$ L，并可出现尿蛋白、尿糖、血液尿素氮和血糖升高。

2.脑脊液检查

CSF 压力常增高，多为血性脑脊液。应注意重症脑出血患者，如诊断明确，不宜行腰穿检查，以免诱发脑疝导致死亡。

3.影像学检查

头部 CT 检查是临床疑诊脑出血的首选检查。发病后 CT 即可显示边界清楚的均匀高密度病灶，并可显示血肿部位、大小、形态以及是否破入脑室。MRI 表现因疾病不同时期而不同：①超急性期（＜24 h），血肿为长 T_1、长 T_2 信号；②急性期（24～48 h），为等 T_1、短 T_2 信号；③亚急性期（3 d 至 2 周），短 T_1、长 T_2 信号；④慢性期（＞3 周），长 T_1、长 T_2 信号。

4.DSA 检查

对血压正常疑有脑血管畸形等的年轻患者，可考虑行 DSA 检查，以便进一步明确病因，积极针对病因治疗，预防复发。

二、治疗原则

急性期积极控制脑水肿、降低颅内压，控制高血压并维持在适当水平，防治感染和消化道出血。脑出血急性期患者血压升高的一个重要原因为颅内压急骤升高引起的血压反射性升高，这是机体为保持相对稳定的脑血流量的防御现象，通常不可将血压降至正常或正常以下水平,否则,可引起脑血流量减少,加重脑损害。必要时可通过外科手术清除血肿,挽救重症患者的生命,但应严格掌握其适应证和禁忌证;当患者生命体征平稳,疾病停止进展后,宜尽早实施康复治疗,如体疗、理疗、针灸、按摩、高压氧治疗等,以尽早恢复患者的神经功能,提高生活质量。

三、常见护理问题

(1)急性意识障碍与脑出血、颅内压增高有关。

(2)躯体移动障碍与肢体瘫痪有关。

(2)语言沟通障碍与语言中枢受损有关。

(4)自理能力缺陷与躯体移动障碍有关。

(5)废用综合征与意识障碍、运动障碍或长期卧床有关。

(6)皮肤完整性受损与长期卧床、意识障碍、运动功能受损有关。

(7)潜在并发症:上消化道出血、感染、脑疝等。

(8)恐惧与疾病危及生命有关。

四、护理措施

1.一般护理

患者绝对卧床休息 4 周,抬高床头 15°～30°,以促进脑部静脉回流,减轻脑水肿;取侧卧位或平卧头侧位,防止呕吐物反流引起误吸。脑出血急性期患者应尽量就地治疗,避免不必要的搬动,并注意保持病房安静,严格限制探视。翻身时,注意保护头部,动作宜轻柔缓慢,以免加重出血,避免咳嗽和用力排便。神经系统症状稳定 48～72 h 后,患者即可开始早期康复锻炼,但应注意不可过度用力或憋气。恢复期的康复训练不可急于求成,应循序渐进、持之以恒。

2.饮食护理

急性期患者给予高蛋白、高维生素、高热量饮食,并限制钠盐摄入(<3 g/d),因为钠潴留会加重脑水肿。有意识障碍、消化道出血的患者宜禁食 24～48 h,然后酌情给予鼻饲流质,如牛奶、安素、豆浆、藕粉、蒸蛋或混合匀浆等,4～5 次/天,每次约 200 mL。恢复期患者应给予清淡、低盐、低脂、适量蛋白质、高维生素食物,戒烟酒,忌暴饮暴食。

3.症状护理

(1)对神志不清、躁动或有精神症状的患者,床位应加护栏,并适当约束,防止跌伤。

(2)注意保持呼吸道通畅。及时清除口鼻分泌物,协助患者轻拍背部,以促进痰痂的脱落排出,但急性期应避免刺激咳嗽,必要时可给予负压吸痰、吸氧及定时雾化吸入。

(3)协助患者完成生活护理。按时翻身,保持床单干燥整洁,保持皮肤清洁卫生,预防压疮的发生;如有闭眼障碍的患者,应涂四环素眼膏,并用湿纱布盖眼,保护角膜;昏迷和鼻饲患者应做好口腔护理,2 次/天。有大小便失禁的患者,注意及时用温水擦洗外阴及臀部,保持皮肤清洁、干燥。

(4)有吞咽障碍的患者,喂饭喂水时不宜过急,遇呕吐或反呛时应暂停喂食喂水,防止食物呛入气管引起窒息或吸入性肺炎,对昏迷等不能进食的患者可酌情予以鼻饲流质。

(5)注意保持瘫痪肢体功能位置,防止足下垂,被动运动关节和按摩患肢,防止手足挛缩、变形及神经麻痹,病情稳定后应尽早开始肢体功能锻炼和语言康复训练,以促进神经功能的早日康复。

（6）中枢性高热的患者先行物理降温，如温水或酒精擦浴、冰敷等，效果不佳时可给予退热药，并注意监测和记录体温的情况。

（7）密切观察病情，尤其是生命体征、神志、瞳孔的变化，及早发现脑疝的先兆表现，一旦出现，应立即报告医生及时抢救。

4. 用药护理

告知药物的作用与用法，注意观察药物的疗效与不良反应，发现异常情况，及时报告医生处理。

（1）颅内高压使用 20％甘露醇静脉滴注脱水时，要保证绝对快速输入，20％的甘露醇 100～250 mL 要在 15～30 min 滴完，注意防止药液外漏，并注意尿量与血电解质的变化，尤其应注意有无低血钾发生。①患者每日补液量可按尿量加 500 mL 计算，在 1 500～2 000 mL 之间，如有高热、多汗、呕吐或腹泻者，可适当增加入液量；②每日补钠 50～70 mmol/L，补钾 40～50 mmol/L，防止低钠血症，以免加重脑水肿。

（2）严格遵医嘱服用降压药，不可骤停和自行更换，亦不宜同时服用多种降压药，避免血压骤降或过低致脑供血不足。应根据患者的年龄、基础血压、病后血压等情况来判定最适血压水平，缓慢降压，不宜使用强降压药（如利舍平）。

（3）用地塞米松消除脑水肿时，因其易诱发上消化道应激性溃疡，应观察有无呃逆、上腹部饱胀不适、胃痛、呕血、便血等，注意胃内容物或呕吐物的性状，以及有无黑便的发生；鼻饲流质的患者，注意观察胃液的颜色是否为咖啡色或血性，必要时可做隐血试验检查，如发现异常及时通知医生处理。

（4）躁动不安的患者可根据病情给予小量镇静止痛药；患者有抽搐发作时，可用地西泮静脉缓慢注射，或苯妥英钠口服。

5. 心理护理

主动关心患者与其家属，耐心介绍病情及预后，消除其紧张焦虑、悲观忧郁等不良心理，保持患者及其家属情绪稳定，积极配合抢救与治疗。

6. 出院指导

（1）避免情绪激动，去除不安、恐惧、愤怒、忧郁等不良心理，保持正常心态。

（2）给予低盐低脂、适量蛋白质、富含维生素与纤维素的清淡饮食，多吃蔬菜、水果，少食辛辣刺激性强的食物，戒烟酒。

（3）生活有规律，保持大便通畅，避免大便时用力过度和憋气。

（4）坚持适度锻炼，避免重体力劳动。如坚持做保健体操、慢散步、打太极拳等。

（5）尽量做到日常生活自理，康复训练时注意克服急于求成的心理，做到循序渐进、持之以恒。

（6）定期复查血压、血糖、血脂、血常规等项目，积极治疗原发性高血压病、糖尿病、心脏病等原发疾病。如出现头痛、呕吐、肢体麻木无力、进食困难、饮水呛咳等症状时需及时就医。

（肖　磊）

第八节　蛛网膜下隙出血

蛛网膜下隙出血(subarachnoid hemorrhage,SAH)是指由多种病因所致脑底部或脑及脊髓表面血管破裂、出血进入蛛网膜下隙引起的原发性 SAH,不同于脑实质出血直接破入或经脑室进入蛛网膜下隙引起的继发性 SAH。SAH 的病因以先天动脉瘤最常见,脑血管畸形居第二位,其次为高血压动脉硬化性动脉瘤、脑底异常血管网(Moyamoya 病)、血液病、各种感染所致的脑动脉炎、肿瘤破坏血管、抗凝治疗的并发症等。

一、护理评估

(一)询问患者起病的情况

1.了解起病的形式

询问患者起病时间,了解其是否在剧烈活动或情绪大悲大喜时急性起病,SAH 起病很急,常在剧烈活动或情绪激动时突然发病。

2.了解有无明显诱因和前驱症状

询问患者起病前数日内是否有头痛等不适症状,部分患者在发病前数日或数周有头痛、恶心、呕吐等"警告性渗漏"的前驱症状。

3.询问患者有无伴随症状

比较多见的有短暂意识障碍、项背部或下肢疼痛、畏光等伴随症状。

(二)观察神志、瞳孔及生命体征的情况

询问患者病情,了解患者有无神志障碍。少数患者意识始终清醒,瞳孔大小及光反射正常;半数以上患者有不同程度的意识障碍,轻者出现神志模糊,重者昏迷逐渐加深。监测患者的血压、脉搏状况,了解患者的血压、脉搏有无改变。起病初期患者常可出现血压上升,脉搏加快,有时节律不齐,但呼吸和体温均可正常;由于出血和脑动脉痉挛对下丘脑造成的影响,24 h后患者可出现发热、脉搏不规则、血压波动、多汗等症状。

(三)评估有无神经功能受损

(1)活动患者头颈部,了解脑膜刺激征是否阳性,大多数患者在发病后数小时内即可出现脑膜刺激征,以颈强直最具特征性,Kernig 征及 Brudzinski 征均呈阳性。

(2)了解患者有无瘫痪、失语及感觉障碍,这与出血引起脑水肿、血肿压迫脑组织,或出血后迟发性脑血管痉挛导致脑缺血、脑梗死等有关;大脑中动脉瘤破裂可出现偏瘫、偏身感觉障碍及抽搐;椎-基底动脉瘤可出现面瘫等脑神经瘫痪。

(3)观察患者瞳孔,了解有无眼征:后交通动脉瘤可压迫动眼神经而致眼睑下垂、瞳孔散大、复视等麻痹症状,有时眼内出血亦可引起严重视力减退。

(4)有无精神症状,少数患者急性期可出现精神症状,如烦躁不安、谵妄、幻觉等,且 60 岁以上的老年患者精神症状常较明显;大脑前动脉瘤可出现精神症状。

(5)有无癫痫发作,脑血管畸形患者常有癫痫发作。

(四)了解既往史及用药情况

询问患者既往身体状况,了解有无颅内动脉瘤,脑血管畸形和高血压动脉硬化病史;有无冠心病、糖尿病、血液病、颅内肿瘤、脑炎病史;询问患者是否进行过治疗,过去和目前的用药情

况怎样；了解患者有无抗凝治疗史等。

（五）评估患者的心理状态

主动与患者进行交谈，了解患者有无恐惧、紧张、焦虑及悲观绝望的心理，患者常因起病急骤，对病情和预后的不了解以及害怕进行 DSA 检查和开颅手术，易出现上述不良心理反应。

（六）了解实验室检查情况

1. 三大常规检查

起病初期常有白细胞增多，尿糖常可呈阳性、但血糖大多正常，偶可出现蛋白尿。

2. 脑脊液检查

CSF 为均匀一致血性，压力增高（>200 mmH$_2$O），蛋白含量增加。

3. 影像学检查

颅脑 CT 是确诊 SAH 的首选诊断方法，可见蛛网膜下腔高密度出血灶，并可显示出血部位、出血量、血液分布、脑室大小和有无再出血；MRI 检查可发现动脉瘤或动静脉畸形。

4. 数字减影血管造影

DSA 检查可为 SAH 的病因诊断提供可靠依据，如发现动脉瘤的部位、显示解剖行程、侧支循环和血管痉挛情况；还可发现动静脉畸形（AVM）、烟雾病、血管性肿瘤等。

5. 经颅多普勒检查

TCD 检查可作为追踪监测 SAH 后脑血管痉挛的一个方法，具有无创伤性。

二、治疗原则

积极控制脑水肿，降低颅内压；控制继续出血和防治迟发性脑血管痉挛；可行脱水、止血及钙通道阻滞剂治疗，也可行脑室穿刺引流减压或 CSF 置换疗法。对动脉瘤和 AVM 患者可择期手术，去除病因，防止再发。

三、常见护理问题

1. 疼痛

头痛与脑膜刺激征/颅内压增高有关。

2. 便秘

由于如厕方式改变及环境陌生、绝对卧床肠蠕动减弱，饮食中膳食纤维过少等引起。

3. 生活自理缺陷

由绝对卧床、限制活动引起。

4. 恐惧

由蛛网膜下腔出血起病急骤凶险，危及生命导致心理应激反应引起。

5. 潜在并发症

（1）脑疝与颅内压增高有关。

（2）再出血，由各种危险诱发因素以及自身病情加重、复发引起。

四、护理措施

1. 一般护理

头部稍抬高（15°～30°），以减轻脑水肿；尽量少搬动患者，避免震动其头部；即使患者神志清楚，无肢体活动障碍，也必须绝对卧床休息 4～6 周。在此期间，禁止患者洗头、如厕、淋浴等一切下床活动;避免用力排便、咳嗽、喷嚏、情绪激动、过度劳累等诱发再出血的因素。SAH 再发率较高,出血后 1 个月内再出血危险性最大,其中 2 周内再发率占再发病例的半数以上,其原因多为动脉瘤再破裂。如果患者在病情稳定或好转的情况下,突然再发剧烈头痛、呕吐、抽搐发作、昏迷,甚至去皮质强直及脑膜刺激征明显加重,多为再出血。护士应密切观察病情变化,预防和及时发现再出血。

2.饮食护理

给予清淡易消化、含丰富维生素和蛋白质的饮食,多食蔬菜、水果。避免辛辣等刺激性强的食物,戒烟酒。

3.症状护理

(1)头痛的护理:注意保持病室安静舒适,避免声、光刺激,减少探视,指导患者采用放松术减轻疼痛,如缓慢深呼吸、听轻音乐、全身肌肉放松等。必要时可遵医嘱给予止痛剂。

(2)运动和感觉障碍的护理:应注意保持良好的肢体功能位,防止足下垂、爪形手、髋外翻等后遗症,恢复期指导患者积极进行肢体功能锻炼,用温水擦洗患肢,改善血液循环,促进肢体知觉的恢复。

(3)对有精神症状的患者,应注意保持周围环境的安全,对烦躁不安等不合作的患者,床应加护栏,防止跌床,必要时遵医嘱予以镇静。有记忆力、定向力障碍的老年患者。外出时应有人陪护,注意防止患者走失或其他意外发生。

4.用药护理

告知药物的作用与用法,注意观察药物的疗效与不良反应,发现异常情况,及时报告医生处理。

(1)使用 20% 甘露醇脱水治疗时,应快速静脉滴入,并确保针头在血管内。

(2)尼莫同静脉滴注时常刺激血管引起皮肤发红和剧烈疼痛,应通过三通阀与 5% 葡萄糖注射液或生理盐水溶液同时缓慢滴注,5～10 mL/h,并密切注意血压变化。如果出现不良反应或收缩压小于 90 mmHg,应报告医生适当减量、减速或停药处理;如果无三通阀联合输液,一般将 50 mL 尼膜同针剂加入 5% 葡萄糖注射液 500 mL 中静脉滴注,速度为 15～20 滴/分钟,6～8 h 输完。

(3)使用 6-氨基己酸(EACA)止血时应特别注意有无双下肢肿胀疼痛等临床表现,谨防深部静脉血栓形成;有肾功能障碍者应慎用。

5.心理护理

关心患者,耐心告知病情、特别是绝对卧床与预后的关系,详细介绍 DSA 检查的目的、程序与注意事项,鼓励患者消除不安、焦虑、恐惧等不良心理,保持情绪稳定,安静休养。

6.出院指导

(1)保持良好的生活习惯,合理饮食;保持大便通畅,养成定时排便的习惯,排便时不要憋气;保证充足的睡眠时间和较高的睡眠质量。

(2)保持良好心态,避免情绪波动、剧烈活动及重体力劳动。

(3)如确诊为动脉瘤或脑血管畸形者应指导患者尽早手术,解除潜在威胁,以防复发。

(4)女性患者 1～2 年间避免妊娠和分娩。

(刘雅静)

第九节　单纯疱疹病毒性脑炎

单纯疱疹病毒性脑炎(herpes simplex virus encephalitis,HSE)是由单纯疱疹病毒(Herpes simplex virus,HSV)引起的中枢神经系统最常见的病毒感染性疾病。

本病在世界各国均可发生,无明显的季节倾向;可见于任何年龄,高峰年龄段为20岁以上的成人,占50%以上;常以急性起病、高热、头痛和精神、智能、意识障碍等为临床特征;国外报道的发病率为(4~8)/10万,患病率为10/10万,近十年国内报道本病病例也在增加。

HSE发生的原因是HSV感染所致,HSV是一种嗜神经的DNA病毒,1941年从患者的脑中分离出来。它分为Ⅰ型和Ⅱ型。Ⅰ型HSV引起的感染占HSE中90%,经嗅神经和三叉神经侵入脑组织,选择性损害额叶基底部和颞叶;儿童期患者主要由Ⅱ型HSV经产妇生殖器感染,占HSE的6%~15%。

本病以往报道预后差,病死率高达40%~70%;目前由于阿昔洛韦(无环鸟苷)等特异性抗病毒药的广泛应用,使多数患者得到早期有效治疗,病死率明显下降,但存活者中仍残留有相当程度的神经系统功能缺损症状。

一、护理评估

(一)询问患者的起病情况

(1)询问患者起病时间,了解起病的形式,大多数患者以急性起病,少数为亚急性或慢性起病。

(2)了解起病前有无感染的征象,如头痛、发热、肌肉酸痛、全身不适、腹痛腹泻等前驱症状,据统计约有80%的患者可出现全身感染症状,发病后体温可高达39℃~41℃。

(3)询问和观察患者的唇、鼻、面颊及外生殖器有无局限性成簇小水疱,约有1/4的患者可有嘴唇疱疹史,青壮年需询问近10 d有无具有与上述症状的人之间的密切接触。

(二)评估患者的精神情况

大多数患者随着疾病发展出现不同程度精神症状如注意力不集中、表情呆滞、反应迟钝、情感淡漠、言语动作减少、行动懒散或呆坐、缄默;有的患者出现错觉、幻觉及妄想行为;有的患者出现动作增多,甚至冲动怪异行为。约有15%的患者因单纯的精神症状为首发而被送入精神科就诊,患者出现精神症状大多与颞叶、边缘系统受损有关。

(三)评估有无神经功能缺损

CNS受到HSV的感染后,引发的症状多种多样,主要评估以下几点。

1.有无意识障碍

询问患者是否有意识改变,观察患者意识障碍的类型,大多数患者出现不同程度的意识障碍,如意识模糊或谵妄,随着病情逐渐加重可出现嗜睡、昏睡、昏迷或去皮质状态;但也有部分患者由于病情发展较迅速,可于疾病的早期即出现非常明显的意识障碍。

2.有无癫痫发作

询问患者及其家属或第一现场目睹者具体描述患者抽搐时的整个过程,如当时的环境、发作时程、有无肢体抽搐及大致顺序、手足抽搐倾向、有无怪异行为和精神失常等。HSE患者癫痫发作时可出现伴有意识丧失以双侧抽搐为主的全面性发作,或不伴意识丧失以一侧肢体或面部发作为主的部分性发作,或患者出现典型的精神症状或特殊的感觉障碍,随之出现意识丧失和遗忘症;或一开始即出现意识丧失的发作。

3.有无其他的脑部受损的表现

(1)询问患者有无头痛、呕吐,观察瞳孔、血压、呼吸等的变化,判断有无颅内高压或脑疝形成。若患者出现双瞳孔不等大,血压高以收缩压为主,甚至脉压增大,呼吸缓慢,明显头痛伴呕吐等颅内高压的表现,提示患者有脑组织广泛性坏死、脑水肿甚至脑疝形成,容易导致死亡。

(2)询问患者步行时的感觉,检查患者的肌力、肌张力以及视野,观察随意运动及步态情况,大多数患者可出现不同程度的偏瘫、偏盲、共济失调、震颤或舞蹈样动作等,提示脑组织局限性或弥散性损害。

(3)评估患者的语言交流能力,与患者交流、谈话,若患者不能使用声音符号(言语)或视觉符号(文字)来表达其思想、愿望,或不能理解别人所发出的声音或文字,说明出现了言语表达和理解方面的障碍,提示患者有额叶、颞叶的损害征象。

(四)了解实验室检查情况

1.脑电图

据报道,EEG 的异常程度与脑炎患者严重程度有平行关系。通常出现弥散性高波幅慢波,以颞叶、额叶处明显。

2.头颅的 CT 或 MRI

CT 可发现额叶、颞叶的低密度改变,若低密度病灶中出现点状高密度影,多提示有出血性坏死;MRI 可出现病灶区的长 T_1 和长 T_2 信号。

3.脑脊液检查

CSF 外观正常,压力大多数增高,白细胞增加以淋巴细胞为主,蛋白含量轻一中度增加,$500 \sim 1000$ mg/L;病原学检查可发现 HSV 抗原,CSF 中有 IgG、IgM 抗体,若双份 CSF 中 HSV 抗体滴度高达 4 倍以上、单份 HSV 抗体滴度$>1:80$,则对确诊有帮助。

4.脑组织病理学检查

光镜下可见脑组织出血性坏死,电镜下神经细胞核内有 CowdryA 型包涵体。

二、治疗原则

及早确定诊断,进行病因治疗,辅以免疫治疗和对症支持治疗。病因治疗主要为抗病毒药物使用,首选阿昔洛韦或更昔洛韦,对上述两者耐药时可用膦甲酸钠、西多福韦。HSE 的预后与抗病毒治疗的早晚及病情的严重程度有关。应用干扰素、转移因子和肾上腺糖皮质激素(地塞米松、甲泼尼龙)可增强机体免疫力和抗变态反应的能力;昏迷、高热抽搐、精神错乱、躁动患者应给予对症治疗;恢复期患者进行理疗、针灸、按摩等以帮助肢体功能康复。

三、常见护理问题

(1)体温过高与单纯疱疹病毒感染有关。

(2)头痛与炎症损害、颅内压增高、炎性液渗出刺激有关。

(3)意识障碍与炎症损害、颅内压增高、脑疝有关。

(4)营养低于机体需要量,与感染、发热、机体代谢率增高、食欲减退、进食困难、摄入量不足有关。

(5)定向力障碍与脑炎致思维过程改变有关。

(6)行为形态改变与炎症损害致思维过程改变有关。

(7)对环境刺激的感知改变与炎症损害致思维过程改变有关。

(8)生活自理缺陷与偏瘫、精神障碍导致患者自我照顾的能力下降有关。

四、护理措施

（一）一般护理

急性期患者应卧床休息,可适当抬高床头 30°～45°,即半卧位,膝关节下垫一软枕使膝屈曲或两腿原样伸直,该种卧位对循环、呼吸的影响介于立位和卧位之间,患者最感舒适;在就餐前和餐后 1 h 内抬高床头;昏迷患者应予 Sims 体位(半俯卧位),即面向的一侧身子稍向上,上肢屈曲,下肢髋、膝关节稍屈曲,对侧上肢在旁侧伸展,下肢伸向前,这种体位可以防止昏迷患者呕吐物所致的误吸、窒息,对循环系统的影响最小;有明显颅内高压的患者,应抬高床头 10°～15°,以减轻脑水肿、改善头部血液供应;有瘫痪的患者每种体位不能超过 2 h,应及时更换体位。伴有偏瘫的患者应将瘫痪肢体保持良好姿位,指导患者做各种关节的主动和被动活动,以防止关节挛缩,一般活动 2～3 次/天,15～20 min/次,在活动时手法要轻柔、活动不能快、不能粗暴、不能引起疼痛,否则拉伤肌肉、韧带和关节。有精神症状的患者起居活动时应随时有人在旁看护,协助完成日常生活的照顾。

（二）饮食护理

给予易消化、高蛋白、丰富维生素的饮食。蛋白质分配在 3 餐中比例符合要求。若有精神症状的患者,可提供适当安全的进餐用具,协助进餐;若有意识障碍的患者,患者的病情多处于重危状态,此时的静态能量消耗(REE)一般占能量消耗(TEE)的 75%～100%,应在住院期间提供胃肠内营养支持(EN)。EN 可以改善患者的代谢反应、提高免疫力、减少炎症反应、保证热量的摄入、缩短住院时间。首先与医生及营养师共同建立摄入目标,教育患者的家属 EN 的重要性,选择适合患者的营养供给途径如胃管鼻饲。营养液应结合患者的病情,营养状况及对营养液的耐受情况选择,多用匀浆、要素饮食;要素饮食从低浓度小剂量开始,若无胃肠反应,每间隔 1～2 d 调整 1 次。

（三）症状护理

1.高热的护理

患者发病后体温可高达 39 ℃～41 ℃,护士应清楚体温过高的危险因素,知道如何防止体温过高的方法并维持正常体温。采取的措施有监测体温,每 4 h 一次,必要时监测血白细胞计数;摄取足量的液体(至少 2000 mL/d);体温超过 39 ℃时给予温水擦浴或冰袋物理降温;遵医嘱药物降温,观察降温效果并纪录;做好口腔护理,2 次/天以上;严格遵医嘱给予抗病毒的药物,保证药物浓度。

2.精神异常的护理

护理人员应清楚精神症状的出现与额叶、颞叶等部位脑组织的损害有关,教育患者家属及其守护者,使他们知道患者的行为是一种病理状态,以获得更多的社会支持;如出现颞叶癫痫发作,应保证抗癫痫药物的正确使用,保证用药浓度,控制发作以减少患者的冲动行为,同时应加强对患者的防护;密切观察患者的语言和各种行为表现,如有无自伤或伤人行为,及时发现异常行为先兆,进行有效的护理干预,如对患者的行为适当给予限制,必要时专人守护,采取隔离或约束性保护;转移环境中的危险物品,减少环境中的各种刺激因素等;帮助患者保持个人卫生、做好饮食等生活护理;加强护患之间的交流,达到有效的沟通。无论哪种病理性行为,护理人员都应给予高度重视,发现有加重情况,应及时与医生联系,必要时请精神科会诊处置。

3.颅内高压的护理

护理人员应清楚颅内压增高可能出现的后果,能准确判断并能采取相应的急救措施;密切观察有无颅内压增高的表现及脑疝形成的征象;遵医嘱用药;教会患者调整钠的摄入量,如低盐饮食;通过护理患者使脑组织灌注量能保持最佳状态,不发生脑疝。

4.运动和感觉障碍的护理

要维持患者的皮肤完整性,不出现破损、烧伤或压疮,测定危险因素和皮肤完整性的变化,视患者的具体情况制订翻身计划并具体落实。

5.失语、眼肌麻痹、共济失调的护理

向患者详细介绍住院的环境,解释呼叫系统并评估患者运用的能力;移去危险物品,将患者安置在可水平升降的床位,夜间保持床在最低水平并支起护栏防护;失语患者应评估患者的失语类型,建立交流方式,达到有效沟通。

(四)用药护理

告知药物作用与用法,指导正确用药,注意观察药物不良反应。

1.抗病毒药

护士应掌握常用抗病毒药物的作用及不良反应,以便针对性进行健康教育指导。这类药物中应首选阿昔洛韦,一般每次剂量为 5 mg/kg 静脉滴注,每 8 h 一次,每次滴注时间 >1 h,连续给药 7~10 d。本药为一种鸟嘌呤衍生物,分子量小,容易通过血-脑脊液屏障,对单纯疱疹病毒 Ⅰ 型、Ⅱ 型有抑制作用,能抑制细胞内正在复制的 DNA 病毒的合成,达到抗 HSV 的作用。但因本药呈碱性,与其他药物混合容易引起 pH 值改变,加药时应尽量避免其配伍禁忌,注意用前临时配药。不良反应有变态反应、恶心、呕吐、腹痛、下肢抽搐、舌及手足麻木感;血液尿素氮、血清肌酐值升高,肝功能异常等;一般在减量或中止给药后缓解。

2.免疫治疗药

干扰素是细胞经病毒感染后产生的一组活性糖蛋白,具有广谱抗病毒活性作用,而对宿主细胞损害小;转移因子可使正常淋巴细胞致敏而活化为免疫淋巴细胞;肾上腺糖皮质激素则常在提示存在病毒引起的变态反应性脑损害时才进行大剂量冲击疗法。在这些药物使用过程中,应密切观察药物的作用及可能出现的不良反应,发现问题及时与医生联系,采取相应措施。

(五)心理护理

护士应主动向患者家属介绍疾病的有关知识,特别是对有精神症状的患者家属,并能获得更多的社会支持;定时探视患者,态度和蔼,语言亲切;对木僵患者多给予鼓励,避免言语的不良刺激加重木僵状态;不在患者面前谈论病情及其他不利于患者的事情。

(六)出院指导

1.活动指导

如在住院期间出现的症状已基本恢复,在医嘱休息结束后,要合理安排好作息时间,生活有规律,保持良好的心理状态。如患者出院时有不同程度的活动障碍,教会患者如何更换体位,保持床铺平整、清洁、干燥,在康复师的指导下进行肢体功能锻炼,配合针灸、理疗;有精神症状者,外出活动必须有家人陪同,并佩带注明姓名、疾病名称、家庭住址及电话号码的卡片。

2.个人卫生

养成良好的个人卫生习惯,无沐浴的禁忌,教会患者如何保持个人卫生。

3.语言训练

在康复师指导下进行阅读、说物体名称等训练,从单音节开始,逐渐增加词汇。

4.用药和就诊

遵医嘱服药,定期随诊以指导和观察维持用药的调整。

(王晓芬)

第十节　新型隐球菌脑膜炎

新型隐球菌脑膜炎(cryooccosis)是由新型隐球菌感染引起的脑膜炎。隐球菌是一种条件致病菌,广泛分布于自然界,鸽子或其他鸟类为其中间宿主。该菌对中枢神经系统有特殊的亲和力,主要侵犯中枢神经系统的脑和脑膜,导致脑膜广泛性增厚、脑膜血管充血、脑组织水肿,在脑沟和脑池可见小肉芽肿形成、蛛网膜下隙有胶样渗出物、脑室扩大等,但脑实质局部很少有炎症反应。本病以吸入方式感染肺部再经血行播散至 CNS;青壮年多见,男女之比为 2:1;急性或隐袭性起病;多数患者有脑膜刺激征和颅内高压的症状与体征,以单纯脑膜炎为主。及时正规治疗可使 70% 以上的患者治愈,治疗不及时者可遗留不同程度的神经功能障碍,少数患者在治疗结束后 1~2 年内又复发,未经正规抗真菌治疗的患者可于数月内死亡。

一、护理评估

(一)询问患者起病前的情况

(1)仔细询问患者的居住条件,有无养鸟养鸽子等喜好,了解居住环境及有无鸽子等鸟类喂养史、接触史,因为新型隐球菌常存在于干的陈旧的鸽粪中,成为人类隐球菌感染的主要传染源。

(2)仔细询问患者既往身体状况,是否存在免疫力低下的状况如网状内皮系统肿瘤、获得性免疫缺陷病、肾病、糖尿病等,患者感染新型隐球菌后是否发病,取决于 T 细胞介导的免疫情况,当 T 细胞免疫功能受损、患者免疫力低下时才会致病而使病情急剧恶化。

(二)了解起病时的情况

询问患者起病的时间,有无其他不适症状,如有无不规则低热,间歇性头痛,或急起发热、头痛、恶心、呕吐等,这些可能是患者的早期表现或免疫功能低下患者的首发症状。

(三)评估有无神经系统功能缺损

(1)活动患者头颈部,检查有无颈项强直现象,脑膜受到蛛网膜下隙渗出物刺激常出现颈项强直和 Kernig 征阳性。

(2)与患者进行交谈,注意有无视力、听力的改变和复视,因为病变累及听神经、面神经和动眼神经会引起相应的神经受损症状。

(3)询问患者有无头痛、呕吐,注意其头痛的性质,观察有无颅内高压存在,大多数患者有头痛、呕吐、视神经盘水肿,头痛由早期的间歇性发展成为持续性并进行性加重,后期视神经萎缩。这种剧烈的头痛,主要是因为病变侵犯脑膜,而脑膜及其血管中存在着广泛的痛觉纤维,痛觉纤维受到物理或化学刺激后所致;此外,蛛网膜下隙的渗出物致蛛网膜粘连、脑室系统梗阻出现脑积水,也可致颅内高压而引起剧烈头痛。

(四)了解实验室检查情况

1.血常规

白细胞总数稍增高或正常。

2.脑脊液检查

CSF 压力增高,外观无色透明或是浆液性改变,淋巴细胞轻度或中度增多为$(10\sim500)\times10^6$/L,蛋白含量增高,糖和氯化物含量降低;CSF 直接涂片检查:用印度墨汁染色,$60\%\sim70\%$ 患者可发现带夹膜的圆形隐球菌;CSF 培养和动物接种,可分离出隐球菌。

二、治疗原则

一经确诊后,应立刻进行抗真菌治疗和全身对症支持治疗,缓解症状。

三、常见护理问题

(1)头痛与脑脊液回流障碍致脑水肿、颅内压高有关。

(2)自理能力缺陷与疾病限制卧床有关。

(3)受伤与患者意识障碍有关。

(4)营养失调——低于机体需要量与肝功能减退、门静脉高压引起食欲减退、消化吸收障碍有关。

(5)感染与机体抵抗力下降有关。

(6)焦虑:与担心疾病预后、经济负担等有关。

(7)潜在并发症:脑疝、深静脉血栓形成。

四、护理措施

(一)一般护理

急性期患者应卧床休息,有明显颅内高压时,应抬高床头 $10°\sim15°$,以减轻脑水肿、改善头部血液供应;有瘫痪的患者一种体位不能超过 2 h,应及时翻身、并辅以软枕支持,保持舒适体位。

同时应告知患者休息的重要性,尤其是颅内高压的患者应限制活动,所有活动应在医务人员的指导下进行,并随时有人在旁看护。

(二)饮食护理

给予易消化、高蛋白、丰富维生素的饮食,蛋白质分配在三 餐中的比例符合要求。有意识障碍的患者,应提供胃肠内营养支持,以改善患者的代谢反应,保证热能的供给,提高治疗效果。

(三)症状护理

1.颅内高压、头痛的护理

护理人员应清楚颅内压增高可能出现的后果,能准确判断并能采取相应的急救措施;熟悉头痛与颅内高压的关系,密切观察有无颅内压增高的表现和脑疝形成的先兆征象;注意头痛的性质、部位、持续时间以及是否伴有颅内高压的其他症状;遵医嘱使用脱水和止痛药;教会患者调整钠的摄入量;使患者脑组织灌注量能保持最佳状态,头痛逐渐减轻,不发生脑疝。

2.运动和感觉障碍的护理

要防止皮肤破损、烧伤或压疮形成,测定危险因素和皮肤完整性的变化,视患者的具体情况制订翻身计划并具体落实。

3.视力和听力障碍的护理

应引导患者熟悉住院环境,解释呼叫系统并评估患者运用的能力;移去危险物品,将患者安置在可水平升降的床位并保持床在最低水平。

(四)用药护理

告知药物作用、用法与注意事项,注意观察药物不良反应。常用的抗真菌药有两性霉素 B (庐山霉素)和氟康唑(Fluconazole)等。

(1)两性霉素 B 药效最强,但不良反应多且严重,主张与氟康唑或氟胞嘧啶联合使用以减少剂量、减少不良反应;两性霉素 B 的不良反应有高热、寒战、血栓性静脉炎、头痛、恶心、呕吐、血压下降、低钾血症、氮质血症、血 WBC 或 PT 减少等。

(2)氟康唑为新型三唑类抗真菌药,能强力而特异地抑制真菌的甾醇合成,口服氟康唑后吸收良好,血药浓度和 CSF 中的药浓度均很高。其不良反应有恶心、腹痛、腹泻、胃肠胀气及皮疹。护士应告诉患者口服吸收不受同时摄入食物的影响、且服药后不影响患者驾驶或操作机械的能力,但合并糖尿病的患者,同时口服氟康唑与磺脲类药物时,可能出现低血糖反应,应注意预防等。

(五)心理护理

护士应主动向患者家属介绍疾病的有关知识,特别是有精神症状的患者,使其获得更多的社会支持;定时探视患者,态度和蔼,语言亲切。

(六)出院指导

(1)合理安排好作息时间,适当运动,生活有规律,保持情绪稳定和良好的心态。

(2)养成良好的个人卫生习惯,无沐浴的禁忌,教会患者如何保持个人皮肤卫生。

(3)遵医嘱服药,定期专科门诊随诊,指导维持用药量的调整并注意观察用药反应。

(王晓芬)

第十一节　重症肌无力

重症肌无力(myasthenia gravis,MG)是一种表现为神经肌肉接头传递障碍的获得性自身免疫性疾病,临床特征为一部分或全身骨骼肌病态疲劳;通常在活动后加剧、休息后减轻。患病率约为 5/10 万,女性多于男性。各年龄组均可发病。自青年期至 40 岁间发病者,以女性为多;中年以后发病者,则以男性为多。

一、临床表现

(一)临床特征

(1)眼外肌是最常受累的肌肉,可表现为眼睑下垂、斜视和复视,双侧常不对称。其次为脑神经支配的其他肌群,颈肌、肩胛带以及髋部的屈肌。受累肌肉呈现为易疲劳和波动性。连续收缩后发生无力,经短期休息后好转。早晨症状较轻而傍晚时加重。整个病程可有波动,病程早期可有自发缓解和复发。

(2)特殊类型:短暂新生儿重症肌无力为女性患者所生的婴儿暂时有经胎盘输入的母体AChR抗体。大约有 10% 呈现不同程度的临床症状。患婴全身软弱,哭声轻微,吸吮无力,上睑下垂,严重者有呼吸困难,经救治后可在数日内或数周内痊愈。

(3)先天性肌无力:出生后或儿童期出现肌无力,持续存在眼外肌麻痹。母亲虽无重症肌无力,但家族中或同胞兄弟姐妹有肌无力病史。

(4)重症肌无力患者除上述的临床表现外,神经系统检查体征主要是疲劳试验阳性。腱反射正常或活跃。

(二)临床分型

Osserman 根据受累部位和严重程度,可分为 5 型。

Ⅰ型:单纯眼肌型,始终仅累及眼肌;Ⅱ型:轻度全身肌无力型,不伴明显延髓肌麻痹者为Ⅱa型,伴有明显延髓肌麻痹者为Ⅱb型;Ⅲ型:急性进展型,常在首次症状出现后数月之内发展至包括延髓肌、肢带肌、躯干肌和呼吸肌的严重无力;Ⅳ型:为晚发型全身肌无力,由Ⅰ、Ⅱa、Ⅱb 发展而来,常在首发症状出现后数年或数十年后出现全身无力;Ⅴ型:肌无力伴肌萎缩者。以上各型患者,如果急骤发生呼吸肌严重无力,不能维持换气功能时,称为危象。

(三)危象种类

①肌无力危象;②胆碱能危象;③反拗危象。

二、辅助检查

1.疲劳试验

使受累肌肉反复收缩,如持续闭眼或向上凝视、或连续举臂。短期内出现肌无力或瘫痪,休息后可恢复者为阳性。

2.药物试验

硫酸新斯的明 1.5 mg,阿托品 0.5~1 mg,肌内注射 15~30 min 后症状开始好转为阳性。

3.实验室检查

(1)血清 AChR 抗体测定:有 60%~80% 患者阳性,但部分患者始终阴性。

(2)重复电刺激试验:临床常用面神经、腋神经、尺神经进行低频(2~3 Hz)刺激,可使动作电位很快降低 10%~15% 以上者为阳性。高频(10 Hz 以上)刺激也可有类似反应。

(3)胸部 CT:部分病例可见胸腺增生或胸腺瘤。

三、护理评估

1.健康史

有无家族史,有无甲状腺功能亢进、甲状腺炎、系统性红斑狼疮、类风湿关节炎和天疱疮等其他自身免疫性疾病。

2.症状

(1)受累骨骼肌病态疲劳:肌肉连续收缩后出现严重无力甚至瘫痪,休息后症状减轻。肌无力于下午或傍晚因劳累后加重,晨起或休息后减轻,此种波动现象称之为"晨轻暮重"。

（2）重症肌无力危象：指呼吸肌受累时出现咳嗽无力甚至呼吸困难，需用呼吸机辅助通气。

（3）胆碱酯酶抑制剂治疗有效：这是重症肌无力一个重要的临床特征。

3.身体状况

（1）生命体征及意识状态：尤其是呼吸、血氧。

（2）肌力分级，有无下降，具体受累肌群分布，主要症状，有无晨轻暮重。

（3）呼吸：有无呼吸困难等危象症状。

（4）其他：有无吞咽困难，饮水呛咳。

4.心理状况

（1）有无焦虑、恐惧、抑郁等情绪。

（2）疾病对生活、工作有无影响。

四、护理诊断/问题

（1）气体交换受损与肌无力或胆碱能危象时呼吸衰竭有关。

（2）感染与行气管切开术有关。

（3）误吸与面部、咽部、喉部肌肉无力有关。

（4）受伤与肌无力、行走困难、斜视、复视有关。

（5）生活自理能力缺陷与肌无力有关。

五、护理措施

（一）一般护理

1.环境与休息

保持病室安静舒适，病房内空气清新，温湿度适宜。肌无力危象患者宜卧床休息。

2.饮食护理

进食时患者身边应有护理人员或家属，以免发生呛咳、窒息或呼吸骤停等。以半流食或软食为宜，进食要慢。对不能进食者，应给予鼻饲混合奶，保证营养，增强机体的免疫力。

（二）肌无力危象的护理

（1）密切观察患者肌无力症状的变化，同时密切关注有无呼吸肌受累征象。

（2）患者突然出现呼吸困难、躁动不安、心率加快、发绀，应立即吸氧，清理呼吸道分泌物。嘱患者保持安静，降低耗氧量，必要时行气管插管，使用人工呼吸机。

（3）使用人工呼吸机时，要有专人护理，并密切观察患者意识、血压及心率变化，定期做血气分析。

（4）做好气管切开的护理，每日换药时注意观察伤口，及时清理呼吸道分泌物，保持呼吸道通畅，保证良好的肺内气体交换。

（5）危象解除后，应遵医嘱继续服用抗胆碱酯酶类药物，以巩固和增强疗效，防止肌无力危象的再次发生。

（6）加强对患者的巡视，对不能发音或构音障碍及常在夜晚入睡后发生危象的患者，认真听取患者的主诉，如有异常，立即报告医师，及时处理。

（7）患者应用血浆置换治疗时，注意患者有无低血压。

（8）长期卧床的患者要满足患者基本生活需要，做到"六洁四无"。

（三）鼻饲护理

（1）鼻饲前将床头抬高 30°。

（2）每次鼻饲前应回抽胃液，观察有无胃潴留、胃液颜色，并观察胃管有无脱出。

（3）每次鼻饲量不宜过多，在 200～300 mL。

（4）鼻饲液的温度不宜过热，在 38 ℃～40 ℃。

（5）速度不宜过快，15～20 min，以防止呃逆。

（6）鼻饲后，注入 20 mL 清水，清洗胃管。

（四）用药护理

（1）使用免疫球蛋白时，将其放置在室温下 30 min，以不冻手为宜。用药前询问患者有无过敏史，告知输注过程中如有不适，及时呼叫医务人员。开始滴速缓慢，15 min 后若无不良反应，可调至正常滴速，输注前后用 5% 葡萄糖注射液冲管。观察患者，如有药物不良反应，立即停药，遵医嘱给药，认真做好护理记录，及时上报并保留药品送检。

（2）使用糖皮质激素应注意观察药物的不良反应及并发症，及时有效遵医嘱给予处理。注意观察生命体征、血糖变化。保护胃黏膜，避免进食坚硬、有刺激的食物。长期应用者，要注意避免感染。并向患者及其家属进行药物宣教，以取得其配合。

（3）遵医嘱用药，并观察用药反应，避免用药不当导致发生危象。

（4）避免使用加重神经肌肉接头传递障碍或抑制呼吸肌的药物，如吗啡、新霉素、氨基糖苷类抗生素等。

（五）心理护理

要做好患者心理护理，介绍有关疾病知识，鼓励患者配合医护人员的治疗，树立战胜疾病的信心，减轻恐惧、焦虑、抑郁等不良情绪，以促进疾病康复。

（六）健康教育

（1）指导患者养成良好的生活习惯，注意休息，保证充足的睡眠。

（2）指导患者坚持每日定时服药，不可随意更改药物剂量，定期复查。

（3）做好药物宣教，使患者掌握激素及抗胆碱酯酶类药物的正确使用方法。

（4）使患者了解肌无力危象的诱发原因，出现何种症状时及时就医。

（张　帆）

第十二节　癫　痫

癫痫（epilepsy）是多种原因导致的脑部神经元高度同步化异常放电所致的临床综合征，临床发作表现具有发作性、短暂性和刻板性的特点。异常放电神经元的位置不同及异常放电波及的范围差异，导致患者的发作形式不一，可表现为感觉、运动、意识、精神、行为、自主神经功能障碍或兼而有之。临床上每次发作或每种发作的过程称为痫性发作（seizture），一个患者可有一种或多种形式的痫性发作。在癫痫发作中，一组具有相似症状和体征特性所组成的特定癫痫现象，称为癫痫综合征。

一、病因

癫痫不是独立的疾病,而是一组疾病或综合征,引起癫痫的病因非常复杂。根据病因学不同,癫痫分为三大类。①症状性癫痫;②特发性癫痫;③隐源性癫痫。

二、临床表现

(一)全面性发作

(1)全身强直—阵挛性发作:意识丧失、双侧强直后紧接着有阵挛的序列活动,是全身—阵挛性发作的主要临床特征。可由部分性发作演变而来,也可一起病即表现为全身强直—阵挛发作。早期出现意识丧失、跌倒,随后的发作分为三期:强直期、阵挛期、发作后期。

(2)强直性发作:表现为与强直—阵挛性发作中强直期相似的全身骨骼肌强直性收缩,常伴有明显的自主神经症状,如面色苍白等。

(3)阵挛性发作:类似全身强直—阵挛性发作中阵挛期的表现。

(4)失神发作:突然发生和突然停止的意识丧失是失神发作的特征。典型的失神发作表现为活动突然停止、发呆、呼之不应、手中物体落地。部分患者可机械重复原有的简单动作,每次发作持续数秒,每天可发作数十、上百次。发作后立即清醒,无明显不适,可继续先前的活动。醒后不能回忆,甚至不知刚才发了病。

(5)肌阵挛性发:作表现为快速、短暂、触电样肌肉收缩,可遍及全身,也可限于某个肌群,常成簇发生。

(6)失张力发作:表现为肌张力突然丧失,可致患者跌倒。局限性肌张力丧失可引起患者头或肢体下垂。

(二)部分性发作

1.单纯部分性发作

除具有癫痫的共性外,发作时意识始终存在,发作后能复述发作的生动细节是单纯部分性发作的主要特征,包括:运动性发作、感觉性发作、自主神经性发作、精神症状发作。

2.复杂部分性发作

复杂性部分性发作的主要特征是有意识障碍,发作时患者对外界刺激没有反应,发作后不能或部分不能复述发作的细节。临床表现分为 4 种类型:自动症(automatism);仅有意识障碍;先有单纯部分性发作,继之出现意识障碍;先有单纯部分性发作,后出现自动症。

3.部分继发全身性发作

先出现上述部分性发作,随之出现全身性发作。

三、辅助检查

(1)脑电图(EEG):是诊断癫痫最重要的辅助检查方法,有助于明确癫痫的诊断及分型和确定特殊综合征。

(2)神经影像学检查:包括 CT 和 MRI,可确定脑结构异常或病变。

五、护理评估

1.健康史

(1)有无脑损伤、脑炎、脑血管病、脑瘤、先天性脑发育畸形及脑缺氧。

(2)发作有无诱因。

(3)发作前有无征兆。

2.症状

(1)失神发作:意识短暂中断,呼之不应,两眼瞪视不动,状如"愣神",持续 13～15 s,可伴有简单的自主动作,如擦鼻、咀嚼、吞咽等。一般不发生跌倒,事后对发作全无记忆。

(2)肌阵挛发作:表现为颜面或肢体肌肉突然的短暂跳动。

(3)强直性发作:全身肌肉强烈的强直性痉挛,使头、眼、肢体固定在特殊位置,伴颜面发绀、呼吸暂停和瞳孔散大,躯干强直可造成角弓反张,伴随短暂的意识丧失,持续 30 s 至 1 min。

(4)强直阵挛发作:即大发作,分三期。强直期表现为意识突然丧失,全身骨骼肌持续收缩,上眼睑抬起,眼球上窜,喉部痉挛,可咬破舌尖。阵挛期患者震颤幅度增大并延及全身。惊厥后期尚有短暂的强直阵挛、牙关紧闭和尿便失禁,之后慢慢恢复。

3.身体状况

(1)癫痫发作持续时间、生命体征、神志是否清楚。

(2)癫痫发作时有无外伤及舌咬伤。

(3)有无误吸。

4.心理状况

(1)有无焦虑、抑郁等不良情绪反应。

(2)疾病有无对患者生活、工作产生影响。

六、护理诊断/问题

(1)受伤与抽搐/突然意识丧失有关。

(2)误吸与癫痫发作,唾液、气管分泌物增多有关。

(3)焦虑与病程长、反复发作有关。

(4)缺乏癫痫的预防知识。

七、护理措施

(一)发作前的预防护理

(1)将患者安排在安静的房间,避免外界刺激,避免引起患者情绪激动的一切因素。

(2)应随时注意有无癫痫发作,24 h 有陪护,无人陪伴不能单独沐浴或外出。

(3)注意观察患者发作时的先兆,及时采取医疗、护理措施,预防跌倒。

(4)患者床旁应备好发作时的抢救物品与药品,如压舌板、开口器、舌钳、氧气装置及抗癫痫药品等。

(5)加强心理护理,及时了解患者的心理情况,使患者保持精神愉快,避免过度兴奋。

(二)发作时的护理

(1)切忌不可离开患者,边采取措施边呼叫他人同时急救。

(2)保持呼吸道的通畅,头转向一侧,及时清理呼吸道分泌物,防止呕吐物反流气管而窒息,立即给予吸氧。

(3)注意观察发作时的情况,并详细记录全过程。应特别注意意识与瞳孔的变化、眼球凝视和转头方向,以及抽搐的部位、持续时间等。

(4)发作时注意保护头部和四肢,摘下眼镜、义齿,解开过紧的衣领。

(5)患者全身大发作时,护士做好自我防护,且有处理大发作操作经验,可考虑用缠有纱布的压舌板置于患者的上下白齿之间,以免患者咬伤舌或被患者咬伤。

(6)抽搐时勿用力按压抽搐的肢体,避免骨折和脱臼。

(7)床旁有人保护,加床挡,防止坠床。

(8)对精神运动性发作的患者,注意保护,防自伤、伤人或走失。

(9)暗化病室,保持安静,避免对患者进行强烈声、光刺激。

(三)发作后的护理

(1)患者发作时常大汗淋漓、尿便失禁,发作后应及时擦干,更换清洁内衣裤,预防感冒。

(2)抽搐停止后,呼吸如未恢复,应行人工呼吸。

(3)抽搐发作后应卧床休息。

(四)癫痫持续状态的护理

癫痫持续状态(status epilepticus,SE)或称癫痫状态,传统定义认为,癫痫持续状态指"癫痫连续发作之间意识尚未恢复又频繁再发,或癫痫发作持续 30 min 以上未自行停止"。目前观点认为,如果患者出现全面强直阵挛性发作持续 5 min 以上,即有可能发生神经元损伤。对于全面强直—阵挛发作(GTCS)的患者,若发作持续时间超过 5 min 就该考虑癫痫持续状态的诊断,并须用抗癫痫药物(AEDs)紧急处理。癫痫持续状态是内科常见急症,若不及时治疗可因高热、循环衰竭、电解质紊乱或神经元兴奋性毒性损伤导致永久性脑损害,致残率和病死率均很高。任何类型的癫痫均可发生癫痫状态,其中,全面强直—阵挛发作最常见,危害性也最大。

患者大发作连续不止,每次发作后尚未清醒又紧接着发作。此为危象,不及时处理可致死亡。严密观察患者意识及发作控制情况,如用药后效果不佳,应加大剂量或更换药物。

(1)一些药物需根据患者的呼吸、血压、心率变化及发作情况控制使用。

(2)持续抽搐致缺血、缺氧导致脑水肿、颅内压增高时,应用脱水药降低颅内压。

(3)及时吸氧、吸痰,保持呼吸道通畅。无自主呼吸者,行气管插管,使用人工呼吸机辅助呼吸。

(4)静脉补液,保持水电解质平衡。

(5)应用抗生素,预防和治疗肺部感染。

(6)加强口腔护理,防止口腔感染。

(7)注意皮肤护理,防止压疮发生。

(五)用药护理

(1)大发作或癫痫持续状态使用地西泮静推速度宜慢不宜快。

(2)静脉使用抗癫痫药物注意观察管路是否通畅,穿刺处皮肤有无渗液。

(3)口服使用抗癫痫药物,要向家属及患者做好药物注意事项宣教,切记遵医嘱服药,不能私自停药、加药、减药,并根据医嘱定期复查肝肾功能及血药浓度。

(4)观察药物不良反应及毒副作用。如静脉注射苯妥英钠时,可致血压下降及心律失常,需密切监控;应用卡马西平的患者,有 20% 可发生血白细胞减少至 $4 \times 10^9/L$ 以下,应定期化验血常规。

（5）观察药物疗效,以便医师及时更改治疗方案。

（6）观察或随访患者是否长期坚持服药。

（六）饮食护理

癫痫发作频繁者,宜进高热量、高蛋白、高维生素食物,昏迷患者给予鼻饲流质饮食,每日饮水量在 1 500 mL 左右。生活中避免暴饮暴食,避免进食刺激性食物和大量甜食。

（七）心理护理

癫痫患者因其发作为长期反复,同时经常伴有跌倒造成的外伤、舌咬伤等意外事件,对患者的生活、工作有很大的影响,往往患者会产生焦虑、恐惧、抑郁的心理,而癫病患者发作诱因之一为情绪波动。因此,加强患者的心理护理,使其保持情绪稳定,树立战胜疾病的信心,缓解其焦虑,利于疾病康复。

（八）健康指导

（1）向患者传授有关癫痫的疾病知识,如癫痫发作的诱发因素（如饱食、劳累、生气或兴奋等）及预防措施。

（2）使患者保持心情愉快,避免情绪激动。

（3）给予患者安全教育,减少独自外出活动,避免危险作业。

（4）定期复查,坚持用药,遵医嘱加减药物,注意用药后的不良反应。

（张　帆）

第二章　消化内科护理

第一节　上消化道异物取出术

上消化道异物是指故意吞入或误吞入上消化道的各种物体;某些既不能被消化,又不能通过幽门的食物或药物,在胃内形成团块;上消化道手术后不慎遗留在消化道的各种引流管和器械;手术残留的缝线、吻合钉等。

一、适应证

消化道异物,凡自然排出有困难者均可试行内镜下取出。尤其是有毒性异物、应积极试取。

(1)各种经口误入的真性异物,如硬币、纽扣、戒指、别针等。

(2)各种食物相关性异物,如鱼刺、果核、骨头、食团等。

(3)各种内生性的结石,如胃结石等。

二、禁忌证

①异物一端部分或全部穿透消化道者或在消化道内形成严重的嵌顿者;②某些胃内巨大异物,无法通过贲门及食管取出者;③内镜检查禁忌证者;④合并气管有异物者。

三、术前准备

1. 器械准备

(1)内镜:最好选择大活检孔道胃镜,安装及检查方法同常规内镜。

(2)附件:主要取决于异物的种类及异物的停留部位。常用的器械有活检钳、圈套器、三爪钳、鼠齿钳、鳄鱼钳、V字钳、扁嘴钳、取石网篮、网兜形取物器、内镜专用手术剪、拆线器、吻合钉取出器、磁棒、机械取石器、橡皮保护套、外套管。

(3)液电碎石器或超声碎石机:注意检查仪器性能是否良好。

(4)生理盐水、去甲肾上腺素等。

(5)急救药品及器材。

(6)其他同常规内镜检查。

2. 患者准备

(1)了解病史,详细询问吞入的异物种类、发生时间、有无胸痛、腹痛等症状。

(2)根据需要行X线片检查,确定异物所在部位、性质、形状、大小,有无在消化道内嵌顿及穿透管壁的征象。钡餐检查后常会影响视野清晰度,不利于异物的取出,因此,一般不做钡餐检查。

(3)必要时检查血型、凝血功能等。

(4)向患者家属讲明取异物的必要性和风险,耐心回答患者提出的问题,消除其顾虑,取得患者的信任和配合,签署手术同意书。

(5)成人及能较好配合的大龄儿童可按常规内镜检查做准备。术前禁食 8 h 以上,术前给予镇静剂及解痉剂,如地西泮 5~10 mg 及丁溴东莨菪碱(解痉灵)20 mg 肌内注射或静脉注射。

(6)有消化道出血和危重患者应先建立静脉输液通道,以保证安全。

(7)婴幼儿、精神失常、操作不合作者、异物较大或估计取出有困难者,可行全麻下取异物。

四、术中护理配合

(一)患者护理

(1)术中注意观察患者全身状况,监测生命体征,必要时心电监护。特别是小儿全麻时,及时清除口腔内分泌物,防止窒息。

(2)对剧烈恶心者嘱其做深呼吸,以减轻症状。

(3)如操作过程中,患者突然出现剧烈腹痛、腹肌紧张者,立即报告术者,停止操作,并做好抢救准备工作。

(二)治疗过程中的配合

1.选择取异物的附件

不同形状、性质的异物,钳取时所用的附件亦不相同。护士应正确选择取异物的附件。

(1)长形棒状异物:如体温表、牙刷、竹筷、钢笔、汤勺,对此类较短、较细的异物可选择各式异物钳、鳄口钳、鼠齿钳、三爪钳、圈套器等;较长的异物,预计通过咽部困难,需备内镜外套管,用于保护咽部。

(2)尖锐异物:如张开的安全别针、缝针、刀片、鱼刺等,应设法使异物较钝的一端靠近内镜头端,除备各种异物钳外还需在内镜前端加保护套,将异物抓住后收到保护套中,避免损伤消化道。较小的异物可在内镜前端装透明帽,较大的应装橡皮保护套。

(3)圆形和团块状异物:水果核、玻璃球、纽扣、电池等,可选择网篮、各式异物钳、鳄口钳、鼠齿钳、三爪钳等。应设法将食管内的食物团块捣碎,或使其进入胃内,或者用网篮取出。胃内巨大结石可用碎石器将其击碎成小块,让其自然排出体外。

(4)胆道蛔虫:可选择圈套器。

(5)其他:吻合口缝线、胆管内引流管、吻合口支撑管等。吻合口缝线可采用内镜专用剪刀或拆线器将缝线逐一拆除。胆管内引流管可用圈套器或专用器械顺利取出;吻合口支撑管取出有困难,应酌情考虑。

2.取异物的配合技巧

(1)长形棒状异物:用异物钳抓取棒状异物的一端,将异物调整成纵轴与消化道平行,小心拖出体外;如异物较长、较大,护士可先协助术者下一内镜外套管,将套管先送入口咽部和食管上段,抓住异物后,将异物先拖到套管内,再连异物同内镜、外套管一起退出。注意抓取到的异物应尽量靠近内镜前端,防止异物与内镜"脱位"。异物如果坚硬,各种抓钳不易抓牢,极易滑脱,护士应与术者小心配合。当异物拖到口咽部时,应使患者头稍后仰,以利于异物顺利通过。

(2)尖锐异物:此类异物如果处理不好在取物过程中易对消化道造成损伤,故可根据异物的大小和形态在内镜前端装保护套,将异物抓到保护套内,拖出体外。

(3)圆形和团块状异物:硬性圆形异物可用网篮套取。软性团块状异物可用鳄口钳、鼠齿钳等咬碎,或取出或推入胃内,使其自然排出;胃内巨大结石,可用液电碎石器进行碎石后再取出。

(4)胆道蛔虫:通常蛔虫的一部分钻入十二指肠乳头,还有一部分留在十二指肠内,用器械取出可立即缓解症状。可选用前视式胃镜和圈套器。发现蛔虫后,先送入圈套器,张开圈套器后,将圈套器由蛔虫尾部套住,护士慢慢收紧圈套,待手下感到已套住后,不要再收,过度用力可把虫体勒断,术者将圈套器向肛侧推,将蛔虫拉出十二指肠乳头,最后连同内镜一起退出,整个过程护士应保持圈套器松紧适度,不能过紧也不能过松。

五、术后护理

1.患者护理

(1)全麻下取异物时,应待患者完全苏醒后再让其离院。通常患者需留院观察 24 h,一般情况良好才可离开;有并发症者应收入院。

(2)根据异物对消化道损伤程度指导患者进食,损伤小或无损伤者可正常进食;轻、中度损伤者进半流质饮食或全流质饮食;重度损伤者或有并发消化道出血者应禁食。术后 2～5 d 勿进硬食、热食,应食冷半流质饮食或冷流质饮食,以免食管伤口继续擦伤或损伤的黏膜血管扩张引起食管出血。

(3)术中如有黏膜损伤出血者,术后患者留观 24 h,禁食,并给予止血剂和黏膜保护剂。必要时可应用广谱抗生素 2 d。

(4)吞入含有毒物的异物者,处理后,密切观察有无中毒表现。

(5)术后注意有无腹痛、呕血、黑便等消化道出血症状及皮下气肿、腹部压痛等消化道穿孔表现。一旦发生,应立即行外科处理。

2.器械及附件处理

(1)胃镜处理:同胃镜检查护理常规。

(2)附件处理:根据内镜附件清洗消毒规范进行清洗消毒。

六、并发症及防治

1.消化道黏膜损伤

较大的锐利物在取出过程中可能会损伤消化道黏膜,尤其是在咽喉部、食管、贲门、幽门、十二指肠等狭窄或管径较小部位,轻者可造成黏膜撕裂和出血,重者可造成穿孔。操作过程中应小心、轻柔,切忌粗暴,以防损伤。已造成黏膜损伤或有轻度渗血者可禁食、补液,使用抑制胃酸分泌的药物和黏膜保护剂;出血不止者,可在内镜下止血;有穿孔者,应尽早行手术修补,并予以抗生素治疗。

2.感染

在损伤的消化道黏膜上可继发细菌感染而发生红肿,甚至化脓。治疗上应予以禁食,使用广谱抗生素,已形成脓肿者应手术治疗。

3.呼吸道并发症

常为窒息或吸入性肺炎,多发生在吞入较大异物及全麻下取异物的婴幼儿。因吸入胃内容物或异物堵塞呼吸道引起。一旦发生应紧急处理抢救。

七、注意事项

(1)严格掌握内镜取异物的适应证与禁忌证。当取异物危险性较大时,不可强行试取,以免引起并发症。证实已有消化道穿孔或尖锐异物已穿透管壁,不可用内镜取异物者,应采取外科手术处理。

(2)根据异物性质和形状选择合适的取异物器械。

(3)取异物时,抓取必须牢靠,钳取的位置多为特定的支撑点,如金属扁平异物边缘、义齿之钢丝、长条异物的一端,并设法让尖锐端向下。

(4)食管上段异物、咽喉部及咽肌水平段异物,应与耳鼻咽喉科医师合作,采用硬式喉镜取异物。

(5)操作过程中注意保护呼吸道通畅,防止误吸及异物掉入气管内。

(6)退出时,异物尽量靠近胃镜头端,不留间隙,通过咽喉部时,患者头部后仰,使咽部与口咽部成直线,容易顺利退出。

(7)怀疑有消化道损伤时,应留院观察或收住院治疗。

(8)手术结束,及时清理设备及用物,定期检查设备性能,如有故障及时报告、维修。

(马翠云)

第二节　食管贲门狭窄扩张术

内镜下食管贲门狭窄扩张术用于治疗各种原因引起的食管贲门狭窄。扩张的主要方法有探条扩张术、球囊(气囊或水囊)扩张术。具体的手术方法主要取决于狭窄的性质、严重程度和患者的具体情况。护士应熟悉操作步骤,与术者配合默契;送入扩张器时动作要轻柔、准确,扩张时准确记录每次扩张的时间,以确保扩张的效果。

一、适应证

1.食管、贲门急性梗阻

(1)良性病变所致梗阻:贲门失弛缓症、腐蚀性食管炎。

(2)恶性病变所致梗阻:食管、贲门肿瘤。

2.食管、贲门慢性梗阻

(1)良性病变所致梗阻:反流性食管炎、腐蚀性食管炎、食管术后吻合口炎等炎性狭窄;食管或贲门术后吻合口瘢痕、食管溃疡瘢痕、食管烧伤后瘢痕等瘢痕狭窄;食管蹼膜或环,Schatzki 环等先天性异常;贲门失弛缓症、弥散性食管痉挛等食管动力性障碍;食管平滑肌瘤等良性肿瘤。

(2)恶性病变所致梗阻:食管癌、贲门癌等恶性肿瘤。

二、禁忌证

①不能合作者;②合并严重心肺疾病或其他严重病症者;③严重衰竭无法耐受手术者;④局部炎症、水肿严重者;⑤狭窄部位过高或狭窄严重,引导钢丝无法通过者。

三、术前准备

1.器械准备

(1)根据狭窄的程度选择孔道大小合适的内镜。

(2)探条式扩张器:包括非钢丝引导的扩张器和钢丝引导的扩张器。最常用的是 Maloney 扩张器和 Savary 扩张器。

(3)引导钢丝:检查引导钢丝是否平直,如有折痕、成角,应事先整理使钢丝平直。

(4)球囊(气囊或水囊)扩张器:分为钢丝引导和非钢丝引导两种,最常用的是 Rigiflex OTW 和 Rigiflex TTS 扩张器。每一个球囊先接注射器注气,检查球囊是否有漏气。

(5)球囊扩张专用压力枪、测压表和注射器。

(6)生理盐水。

(7)X 线透视机。

(8)水溶性润滑剂。

(9)其他同常规胃镜检查。

2.患者准备

(1)向患者及其家属解释扩张治疗的意义及可能出现的并发症,以取得患者及其家属的配合,并签署手术同意书。

(2)行必要的上消化道钡餐造影、胃镜检查及组织检查,以明确狭窄的部位、长度、特点及病因等。

(3)调整抗凝血药物治疗,做血常规、血型、凝血功能和肝、肾功能等化验检查。必要时行心肺功能检查,心肺功能较差者术前予以纠正。

(4)术前 24～36 h 开始进流食,手术当天至少禁食 12 h,保证食管无食物残留,防止术中误吸。如果食管腔内有残留食物,则需延长禁食时间,也可通过持续胃肠减压或胃镜吸引、冲洗使食管清洁。

(5)术前 30 min 肌内注射地西泮 10 mg、654-2 10 mg。

(6)术前对患者咽喉部表面进行麻醉(同常规胃镜检查)。

(7)不能配合操作的患者,可在全麻下进行手术,以防发生意外。

四、术中护理配合

1.患者护理

(1)同常规胃镜检查护理。

(2)在手术过程中,保持患者体位不变,固定好牙垫,嘱患者放松全身,缓慢做深呼吸;如口腔有分泌物,嘱患者让其沿口角自然流出,不宜吞咽,以防引起呛咳或窒息。

(3)扩张会使狭窄的黏膜撕裂,患者可出现不同程度的胸痛,术中应严密观察患者的意识、面色、生命体征以及疼痛的情况。如发现患者意识及生命体征出现异常或患者疼痛难忍、置入的探条式扩张器遇到阻力时,应立即停止扩张,不可强行通过,以免因扩张过度致使狭窄口黏膜撕裂过深而导致出血或穿孔等严重并发症。

2.治疗过程中的配合

(1)探条扩张术:①术者插入胃镜进行常规胃镜检查,观察狭窄情况,估计狭窄部直径及所需扩张器的型号,测量狭窄部远端至门齿的距离。②将引导钢丝经胃镜活检孔道送入胃内,越过狭窄部位,在透视下或胃镜直视下使引导钢丝的弹簧帽端抵达胃底或胃体部;术者退镜,护士送引导钢丝,两者的速度应保持一致,保证引导钢丝在胃内且不打弯,术者固定引导钢丝,使引导钢丝不从口中滑出。③术者拔出胃镜后,护士持稳引导钢丝,根据狭窄情况先选择较细的探条进行扩张,将引导钢丝穿入扩张器中心管道内,沿引导钢丝送入扩张器,待有阻力感后慢慢于透视下将扩张器的扩张部(即圆柱形部分)通过狭窄口送到狭窄部远端,推进时要注意固定引导钢丝,不要使引导钢丝插入太深,停留 3 min 左右,退出扩张器,退出探条时注意均匀向外抽,但要时时向前送引导钢丝,不要让引导钢丝随探条一同退出,注意保持引导钢丝的位置固定不变。④依次增加扩张器的直径,使狭窄部分逐渐被扩开,扩张完毕后,扩张器连同引导钢丝一起退出。⑤术者再次插入胃镜检查,观察狭窄部黏膜撕裂情况,如出血较多,可用去甲肾上腺素止血或其他方法止血。

(2)OTW 球囊导管扩张术:①手术前两个步骤同探条扩张术。②根据患者狭窄部位情况选用直径 30 mm、35 mm 或 40 mm 的球囊扩张器,先将球囊内空气抽空,锁住导管尾部三通接头通球囊的通道,在球囊外涂以润滑油便于插入,将球囊装置的中央孔道套入引导钢丝,在透视下或内镜直视下确定球囊中央位于狭窄部中央。③接带压力计的注射器向球囊内注气或注水,在 X 线或内镜监视下进行扩张,扩张压力一般为 20～40 kPa,维持 1 min,放气;再注气、放气,反复 2～3 次;扩张期间应注意患者的反应,如有异常应立即停止注气。扩张完毕后,扩张器连同引导钢丝一起退出。④最后一个步骤同探条扩张术。

(3)TTS 球囊导管扩张术的配合:①手术步骤的第一步同探条扩张术。②护士将 TTS 球囊外涂润滑油,抽尽球囊内空气,递给术者,经内镜活检孔道插入直到导管先端露出在视野内。③选较细的一根球囊导管,将导管插入狭窄部位的中央有孔处,术者缓缓向前推进导管,至阻力突然消失,说明球囊导管已越过病变部位,按照术前已测定好的每一球囊的注气量,用带压力计的注射器向球囊中注气,注意压力变化不能超出术前测定的压力太多,否则球囊容易破裂;充气 2 min,放气;再充气、放气;反复多次后,抽尽球囊中的空气,将球囊从活检孔道中退出;换稍粗一级的球囊导管如上法扩张,如此一直扩张到 20～25 mm 球囊。④术者再次插入胃镜检查,观察狭窄部黏膜撕裂情况,如出血较多,可用去甲肾上腺素止血或其他方法止血。

五、术后护理

1.患者护理

(1)术后卧床休息 24 h,避免用力咳嗽。注意观察患者生命体征情况,观察患者有无胸痛、咳嗽、发热、呼吸困难、皮下气肿、呕血及黑便等不适,出现异常及时处理。

(2)扩张治疗术后禁食 6 h,6 h 后无特殊不适可进食温凉流质食物 1～2 d,再进半流质食物,以后逐步过渡到普食。避免暴饮暴食,减少油腻食物。餐后 2 h 时或睡眠时应抬高床头 15°～30°,防止食物反流。

(3)术后常规应用止血药、制酸剂、黏膜保护剂、抗生素 3～5 d。

(4)其他护理同胃镜检查护理常规。

(5)指导患者定期随访疗效,观察有无反流性食管炎、狭窄再形成等远期并发症。效果不佳者 1～2 个月后可重复治疗。

2.器械及附件处理

(1)内镜处理:同胃镜检查。

（2）探条处理：探条不能高压蒸汽消毒，只能用2%戊二醛溶液浸泡消毒。清洗、浸泡时探条应保持平直，不能弯曲，探条中央管道应用清洗刷清洗干净，再接专用钝针头，接注射器或高压水枪注水冲洗。消毒后放回原装箱内保存，探条的先端必须插回厂家配置的保护用硬钢丝，以免探条的先端变形、折损。

（3）球囊导管为一次性使用物品，禁止重复使用。

六、并发症及防治

1.出血

在扩张之后可发生出血，多数可自行停止，极少数出血不止者可行内镜止血。

2.穿孔

对小的穿孔可先采取保守治疗，立即禁食，给予肠道外营养，给予抗生素治疗；如穿孔较大，应立即行外科手术治疗。

3.胃食管反流

应避免平卧位，穿着宽松的衣服，应用制酸剂，促进胃动力等。

4.吸入性肺炎

需应用抗生素治疗。

5.继发感染

可发生菌血症或败血症，需应用抗生素治疗。

七、注意事项

（1）治疗前全面评估患者，掌握适应证、禁忌证，选择合适的治疗方法。充分沟通，解除患者的顾虑。

（2）治疗前至少禁食12 h，保持食管清洁。如果食管腔内有残留食物者则需延长禁食时间，也可通过持续胃肠减压或胃镜吸引、冲洗使食管清洁。

（3）行Savary扩张器扩张的患者必要时需安排在X线机的检查台上，利用X线机对引导钢丝进行定位。护士应与术者配合密切，退镜和送引导钢丝的速度要一致，保留引导钢丝在胃腔内不打弯，直到内镜完全退出。当扩张器经过引导钢丝时，护士应在插入引导钢丝时保持引导钢丝的末端盘绕和拉紧，不允许向前或向后滑动，并注意引导钢丝的标记。

（4）探条扩张时，推进探条应注意缓慢往外抽拉固定引导钢丝，防止引导钢丝插入过深；退探条时要用力均匀往前送引导钢丝，勿使引导钢丝同时被带出体外。使用球囊（气囊或水囊）扩张时，术前需测定球囊注气量及压力。

（5）操作时护士应与术者密切配合，谨慎操作，用力适度，遇有阻力勿强行通过以免发生意外或损坏器械。

（6）手术中密切观察患者的面色、呼吸、脉搏及疼痛等变化，发现异常及时处理。术后注意有无出血、穿孔、感染等并发症，发现异常及时报告医师处理。

（7）治疗后合理安排膳食，告知患者进食宜少量多餐，细嚼慢咽，避免暴饮暴食，少进油腻食物或刺激性强的食物，如浓茶、咖啡、酒等，以免胃酸增多引起反流症状。

（8）检查结束，及时清理设备及用物，定期检查设备性能，如有故障及时报告、维修。

（9）指导患者定期复诊，出现严重不适，应立即来院就诊。

（马翠云）

第三节　结肠扩张术

结肠扩张术用于治疗各种原因引起的大肠狭窄。大肠狭窄可分为良性狭窄和恶性狭窄。良性狭窄常见于炎症性疾病、术后吻合口狭窄及外伤等;恶性狭窄常见于结/直肠肿瘤及盆/腹腔肿瘤压迫等。良性狭窄可行内镜下球囊扩张术治疗,恶性狭窄可于扩张术后行金属支架置放术解除肠梗阻。

一、适应证

(1)结/直肠良、恶性肿瘤术后吻合口狭窄。

(2)结/直肠炎性狭窄、溃疡性结肠炎、克罗恩病、结核、血吸虫病肉芽肿、性病淋巴肉芽肿、放线菌病、肠粘连。

(3)放射性肠炎,烧伤,具有腐蚀性的药物、栓剂的损伤引起的肠腔狭窄。

(4)置放金属支架前扩张肠腔,结/直肠狭窄手术前解除梗阻。

二、禁忌证

①梗阻肠管已坏死穿孔,有瘘管和深溃疡,有较大憩室;②重度内痔出血,狭窄部位有严重炎症、出血;③严重心肺功能衰竭,凝血功能障碍,有严重出血倾向;④不能合作者。

三、术前准备

1.器械准备

①肠镜治疗孔道直径达 3.7 mm 和 4.2 mm 的治疗内镜;②扩张导管、球囊导管;③导丝;④球囊扩张专用压力枪、测压表和注射器;⑤泛影葡胺、生理盐水;⑥润滑剂;⑦吸引器、X 线透视机;⑧其他物品同普通结肠镜检查。

2.患者准备

(1)向患者及其家属解释扩张治疗的意义及可能出现的并发症,取得患者及其家属的配合,并签署手术同意书。

(2)术前行钡剂造影、结肠镜检查,重度狭窄者行泛影葡胺造影,以明确狭窄的部位、程度及特点等。

(3)至少术前 3 d 停服影响凝血功能的药物,行血常规、血型、凝血功能和肝、肾功能等化验检查。必要时行心肺功能检查,心肺功能较差者术前予以纠正。

(4)肠道准备、术前用药同肠镜检查,禁用甘露醇准备肠道。

四、术中护理配合

(一)患者护理

同结肠镜检查。

(二)治疗过程中的配合

1.OTW 球囊导管扩张术的配合

①术者插入肠镜观察肠道狭窄情况。②自内镜钳道管口插入引导钢丝,将引导钢丝的前端越过狭窄段放置在远端,在 X 线下定位,明确狭窄部位病变后,退出内镜,保留引导钢丝,此

时护士应与术者密切配合,术者退镜,护士送引导钢丝,两者的速度应一致,保证引导钢丝留在肠腔内而又不会打弯,直到内镜完全退出,术者固定引导钢丝,不让引导钢丝从口中滑出。③将球囊内空气抽尽,锁住导管尾部三通接头通球囊的通道,在球囊外涂以硅油便于插入。④引导钢丝尾部插入球囊导管先端孔中,沿引导钢丝送入球囊导管。在透视下可见球囊两端的标志,接带压力计的注射器向球囊中注气,如球囊中部成腰,说明球囊位置正确;如果成腰偏高或偏低,应调整球囊位置再注气,一般球囊压力达到 40 kPa,维持 1 min,放气;再注气、放气,反复 2～3 次;扩张期间应注意患者的反应,如有异常应立即停止注气。⑤术者将球囊导管和引导钢丝一起退出;护士接过球囊导管和引导钢丝立即用清水冲洗干净,留待进一步清洗消毒。⑥如遇术后采用吻合器铁钉的吻合口狭窄,在做球囊扩张时,尽量不要让球囊导管前后移动,防止损伤球囊。⑦内镜能顺利通过扩张后的狭窄段的远端,仔细观察有无肿瘤和其他病变,必要时协助取活检。如出血较多可行内镜下止血术。

2.TTS 球囊导管扩张术的配合

①同 OTW 球囊导管扩张术。②将 TTS 球囊导管外涂润滑剂,抽空球囊内空气,递给术者,经内镜钳道管插入直到导管先端露出(在视野内);注意阻力大时不可强行用力,应检查是否将球囊中的空气完全抽空。③选较细的一条球囊导管,将导管插入狭窄部位的中央有孔处,术者缓缓向前推进导管至阻力突然消失,说明球囊导管已越过病变部位,按照术前已测定的每一球囊的注气量,用带压力计的注射器向球囊中注气,注意压力变化不能超出术前测定压力太多,否则球囊容易破裂;充气 2 min、放气,再充气、再放气,反复多次后,抽空球囊中的空气,将球囊从钳道管中退出;换稍粗一级的球囊导管如上法扩张;如此一直扩张到 20～25 mm 球囊。④术者用水冲净使视野清晰后,进镜观察,注意扩张部位损伤,如出血多,护士配合术者行内镜下止血。

五、术后护理

1.患者护理

(1)术后卧床休息 24 h。注意观察患者腹部体征,观察患者有无腹痛、发热、便血等不适,出现异常及时处理。

(2)术后禁食 1～2 d,如无不适可进流质饮食,次日可进半流质饮食,以后逐步增加饮食中的固体含量,进少渣饮食。

(3)术后常规应用抗生素 3～5 d。

(4)其他护理同结肠镜检查护理常规。

(5)指导患者定期随访疗效,为防止术后再狭窄,指导患者术后 2 周再次行扩张治疗。

2.器械及附件处理

(1)内镜处理同结肠镜检查。

(2)球囊导管为一次性使用物品,用后弃之。

(3)引导钢丝清洗消毒后备用。

六、并发症及防治

1.出血

在扩张之后可发生出血,多数可自行停止,极少数出血不止者可行内镜止血。

2.穿孔

对小的穿孔可先采取保守治疗,立即禁食,肠道外营养,给予抗生素治疗;如穿孔较大,应立即行外科手术治疗。

3.感染

需应用抗生素治疗。

七、注意事项

（1）按要求做好肠道准备，保证肠道清洁。

（2）术中密切观察患者的面色、呼吸、脉搏、腹胀、腹痛等情况；术后注意有无腹胀、腹痛、发热及黑便等情况，发现异常及时通告医师。

（3）术中操作应轻柔、少量注气，在插入引导钢丝和球囊导管的过程中如遇阻力过大，不可强行用力，压力泵应缓慢逐渐加压。

（4）其他同食管贲门扩张术。

（马翠云）

第四节　单气囊小肠镜检查

单气囊小肠镜与双气囊小肠镜相比，具有器械准备时间短、清洗消毒更简便、高分辨率图像结合内镜窄带成像技术观察提高了病变的检出率等优势，临床常用的为 Olympus SIFQ260 小肠镜。

一、适应证

（一）国际上通用的适应证

①胶囊内镜检查后的深入检查；②可疑小肠出血者；③胃肠术后功能紊乱；④小肠狭窄的内镜诊断及治疗；⑤小肠肿瘤及肿块；⑥胰腺炎及胆源性疾病；⑦克罗恩病；⑧小肠异体移植的观察；⑨回收滞留胶囊内镜；⑩清除肠道寄生虫；⑪明确小肠梗阻的病因；⑫肠套叠的内镜下处理；⑬做结肠镜检查有困难的病例。

（二）中华医学会消化内镜学分会小肠学组 2008 年提出的双气囊小肠镜检查的适应证

①原因不明的消化道（小肠）出血及缺铁性贫血；②疑小肠肿瘤或增生性病变；③疑小肠克罗恩病；④不明原因小肠梗阻；⑤不明原因腹泻或蛋白丢失；⑥小肠内异物；⑦外科肠道手术后异常情况（如出血、梗阻等）；⑧已确诊的小肠病变治疗后复查；⑨相关检查提示小肠存在器质性病变可能者。

二、禁忌证

①严重心肺功能异常者；②有高度麻醉风险者；③无法耐受或配合内镜检查者（如精神障碍者）；④相关实验室检查明显异常（如重度贫血、严重凝血功能障碍等），在指标纠正前不能接受该检查；⑤完全性小肠梗阻无法完成肠道准备者；⑥多次腹部手术史者；⑦低龄儿童、孕妇；⑧其他高风险状态或病变者（如中度以上食管胃底静脉曲张、大量腹腔积液等）。

三、术前准备

(一)器械准备

1.内镜准备

①测试气囊:取出送气管,连接外套管上的气囊送气接头与气囊控制装置上的接头,按下气囊控制装置遥控器的充气/放气按钮,确认气囊充气、放气性能及报警功能良好,一次性外套管使用前必须经过漏水测试。②润滑外套管:外套管内层为亲水润滑涂层,抽取 20 mL 无菌水或专用油注入外套管腔内,来回移动外套管,使无菌水或专用油与外套管内层充分接触。③连接小肠镜:按照正确方向将小肠镜套入外套管内,因内镜镜身较长,必须特别注意保护内镜前端,避免碰及坚硬物体。

2.其他物品准备

急救物品:①中心负压吸引、中心供氧装置、监护仪、治疗车;②基础治疗盘(内有镊子、酒精、碘伏、棉签、砂轮、止血钳、胶布等);③注射器(5 mL,10 mL,20 mL 各两支,50 mL1 支),输液器,输血器;④危重症抢救用盘(内有开口器、舌钳、压舌板、手电筒、叩诊锤、针灸针等);⑤气管切开包、静脉切开包;⑥胸外心脏按压板、心内穿刺针;⑦专科特殊抢救设备;⑧血压计、听诊器。

急救药品:肾上腺素、多巴胺、洛贝林、毛花苷 C(西地兰)、去甲肾上腺素、尼可刹米(可拉明)、氨茶碱、盐酸利多卡因、异丙肾上腺素、盐酸阿托品、地塞米松、间羟胺、山莨菪碱、氢化可的松、呋塞米注射液等。

(二)患者准备

(1)向患者及其家属详细讲解检查目的、过程和配合要点,说明可能出现的意外及对策,签署检查知情同意书。

(2)术前常规检查血常规、肝肾功能、凝血功能、心电图等,排除严重的心肺疾病。

(3)术前禁食、禁水 8 h。

(4)经不同途径进镜的患者准备。①经口进镜的双气囊内镜检查:术前需禁食 8～12 h,于术前 10～20 min 口服咽麻除泡剂,取下活动性义齿、眼镜等;②经肛门进镜的双气囊内镜检查:内镜需要经过大肠才能进入回肠,因肠道粪渣有可能覆盖内镜视野,或进入外套管内而增加内镜与外套管的摩擦;③经胃肠途径的双气囊内镜检查基本同经肛门进镜的术前准备。因做过胃部分切除术的患者,残胃蠕动较弱,可能会有食物残渣存留,这些食物残渣不但影响观察,一旦进入外套管内,还会增加镜身和外套管的摩擦力,使进镜困难,所以,对有过胃切除史的患者,术前禁食时间更长。

(5)术前用药。由于双气囊内镜检查比普通胃肠镜检查所需时间长,一次检查需要大约1.5 h,内镜通过咽喉和勾拉肠道时会引起咽喉和腹部不适,患者会感到焦虑。因此给予患者合适的镇静剂或静脉麻醉是非常重要的,尤其是经口进镜时,最好行静脉麻醉。

(6)心理护理。接受小肠镜检查的患者多数病程较长,且常规胃肠检查未明确病因,因此患者常表现出恐惧、焦虑等不良情绪,检查前应充分评估患者病情及心理状态,告知患者及其家属检查过程及配合要点,介绍成功病例,消除患者紧张等不良情绪,使患者以最佳的心理状态接受检查。

(7)给予氧气吸入、心电监护。

(8)建立静脉通道,由麻醉医师进行静脉麻醉。

四、术中护理配合

(一)患者护理

(1)密切监测患者生命体征及血氧饱和度,发现异常及时告知术者。

(2)观察患者面部表情、身体活动、腹部体征等,若患者出现痛苦表情、身体活动或明显腹部膨隆,应及时报告麻醉医师及术者。

(3)经口检查者必须及时吸出患者口腔的分泌物,术中注意防止肠液经外套管反流,引起窒息或吸入性肺炎。

(4)保持静脉输液通畅。

(二)治疗过程中的配合

根据患者的症状、体征及其他辅助检查结果,确定首次进镜途径,怀疑十二指肠至小肠中上段病变者采用经口进镜,怀疑远端回肠病变者则采用经肛门进镜。

(1)操作过程中,护士用右手扶稳、固定接近内镜操作部的外套管一端,左手固定接近患者口腔或肛侧的外套管一端,两手用力外展,尽量保持体外的镜身处于直线状态。为保持外套管与镜身之间的润滑,可在外套管中适当添加无菌水。

(2)经口检查时,当小肠镜进入十二指肠后,术者操作时动作要轻、稳、缓慢,以免损伤小肠黏膜而引起出血、穿孔等并发症。

(3)当内镜向深部推进困难时,护士可协助患者变换体位,或用手在患者腹部施加压力,以减少或防止内镜在胃肠道内结襻,若已结襻,可回拉镜身解襻后再向小肠深部推进;当镜身全部进入外套管后,给外套管球囊放气,放气完毕后术者调整内镜角度钮以固定肠腔,护士缓慢送入外套管至内镜的镜身 50 cm 标记处,给外套管球囊充气,内镜及外套管同步回拉,消除肠襻后再次插入内镜,重复以上过程,完成小肠镜检查。

(4)退镜时护士固定外套管,术者缓慢退镜,仔细观察肠腔有无间质瘤、梅克尔憩室等病变,退至内镜的镜身 50 cm 标记处时,给外套管球囊放气,术者调整内镜角度钮以固定肠腔,护士将外套管缓慢退至内镜操作部一端,然后给外套管球囊注气,再次缓慢退镜观察,重复以上过程,完成小肠镜退镜。退镜过程中应及时抽气,以减轻术后患者腹胀、腹痛等不适。根据病情需要,有时小肠镜检查需分两次进行,一端进镜困难时,应做好标记,以便从另外一端进镜时在此汇合。

(5)需要行小肠活检时,要求医护人员必须技术熟练、细心,配合默契,同时内镜护士要眼明手快,及时获取病理组织。

五、术后护理

(一)患者护理

(1)检查结束后,指导患者卧床休息,经口检查者,部分患者术后出现咽痛,可口服消炎片缓解症状,同时做好解释工作,告知是由于小肠镜检查时间长,检查时镜身反复摩擦咽喉部所致,消除患者紧张情绪。

(2)术后需观察患者有无腹痛、腹胀、便血、发热等症状,若无不适症状,检查 6 h 后或次日嘱患者进食。

(3)采用静脉麻醉患者,检查结束后必须继续观察生命体征至患者完全苏醒,部分患者清醒后可能有头晕症状,嘱其卧床休息,必要时可吸氧;检查结束后注意观察有无腹痛、腹胀及腹部体征变化,若有异常情况,及时报告医师处理。

(二)器械及附件处理

检查完毕后向内镜送气/送水 10 s,采用蘸有多酶洗液的纱布擦拭镜身,由护士将内镜送至清洗消毒室,清洗要求及步骤同一般内镜。由于小肠镜镜身长,清洗过程中要注意防止损伤内镜头端,内镜清洗消毒、干燥后,将各旋钮置于自由位,悬挂于镜房储存备用。

六、并发症及防治

(1)咽喉疼痛:因外套管反复摩擦所致,一般不需特殊处理。向患者做好解释,症状严重者,可含服消炎片或行雾化吸入。

(2)误吸、肺部感染:经口小肠镜检查时,应及时清理咽喉部分泌物及反流胃肠液,防止误吸,必要时可采取气管插管,以减少误吸及肺部感染风险。

(3)食管贲门黏膜撕裂症:若检查时间短,检查过程中应注意患者有无恶心呕吐反应,进镜、退镜时仔细观察贲门有无损伤及出血;若检查时间长,应在静脉麻醉状态下进行。

(4)腹胀:少数患者术后出现腹胀,多数症状较轻,活动后可自行消失,必要时可行肛管排气等治疗。

(5)黏膜损伤:内镜进退过程中有时可损伤小肠黏膜,多数程度轻,无需特殊处理;若损伤较重,可服用小肠黏膜营养剂,如谷氨酰胺等。

(6)肠穿孔:检查中及检查后注意观察患者腹部体征,若出现腹部压痛、反跳痛、腹肌紧张等,需警惕肠穿孔的发生,应及时报告医师,尽早采取相应的治疗措施。

(7)出血:按消化道出血治疗原则处理,必要时可通过内镜下止血治疗。

(8)肠套叠:发生率极低,缓慢退镜可减少肠套叠发生。

(9)急性胰腺炎:发生率极低,经口途径检查者,术后观察有无腹痛、呕吐等不适,如有以上症状,及时报告医师,检查淀粉酶等排除急性胰腺炎。

七、注意事项

(1)选择合适的进镜途径。通常,怀疑病灶位于空肠者,可先采用经口途径进镜;怀疑病灶位于回肠者,可先采用经肛门途径进镜;当无法判断先采用何种途径进镜时,应先选择经肛门途径,因经肛门途径进镜,患者的不适感相对较轻。

(2)内镜进镜及外套管推进时必须在视野清晰的状态下进行,严格遵循"循腔而入"的操作原则,以免损伤肠黏膜或引起出血、穿孔等并发症。

(3)患者吞咽反射完全恢复,饮水无呛咳方可进食。因内镜检查时需反复进退,咽喉部可能会有擦伤,需进食清淡饮食一天,勿食过热、粗糙、坚硬及辛辣刺激性食物,以免加重咽喉部不适,次日可正常饮食。

(4)检查后 3~6 h 需有人陪护。

(5)24 h 内不得驾驶机动车辆、进行机械操作和从事高空作业,以防意外。

(6)检查后 24 h 内最好不做需精算和逻辑分析的工作。

(马翠云)

第五节　肝癌射频消融术

一、术前护理

1.健康评估

按《入院患者护理评估单》对患者基本情况进行评估,如年龄、性别、饮食、职业、居住环境、饮食习惯、吸烟史、既往史,有无家族史、乙型病毒性肝炎病史等。评估患者有无乏力、食欲缺乏、消瘦、黄疸、腹痛、腹胀、腹泻,有无消化道出血等现象。

2.术前检查

协助患者完成三大常规、肝功能、肾功能、凝血功能、输血前四项、甲胎蛋白、心电图、X线片、腹部超声及CT检查等。

3.心理护理

对患者及其家属详细介绍射频消融(RFA)的治疗原理、手术过程、术中配合要点和术后注意事项。减轻患者对手术的焦虑恐惧心理。鼓励家属陪伴,耐心倾听患者诉说,了解患者的心理顾虑,及时给予疏导,鼓励他们树立坚强意志。向患者介绍治疗成功的病例,以此来增加患者对介入治疗的信心,取得患者的信任,以最好的状态来配合手术。此外,还需因人而异,注意执行保护性医疗制度。

4.休息与饮食

嘱患者保证充足的睡眠和休息,以减少糖原分解,降低身体热量消耗,维护肝功能。增加营养、提高耐力,饮食要以高糖、高热量、高维生素、易于消化为原则。注意补充B族维生素、维生素C及维生素E。

5.术前准备

术前1 d指导患者进行均匀慢速呼吸和呼气后屏气训练。备好手术用物、抢救物品和药品。嘱患者术前6 h禁食、禁饮,入手术室前排空膀胱。

二、术中配合

1.体位

通常患者取仰卧位,右手置于枕后,左手自然平放于身侧。嘱患者不能随意改变体位,保持平静呼吸。粘贴分散电极,一般对称粘贴于患者双侧大腿外侧肌肉发达部位,确保粘贴完整、牢固,以免皮肤灼伤,并嘱患者如有电极粘贴处疼痛要及时告知医护人员。

2.术中配合

术前15 min予肌内注射哌替啶50 mg,以缓解术中疼痛。开通静脉通道,予吸氧、心电监护,密切观察患者神志、心律、心率、血压、呼吸和血氧的变化。关注患者的表情,适时询问患者的感受,鼓励、安慰患者,及时给予帮助。根据患者的治疗反应,按医嘱调整射频功率、能量、温度,准确记录。

3.特殊情况的处理

(1)呕吐:如患者出现恶心、呕吐,应立即协助患者将头偏向一侧,及时清除呕吐物,予温开水漱口,并遵医嘱使用止呕药。

(2)血管迷走神经反射:患者如出现心率减慢、血压下降、出冷汗的表现,应及时提醒医生,暂停治疗。心率低于 60 次/分钟时,遵医嘱给予阿托品 0.5 mg 静脉注射,加快输液速度,血压下降严重时应静脉滴注升压药物。待生命体征恢复正常后再继续治疗。

（3）皮肤灼伤:常见于皮肤分散电极粘贴处,多由患者术中出汗,分散电极松动所致,也可见于皮肤穿刺点附近,因导引针与射频电极针活性端接触,导致导引针穿刺点周围皮肤灼伤。因此术中应注意观察患者穿刺点局部皮肤变化,及时提醒医生将导引针适时回撤。

患者如出现灼热和疼痛感应及时查看和处理,可用冷生理盐水局部降温。射频针与皮肤接触部位也可以用湿纱布保护。

三、术后护理

1.床旁交接

手术室护士与病区护士交接:患者生命体征及电极区皮肤有无烫伤,穿刺点有无渗血,术中用药的情况。

2.术后处置

嘱患者卧床休息,禁食 6 h,穿刺处用腹带加压包扎,并注意观察有无渗液、渗血,予心电监护,密切观察血压、心率等生命体征。因治疗过程中高温作业,患者出汗多,消耗大,术后 6 h 应多饮水,进高热量、高维生素、富含优质蛋白、易消化的饮食。

3.病情观察与对症处理

（1）疼痛:治疗后肿瘤组织坏死、病灶周围组织反应性水肿及肝被膜张力增加都可以引起患者肝区胀痛。一般持续 3～5 d,其程度与肿瘤大小、位置深浅、治疗强度及时间、患者的耐受程度等有关。

护士应密切观察患者的腹部体征,评估疼痛的性质及程度,协助患者采取舒适的体位,指导患者放松技巧,遵医嘱使用镇痛药。

（2）发热:射频消融治疗使肿瘤组织发生凝固性坏死,而坏死组织是内源性致热源,吸收后可使患者体温升高,所以术后发热常见。

一般持续 3～7 d,体温 37.5 ℃～38.5 ℃。术后应注意监测体温,告知患者发热的原理,鼓励其多饮水,适当地予物理降温或药物降温;若体温持续 2 d 超过 39 ℃,应遵医嘱复查血常规和腹部 B 超,注意有无肝脓肿、腹膜炎等感染,如有发生,应积极配合予以抗感染、降温等治疗。

（3）出血:肝癌合并肝硬化的患者通常凝血功能差,另外,位于肝表面的肿瘤因穿刺进针处组织薄弱,不易自行止血,所以 RFA 术后可能出现腹腔出血。

护士应注意观察患者穿刺点有无渗血或血肿,有无心率加快、脉搏细速、血压下降,甚至烦躁不安、脸色苍白等失血表现,还应注意患者有无腹肌紧张、腹部压痛及反跳痛,警惕腹腔内出血的发生。发现异常情况,应及时通知医生进行处理。患者术后应卧床休息 2～3 d,不宜过早下床活动。

（4）肝功能损害:RFA 治疗后坏死肿瘤组织的吸收加重了肝细胞的负担,可引起不同程度的肝功能损害,多表现为转氨酶升高和黄疸指数升高,严重者可出现腹腔积液或肝性脑病。所以预防肝功能损害的治疗和护理很重要。可以从以下几个方面进行预防:①术后常规吸氧1～2 d,以促进肝细胞的修复;②增加营养,进食高热量、高维生素、富含优质蛋白、易消化的饮食;③鼓励患者多饮水,遵医嘱使用利尿药,以促进代谢产物的排泄;④遵医嘱应用护肝药物;

⑤保持大便通畅,防止便秘,以避免血氨增高。另外,注意观察患者皮肤、巩膜黄疸情况、腹腔积液消涨情况,排尿、排便情况,及时了解各项生化检查结果。

(杨　琦)

第六节　肝癌氩氦刀冷冻治疗术

一、术前护理

1.健康评估

按《入院患者护理评估单》对患者基本情况进行评估,如年龄、性别、饮食、职业、居住环境、饮食习惯、吸烟史、既往史,有无家族史、乙型病毒性肝炎病史等。评估患者有无乏力、食欲缺乏、消瘦、黄疸、腹痛、腹胀、腹泻,有无消化道出血等现象。

2.术前检查

协助患者完成三大常规、肝功能、肾功能、凝血功能、输血前四项、甲胎蛋白、心电图、X 线片、腹部超声及 CT 检查等。

3.病情观察与对症处理

监测生命体征,观察患者有无黄疸、恶心呕吐、腹痛、腹胀等不适。遵医嘱给予护肝营养支持,对症治疗,以改善肝功能及凝血机制,增加肝功能储备。纠正患者低蛋白血症,营养不良,水、电解质紊乱等。禁用对肝脏有损害的药物。

4.心理指导、饮食指导、健康教育

体贴患者,善于疏导,进行相关知识的宣教,并介绍该技术治疗过程中可能出现身体不适、需配合的内容,以减轻患者顾虑。鼓励患者进食高纤维、高糖类食物,适量蛋白质和低脂的饮食。

5.术前准备

术前禁饮禁食 4 h。

二、术中配合

(1)手术器材及药品准备:氩氦微创靶向手术系统 1 套,B 超或 CT 引导系统,无菌小手术包(内含孔巾、巾钳、治疗碗、棉垫、纱布块、尖刀片)、无菌敷贴,5 mL 及 20 mL 无菌注射器,弹力绷带,2%利多卡因。

(2)调整室温,检查冷冻系统是否处于备用状态,给患者连接心电监护仪,予持续吸氧。

(3)体位:患者右侧胸腹部抬高 45°,右手臂高抬跨胸,此体位可更多暴露肋间,有利于冷冻治疗的进针,但要注意尽量保持患者的舒适体位。用约束带固定好双手。

(4)消毒,铺巾,建立静脉通道。

(5)局麻或其他方式麻醉。

(6)在 B 超或 CT 引导下,将氩氦刀头经皮插入肿瘤中心。根据肿瘤大小植入氩氦头的数目,接通冷消融系统,开动氩气阀通氩气。

靶组织内的温度降至−160 ℃左右,维持 15～20 min。然后停止输入氩气,改输氦气,待

靶组织内温度逐步回升到 42 ℃～43 ℃时停止输入氦气再输氩气。重复一次循环,即结束整个治疗过程。

(7)手术冷冻过程中予 50 ℃温盐水持续湿化穿刺点皮肤以保护周围皮肤以免冻伤。

(8)密切观察生命体征、皮肤温度及末梢循环情况,如出现心率加快、血压下降等冷休克表现时,予以保暖和加温(37 ℃)、补液,必要时遵医嘱给升压药,心律失常予以对症处理。密切观察心室波变化。心搏骤停时,应立即停止冷冻,立即予以心肺复苏。

三、术后护理

1.床旁交接

手术室护士将患者用平车送至病房,与病区护士交接术中情况、病历资料及护理记录。病区护士查看伤口敷料有无渗湿,询问患者有无畏寒和其他不适。

2.术后处置

术后绝对卧床休息 24 h,予盖棉被保暖,必要时用低于 50 ℃热水袋予以保温。予心电监护,必要时吸氧。

3.病情观察与对症处理

(1)疼痛:以穿刺部位及肝区多见,加强心理护理,做好解释工作,严重者在排除腹腔出血等并发症的情况下可遵医嘱予以止痛药。

(2)出血:内出血是一种严重的并发症,多发生在术后 48 h 内。肝癌病灶在肝表面时,冷冻可能会引起肝包膜破裂出血。肝癌合并肝硬化者凝血机制差,穿刺后易诱发腹腔内出血,遵医嘱予以止血药,并予腹带加压包扎。严密观察生命体征的变化,尤其是观察心率变化。如无因发热引起的心率加快,应注意有无内出血的可能。在内出血早期,血压无明显变化,最早表现为心率加快,脉搏细速。对心率加快的患者应提高警觉,严密监测,早发现早处理,注意保暖。观察腹部有无明显的膨隆,有无皮下瘀斑等,必要时行床旁 B 超了解腹腔积液的情况,亦可行诊断性腹腔穿刺。术后绝对卧床 24 h,在无腹痛情况下可进食流质。

(3)恶心呕吐:多因使用麻醉药、镇痛药及治疗过程中肝包膜受刺激导致,一般发生在手术后 4～8 h,24 h 后逐渐缓解或消失。可予甲氧氯普胺 10～20 mg 肌内注射等对症处理。护理过程中,应协助患者保持口腔清洁,及时清除呕吐物,并予心理疏导,减少患者紧张情绪。

(4)皮肤冻伤:皮肤冻伤是治疗过程中,氩氦刀杆与皮肤接触所致。轻度表现为局部水疱,重度冻伤表现为皮肤表面苍白,小范围皮下脂肪坏死。处理为保持创面干燥,无菌包扎,定期换药,必要时予以抗感染。

(5)发热:定时测量体温,发热多为机体对坏死组织的吸收而产生的吸收热,予退热药及物理降温。

(杨 琦)

第三章 呼吸内科护理

第一节 急性上呼吸道感染

一、护理评估

(一)健康史

急性上呼吸道感染 70%～80% 是由病毒引起。细菌感染可伴发或继发于病毒感染之后，以溶血性链球菌多见。

(二)身心状况

1.普通感冒

普通感冒以鼻咽部卡他症状为主要表现。最常见的病原体是鼻病毒。检查可见鼻腔黏膜充血、水肿、有分泌物，咽部轻度充血。一般经 5～7 d 痊愈。

2.病毒性咽炎、喉炎和支气管炎

病毒性咽炎、喉炎和支气管炎临床可表现为咽炎、喉炎和支气管炎的症状。多由鼻病毒、腺病毒、流感病毒等引起。体检咽部或喉部见明显充血、水肿、咽后壁淋巴滤泡增生，颌下淋巴结肿大且触痛。急性病毒性支气管炎可闻及干性和湿性啰音。

3.疱疹性咽峡炎

疱疹性咽峡炎表现为明显咽痛、发热，病程约 1 周。由柯萨奇病毒等引起，多见于儿童。检查见咽充血，软腭、腭垂、咽及扁桃体表面有灰白色疱疹及浅表溃疡，周围有红晕。

4.咽结膜热

咽结膜热临床表现有发热、咽痛、畏光、流泪、咽及结合膜明显充血。多由腺病毒、柯萨奇病毒等引起，儿童多见。

5.细菌性咽、扁桃体炎

细菌性咽、扁桃体炎由细菌感染引起。起病急，有畏寒、发热可达 39 ℃ 以上，咽痛明显，吞咽时加剧。体检咽部明显充血，扁桃体充血肿大，表面有黄色点状渗出物，颌下淋巴结肿大、压痛。

6.并发症

并发症包括急性鼻窦炎、中耳炎、气管-支气管炎、风湿病、肾小球肾炎、心肌炎等。

(三)实验室及其他检查

血常规检查：病毒感染时白细胞计数正常或偏低，淋巴细胞相对增加；而细菌感染时，白细胞计数及中性粒细胞增加。

二、护理诊断及合作性问题

体温过高与感染有关。

三、护理措施

1. 一般护理

注意休息,不要过度疲劳;保持环境安静,寒战时注意保暖。给予易消化、高热量、高维生素流质或半流质饮食,鼓励多饮水。物理降温或按医嘱应用药物降温。

2. 病情观察

密切观察体温、脉搏、呼吸的变化。警惕并发症发生。

3. 用药护理

咽痛、声嘶者可用淡盐水漱咽部或含服消炎喉片,声嘶者可行局部雾化疗法;鼻塞、流涕者可用 1‰ 麻黄素滴鼻,流清涕者可服马来酸氯苯那敏 4 mg,3 次/日;头痛者给予退热镇痛药;可根据病原菌选用敏感的抗生素,可选用病毒唑、大环内酯类、青霉素类、氟喹诺酮类、头孢菌素等。

四、健康教育

加强体育锻炼和耐寒(如冷水洗脸、冷水擦身等)训练,增强体质。避免受凉、淋雨、过度疲劳等诱发因素。在流行季节,尽量少去公共场所,室内用食醋 5~10 mL/m³,以 1~2 倍清水稀释后关闭门窗以温火加热熏蒸,1 次/日,连用 3 次;用流感疫苗行鼻腔喷雾;也可用中草药预防,贯众、板蓝根、野菊花、桑叶等熬汤饮用。

(周晓彦)

第二节　支气管哮喘

一、概要

支气管哮喘(简称哮喘)是一种以嗜酸性粒细胞、肥大细胞和 T 淋巴细胞等多种炎症性细胞介导的气道慢性变应性炎症性疾病。易感者对各种激发因子具有气道高反应性;可发生不同程度的可逆性广泛气道阻塞。经合理治疗,可减轻发作或减少发作次数,部分患者可以治愈。如诱发因素未能消除,哮喘反复发作而加重,可并发肺气肿、肺源性心脏病。心、肺功能不全则预后较差。

二、护理评估

(一)健康史

应注意询问家族史、过敏原接触史、感染史及吸烟、气候变化、剧烈运动、精神因素等病因或诱因。

1. 症状

支气管哮喘按症状的不同可分为外源性哮喘和内源性哮喘。典型的表现为反复发作性、伴有哮鸣音的呼气性呼吸困难或发作性胸闷和咳嗽等症状。可在数分钟内发作,持续数小时至数日,可自行缓解或用平喘药物缓解。严重的哮喘发作持续 24 h 以上,经一般支气管舒张剂治疗不能缓解者,称为重症哮喘。患者表现为极度呼吸困难、端坐呼吸、发绀明显、大汗淋滴、心慌、焦虑不安或意识障碍,甚至出现呼吸及循环衰竭。

2.体征

发作期视诊胸廓膨隆,叩诊呈过清音,听诊两肺存在广泛的哮鸣音,呼气音延长,严重哮喘患者可有呼吸费力、发绀、胸腹反向运动、心率增快、奇脉等。

3.并发症

并发症包括呼吸衰竭、自发性气胸、纵隔气肿和肺不张等。

4.心理状况

发作时出现呼吸困难,造成患者焦虑、烦躁不安。重症哮喘,易产生濒死感、恐惧感。反复发作会使患者对治疗失去信心。

(三)实验室及其他检查

1.血液检查

发作时血嗜酸性粒细胞、血清 IgE 在外源性哮喘者均增高。合并感染时血白细胞总数及中性粒细胞增高。

2.痰液检查

痰液检查可见大量嗜酸性粒细胞、黏液栓。

3.动脉血气分析

PaO_2 有不同程度降低。重症哮喘时 $PaCO_2$ 可上升,并发呼吸性酸中毒或混合性酸中毒。

4.肺功能检查

哮喘发作时,有关呼气流速的全部指标均显著下降,有效的支气管舒张剂可使上述指标好转。

5.胸部 X 线检查

哮喘发作时两肺透亮度增加,缓解期多无异常。

6.皮肤敏感试验

用可疑的过敏原作皮肤划痕或皮内试验可出现阳性结果。

三、护理诊断及合作性问题

1.清理呼吸道无效

清理呼吸道无效与支气管平滑肌痉挛、分泌物增多且黏稠有关。

2.低效型呼吸型态

低效型呼吸形态与支气管平滑肌痉挛、气道炎症、阻塞或气道高反应性有关。

3.焦虑或恐惧

焦虑或恐惧与哮喘发作有关。

4.知识缺乏

患者缺乏支气管哮喘的预防保健知识。

5.潜在并发症

潜在并发症包括:自发性气胸、纵隔气肿、肺不张、呼吸衰竭。

四、护理措施

1.一般护理

室内空气流通、新鲜,温度维持在 18 ℃～22 ℃,湿度维持在 50%～70%最适宜。避免接触过敏源,禁放花草等。采取舒适的坐位、半卧位或用小桌横跨于腿部休息。给予营养丰富、高维生素的流质或半流质饮食,多饮水,忌食某些易过敏食物,如鱼、虾、蛋等。

2.氧疗护理

发作时用鼻导管法一般流量(2～4 L/min)吸氧。痰液黏稠不易咳出,可用蒸馏水或生理盐水加抗生素雾化吸入,不宜用超声雾化吸入,否则可使支气管痉挛致哮喘症状加重。

3.病情观察

严密观察呼吸困难的程度及生命体征情况,及时发现呼吸衰竭及自发性气胸等并发症,并及时采取措施协助医生抢救。注意观察液体和电解质不平衡,每日补液 2 500～3 000 mL,滴速以 40～50 滴/分钟为宜,避免单位时间内输液过多而诱发心功能不全。

4.用药护理

(1)支气管解痉平喘药:①β_2 受体激动剂,常用药物有沙丁胺醇 2～4 mg/次,3 次/日;②茶碱类,常用药物有氨茶碱 0.1 g,3 次/日。

(2)抗炎药物:①糖皮质激素是目前治疗哮喘最有效的药物;②炎性细胞稳定剂,常用药物有色甘酸二钠 20 mg,3～4 次/日喷吸。

5.并发症护理

肺泡破裂引起自发性气胸,须立即排气减压。呼吸困难加重,当出现明显发绀、神志不清时,应作气管插管或气管切开的准备工作。呼吸衰竭时,应及时采取措施,如人工辅助呼吸等。

五、健康教育

①向患者介绍哮喘的基本知识,说明避免接触或吸入特异性过敏原的重要性,对日常生活中可能存在的诱发因素均应尽力避免,过敏原无法回避,可采用脱敏疗法或迁移治疗;②预防继发感染,以免引发哮喘;③向患者解释长期反复发作和感染可引起阻塞性肺气肿及慢性肺源性心脏病的危害性,以积极防治;④指导患者在发病季节前按医嘱进行预防性治疗,常用药物有色甘酸二钠、酮替酚等。

(张肖肖)

第三节 呼吸衰竭

呼吸衰竭是因各种原因引起肺脏功能严重损害,导致缺氧和二氧化碳蓄积,氧分压低于 7.8 kPa(60 mmHg)和(或)二氧化碳分压高于 6.67 kPa(50 mmHg)而产生的一系列生理功能和代谢紊乱的临床综合征。

病情危重时,处理不及时可发生多脏器功能损害,甚至危及生命。

一、病因与分类

(一)病因

1.呼吸系统疾病

(1)上呼吸道梗阻,如感染、变态反应、支气管哮喘等。

(2)肺组织病变,如肺炎、肺结核、肺气肿、肺水肿、弥漫性肺间质纤维化、成人型呼吸窘迫综合征(ARDS)等。

(3)肺血管病变,如肺血管栓塞症、脂肪栓塞、肺血管炎等。

(4)胸廓病变,见于胸廓畸形、外伤、手术创伤、张力性气胸、大量胸腔积液等。

2.神经肌肉疾病

神经肌肉疾病见于脑血管病变、脑炎、脑外伤、脊髓灰质炎、多发性神经炎、重症肌无力、肌萎缩侧束硬化等。

3.中毒或意外

药物中毒如吗啡、巴比妥类;电击等意外伤害。

(二)分类

1.根据病程分类

(1)急性呼吸衰竭:既往无呼吸道疾病,因突发因素(如药物中毒、脑血管疾病、呼吸肌麻痹、肺梗死、成人型呼吸窘迫综合征等)引起的呼吸衰竭。机体难以代偿,如不及时抢救,将危及生命。

(2)慢性呼吸衰竭:在慢性疾病(主要是呼吸系统疾病如慢性阻塞性肺病、重症肺结核等)的基础上发生的呼吸衰竭。通过机体代偿适应,能从事个人生活活动,称代偿性慢性呼吸衰竭。

(3)慢性呼吸衰竭急性发作:慢性呼吸衰竭患者并发呼吸道感染,或其他原因导致代偿失调,引起严重缺氧、二氧化碳蓄积和酸中毒的临床表现,称失代偿性慢性呼吸衰竭。

2.根据动脉血气改变分型

(1)低氧血症型呼吸衰竭:又称Ⅰ型呼吸衰竭。患者动脉血中仅氧分压有降低,二氧化碳分压正常。

(2)高碳酸血症型呼吸衰竭:又称Ⅱ型呼吸衰竭。患者动脉血中氧分压降低的同时伴二氧化碳分压升高。

二、发病机制与病理生理

(一)缺氧和二氧化碳蓄积的发生机制

1.肺泡通气不足

健康成人在静息状态下,肺泡通气量(V_A)约为每分钟4 L才能维持正常有效的气体交换。肺泡通气量=每分钟通气量(V_E)-生理无效腔(V_D),因此,每分钟通气量降低和生理死腔增加,均可使肺泡通气量不足,引起缺氧和二氧化碳蓄积。

2.通气/血流(V/Q)比例失调

肺泡通气与灌注周围毛细血管血流的比例必须协调,才能保证有效的气体交换。正常肺泡通气为每分钟4 L,毛细血管血流量为每分钟5 L,二者比为0.8。如肺泡通气量与血流量之比大于0.8,则生理无效腔增加,为无效腔效应;如肺泡通气量与血流量之比小于0.8,即形成静脉样分流。通气/血流失调产生缺氧,而无二氧化碳蓄积。原因如下。

(1)混合静脉血与动脉血的氧分压差要比二氧化碳分压差大得多(前者7.98 kPa,后者0.79 kPa)。

(2)由于血红蛋白氧解离曲线的特性,正常肺泡毛细血管氧饱和度已处于氧解离曲线的平坦段,即使增加通气量,肺泡氧分压虽有所增加,但血氧饱和度上升甚少,因此通过健全的肺泡过度通气难以代偿通气不足的肺泡所致的摄氧不足,发生缺氧。

3.静-动脉样分流

由于静-动脉瘘或肺部病变如肺泡萎陷、肺不张、肺水肿和肺炎实变等均可导致肺静-动脉样分流增加,使静脉血没有机会接触肺泡,进行气体交换,故提高吸氧浓度也不能增加动脉血氧分压。

4.扩散障碍

呼吸膜的增厚和肺泡扩散面积减少均可影响气体的扩散,但由于氧的扩散能力仅为二氧化碳的 5%,故气体扩散障碍主要影响氧的交换,产生单纯缺氧。

5.氧耗量增加

氧耗量增加是呼吸衰竭时加重缺氧的原因之一。如发热、寒战、抽搐和呼吸困难等均可引起氧耗量增加。寒战时氧耗量可达每分钟 500 mL,严重哮喘时,随着呼吸功的增加,氧耗量可增加至正常人的十几倍。

(二)缺氧、二氧化碳蓄积对机体的影响

1.对中枢神经系统的影响

大脑皮质对缺氧十分敏感,突然中断供氧 20 s 即可出现昏迷和全身抽搐,停止供氧超过 $4\sim5$ min,脑组织可发生不可逆的损伤。如缺氧逐渐发生,则症状发展缓慢。轻度缺氧时,注意力不集中、智力减退、定向障碍;重度缺氧可出现烦躁不安、神志恍惚、谵妄和昏迷。二氧化碳蓄积对中枢神经系统的影响分 3 个阶段:①初期直接抑制大脑皮质活动;②随二氧化碳的增加,对皮质下中枢刺激加强,间接兴奋大脑皮质;③若二氧化碳继续升高,皮质下受抑制、进入二氧化碳麻醉状态,二氧化碳蓄积还使脑血管扩张、血流量增加,严重时可引起脑细胞间质水肿。

2.对心血管系统的影响

缺氧可刺激心脏,使心率加快、心排血量增加、血压升高,冠状动脉血流量相应增加。急性严重缺氧可引起心室颤动或心搏骤停。缺氧和二氧化碳蓄积均可引起肺小动脉收缩,肺循环阻力增加,加重右心负担。长期缺氧的患者,由于缺氧刺激造血功能,产生红细胞增多症,使携氧量增加,但血液黏稠度增加,加重了心脏负担。二氧化碳浓度增加可使心率加快,心排血量增加,血压上升,使脑、冠状动脉扩张,皮下浅表毛细血管和静脉扩张,部分内脏(脾、肌肉)血管收缩,故仍使血压增高。

3.对呼吸的影响

缺氧对呼吸的影响远小于二氧化碳。二氧化碳是强有力的呼吸兴奋剂,二氧化碳分压增高时,呼吸频率和潮气量均增加,但当二氧化碳分压过高时,反而抑制呼吸。当血氧分压缓慢升高时(慢性呼吸衰竭),呼吸中枢的兴奋性反应降低,此时,主要靠缺氧刺激呼吸中枢,故慢性呼吸衰竭时应给予低浓度氧疗。

4.对肝肾功能的影响

缺氧可直接或间接损害肝细胞,使谷丙转氨酶上升,随着缺氧的纠正,肝功能逐渐恢复正常。当动脉血氧降低时,肾血流量、肾小球滤过量均增加,但当血氧分压小于 5.33 kPa (40 mmHg)时,肾血流量减少、肾功能受到抑制。轻度二氧化碳蓄积可使肾血管扩张,肾血流量增加,当血二氧化碳分压超过 8.67 kPa(65 mmHg)时,pH 值下降,肾血管出现痉挛,血流量

减少,尿量减少。

5. 对酸碱平衡和电解质的影响

严重缺氧可抑制三羧酸循环、氧化磷酸化作用及有关酶类的活性,使能量产生减少,同时大量的乳酸和无机磷积蓄,引起代谢性酸中毒。由于能量不足,离子转运的钠泵受损,使细胞内钾离子转移到血流和组织间液,钠和氢离子进入细胞内,造成细胞内酸中毒及高钾血症。代谢性酸中毒产出的固定酸与缓冲系统中碳酸氢盐起作用,产生碳酸,使组织二氧化碳分压增高。pH 值取决于碳酸氢盐/碳酸的比值,前者靠肾脏调节(1～3 d),后者靠肺调节(数小时),正常人每日排出的碳酸达 15 000 mmol,故急性呼吸衰竭时二氧化碳蓄积对 pH 值影响十分迅速,常与代谢性酸中毒共存。严重酸中毒可引起血压下降、心律紊乱、心脏停搏。慢性呼吸衰竭时因二氧化碳蓄积慢、肾脏对碳酸氢盐的排出减少,使 pH 值降低不明显。血液中主要阴离子为 HCO_3^- 和 Cl^-,两者之和为一常数,当 HCO_3^- 增加时,Cl^- 相应降低,产生低氯血症。

三、病情判断

(一)临床表现

1. 呼吸困难

患者表现呼吸费力,呼吸浅快,伴频率和呼吸节律的改变,可出现潮式呼吸、间歇呼吸等。常可见点头、提肩等辅助呼吸肌参与呼吸运动的征象。

如中枢神经抑制药物中毒可表现为呼吸匀缓、昏睡,严重肺源性心脏病患者可发生高二氧化碳麻醉,因而无呼吸困难。

2. 发绀

发绀是缺氧的典型表现。临床上当动脉血氧饱和度小于 0.80 或氧分压小于 6.67 kPa(50 mmHg)时,在口唇、指甲、舌等处发绀。红细胞增多患者发绀明显,而贫血患者则不明显。

3. 精神神经症状

急性呼吸衰竭的精神症状较慢性呼吸衰竭明显,可迅速出现精神紊乱、躁狂、昏迷、抽搐等症状。慢性缺氧多有智力或定向功能障碍。慢性呼吸衰竭早期可出现表情淡漠、注意力不集中、反应迟钝及定向障碍,随后渐出现头痛、多汗、烦躁、白天瞌睡、夜间失眠,严重者有谵妄、昏迷、抽搐、扑翼样震颤、视盘水肿,重症可因脑水肿、脑疝死亡。

严重的二氧化碳蓄积可引起呼吸中枢的抑制(二氧化碳麻醉),发生肺性脑病,其主要临床表现为表情淡漠、肌肉震颤、间歇抽搐、昏睡、甚至昏迷等。在二氧化碳蓄积引起中枢抑制前出现的兴奋症状,如失眠、烦躁、躁动,切忌用镇静或安眠药,否则可引起肺性脑病。

4. 心血管系统症状

早期为血压升高、心动过速、心肌缺氧。酸中毒时出现循环衰竭、血压下降、心律失常、心脏停搏。二氧化碳蓄积引起外周血管扩张,出现皮肤潮红、温暖、多汗等症状。

5. 消化系统症状

消化系统症状可有上消化道出血,胃肠道黏膜充血、水肿、糜烂渗血引起的上消化道出血占 20%,由消化道溃疡和糜烂引起的出血占 70%,当缺氧、二氧化碳蓄积改善时,上述症状消失。

6. 其他

严重的呼吸衰竭可影响肝脏、肾脏功能。

（二）辅助检查

1.实验室检查

谷丙转氨酶升高、尿素氮升高、尿中可见红细胞及蛋白,酸中毒时血 K^+ 升高。

2.动脉血气分析

氧分压降低和(或)二氧化碳分压增高,可出现呼吸性酸中毒、呼吸性酸中毒并代谢性酸中毒或呼吸性酸中毒并代谢性碱中毒。

（三）诊断要点

1.诊断标准

(1)有导致呼吸衰竭的病因、疾病或诱因。

(2)有低氧血症或伴高碳酸血症的临床表现。

(3)在海平面大气压下,静息状态呼吸空气时,血氧分压小于 8.0 kPa(60 mmHg)或伴血二氧化碳分压大于 6.67 kPa(50 mmHg),排除心脏疾病,即可诊断。

2.呼吸衰竭的类型及程度

(1)呼吸衰竭类型:分为急性、慢性、慢性急发,Ⅰ型、Ⅱ型。

(2)严重程度:根据动脉血气分析、意识状态、发绀情况将呼吸衰竭分为轻、中、重三度。

（四）常见护理问题

1.呼吸道自净能力低下

由于慢性呼吸道疾病继发感染、呼吸道分泌物黏稠、无力咳嗽、支气管阻塞等所致。

2.气体交换障碍

由于肺气肿、排痰不畅、未掌握正确呼吸方式所致。

3.生活自理能力下降

当脑组织受缺氧和二氧化碳蓄积的影响,患者智力受损,肢体运动障碍,日常生活不能自理,需他人帮助和监护。

4.呼吸模式改变

由于呼吸道阻塞,气体交换受影响,呼吸中枢受抑制,不能自主呼吸,需要建立人工气道,实施机械通气。

5.语言交流障碍

由于患者呼吸困难,出现说话费力,停止语言交谈或气管切开后,声门失去发音能力,导致医患之间语言沟通障碍。

6.潜在问题

①有感染的危险:患者常因受凉或机体抵抗力降低继发呼吸道感染;②有水、电解质紊乱危险:由于二氧化碳蓄积,造成呼吸性酸中毒,水、电解质紊乱;③有窒息危险:因呼吸道分泌物多,咳嗽无力,易发生痰液堵塞气管,或进食不当,食物误入气管而致窒息。

四、治疗原则

基本治疗原则是迅速纠正严重缺氧和二氧化碳蓄积,积极处理原发病因及诱因,维持心、脑、肾等重要脏器的功能,预防和治疗并发症。一般治疗方法包括以下内容。

(1)保持呼吸道通畅。

(2)氧疗。

（3）增强通气。

（4）纠正酸碱失衡及电解质紊乱。

（5）脱水治疗。

（6）治疗原发病或控制诱因。

（7）防治并发症。

五、护理措施

（一）一般护理

1.休息

患者取半卧位休息，有利于增加通气量，注意保持室内空气新鲜、温暖，定时消毒，防止交叉感染。检查或操作时应注意患者保暖。慢性呼吸衰竭患者常对病情和预后有顾虑、心情忧郁、对治疗丧失信心，因此应多了解和关心患者的心理。特别是对建立人工气道和使用呼吸机的患者，应经常床旁巡视、照料，通过语言或非语言交流抚慰患者，促进患者与家人及单位之间的沟通，减轻患者的心理负担，促进心理平衡，加强其自我护理，使患者和家属认识到只要掌握疾病的规律，适当治疗和锻炼，就能够恢复和维持一定健康水平，回归社会和家庭。

2.病情观察

（1）对神志清楚的患者应询问呼吸困难、心悸、胸闷等情况，是否有新出现的不适情况。

（2）监测生命体征，注意呼吸频率与节律、意识状态及瞳孔变化。检查有无球结膜水肿、皮肤黏膜完整性、辅助呼吸肌活动的情况、肺部呼吸音及啰音变化、心律及肠鸣音的情况，对昏迷患者应检查肌张力、腱反射和病理反射。

（3）注意了解动脉血气分析变化、尿常规、血电解质检查结果。

3.保持气道通畅

（1）湿化痰液：①补充水分，饮水、雾化吸入及静脉输液；②药物溴己新、盐酸溴环己胺醇（沐舒坦，盐酸氨溴索），脓痰时可用抗生素。

（2）刺激咳嗽：对无力咳嗽的患者，可用吸痰管插入喉部刺激咳嗽，同时叩击背部或环甲膜穿刺。

（3）辅助排痰：体位引流、拍击和吸引。患者昏迷时，可先将患者翻向一侧，拍击背部，咳嗽或吸引将痰排出。吸引可用吸痰管从口腔或鼻腔插入咽部吸痰，或经气管插管和气管切开吸引，也可用纤维支气管镜冲洗吸引。

（4）使用支气管扩张剂：氨茶碱、糖皮质激素等。

4.营养支持

呼吸衰竭患者因摄入量不足、呼吸功增加和发热等因素，导致能量消耗增加，机体处于负代谢状态。时间过长会降低机体免疫功能，使感染不易控制，呼吸肌疲劳甚至衰竭，使抢救失败或病程延长。因此，抢救患者时应常规鼻饲高蛋白、高脂肪、低碳水化合物及富含多种维生素、微量元素的饮食，必要时给予静脉高营养治疗。一般每日热量应达 61KJ/kg（14.6 kcal/kg）。

（二）特殊用药时的护理

1.呼吸兴奋剂

使用呼吸兴奋剂时要保持呼吸道通畅，液体给药不宜过快，用药后注意呼吸频率、节律及神志变化,若出现恶心、呕吐、烦躁、面肌抽搐等药物反应,应及时与医生联系,出现严重肌肉抽搐则应及时停药。

2.碱性药三羟甲基氨基甲烷

使用碱性药三羟甲基氨基甲烷时,滴速不宜太快,警惕低血压、呼吸抑制等不良反应,防止药液外渗,否则会引起皮肤坏死。

3.肾上腺皮质激素

使用肾上腺皮质激素时,注意加强口腔护理,防止口腔真菌感染。

4.静脉补钾

注意控制浓度与滴速,及时了解血钾、心电图检查结果。

(三)机械通气患者的护理

1.保持呼吸机正常运转

熟悉各型呼吸机的性能和特点,观察机械部件运转情况,注意节奏、音响有无异常,以便及时排除故障。

2.保持接口紧密

注意呼吸机与患者人工气道接口是否紧密、合适,防止脱落或漏气。

3.密切观察患者用机后的情况

由于正压机械通气有引起心排血量减少、血压下降、心率增快、尿量减少等不良反应,应监测血压、脉搏、动脉血气分析及肾功能等。根据病情和血气分析监测结果,调整呼吸机潮气量、压力、频率、呼气与吸气时间比和吸氧浓度。

4.了解通气量是否合适

通气量合适的标志:吸气时能看到胸廓起伏,自主呼吸与呼吸机同步,听诊两肺呼吸音清楚,患者生命体征恢复正常并稳定,表情安静。

5.及时防治机械通气治疗的并发症

(1)当通气不足时,可加重二氧化碳蓄积,患者出现血压上升、心率加快、出汗、烦躁、外周表浅静脉充盈等症状。

(2)当通气过度,二氧化碳排出过多时,可出现血压骤降、心律失常、谵妄、昏迷、抽搐等呼吸性碱中毒症状,应立即复查动脉血气,及时与医生联系。

6.防止肺部感染

使用间歇时多翻身,避免肺泡受压,使各部分肺组织均参与通气;应多饮水,稀释痰液,使其易咳出。

(四)预防并发症

1.控制感染

在实施氧疗、气管切开、人工呼吸器的使用中,必须注意无菌操作,并注意保暖和口腔清洁,防止呼吸道感染。

可选择有效抗生素控制呼吸道感染。

2.保护胃黏膜

常规口服胃黏膜保护剂,防止消化道出血。

3.预防休克

密切观察引起休克的各种因素,积极主动建立静脉通道。

4.预防窒息

对分泌物较多且无力咳出的患者,翻身前应先吸痰;对气管切开患者应正确固定内套管,若会厌关闭障碍,应暂禁食或进食前先将气管套管气囊充气,餐后放松气囊立即吸引。

(五)健康教育

呼吸衰竭纠正后,根据患者情况给予具体指导。

(1)鼓励患者进行耐寒锻炼和呼吸功能锻炼。

(2)咳痰为脓性或咳嗽加重应及时就医,防治感染。

(3)指导患者及其家属合理安排饮食和家庭氧疗,以达到自我保健的目的。

(4)避免刺激性气体吸入,劝告戒烟,改善饮食,增强营养,防止劳累。

(刘 巧)

第四节 急性肺脓肿

急性肺脓肿是由化脓性细菌引起的肺组织急性感染性炎症,随后发展至中央性坏死。当坏死液化组织破溃进入支气管时即形成空腔,其外周常为肉芽组织所包围。临床上以高热、咳嗽、咳大量脓性臭痰为特征。

一、病因与发病机制

急性肺脓肿的发病原因主要分三方面。

(一)病原菌

经口、鼻、咽腔吸入下呼吸道是急性肺脓肿最常见的发生途径。致病原因有龋齿、扁桃体、鼻旁窦炎性分泌物,齿槽溢脓,口腔、鼻、咽部手术后的血块,或酒醉后呕吐物等倒流于气管,吸入肺内,阻塞细支气管,病原菌即可繁殖致病。据统计,吸入性肺脓肿发病率约占25%,主要发生在熟睡、酒醉、麻醉后或意识障碍等情况下呼吸道保护机制削弱或丧失时。也有部分病例没有明显吸入性诱因,而是由于受寒、过度疲劳、全身免疫力低下,在熟睡时少量口腔污染分泌物吸入肺内而发病。病原菌为经常存在呼吸道的细菌,如葡萄球菌、链球菌、肺炎链球菌,梭形杆菌和螺旋体等混合感染。近年来的细菌学研究说明厌氧菌感染在肺脓肿中占有重要位置,肺脓肿的厌氧菌感染高达50%~90%之多。

(二)血源性肺脓肿

原发病灶可能是皮肤创伤感染、疖痈或全身某器官组织感染灶,如骨髓炎等侵入血流发生脓毒血症。致病菌以金葡球最为常见。肺循环肺小血管栓塞,引起肺组织炎症和坏死,亦可形成肺脓肿。血源性肺脓肿,常有多发性特点,分布于两肺外缘部,并无一定的肺段分布特点。

(三)继发性肺脓肿

在肺部其他疾病的基础上,如支气管扩张、支气管囊肿、空洞性肺结核等产生继发感染而发病。支气管肺癌或误吸异物阻塞支气管、诱发引流支气管远端肺组织感染而形成脓肿。肺部邻近器官感染病变,如膈下脓肿、阿米巴肝脓肿扩散蔓延穿破膈肌进入肺部可引起肺脓肿。此外,肾周围脓肿、脊柱脓肿、食管穿孔,亦可引起肺脓肿。

二、临床表现

肺脓肿起病急剧、高热、畏寒、咳嗽、咯黏液痰或黏液脓性痰。若炎症累及胸膜可伴有胸痛、气急、乏力、脉搏增快、多汗和食欲减退等。1~2周后脓肿破溃到支气管,痰量突然增加,每日可达数十或数百毫升,为脓性痰,静置后可分为三层。可咯血,若为厌氧菌感染则痰带臭味。咯出大量脓痰之后,全身症状可好转,体温下降。脓肿可穿破胸膜而引起急性张力性脓气胸或形成支气管胸膜瘘。若支气管引流不畅,抗菌治疗不彻底,迁延3个月以上即转入慢性期。

肺脓肿早期,因病变范围小且位于肺脏深部常无明显体征。脓肿形成后,其周围有大量炎性渗出,叩诊可呈浊音或实音,语颤增强,闻及湿性啰音。脓腔较大时,可有空瓮音。

胸部X线表现:吸入性肺脓肿多发生于上叶尖段及后段、下叶背段和后基底段。急性肺脓肿早期在胸片上呈大片浓密模糊阴影,边缘不清,呈肺段性分布。脓肿形成后,若脓液经支气管引流后,可呈现带液平面的圆形空洞,周围有浓密的炎性浸润影。经治疗后,空洞日趋缩小,周围炎症逐渐吸收,遗留索条状阴影。

三、治疗

(一)药物治疗

1. 对厌氧菌的药物治疗

肺部化脓性感染常见的厌氧菌主要有三类,即梭状芽孢杆菌、厌氧性球菌和革兰氏阴性厌氧杆菌。

2. 对一般化脓菌的药物治疗

肺脓肿的致病菌往往是口、咽部常存在的厌氧菌和需氧菌,都对青霉素敏感,故青霉素是首选药物。

临床上常并用链霉素等氨基糖苷类抗生素。氨基糖苷类抗生素虽对厌氧菌无效,但对并存的革兰氏阴性需氧菌有效,并且,青、链霉素并用有协同作用。

(二)肺导管留置滴药法

对肺脓肿发热较高的患者,多数先用抗生素肌内注射或静脉滴注,待体温下降,一般情况好转可开始应用肺导管留置滴药法治疗。方法是在荧光透视下,将特制塑料导管插入病变部位(病灶或空洞内),对导管不易进入病灶者,可将其插入引流支气管内,其外端用胶布固定于鼻孔,将抗生素(青、链霉素或庆大霉素等)稀释于生理盐水5~10 mL中,每日2~4次滴入。

(三)痰液引流

支气管舒张剂、祛痰剂、气道湿化、胸部理疗有利于痰液引流。口服棕色合剂、氯化铵、必嗽平(溴己新)、鲜竹沥等使痰液容易咳出。患者一般情况较好,体位引流可帮助脓痰排出,使脓肿部位处于高位,同时轻拍患部,每日2~3次,每次10~15 min,有利于脓痰排出。

(四)纤支镜检查

对引流不畅的肺脓肿患者,纤支镜检查有利于痰液吸出,用苏打溶液或生理盐水灌洗,并滴注抗生素,促进病变愈合,对不能排除癌肿的患者,纤支镜检查有助于明确诊断。

(五)其他

支持疗法、对症处理、中医中药等,亦为改善患者一般情况,促进患者好转的重要措施。

（六）外科治疗

外科手术切除仅适用于大量咯血危及生命者,支气管阻塞、引流不畅尤其疑及支气管癌者,并发脓胸、支气管胸膜瘘者。对内科保守治疗无效,病情重而不宜施行肺叶切除术者,可经肋间隙插入胸腔引流管到脓腔实行外引流。

四、护理问题

1.体温过高

体温过高与肺组织炎性坏死或脓痰积聚阻塞支气管有关。

2.清理呼吸道无效

清理呼吸道无效与大量脓痰积聚有关。

3.舒适改变

舒适改变为发热、胸痛等所致。

六、护理目标

（1）能配合降温措施,体温逐渐降至正常。

（2）痰液能有效排出,呼吸道通畅。

（3）患者情绪稳定,发热、胸痛症状改善。

（4）让患者及其家属能明确加强营养有利于提高机体免疫力,促进康复。

七、护理措施

（一）一般护理

（1）病室应经常开窗通风,保持空气新鲜和适宜的温湿度,以减少患者咳出脓痰的臭味,嘱症状明显的患者卧床休息,适当限制活动量。

（2）做好口腔护理,坚持三餐饭前后漱口,保持口腔黏膜湿润和舒适。防止因唾液分泌减少、机体抵抗力下降及大量痰液利于细菌繁殖,引起口腔黏膜损害、口腔感染和口臭;适量应用抗生素,防止诱发口腔真菌感染,鼓励患者多漱口。

（3）给予清淡、易消化的高热量、高蛋白、高维生素、低脂肪的流质、半流质饮食,摄入足够的水、盐和维生素,必要时静脉补液,以稀释痰液,补充出汗等体液消耗,维持水、电解质平衡。

（4）当体温超过 39 ℃时进行物理降温,必要时遵医嘱使用药物降温,出汗后要及时擦身和更换衣服。

（二）病情观察

（1）严密观察患者神志、生命体征、咳嗽、咯痰、咯血等症状,观察痰的颜色、性质、量和静止后是否分层,准确记录 24 h 痰量。

（2）对感染严重、体温较高者,要注意观察周围循环情况,防止感染性休克的发生。

（3）对呼吸困难、发绀、胸痛明显者,应警惕脓气胸发生。

（三）排痰护理

（1）教会患者正确的咳嗽咯痰方法。

（2）经常活动和变换体位,以利于痰液排出。

（3）鼓励患者多饮水,以促进痰液稀释利于排出。

(4)观察痰液的颜色性质,发现血痰及时告知医生。

(5)必要时可用支气管镜引流。

(6)体位引流:体位引流前,应向患者讲解引流排痰的意义、方法、技巧和注意事项。根据病灶不同采取有效的体位进行痰液引流。对脓痰较多、体质弱的患者加强监护,以免大量脓痰涌出而无力咳出时发生窒息。年老体弱或高热、咯血期间不宜行体位引流,必要时给予吸痰。

(7)胸腔闭式引流护理:对距离胸壁较近的肺脓肿应及早行经皮闭式引流治疗。护理要点包括准确记录每日引流量,观察引流液颜色,引流瓶内液体应每天更换,保持引流管的密闭状态,防止气体进入胸腔。

定时挤压胸腔引流管,避免脓栓、坏死物等阻塞引流管。

(四)胸痛护理

胸痛患者可予局部固定,减少呼吸幅度,也可采用松弛法等减少疼痛。咳嗽时按压胸部以减轻疼痛。

(五)心理护理

肺脓肿患者经常因咳出大量脓痰而对个体产生不良刺激,导致患者出现焦虑、忧郁。对此,护士应给予极大的关心,讲解疾病治疗的过程,配合方法,指导患者进行心理放松训练及有效咳嗽、咯痰技巧,减轻焦虑、紧张情绪,增加战胜疾病的信心。

八、健康指导

(1)指导患者重视自身疾病,彻底治疗口腔、上呼吸道慢性感染病灶,防治病灶分泌物吸入肺内,诱发感染。

(2)保持环境整洁、舒适,维持适宜的室温和湿度,注意保暖,避免受凉。

(3)重视口腔清洁,鼓励患者多漱口。

(4)积极治疗皮肤外伤,避免感染引起血源性肺脓肿发生。

(5)由于抗生素治疗周期较长,应鼓励家属积极配合,按医嘱服药,向患者讲解抗生素应用的疗程、方法、不良反应及坚持疗程的重要性,告知患者发现异常及时就诊。

(6)指导患者加强体育锻炼,增强体质,增加机体免疫力。

(王宏宇)

第四章　内分泌科护理

第一节　代谢综合征

代谢综合征又称 X 综合征、胰岛素抵抗综合征,是一组以胰岛素抵抗为中心环节的多种代谢成分异常聚集的病理状态,主要特征包括肥胖、高血压、血脂紊乱和血糖的异常,主要后果为冠心病、糖尿病和动脉粥样硬化。目前我国代谢综合征的患病率为 14%～18%,糖尿病患者中高达 60%～80%,且随着年龄的增高,患病率也增加,50～70 岁是发病的高峰,女性患者多于男性。

一、病因及发病机制

目前代谢综合征的病因尚未明确,一般认为该综合征是在遗传背景下,不良的生活方式所导致的各种心血管危险因素的集合,包括致动脉粥样硬化性脂代谢紊乱、腹型肥胖、胰岛素抵抗与高胰岛素血症、高血糖、高血压、微量清蛋白尿、高凝状态、前炎症状态等。其中腹型肥胖与胰岛素抵抗是其中心环节,与脂代谢紊乱、高血糖密切相关。

二、护理评估

(一)健康史

询问病史,收集相关资料,包括年龄、性别、文化程度、身高、体质量、BMI、腹围、血压、血糖、血脂等。评估患者存在或潜在的危险因素,包括超重或肥胖、不良饮食习惯、缺乏运动、吸烟、酗酒、对代谢综合征知识的缺乏、治疗依从性差等。

(二)身体评估

1.腹型肥胖

也称中心型或苹果型肥胖,反映脂肪分布失调、腹腔内和腹壁脂肪过多,其临床表现为腰围增大。可以通过身体的外表特征测量间接反映体内脂肪含量和分布。按 WHO 的标准,体质指数 BMI>30 kg/m^2,男性腰围>90 cm、女性腰围>80 cm 提示为肥胖。

2.血脂紊乱

血脂紊乱表现为低密度脂蛋白胆固醇(LDL)和三酰甘油增高,高密度脂蛋白胆固醇(HDL)降低,可致动脉粥样硬化。

3.高血压

高血压与肥胖有密切的关系,常见于有胰岛素抵抗者,表现为血压≥140/90 mmHg。

4.高血糖代谢综合征

患者大多有高血糖症,不一定空腹血糖受损而可有餐后血糖升高异常。

5.其他

可表现为高尿素血症,系嘌呤代谢紊乱所致,是蛋白质代谢异常的一种表现。还可出现微量蛋白尿。

（三）辅助检查

代谢综合征患者除上述各类危险因素指标异常外,还会出现一系列代谢紊乱的生化指标异常,如 C 肽、血浆铜蓝蛋白、尿酸等。

（四）心理－社会评估

代谢综合征患者都有不同程度的紧张、焦虑甚至恐惧的负面心理,应重点评估患者的心理状况、社会支持系统及其对生理心理状况的影响。如有无紧张、焦虑,对疾病知识的了解程度,能否配合治疗等。

三、护理诊断及医护合作性问题

（1）营养高于机体需要量与胰岛素抵抗所致脂肪代谢紊乱有关。

（2）头痛与血压升高有关。

（3）焦虑与疾病复杂,不了解预后有关。

（4）有关疾病治疗及饮食运动方面的知识缺乏。

（5）潜在并发症:冠心病。

四、护理措施

通过治疗与护理,患者能了解疾病相关的危险因素,形成有利于健康的生活方式,体质量逐渐下降,血压、血糖控制在较好水平,情绪稳定,能积极配合治疗,护士能够及时发现并发症,并通知医师及时处理。

（一）指导患者建立良好的生活方式

良好的生活方式包括摄入热量与营养成分控制、增加运动及降低体质量、戒烟限酒等。

1.饮食指导

代谢综合征患者饮食原则为低脂、低胆固醇、低饱和脂肪酸、高膳食纤维,控制总热量。高血压患者食盐摄入量应低于 6 g/d。高尿酸血症禁食海鲜类;高血糖患者应控制含糖食品的摄入,并根据患者的身高、体质量及运动量计算每日摄入总热量,合理分配饮食、运动。

谷物可提供糖类、维生素、矿物质和纤维素,应多食含有高纤维素的谷物（粗粮）,减少简单糖类（水果、果汁、蔗糖、糖浆、蜂蜜、麦芽糖、甜点等）的摄入,以减少心血管病的危险。总脂肪占总热量的 25%～35%,饱和脂肪酸会导致血清总胆固醇和低密度脂蛋白胆固醇水平的升高,应予限制。蛋白质对胆固醇和脂蛋白成分的影响较小,动物蛋白推荐食用脂肪含量低的鱼、去皮家禽、瘦肉等。植物固醇的分子结构与胆固醇极为相似,可影响胆固醇的吸收,促进其排泄,应鼓励进食,如植物油、坚果类、蔬菜、水果。

2.运动指导

运动可直接增加肌肉和脂肪组织对糖的利用,使糖原合成增加,胰岛素水平降低,同时还可以增加骨骼肌中胰岛素的活性从而改善胰岛素的敏感性,持久的运动可增高高密度脂蛋白,降低低密度脂蛋白和总胆固醇,改善纤维蛋白溶解活性,降低血栓形成的概率,从而减少产生心血管疾病的危险性。综合考虑患者年龄、心功能及其他因素帮助患者制订个体化的运动方案,并根据患者的喜好以及现有的身体状况进行调整。运动应量力而行、循序渐进。

（1）运动方式:建议进行有氧运动,常见的有快走、慢跑、太极拳、骑自行车、各种球类运动、游泳、跳绳等。其中快走和慢跑安全、简便,患者乐于接受,易于持之以恒。

（2）运动强度：可用脉率来掌握运动强度,运动中最佳脉率＝170－年龄,最大心率＝210－年龄。运动后微汗、稍感乏力,休息后可消失,次日体力充沛,提示运动适量；若运动后大汗、疲乏、胸闷、气短,休息 15 min 后脉率未恢复,次日仍感乏力,提示运动量过大。

（3）运动时间：每次持续 30～60 min。研究显示,同样的运动项目和强度,下午或晚上要比上午多消耗 20％的能量,所以运动的时间最好选在下午或晚上,而且以餐后 1 h 为佳,注意避免低血糖的发生。

（4）运动频率：每周至少运动 5 d,开始时可每周 2～3 次,以后逐渐增加至每天运动。

3.控制体质量与减肥

超重和肥胖是主要的和基本的心血管病危险因素。减轻体质量不仅能提高降低低密度脂蛋白的幅度,并能减轻代谢综合征的所有危险因素。另外,体质量下降可增加胰岛素敏感性,改善血管内皮功能,增强纤溶能力。最常采取平衡热量饮食、增加运动、纠正不良行为（如久坐少动、吃零食、暴饮暴食）等方法控制体质量,每周体质量下降以 0.45 kg 较为合适,6～12 月内体质量下降 5％～10％,使体质量逐渐降至正常标准,并持之以恒。

4.戒烟限酒

吸烟易损伤血管内膜,促使血管粥样硬化,而酗酒则可使极低密度脂蛋白分解增多,加速血管粥样硬化,尤其对高三酰甘油血症患者极为不利。

（二）用药指导

1.减肥药物

目前国际上公认的疗效较好而不良反应较少的减肥药物是肠道脂肪酶抑制剂（奥利司他）和 5-羟色胺-去甲基肾上腺素再摄取抑制剂（西布曲明）,其中奥利司他不但可以减肥还可以延缓糖耐量减低者中 2 型糖尿病的发生。

2.减轻胰岛素抵抗

临床常用的增加胰岛素敏感性的药物有二甲双胍和噻唑烷二酮。前者可抑制葡萄糖的吸收,减少肝糖原异生和肝糖的输出,并改善周围组织对胰岛素的敏感性。后者可增加胰岛素的敏感性,使肝糖的生成和输出减少,并能增加周围组织对葡萄糖的摄取和利用,降低血脂。

3.改善血脂紊乱

常用药物有贝特类和他汀类。贝特类增强脂蛋白酯酶的活性,加速极低密度脂蛋白降解和移除；主要用于降总胆固醇、极低密度脂蛋白,而且还有抗感染及改善胰岛素抵抗的作用。他汀类可以使低密度脂蛋白显著降低,还可以改善内皮功能、减轻或解除炎性反应、改善胰岛素抵抗等。服用时要注意监测肝、肾功能。他汀类联合贝特类药物治疗血脂异常可以增强疗效,但引起骨骼肌肌病的可能性增大,故应谨慎使用。

4.降低血压

宜选用不影响糖和脂肪代谢者。首选血管紧张素转换酶抑制剂（ACEI）和（或）血管紧张素Ⅱ受体拮抗剂（ARBs）,除降压作用外,还可以减轻胰岛素抵抗、改善血脂异常、抗感染和降低微量清蛋白尿等,并且可以延缓或防止糖尿病肾病的发生和发展。指导高血压患者定时监测血压,定时服药。指导患者在静息状态下服用降压药,服用后休息一段时间再下床活动,预防直立性低血压,如出现直立性低血压时应采取平卧位,抬高双下肢,以促进下肢血液回流,保证脑组织充足的血液供给。

（三）心理护理

在评估患者心理状况的基础上针对性地给予心理疏导,讲解心理压力也是心血管病的一种危险因素,会引起神经内分泌功能失调,诱发血压升高。指导患者保持心理平衡,消除焦虑恐惧心理,调动其主观能动性,积极主动配合治疗。

（程　凯）

第二节　肥胖症

肥胖症指体内脂肪堆积过多和（或）分布异常、体质量增加,是包括遗传和环境因素在内的多种因素相互作用而引起的慢性代谢性疾病,同时与 2 型糖尿病、血脂异常、高血压、冠心病、卒中和某些癌症等密切相关。

WHO 已将肥胖定为一种疾病。肥胖症分为单纯性肥胖和继发性肥胖两大类。临床上无明显内分泌及代谢性病因所致的肥胖症,称单纯性肥胖症。肥胖可作为某些疾病的临床表现之一,称为继发性肥胖症,约占肥胖症的 1%。

一、病因及发病机制

肥胖症是一组异质性疾病,病因未明,被认为是包括遗传和环境因素在内的多种因素相互作用的结果。

1. 遗传因素

肥胖症有家族聚集倾向,但遗传基础未明,也不能排除共同饮食、活动习惯的影响。某些人类肥胖症以遗传因素在发病中占主要地位,如一些经典的遗传综合征,Laurence-Moon-Biedl 综合征和 Prader-Willi 综合征等,均有肥胖。近年来又发现了数种单基因突变引起的人类肥胖症,分别是瘦素基因、瘦素受体基因、阿片—促黑素细胞皮质素原基因、激素原转换酶-1 基因、黑皮素受体 4 基因和过氧化物酶体增生物激活受体 γ 基因突变肥胖症。但上述类型肥胖症极为罕见,绝大多数人类肥胖症是复杂的多基因系统与环境因素综合作用的结果。

2. 环境因素

主要是饮食和体力活动。坐位生活方式、体育运动少、体力活动不足使能量消耗减少;饮食习惯不良,如进食多、喜甜食或油腻食物使摄入能量增多;饮食构成也有一定的影响,在超生理所需热量的等热卡食物中,脂肪比糖类更易引起脂肪积聚。

3. 文化因素

通过饮食习惯和生活方式影响肥胖症的发生。

4. 其他

胎儿期母体营养不良、蛋白质缺乏,或出生时低体质量婴儿,在成年期饮食结构发生变化时,也容易发生肥胖症。

二、病理生理

脂肪细胞是一种高度分化的细胞,可以贮存和释放能量,而且是一个内分泌器官,能分泌数十种脂肪细胞因子、激素和其他调节物,影响局部或远处的组织器官,在机体代谢及内环境的稳定中发挥作用。脂肪组织的增大可由于脂肪细胞数量增多、体积增大或同时数量增多和体积增大。不同性别脂肪分布不同。男性型脂肪主要分布在内脏和上腹部皮下,女性型脂肪主要分布在下腹部、臀部和股部皮下。可逆性体质量增加是现有细胞大小增加的结果,当引起脂肪增加的情况去除后,脂肪细胞减小而体质量恢复原有水平。不可逆性体质量增加可能伴有脂肪细胞数目增加,因而变化是恒定的。

三、护理评估

(一)健康史

评估患者家族中肥胖症的患病情况,详细询问患者的生活方式、饮食习惯、食量、体育运动、体力活动、出生体质量、身高等。

(二)身体评估

1.体征变化

脂肪堆积是肥胖的基本表现,脂肪组织的分布存在性别差异,通常男性型脂肪主要分布在腰部以上,以颈项部、躯干部为主,称为苹果型。女性型脂肪主要分布在腰部以下,以下腹部、臀部、大腿部为主,称为梨型。

2.心血管疾病

超重者高血压患病率比非超重者高3倍,明显肥胖者高血压发生率比正常体质量者高10倍。肥胖患者血容量、心排出量均较非肥胖者增加而加重心脏负担,引起左心室肥厚、扩大;心肌脂肪沉积导致心肌劳损,易发生心力衰竭。由于静脉回流障碍,患者易发生下肢静脉曲张、栓塞性静脉炎和静脉血栓。

3.内分泌与代谢紊乱

常有高胰岛素血症,脂肪、肌肉、肝细胞的胰岛素受体数目和亲和力降低对胰岛素不敏感,导致胰岛素抵抗,糖尿病发生率明显高于非肥胖者。血清总胆固醇、三酰甘油、低密度脂蛋白升高,高密度脂蛋白降低,成为动脉粥样硬化、冠心病的基础。

4.消化系统疾病

胆石症、胆囊炎发病率高;慢性消化不良、脂肪肝,轻至中度肝功能异常较常见。

5.呼吸系统疾病

由于胸壁肥厚,腹部脂肪堆积,使腹内压增高、横膈升高而降低肺活量,引起呼吸困难。严重者导致缺氧、发绀、高碳酸血症,可发生肺动脉高压和心力衰竭。还可引起睡眠呼吸暂停综合征。

6.其他

恶性肿瘤发生率升高,如女性子宫内膜癌、乳腺癌,男性结肠癌、直肠癌、前列腺癌。因长期负重发生腰背及关节疼痛。皮肤皱褶易发生皮炎、擦烂,并发化脓性或真菌感染。

(三)辅助检查

1.体质量指数(BMI)

BMI=体质量(kg)/身高(m)^2,是较常用的指标。2000年,国际肥胖特别工作组提出了亚洲成年人BMI正常范围为18.5～22.9,<18.5为体质量过低,≥23.0为超重,23.0～24.9为肥胖前期,25～29.9为Ⅰ度肥胖,≥30为Ⅱ度肥胖。2003年4月,国家卫生部疾病控制司公

布的"中国成年人超重和肥胖症预防控制指南(试用)"的标准:BMI≥24.0 为超重,≥28.0 为肥胖,应注意肥胖症并非单纯体质量增加,若体质量增加仅仅是肌肉发达,则不认为是肥胖。

2.理想体质量(IBW)

IBW(kg)=身高(cm)−105 或 IBW(kg)=[身高(cm)−100]×0.9(男性)或 0.85(女性)。

3.腰围(WC)

腰围较腰臀比更简单可靠,现在更倾向于用腰围替代腰臀比预测中心性脂肪含量。WHO 建议男性 WC>94 cm、女性 WC>80 cm 为肥胖。中国肥胖问题工作组建议,我国成年男性 WC≥85 cm、女性 WC≥80 cm 为腹部脂肪蓄积的诊断界限。

4.腰臀比(WHR)

分别测量肋骨下缘至髂前上棘之间的中点的径线(腰围)、与股骨粗隆水平的径线(臀围),再算出其比值。正常成人 WHR 男性<0.90,女性<0.85,超过此值为中央性(又称腹内型或内脏型)肥胖。

5.CT 和 MRI

CT 和 MRI 测量是诊断内脏型肥胖最精确的方法,但不作为常规检查。

6.其他

其他包括身体密度测量法,生物电阻抗测量法等。

(四)心理−社会评估

严重肥胖症患者精神方面付出很大代价,自我感觉不良及社会关系不佳,受教育及就业困难。由于承受着巨大的社会压力,以及对自我身体外形的不满意,患者常常会存在自卑心理、自我形象的紊乱和丧失自尊。

四、护理诊断及医护合作性问题

(1)肥胖与缺乏正确的减肥和控制体质量的知识有关。

(2)营养高于机体需要量与能量摄入和消耗失衡有关。

(3)活动无耐力与肥胖导致体力下降有关。

(4)自我形象紊乱与肥胖对身体外形的影响有关。

(5)应对无效与外部压力引起的食物摄取增加有关。

(6)自尊低下与感到自卑及他人对肥胖的看法有关。

五、护理措施

通过治疗与护理,患者能够复述正确的减肥和控制体质量的知识;合理饮食、适当运动;正确处理和面对自我的身体形象,应对和适应外部压力,维持自尊。

(一)患者教育

给患者讲解有关肥胖治疗的相关知识,告知患者肥胖症治疗的两个主要环节是减少热量摄取及增加热量消耗。强调以行为、饮食、运动为主的综合治疗,必要时辅以药物或手术治疗。继发性肥胖症应针对病因进行治疗。各种并发症及伴随病应给予相应处理。

结合患者实际情况制订合理减肥目标极为重要。一般认为,肥胖患者体质量减轻 5%～10%,就能明显改善各种与肥胖相关的心血管病危险因素以及并发症。

1. 行为治疗

通过宣传教育使患者及其家属对肥胖症及其危害性有正确认识从而配合治疗,采取健康的生活方式,改变饮食和运动习惯,自觉地长期坚持,是治疗肥胖症最重要的步骤。

2. 医学营养治疗

控制总进食量,采用低热卡、低脂肪饮食。对肥胖患者应制订能为之接受、长期坚持下去的个体化饮食方案,使体质量逐渐减轻到适当水平,再继续维持。只有当摄入的能量低于生理需要量,达到一定程度负平衡,才能把贮存的脂肪动员出来消耗掉。

热量过低患者难以坚持,而且可引起衰弱、脱发、抑郁,甚至心律失常等,有一定危险性。一般所谓低热量饮食指每天 $62\sim83$ kJ$(15\sim20$ kcal$)$/kg IBW,极低热量饮食指每天<62 kJ$(15$ kcal$)$/kg IBW。减重较少需要极低热量饮食,而且极低热量饮食不能超过 12 周。饮食的合理构成极为重要,须采用混合的平衡饮食,糖类、蛋白质和脂肪提供能量的比例,分别占总热量 $60\%\sim65\%$、$15\%\sim20\%$ 和 25% 左右,含有适量优质蛋白质、复杂糖类(例如谷类)、足够新鲜蔬菜$(400\sim500$ g/d$)$和水果$(100\sim200$ g/d$)$、适量维生素和微量营养素。

避免油煎食品、方便食品、快餐、巧克力和零食等,少吃甜食,少吃盐。适当增加膳食纤维、非吸收食物及无热量液体以满足饱腹感。

3. 体力活动和体育运动

与医学营养治疗相结合,并长期坚持,可以预防肥胖或使肥胖患者体质量减轻。必须进行教育并给予指导,运动方式和运动量应适合患者具体情况,注意循序渐进,有心血管并发症和肺功能不好的患者必须更为慎重。尽量创造多活动的机会,减少静坐时间,鼓励多步行。

4. 药物治疗

当食物和运动疗法未能奏效时,可选择药物作短期辅助治疗。目前常用的减肥药主要有以下两大类。

(1)非中枢性减肥药:这类药主要是脂肪酶抑制剂。饮食中的脂肪必须通过胃肠道中的脂肪酶水解后,才能通过黏膜吸收。奥利司他抑制胃肠道脂肪酶(主要是胰脂肪酶),服药后可使三酰甘油的吸收减少 30%,而以原形经肠道排出,减少能量的摄取而达到减重的目的。

(2)中枢性减肥药:这类药物主要通过 5-羟色胺(血清素 5-HT)通路、去甲肾上腺素能通路或两者均有的双通路而起效。目前临床上主要有西布曲明,是 5-HT 和去甲肾上腺素再摄取抑制剂,用药后降低食欲,增加饱腹感,使摄食减少,体质量减轻。

5. 外科手术

外科手术可选择使用吸脂术、切脂术和各种减少食物吸收的手术,如空肠回肠分流术、胃气囊术、小胃手术或垂直结扎胃成形术等。手术有一定效果,部分患者获得长期疗效,术前并发症不同程度地得到改善或治愈。但手术可能并发吸收不良、贫血、管道狭窄等,有一定危险性,仅用于重度肥胖、减重失败而又有严重并发症,这些并发症有可能通过体质量减轻而改善者。术前要对患者全身情况做出充分估计,特别是糖尿病、高血压和心肺功能等,给予相应监测和处理。

(二)饮食护理

1. 患者评估

评估患者肥胖症的发病原因,询问患者单位时间内体质量增加的情况,饮食习惯,每天进餐量及次数,食后感觉和消化吸收情况,排便习惯。有无气急、行动困难、腰痛、便秘、怕热、多汗、头晕、心悸等伴随症状及其程度。是否存在影响摄食行为的精神心理因素。定期评估患者营养状况和体质量的控制情况,动态观察实验室有关检查的变化。

注意热量摄入过低可引起衰弱、脱发、抑郁,甚至心律失常,应严密观察并及时按医嘱处理。

2. 制订饮食计划和目标

帮助患者制订饮食行为干预计划和减轻体质量的具体目标,其内容包括:食物行为(选购、贮存、烹饪),摄食行为(时间、地点、陪伴、环境、用具、菜单)和自尊,使患者在"吃少一些"的同时感觉良好。护士应监督和检查计划执行情况,使每周体质量下降 0.5～1.0 kg。

3. 改变不良饮食习惯

教导患者改变不良饮食行为的技巧,如只限定在家中餐桌进食,避免做其他活动时进食,使用小容量的餐具,保持细嚼慢咽,每次进食前先喝水 250 mL。不进食油煎食品、方便面、快餐、零食、巧克力,少食甜食等。必须满足食欲时,可进食胡萝卜、芹菜、苹果等低热量食物。避免在社交场合由于非饥饿因素饮食。

(三)运动指导

运动是通过增加身体热量的消耗,达到减轻体质量的目的。肥胖症患者的体育锻炼应长期坚持,否则体质量不易下降,或下降或又复上升。提倡进行有氧运动,包括散步、慢跑、游泳、跳舞、广播体操、太极拳、球类活动等,运动方式根据年龄、性别、体力、病情及有无并发症等情况确定。

(1)帮助患者制订每天活动计划,注意逐渐增加活动量,避免运动过度和过猛。

(2)指导患者固定每天运动的时间,每天间歇活动的时间应累计有 30 min 以上,并充分利用一切增加活动的机会(如走楼梯而不乘电梯),鼓励多步行,减少静坐时间等。如出现头晕、眩晕、胸闷或胸痛、呼吸困难、恶心、丧失肌肉控制能力等应停止活动。

(四)用药护理

对使用药物辅助减肥者,护士应指导患者正确服用,并观察和处理药物不良反应。①西布曲明不良反应有头痛、口干、畏食、失眠、便秘、心率加快,一些受试者服药后血压轻度升高,故禁用于有冠心病、充血性心力衰竭、心律失常和脑卒中的患者;②奥利司他的主要不良反应为胃肠胀气、排便次数增多和脂肪便。由于粪便中含脂肪多而呈烂便、脂肪泻、恶臭,肛门常有脂滴溢出而容易污染内裤,应指导患者及时更换,并注意肛周皮肤的护理。

(五)心理护理

通过讲解疾病的有关知识,给患者提供有关疾病的资料和患有相同疾病并已治疗成功患者的资料,使其明确治疗效果及病情转归,消除紧张情绪,树立自信心。必要时安排心理医师给予心理疏导。

(六)改善身体形像

指导患者改善自身形象,肥胖患者可指导其选择合身的衣服,恰当的修饰可以增加心理舒适和美感。

(七)提高应对能力

对因为焦虑、抑郁等不良情绪导致摄食量增加的患者,应针对其精神心理因素给予相应的辅导,以提高患者的应对能力。有严重情绪问题的患者应建议转诊精神心理专科治疗。

(八)促进家庭社会支持

家庭成员是患者最亲密的互动者,可给予患者最大的支持。鼓励家属主动与患者沟通,互相表达内心的感受,促进家人之间的联系,改善互动关系。鼓励家属主动参与对患者的护理,以减轻患者内心的抑郁感。鼓励患者加入社区中的支持团体,帮助其增强社交技巧,改善社交状况。教育周围人群勿歧视患者,避免伤害其自尊。

(程　凯)

第三节　皮质醇增多症

皮质醇增多症,又称库欣综合征,系肾上腺皮质分泌过多糖皮质激素所致机体一系列病理变化。以满月脸、向心性肥胖、多血质外貌、皮肤紫纹、痤疮、高血压和骨质疏松为主要临床表现。本病成人较儿童多见,发病年龄多在 10～40 岁,女性多于男性,男女之比为 1：(2～4)。

一、病因及发病机制

(1)垂体促肾上腺皮质激素(ACTH)分泌过多,主要见于垂体 ACTH 分泌微腺瘤,少数患者垂体无腺瘤,可见 ACTH 细胞增生,可能由于下丘脑功能紊乱,分泌过多的 CRH 所致。由于 ACTH 分泌过多,刺激双侧肾上腺皮质弥散性增生,分泌大量皮质醇而致本病。

(2)肾上腺皮质肿瘤包括皮质腺瘤或腺癌,这些肿瘤可分泌过多皮质醇引起本病。腺瘤约占库欣综合征的 20%,多为单侧,女性多见;腺癌约占 5%,病史短,生长快,晚期可有远处转移。

(3)异位 ACTH 综合征:系指垂体以外组织的肿瘤分泌大量 ACTH,刺激肾上腺皮质增生,分泌过量皮质醇。最常见于肺癌,也可见于胸腺癌和胰腺癌。

(4)医源性皮质醇增多症:长期大量使用糖皮质激素可引起医源性库欣综合征,患者下丘脑—垂体—肾上腺轴受到抑制而趋萎缩,ACTH 及皮质醇分泌功能低下,一旦停药或机体发生应激,可导致肾上腺皮质功能低下。

二、病理

皮质醇增多症主要的病理改变为双侧肾上腺皮质弥散性增生或大结节性增生。

三、护理评估

(一)健康史

询问患者是否曾患垂体疾病,有无其他部位的肿瘤,如肺癌、胸腺癌和胰腺癌等,是否长期大量使用糖皮质激素。

(二)身体评估

本病主要的临床表现为皮质醇分泌过多所致代谢紊乱和多器官功能障碍。

1.脂肪代谢障碍

脂肪代谢障碍表现为面部和躯干脂肪堆积(向心性肥胖),典型者出现满月脸、水牛背、腹部下垂而四肢相对瘦小。皮质醇促进脂肪动员和合成,使脂肪重新分布,促进蛋白质分解致四肢肌肉萎缩。

2. 蛋白质代谢障碍

大量皮质醇促进蛋白质分解代谢增强呈负氮平衡。患者表现为皮肤菲薄,毛细血管脆性增加,轻微损伤即可引起淤斑;大腿、下腹部、臀部因脂肪堆积,皮下弹力纤维断裂,通过菲薄的皮肤可见红色血管,形成典型紫纹;久病患者表现为广泛骨质疏松,可有腰背疼痛及病理性骨折。这是由于皮质醇不但可抑制骨胶原合成,促进胶原向骨基质分解,使骨盐沉着困难,而且还有拮抗维生素 D 的作用,减少肠道钙盐的吸收。此外,大量皮质醇可促进尿钙排出,使骨盐进一步减少。由于皮质醇抑制肌细胞对葡萄糖及氨基酸的摄取,抑制蛋白质的合成而分解加强,故患者有肌萎缩及肌无力。儿童可致生长发育停滞,身材矮小。因蛋白质过度消耗,患者出现疲乏无力,组织修复能力差。

3. 糖代谢障碍

皮质醇具有抑制糖利用、促进糖原异生、升高血糖及拮抗胰岛素的作用,故患者葡萄糖耐量降低,部分可发生类固醇性糖尿病。

4. 高血压

本病中常见,大多数患者有高血压,血压一般在 150/100 mmHg 以上。高血压与皮质醇增加儿茶酚胺收缩血管和心肌的作用及去氧皮质酮致水钠潴留有关。患者常伴有动脉硬化和肾小动脉硬化。长期高血压可致左室肥大、心力衰竭和脑血管意外。

5. 抗感染能力低下

长期皮质醇增多对机体免疫功能有抑制作用,这主要是由于皮质醇可抑制吞噬细胞的游走和吞噬作用,溶解淋巴细胞和抑制淋巴细胞增生,减少抗体产生等作用,患者对感染的抵抗能力降低,易发生感染。皮肤真菌感染多见,化脓性感染不易局限,可发展成为蜂窝织炎、菌血症和败血症。因免疫抑制,患者感染后炎症反应中毒症状不明显,发热不高,因此易被疏忽而致严重后果。

6. 性功能障碍

女性患者肾上腺雄激素分泌增多,可表现为月经紊乱、痤疮、轻度多毛。男性因大量皮质醇对垂体促性腺激素的抑制作用,表现为性功能低下。

7. 血液系统改变

皮质醇刺激骨髓,使血红蛋白含量和红细胞数增高,加之皮肤菲薄从而呈现多血质面容。

8. 神经、精神障碍

患者常有情绪不稳定、烦躁、失眠等情绪变化,重者精神变态。

(三)辅助检查

(1)血浆皮质醇增高,昼夜节律消失。正常人血浆皮质醇早晨 8 时为 60～160 μg/L,下午 4 时 20～90 μg/L,午夜 12 时 20～50 μg/L。皮质醇增多症患者早晨高于正常,晚上低于清晨不明显(表示正常昼夜节律消失)。

(2)24 h 尿 17-羟皮质类固醇增高(正常 11.04～38.63 μmol/24 h 尿(4～14 mg/24 h 尿))、游离皮质醇增高(正常 207±44 nmol/24 h 尿(75±16 μg/24 h 尿))。

(3)地塞米松抑制试验为检查下丘脑—垂体—肾上腺轴功能的试验,有助于病因和定位诊断。

(4)血浆 ACTH 测定:Cushing 病和异位 ACTH 综合征者增高,原发性肾上腺皮质肿瘤患者因 ACTH 被反馈抑制而降低。

（5）肾上腺 B 超、蝶鞍 X 线断层、肾上腺或蝶鞍 CT 扫描、磁共振成像等定位检查，可见病变部位影像学改变，如肾上腺皮质肿瘤可显示单侧肾上腺肿瘤阴影；增生者常示双侧肾上腺增大，垂体微腺瘤；异位 ACTH 分泌瘤可在肺、胸腺、胰腺或甲状腺发现肿瘤等。

（6）其他：血常规白细胞总数及中性粒细胞数增多，淋巴细胞和嗜酸性粒细胞减少，红细胞及血红蛋白增高，可有低血钾、高血钠、空腹血糖增高或糖耐量异常等。

（四）心理－社会评估

患者身体功能和外形的改变，会导致自我形象的紊乱，精神、情绪上会出现烦躁、抑郁、精神变态，甚至偏狂。

四、护理诊断及医护合作性问题

（1）营养低于机体需要量与蛋白质代谢障碍有关。

（2）感染与机体免疫力下降有关。

（3）体液过多与水钠潴留有关。

（4）受伤与皮肤菲薄、骨质疏松有关。

（5）活动无耐力与蛋白质代谢障碍、肌肉萎缩有关。

（6）自我形象紊乱与躯体形象和功能改变有关。

（7）缺乏皮质醇增多症治疗的知识。

（8）潜在并发症：急性肾上腺皮质功能不全与皮质醇分泌锐减有关。

五、护理措施

通过治疗与护理，患者能够得到所需的营养物质，维持正氮平衡；水、电解质平衡；能够适量的活动，进行日常生活；无外伤、骨折的发生；无感染的发生；能够说出身体外形和功能改变的原因，并能接受和适应其变化；能够复述皮质醇增多症治疗的有关知识。护士及时发现并发症的发生，通知医师及时处理。

（一）病情观察

观察患者的情绪变化及精神状态，特别是严重精神变态，尤其抑郁者要防止意外的发生。因本病易感染而症状体征轻微的特点，需细致观察与感染有关的症状和体征；有高血压或糖尿病者定期监测血压、血糖和尿糖；观察有无恶心、呕吐、腹胀、心律失常等低血钾症状和体征。

（二）饮食护理

指导患者进食低热量、低糖类、高蛋白、高维生素、高钙、低钠、含钾丰富的食物，以改善营养失调，预防和控制高血糖、水肿和低钾血症。

（三）预防感染

保持患者房间的清洁，定期进行空气消毒；协助患者做好个人的清洁卫生，保持皮肤和内衣、裤的清洁，避免皮肤擦伤，防止皮肤真菌和化脓性感染。同时，密切监测患者的体温和血白细胞。严格无菌操作以减少医源性感染的机会。

（四）活动与休息

为患者提供安静、舒适的环境，注意保暖，减少刺激和干扰，保证充足的休息和睡眠，减少机体消耗。在病情允许的情况下，适当活动，可逐渐增加活动量，防止肌肉萎缩，消耗多余的脂肪。骨质疏松、关节腰背疼痛者应适当限制运动，做好安全防护，活动时应穿防滑软底鞋，保持地面的干燥、清洁,防止患者摔倒和骨折的发生,必要时患者卧硬板床。

(五)心理护理

患者因身体形态和功能的变化而产生悲观情绪,护士应耐心做好解释工作,讲明出现机体变化的原因,并告诉患者积极地配合治疗,病情可逐渐好转,不适症状会逐渐消失,以肾上腺皮质腺瘤早期手术切除预后最好,这样可帮助患者消除烦恼,增强战胜疾病的信心。同时护士可指导患者通过医疗体育、打太极拳等活动以松弛和调整情绪。

(六)用药护理

皮质醇增多症药物治疗主要是用于手术前准备或其他治疗效果不佳时的辅助治疗。可应用阻滞肾上腺皮质激素合成的药物进行治疗,护士应指导患者如何正确地使用药物,用药的剂量、时间、药理作用和不良反应等。

1.米托坦

米托坦可使肾上腺皮质束状带及网状带萎缩、出血、细胞坏死。开始每天 2～6 g,分 3～4次口服,治疗一个月后,大部分患者的尿 17-羟、尿 17-酮类固醇排量下降,若疗效不明显,可增至 8～10 g/d,继续服用 4～6 周,直至临床缓解或达到最大耐受量,以后减至无明显不良反应的最大维持量。该药的主要不良反应有食欲缺乏、恶心、嗜睡、眩晕、头痛、乏力等。

2.美替拉酮

美替拉酮通过抑制肾上腺皮质 11-β 羟化酶,从而抑制皮质醇的合成。每天 2～6 g,分 3～4 次口服,可降低皮质醇含量,使症状缓解。主要不良反应有食欲缺乏、恶心、呕吐等。

3.氨鲁米特

氨鲁米特抑制胆固醇转变为孕烯醇酮,从而抑制皮质激素的合成。每天 0.75～1.0 g,分 2～3 次口服。

4.酮康唑

酮康唑可使类固醇产生减少。开始每天 1.0～1.2 g,维持量每天 0.6～0.8 g。此药有一定毒性,服药过程中,注意监测肝功能。

(七)手术治疗患者的护理

皮质醇增多症若不及时治疗,常导致病情逐渐加重,出现全身衰竭、感染、心血管并发症或严重消化道出血,甚至死亡,5 年内病死率为 50%。由于皮质醇增多症的病因不同,手术治疗方法也不同,可分为垂体手术、肾上腺手术和异位 ACTH 瘤手术。

垂体瘤切除手术的适应证为垂体腺瘤和微腺瘤。

肾上腺切除手术的适应证为:①肾上腺皮质腺瘤需施行腺瘤切除术,肾上腺癌无转移者施行肿瘤切除术,有转移者,争取切除原发肿瘤和转移肿瘤,并配合放疗和药物治疗;②肾上腺皮质增生症患者在无条件施行垂体手术时,以肾上腺切除为首选,轻症或年龄小者,可行单侧肾上腺切除,其余病例可行一侧全切、一侧大部切,也可行双侧肾上腺全切除术,术后需终生补充肾上腺皮质激素,近年来有报告行双侧全切除术的同时可将切除下来的肾上腺行自体移植或移置;③异位 ACTH 瘤,若诊断明确,但无法切除肿瘤,可行双侧肾上腺全切除或一侧全切,对侧大部切除。

1.术前护理

(1)术前评估:评估患者的症状及体征,以了解患者肾上腺皮质增生情况。根据患者的一般状态,评估患者对手术的耐受力。皮质醇分泌增多,降低了肾远曲小管对水的通透性,引起钠水潴留,应注意观察患者血压,对高血压者每日需测血压 2～4 次。由于患者糖代谢紊乱,糖耐量减低,外周组织利用糖的能力降低,应观察有无血糖增高,评估糖代谢情况,另外,皮质醇促蛋白分解作用使皮肤萎缩变薄,脂肪沉积,机械性伸张,真皮蛋白分解,弹力纤维脆弱而易发生真皮断裂。加之免疫力低下,容易引起各种感染,应密切观察有无感染迹象。由于患者体态肥胖笨拙,行动不便,骨质又脱钙,极易摔倒造成病理性骨折,因此护士应注意评估患者的肥胖程度、骨质密度和活动情况,判断外伤的可能性。

(2)做好术前检查:术前协助患者做好心、肺、肝、肾功能检查,并要配合做好尿游离皮质醇测定,以明确患者对手术的耐受力。

(3)术前用药:遵医嘱补充肾上腺皮质激素,为避免手术及术后皮质醇锐减而引起急性肾上腺危象,肾上腺腺瘤或增生切除手术前后需妥善处理,于术前 12 h 及 2 h 肌内注射醋酸可的松 100 mg(分二侧臀部注射)。术前一天应用足量抗生素,以预防感染。

2.术后护理

(1)病情观察:观察有无肾上腺皮质功能低下现象发生,切除分泌激素的肿瘤或增生的腺体后,体内糖皮质激素水平骤降,患者可出现心率增快、恶心、呕吐、腹痛、血压下降、疲倦等现象。严密观察,及早发现病情变化,避免意外发生。术后 3 d 内每 6 h 测一次血压、体温、脉搏,发现变化要及时通知医师,并做好抢救准备。

(2)预防感染

1)观察双侧肾上腺切除切口渗出情况,注意体温变化,如切口渗出较多,应加盖敷料或更换敷料,以防止切口感染发生。双侧肾上腺切除行大腿内侧肾上腺组织埋藏的患者,应观察局部有无红肿、感染发生。

2)患者免疫力下降,观察双侧肾上腺切除患者的肺部情况,定时给患者翻身、叩背、协助深呼吸、咳嗽、排痰,以减少肺部并发症,如肺部感染和肺不张。

3)观察引流量、性质和颜色,保持引流管通畅,定时挤压引流管,避免扭曲打折。

4)遵医嘱应用足量抗生素预防感染发生。

(3)用药护理:观察糖皮质激素应用情况,口服或静脉给药都应按病情逐渐减量的原则。患者手术时静脉滴注氢化可的松 100～200 mg(切除肿瘤或肾上腺前缓慢滴注,切除后快速滴注),手术当日一般静脉滴注 200 mg 或 300 mg,术后第一日静脉滴入醋酸可的松 50 mg,每 6 h 1 次,术后第二、三日减为 8 h 1 次,第四、五日减为每 12 h 1 次,以保持血中激素量比较稳定。以后渐渐改为口服维持量。对于须终生服药治疗的患者,应给予一个合适准确的剂量,以方便患者用药,利于治疗。向患者介绍终身服药的意义和重要性,以及用药后反应,告诫切勿自行加减药量。

(4)皮肤护理:由于患者肥胖、皮肤菲薄,抵抗力低下加之双侧切口活动受限,患者易出现压力性溃疡。应每 1～2 h 协助翻身 1 次,并保持皮肤清洁及床铺整洁干净。

(程　凯)

第五章　血液内科护理

第一节　缺铁性贫血

缺铁性贫血(iron deficiency anemia,IDA)是由于体内贮存铁缺乏,致血红蛋白合成不足而引起的一种小细胞低色素性贫血。是最常见的一种贫血,以发展中国家、经济不发达地区、婴幼儿和育龄妇女发病率较高。

一、病因和发病机制

(一)病因

(1)铁摄入不足是妇女、儿童缺铁性贫血的主要原因。因婴幼儿、儿童、青少年、妊娠期或哺乳期的妇女,铁的需要量增多,如饮食中缺少铁,摄入量不足则易致缺铁性贫血。青少年的挑食、偏食,也是缺铁的重要原因。

(2)铁吸收不良:铁的吸收部位主要在十二指肠及空肠的上端,凡能影响铁的吸收,如克罗恩病、慢性萎缩性胃炎、胃大部分切除及胃肠吻合术后,均可引起胃肠道功能紊乱,影响铁的吸收。

(3)铁丢失过多:慢性失血是本病最常见的病因,如妇女月经过多、钩虫病引起慢性少量肠道出血、消化道溃疡反复多次出血,可增加铁的丢失,最终导致体内铁贮量不足。此外,阵发性睡眠性血红蛋白尿反复发作可因长期从尿液排铁而致贫血。

(二)发病机制

1.缺铁对铁代谢的影响

当体内贮存铁减少到不足以补偿功能状态时,铁蛋白、含铁血黄素减少,血清铁和转铁蛋白饱和度降低,总铁结合力和未结合铁的转铁蛋白升高、组织缺铁、红细胞内缺铁。

2.缺铁对造血系统的影响

缺铁时,大量原卟啉不能与铁结合成血红素,多以游离原卟啉的形式积累在红细胞内或与锌原子结合成为锌原卟啉,血红蛋白生成减少,红细胞细胞质减少,体积变小,使之形成小细胞低色素性贫血。严重时血小板、粒细胞的生成也受影响。

3.缺铁对组织细胞代谢的影响

缺铁可致组织细胞中含铁酶和铁依赖酶的活性降低,进而影响患者的精神、行为、体力、免疫功能及患儿的生长发育和智力。同时也可引起黏膜组织病变和外胚叶组织营养障碍,引发一些特殊临床症状。

二、临床表现

缺铁性贫血发生缓慢,临床表现包括原发病和贫血两个方面。

(一)原发病表现

如消化性溃疡、痔、肠道肿瘤或寄生虫感染等可有黑便、腹部不适、腹痛、大便性状改变等症状,妇女有月经过多等表现。

(二)贫血表现

1.一般贫血表现

皮肤黏膜变得苍白,精神不振,食欲减退,患者自述头晕、乏力、易倦、耳鸣、眼花等。

2.组织缺铁表现

(1)儿童生长发育迟缓、智力低下。

(2)口腔炎、舌炎、舌乳头萎缩、口角皲裂、吞咽困难。

(3)毛发干枯、脱落;皮肤干燥、皱缩;指(趾)甲缺乏光泽、薄脆易裂,重者变平,甚至凹下呈勺状甲,又称匙状甲、反甲。

(4)精神行为异常,如烦躁、易激惹、注意力不集中、好动,甚至有异食癖,如喜食泥土、煤球、冰块、粉笔、糨糊、石灰、生米等。

三、实验室及其他检查

(1)血常规:呈典型的小细胞低色素性贫血,可见红细胞体积小,中心淡染区扩大。血红蛋白减少较红细胞明显。网织红细胞大多正常或轻度增多。白细胞和血小板计数正常或减少,部分患者血小板计数升高。

(2)骨髓象:骨髓涂片表现增生活跃或明显活跃,以红系增生为主,其中,中、晚幼红细胞明显增生。粒系和巨核细胞系正常。铁粒幼细胞极少或消失,细胞外铁阙如。骨髓铁染色见骨髓细胞外含铁血黄素消失,幼红细胞内含铁颗粒减少或消失。

(3)生化检查:①血清铁降低<8.95 μmol/L;②血清总铁结合力增高>64.44 μmol/L;③血清转铁蛋白饱和度降低<15%;④血清铁蛋白<12 μg/L;⑤红细胞游离原卟啉测定可增高。由于血清铁的测定波动大,影响因素较多,在判断结果时,应结合临床考虑。在妇女月经前2～3 d、妊娠的后3个月,血清铁和总铁结合力均会降低。

四、治疗要点

治疗缺铁性贫血最重要的是尽可能除去引起缺铁和贫血的原因,其次补充足够量的铁以供机体合成血红蛋白,补充体内铁的贮存量。

1.病因治疗

病因治疗是根治缺铁性贫血的关键。应积极治疗慢性失血;防治寄生虫病,如驱除钩虫等;治疗慢性胃肠疾患;给予易感人群以铁剂预防性治疗。

2.铁剂治疗

铁剂治疗包括口服铁剂和注射铁剂两种。首选口服铁剂,每日补充元素铁150～200 mg即可。常用的是亚铁制剂(琥珀酸亚铁或富马酸亚铁)。当口服铁剂消化道反应严重不能耐受或消化道疾病导致铁吸收障碍时,可肌内注射铁剂。最常用的是右旋糖酐铁,其计算方法是:所需补充铁(mg)=(150-患者 Hbg/L)×体质量(kg)×0.33,首次用0.5 mL作为试验剂量,1 h后无过敏反应可给予足量治疗。

五、护理评估

1.病史评估

与本病相关的病因、诱因,原发病的表现,一般贫血共有的表现,组织缺铁表现和神经精神系统异常表现的特征,目前状况,患者的心理反应和社会状况等。

2.身体评估

生命体征、皮肤黏膜、毛发与指甲、与原发病和贫血严重程度相关的体征。

3.实验室及其他检查

血常规,骨髓象,铁代谢的生化检查,肝、肾功能检查等。

六、常用护理诊断/问题

(1)活动无耐力与贫血引起全身组织缺氧有关。

(2)营养失调:低于机体需要量与体内铁不足有关。

(3)受伤与严重贫血有关。

(4)缺乏缺铁性贫血预防知识。

七、护理措施

(一)一般护理

1.休息

轻度贫血的患者可以适当工作,但应注意劳逸结合,重度患者应以卧床休息为主,避免受伤。

2.饮食

向患者和家属说明饮食的重要性,制订饮食计划,进食高蛋白质、高热量、高维生素、含铁丰富易消化的食物,如动物内脏(肝、肾)、瘦肉、蛋黄、豆类、紫菜、海带、木耳、香菇等。补铁的同时服用维生素C可以保护药物中的二价铁不被氧化为三价铁,提高药物的吸收和利用,故应多食新鲜蔬菜和水果等富含维生素C的食物。患者服药后忌饮茶,因为茶中的鞣酸可与铁结合成不溶性铁,同时避免食用影响铁吸收率的富含草酸、植酸、鞣酸的食物,如菠菜、苋菜、空心菜等。

(二)病情观察

密切观察症状、体征;监测患者血红蛋白、网织红细胞、体内铁含量的变化;及时发现有无并发症的发生。

(三)用药护理

1.口服铁剂护理

(1)指导患者餐后服用,减轻胃肠道的不良反应,如恶心、呕吐、胃部不适等。

(2)避免与乳类、茶和咖啡同时服用,以免影响铁的吸收。

(3)可服用维生素C、乳酸、稀盐酸等酸性药物或食物,增加铁的吸收。

(4)口服液体铁剂需用吸管,服后要漱口,可避免牙齿及舌质染黑。

(5)告知患者服药期间大便会发黑,不必紧张,是由于铁与肠内硫化氢作用而生成黑色的硫化铁所致。

(6)观察铁剂疗效:口服铁剂后网织红细胞先上升,高峰在开始服药后5~10 d,2周后血红蛋白开始上升,一般2个月左右恢复正常。铁剂治疗在血红蛋白达正常后仍需继续服用4~6个月,待铁蛋白正常后可停药。

2.注射铁剂护理

(1)剂量要准确。

（2）注射部位宜深，容易吸收；经常更换注射部位，速度应缓慢，以促进吸收，防止硬结形成。

（3）抽取药液后要调换注射的针头，勿在皮肤暴露部位注射，避免附着在针头上的铁剂使组织着色。

（4）采用 Z 形注射法或空气注射法，以免药液溢出。

（5）观察不良反应：①局部反应，肿痛；②全身反应，面部潮红、头痛、肌肉关节痛、恶心、淋巴结炎和荨麻疹等，严重者可出现过敏性休克，要备好肾上腺素，嘱患者多饮水等。

4.输血护理

缺铁性贫血一般不需要输血，对于需要输血的患者，应输入新鲜浓缩红细胞为宜，每次 2～3 mL/kg。贫血愈重，一次输血量应愈小，速度应愈慢，以防心力衰竭，并密切观察输血过程，如发现有输血反应，立即停止，及时通知医师抢救处理。

5.健康指导

（1）疾病知识指导：向患者及其亲属介绍有关知识，说明防治各种慢性失血的重要性，控制和避免可能导致病情加重的各种不良因素。在易患人群中进行防治缺铁的卫生知识教育。

（2）生活指导：告知患者注意饮食结构的合理性，提倡母乳喂养。

（3）用药指导：对于早产儿、婴幼儿、妊娠后期、哺乳期妇女可给予小剂量铁剂预防。告知患者所用药物的名称、剂量、给药时间和方法，并观察药物的不良反应。

（张　艳）

第二节　血友病

一、概述

血友病（Hemophilia）是一组由于血液中某些凝血因子的缺乏而导致患者产生严重凝血功能障碍的遗传性出血性疾病。男女均可发病，但绝大部分患者为男性。其共同特征是活性凝血活酶产生障碍，凝血时间延长，终身具有轻微创伤后出血倾向，重症患者没有明显外伤也可发生自发性出血。血友病包括血友病 A（甲）、血友病 B（乙）和因子ⅩⅠ缺乏症（曾称血友病丙）。前两者为性染色体连锁隐性遗传，后者为常染色体不完全隐性遗传。血友病在先天性出血性疾病中最为常见，出血是该病的主要临床表现。

二、病因

血友病甲、乙是性连锁隐性遗传性疾病，其遗传基因位于 X 染色体上，男性发病，女性传递。70％的血友病甲有阳性家族史。30％的病例是由于基因突变，血友病乙有明显家族史者少，故此基因似有高度的自发性突变率，使女性 X 染色体的一条随机地无作用，不活化。患者与正常女子结婚其儿子正常，其女儿 100％是血友病甲或乙传递者。传递者女子与正常男子结婚，其子半数为血友病患者，其女半数为传递者。由于遗传性地缺乏凝血因子Ⅷ（FⅧ）引起血友病甲，缺乏凝血因子Ⅸ（FⅨ）引起血友病乙。

三、临床表现

（一）出血

出血是血友病最主要的表现。其中甲型血友病最严重,丙型血友病最轻。出血具备下列特征。

（1）自幼即有自发性出血,或轻微损伤(碰撞、切割、针刺、运动性扭伤等)后出现延迟性、持久出血。

（2）出血部位以皮下软组织或深部肌肉出血最常见。

（3）肌肉及关节腔内出血是血友病患者的特征。

（4）负重关节如膝、踝关节等反复出血甚为突出。最后可致关节纤维化,并发关节强直、僵硬、畸形等。

（5）重症患者可发生呕血、咯血,甚至颅内出血,但皮肤紫癜极少见。

（二）血肿压迫表现

血肿压迫周围神经可致局部疼痛、麻木及肌肉萎缩;压迫血管可致相应供血部位缺血性坏死或瘀血、水肿;压迫输尿管可致排尿障碍;压迫气管可引起呼吸困难甚至窒息。

四、临床分型

重型:凝血因子水平<1％;临床表现:出血经常发生在肌肉或关节中(主要是膝、肘和踝关节);一周可能出血一至两次;可能会有不明原因的出血。

中型:凝血因子水平1％～5％;临床表现:手术、受伤或牙科治疗后可能会出血很长时间;每个月大约有一次出血的可能;很少或从来没有无明确原因的出血。

轻型:凝血因子水平5％～30％;临床表现:手术或受伤后可能会出血很长时间;可能从来没有出血问题;不经常出血;除非受伤,一般不会出血。

五、辅助检查

（1）凝血时间延长,凝血活酶时间(APTT)延长,凝血活酶生成试验异常。

（2）血小板计数、出血时间、凝血酶原时间(PT)正常。

（3）凝血因子Ⅷ、因子Ⅸ或因子Ⅺ分别低于正常值。

六、治疗

及早地使用凝血因子进行替代治疗是全部治疗是否有效的关键。

在出血发生后要尽快地进行治疗,疼痛在几分钟之内就可减轻。在某些情况下要重复输入血制品,如在关节或肌肉持续疼痛和肿胀时;在口腔受伤出血几小时后止住但又再次发作时;当伤口缝线时或在头部受伤后。

（1）局部止血。

（2）替代治疗:目前血友病的治疗仍以替代治疗为主,可选择新鲜冰冻血浆,冷沉淀及浓缩凝血因子制剂。

（3）正确处理关节积血,减少关节损害,预防畸形。

（4）应用抗纤溶药物。

（5）应用糖皮质激素。

七、主要护理问题

(1)出血与凝血因子缺乏有关。

(2)疼痛与关节血肿、关节病变有关。

(3)废用综合征与关节腔积血、关节病变有关。

(4)恐惧和害怕与出血不止、危及生命有关。

(5)焦虑与终生性出血倾向、担心丧失劳动力有关。

八、护理措施

1.心理护理

血友病是一种终生性出血性疾病,反复出血,患者及其家属易产生悲观、绝望情绪,从而放弃治疗。护士应与患者进行沟通,解除患者焦虑、恐惧、自卑及严重情绪不安状态,帮助患者树立信心。与患者及其家属共同制订护理计划,以便给患者提供持续性护理。鼓励患者参加非创伤性活动,提高生活质量。提供有关血友病的医疗信息,并告知患者及其家属,血友病作为一种单基因疾病,随着基因技术迅速发展,不久的将来应用基因治疗将会得以治愈。

2.病情观察

(1)注意观察患者可能出现的一些出血特征,观察易出血部位的皮肤,如发现患者精神倦怠、乏力,局部疼痛、皮温增高,应警惕有出血可能,及时采取措施,并及时记录。

(2)注意观察和警惕大出血,特别是隐匿性的大出血或重要脏器出血,如咽颈部出血、中枢神经系统出血、腹膜后出血、深部撕裂伤口出血等。

(3)密切观察生命体征,尤其血压及血红蛋白的变化。

3.急性出血期的护理

(1)及时补充缺乏的凝血因子:可选用针对不同类型血友病输注新鲜冷冻血浆、冷沉淀物、FⅧ浓缩剂、凝血酶原复合物等。治疗根据患者所缺乏凝血因子种类每日 1～2 次。

(2)注意休息:急性出血期患者应卧床休息。若为关节出血,则应抬高患肢,并将患肢放在较舒服的功能位置,以防止或对抗痉挛姿势的出现。膝关节出血时,可在膝下垫一个垫子或使用垫托夹板。肘关节出血时可用吊带吊起上臂或用绷带包裹,但不能太紧,以防血液循环不畅。颈部出血应注意患者的呼吸情况,尿血者嘱多饮水。

(3)冷敷:出血早期,冷敷可使局部血管收缩,利于止血。用湿毛巾包裹冰袋或冰块置于患处。冰敷每次不超过 10 min,每日 3～4 次。冷敷时应密切观察,以防冻伤。

(4)其他严重出血护理:对腹腔内出血的患者,要密切注意休克的发生,随时观察其生命体征,注意脉搏、呼吸、血压、神志及瞳孔的变化。消化道出血者应观察呕血或便血量,予以记录。泌尿系统出血者,应观察尿颜色、尿量及有无血块堵塞症状。广泛的肌肉、皮下出血时,可局部加压、冷敷以利于止血止痛。对于肌肉、皮下出血形成的血肿不得用针吸。咽喉或颈部的皮下、肌肉出血应密切观察血肿压迫情况,保持呼吸道通畅。颅内出血应进行脱水治疗降低颅内压。

(5)关节功能训练:关节疼痛缓解后,鼓励患者积极进行关节功能训练。小心活动患处关节,开始时活动幅度不宜过大,遵守循序渐进的原则。恢复期可进行按摩,以改善局部血液循环,消除肿胀,促进肢体功能恢复,按摩应轻柔缓慢,以防引发新的出血。

4.预防出血的指导

避免各种外伤;勿做剧烈运动;若需拔牙或手术,应先告知医生自己是血友病患者;药品说明书上注有"抑制血小板聚集"或"防止血栓形成"的药物要禁服;禁止肌内注射,以防肌肉血肿形成。若出现尿血,要多喝水。伴有贫血者多补充蛋白及富含铁、钾、钠、钙、镁的食物,如瘦肉、动物肝脏、蛋、奶等。若为关节出血或局部出血,可先进行加压包扎、冷敷,然后到医院就诊。

5.健康教育指导

(1)向患者家属、学校、单位介绍血友病的防治知识,使他们对本病有正确的认识,在学习和工作中给予最大的支持,严格执行保护性医疗制度,增强患者的安全感。向患者及其家属介绍此病的遗传学知识,以消除他们的过分担忧。为减少外伤及关节损伤,一般患者在无症状期,可以参加不易受伤的活动或工作,如从事音乐、美术、计算机操作等工作,避免剧烈运动和重体力劳动。发现出血症状及时诊治。

(2)发放疾病跟踪卡,记录患者姓名、血型、血友病种类、就诊医院及常用的凝血因子制剂,以便在发生意外时,凭此卡立即接受合理的治疗。教会患者正确地填写方法,指导其在日常生活中随身携带。

(3)注意牙病的预防,以避免牙科手术。刷牙时选用优质软毛牙刷,以免损伤牙龈和口腔黏膜。

(4)因阿司匹林会抑制血小板的黏附功能和聚集而抑制血栓形成,同时会损害胃黏膜造成出血,故应避免使用阿司匹林或含有阿司匹林的药物。对出血后的疼痛,可服用非那西丁衍化物,如对乙酰氨基酚或喷他佐辛等治疗。某些抗感冒药物如感冒通含有抗组胺药物,对血小板功能也有影响,嘱患者在服用非处方药物前向医护人员咨询。

6.建立随访记录

对患者进行定期随访,建立书信联系,编写血友病患者须知,指导患者避免日常生活中不必要的损伤。建立血友病患者档案,指导血友病患者树立正确的婚育观,对血友病家族中的女性携带者进行检查并开展产前诊断,防止血友病患儿或携带者的出生,降低血友病的发病率。

7.家庭护理

给血友病患者提供正确、有效的家庭护理是降低伤残率、提高生活质量的有效措施。

(1)饮食、穿着护理:给予高蛋白、高维生素、富含铁质的饮食,补充有助于止血的食物,如花生。衣着要柔软、舒适,冬天适当穿得厚实,对容易受伤的关节做好保护,可适当使用护腕、护膝,尽量避免磕碰。

(2)健康指导:鼓励患者进行适当运动,日常适当的运动能有效预防肌无力和关节反复出血,可进行游泳、散步、骑自行车等活动,避免剧烈和接触性运动。讲解疾病相关知识,指导患者及其家属学会必要的应对疾病的措施及急救处理方法,包括静脉注射,正确应用凝血因子及其他一些止血方法。

(周秀萍)

第三节　急性白血病

白血病是造血系统的恶性增生性疾病。其特点为造血组织中某一血细胞系统过度地增生、进入血流并浸润到各组织和器官,从而引起一系列临床表现。我国白血病在小儿恶性肿瘤中发病率最高。

一、护理评估

1.病史

评估始发症状持续时间、相关病因、主要症状的特点,患者诊疗经过,患者及其家属心理反应和社会支持等。

2.身体评估

意识、生命体征情况,有无发热、贫血、出血,有无面色苍白、乏力、头晕、头痛等症状及持续时间。有无骨痛、关节痛及肝、脾、淋巴结肿大,有无颅内压增高、脑膜刺激征。

3.实验室及其他检查

外周血象、骨髓象、肝肾功能的变化,细胞化学、免疫学、染色体和基因等检查。

二、常见护理诊断/问题

(1)体温过高与大量白细胞浸润、坏死和(或)感染有关。

(2)出血与血小板减少有关。

(3)活动无耐力与贫血及恶性疾病本身消耗和(或)抗肿瘤药物的不良反应有关。

(4)营养低于机体需要量与疾病及化疗致食欲下降、营养消耗过多有关。

(5)疼痛与白血病细胞浸润有关。

(6)预感性悲哀与急性白血病预后差有关。

三、护理目标

①患儿体温维持在正常范围内,能有效预防感染,或感染能被及时发现和处理;②患儿不发生出血,或出血能被及时发现,及时处理;③患儿注意休息,适量活动,活动耐力逐渐提高;④患儿能认识到化疗期间饮食营养的重要性,体质量维持在正常范围内;⑤患儿疼痛得到有效控制;⑥家长及患儿能正确对待疾病,悲观情绪减轻或消除。

四、护理措施

1.休息

患儿需卧床休息,一般不需绝对卧床。长期卧床者,应加强皮肤护理,防止压疮的发生。

2.维持体温

正常遵医嘱用药降温,但忌用安乃近和酒精擦浴,以防白细胞降低和增加出血倾向。

3.预防感染

(1)保护性隔离:同病种居住,减少探视,探视者需戴口罩,洗手后再接触患儿,避免交叉感染。每日用消毒剂擦拭桌面、地面,定时开窗通风,保持室内空气清新。

(2)皮肤黏膜的护理:①每日饭后、睡前用漱口水(如 0.02%碘伏、口泰)漱口;②保持肛周、会阴皮肤的清洁,避免发生肛周感染;③勤换内衣、内裤,养成良好的卫生习惯。

(3)饮食:注意膳食结构的合理搭配,给予高蛋白、高维生素、多纤维素、适合小儿口味的饮食,以增加抵抗力。多吃蔬菜和水果,忌食过辣、过热及生冷刺激性食物。注意饮食卫生,食具应消毒。新鲜水果应洗净、去皮后再食用。不要食用隔夜或变质食品。避免食用坚硬、油炸食品,以防硬物刺伤口腔黏膜,导致口腔溃疡造成继发感染。在化疗过程中,往往会出现恶心、呕吐、腹泻等症状,可采取少食多餐的进食方法,给予清淡易消化的饮食。

(4)遵守操作规程,严格无菌技术操作,避免预防接种。注意观察感染早期征象。

4.预防出血

(1)观察患儿全身有无出血倾向,观察其呼吸、血压、脉搏及精神状况有无改变。

(2)当血小板小于$20×10^9/L$时绝对卧床休息,避免下地活动。

(3)保持大便通畅。告知患儿若排便费力,应该及时告诉医务人员给予处理,不要自行用力排便,以免引起消化道甚至脑出血。

(4)勿让患儿玩锐器或不安全的玩具,以免受伤。

5.用药护理

(1)静脉化疗的注意事项:①白血病的疗程较长,药物刺激性较大,应有计划地选择血管;②随时观察输液有无渗漏,若化疗药液有渗出,应及时采取局部封闭,防止局部组织坏死。

(2)化疗常见的不良反应:①绝大多数化疗药都可引起骨髓抑制,易发生出血、感染;②消化道反应:恶心、呕吐、腹泻、纳差等,化疗前、中、后可给予止吐剂;③对出血性膀胱炎、尿血、高尿酸血症等,予碳酸氢钠进行碱化,多饮水以利尿,口服别嘌呤醇;④积极防治口腔溃疡,应多饮水,可用0.02%碘伏和2%～4%碳酸氢钠漱口,注意口腔卫生,预防感染,化疗期间,禁食过硬、刺激性强的食物;⑤可引起急性和慢性蓄积性心脏损害,临床表现为心动过速、传导阻滞,严重者可有心肌病的症状,注意输液速度不要太快,若有不适症状,应对症处理;⑥过敏反应:用药过程中若出现心悸、胸闷、气短、寒战、皮疹等症状,及时通知医生采取措施;⑦出现指(趾)端麻木、足下垂、腕下垂、声音嘶哑、面肌麻痹,停药后逐渐恢复,对此,目前无特效药。另外,还有脱发等。

6.减轻疼痛

遵医嘱应用止痛药,减轻痛苦,但防止成瘾。

7.加强心理疏导,树立战胜疾病的信心

细心、耐心地做好心理护理,使患儿能度过心理恐惧期,并能以最佳的心理状态接受治疗。

8.健康教育

(1)向家长及患儿介绍白血病的相关知识。宣传儿童白血病的预后已有很大改善,如急性淋巴细胞白血病完全缓解达95%以上,5年以上存活者达70%左右,部分患儿已获治愈。告诉家长坚持按时巩固化疗的重要性。

(2)教会患儿和家长预防出血、感染的措施。

(3)因本病及化疗过程对身体消耗很大,应加强营养,并注意补钙。

(4)在化疗间歇期:①定期复查血常规;②遵医嘱按时服药;③预防感冒,注意营养,适当活动,注意休息,不要过度疲劳;④出现高热、出血等情况,应及时到医院就诊。

(朱金梅)

第六章 肾内科护理

第一节 急性肾小球肾炎

一、病因及发病机制

大部分急性肾炎发生于口溶血性链菌 A 族(所谓致肾炎菌株)感染之后。这种前驱感染在冬春季节常见于咽峡炎、扁桃体炎等上呼吸道感染后,在夏秋季多见于皮肤化脓性疾病引起,其根据:做咽拭子培养常有链球菌存在,检查血中链球菌溶血素"O"(ASO)的滴定度常升高,在感染季节用抗生素治疗链球菌感染后可减少急性肾炎的发病率。但也有一部分患者是由其他细菌如球菌、流感杆菌、原虫如疟原虫或病毒如乙型肝炎病毒、埃可(Echo)病毒等感染引起。患者在链球菌感染后 2～3 周发生急性肾炎说明不是由链球菌直接感染肾脏,而符合感染后免疫反应的出现期,在急性肾炎患者血清中补体 CH_{50}、C_3、C_4 均明显降低,免疫荧光镜检查在肾小球基膜上找到 IgG、C_3,在电镜下可见到肾小球基膜与上皮细胞之间有致密的块状驼峰样物存在,内含免疫复合物及补体,故证明本病发病机制是属于免疫复合物性肾炎。

二、临床特点

(一)水肿

大约有 90% 的患者有不同程度的水肿,轻者晨起眼睑及面部水肿、下肢水肿。重者可有全身水肿甚至出现胸腔积液、腹腔积液。

(二)高血压

急性肾炎大约有 80% 患者出现高血压症状,大部分患者血压为 21.3/13.3 kPa(160/100 mmHg),数日后当尿量增多水肿消退,血压逐渐下降。

(三)尿液的异常

①尿量、尿比重:每日尿量 400～700 mL,而比重高于 1.020,1～2 周后尿量逐渐增加;②血尿:90% 以下患者有镜下血尿,40% 左右患者为肉眼血尿,呈血红色、棕褐色或酱油色;③蛋白尿。

(四)肾功能不全

随着尿量增多,血压下降,2～3 周恢复正常。

(五)其他症状

急性肾炎患者若前驱感染仍存在,常有发热,多见于儿童。常有全身不适、疲乏无力、食欲不振、腰部酸痛,少数患者有排尿不适等症状。

三、护理问题

1.体液过多

体液过多与肾小球滤过率降低、钠潴留增多、蛋白丢失过多有关。

2.疼痛

疼痛与炎症反应、感染有关。

3.知识缺乏

知识缺乏与新诊断、住院治疗有关。

4.有皮肤完整性受损的危险

皮肤完整性受损与炎症反应、钠潴留有关。

四、护理措施

（一）一般护理

（1）提供良好、舒适的环境，保持病室空气流通、新鲜。防止呼吸道感染，避免受凉，注意保暖。

（2）遵医嘱给予利尿剂、抗高血压药，并观察药物的疗效及不良反应。尽量避免肌内或皮下注射，注射后按压稍长时间，防止继发感染。

（3）下肢水肿严重时，少站立，抬高下肢，会阴部肿胀明显时，应及时用纱布垫托起，防擦伤皮肤或糜烂。水肿明显者给无盐饮食，水肿减轻后，给低盐饮食不超过每日 3 g。

（4）使用热水袋时，水温不可超过 50 ℃，应有护垫相隔。

（5）限制摄入水及液体入量，一般为前一天尿量再加 500 mL。

（6）准确记录 24 h 出入量，监测体质量、血压。尿少时，限制钾的摄入，出现氮质血症、少尿症状时，限制蛋白质摄入量 20～30 g/d。给予富含维生素的低盐饮食。

（7）穿舒适的全棉内衣。急性期嘱患者卧床休息，无肉眼血尿、水肿；血压正常后，可逐渐活动，避免过度劳累。

（8）向患者说明疾病过程及治疗方案，讲解定期复查的必要性，70%的患者能康复，女性患者近期不宜妊娠，部分患者可能会导致慢性肾小球肾炎或急性肾衰竭。

（二）健康指导

1.环境

创造舒适、整洁的环境，给予高营养、高维生素 C、高碳水化合物、适当的脂肪、易消化的食物。

2.饮食指导

水肿、高血压的患者应限制入水量，低盐饮食，小于 2 g/d，适当限制蛋白质的摄入量，提供优质蛋白、清淡易消化的高热量、高蛋白的流质或半流质食物。

3.日常活动

急性期绝对卧床休息 2～3 周，直至肉眼血尿消失、血压恢复正常及水肿减退，然后逐渐进行室内活动。

4.心理指导

树立战胜疾病的信心。

5.医疗护理措施的配合

遵医嘱定期复查。

（1）在治愈后 1 年内，若出现腰酸无力、水肿、高血压、血尿、蛋白尿应及时就诊检查。

（2）若有反复的扁桃体炎，在适当时可做扁桃体摘除，有利于治愈及预防复发。避免使用肾毒性药物。

（张溢珍）

第二节　血液灌流治疗技术及护理

一、概述

(一)血液灌流

血液灌流是指将患者的血液引出体外并经过具有光谱解毒效应的血液灌流器,通过吸附的方法来清除体内有害的代谢产物或外源性毒物,最后将净化后的血液回输患者体内的一种血液净化疗法。在临床上被广泛地用于药物和化学毒物的解毒,尿毒症、肝性脑病及某些自身免疫性疾病等的治疗。

(二)吸附剂

经典的吸附剂包括活性炭和树脂。

(1)活性炭是一种非常疏松多孔的物质,其来源相当多样,包括植物、果壳、动物骨骼、木材、石油等,经蒸馏、炭化、酸洗及高温、高压等处理后变得疏松多孔。

(2)树脂是一类具有网状立体结构的高分子聚合物,根据合成的单体及交联剂的不同分为不同的种类。

(三)理想的血液灌流吸附标准

①与血液接触无毒无变态反应;②在血液灌流过程中不发生任何化学反应和物理反应;③具有良好的机械强度,耐磨损,不发生微粒脱落,不发生变形;④具有较高的血液相容性;⑤易消毒清洗。

二、血液灌流的方法、观察

(一)方法

进行血液灌流时,应将吸附罐的动脉端向下,垂直立位,位置高度相当于患者右心房水平,用5％葡萄糖溶液500 mL冲洗后,再用肝素盐水(2 500 U/L 盐水)2 000 mL冲洗,将血泵速度升至200～300 mL/min冲洗灌流器,清除脱落的微粒,并使碳颗粒吸水膨胀,同时排尽气泡。冲洗过程中,可在静脉端用止血钳反复钳夹血路以增加血流阻力,使冲洗液在灌流器内分布更均匀。灌流时初始肝素量为4 000 U左右,由动脉端注入,维持量高,总肝素量为每次6 000～8 000 U,较常规血液透析量大,因活性炭可吸附肝素,要求部分凝血活酶时间、凝血酶时间及活化凝血时间达正常的1.5～2.0倍。

(二)血管通路

应用临时血管通路。首选股静脉、颈内静脉及锁骨下静脉。也可采用桡动脉—贵要静脉,足背动脉-大隐静脉。个别情况下也可使用内瘘或外瘘。血流量以50 mL/min 开始,若血压、脉搏和心率稳定可提高至150～200 mL/min。

(三)观察

每次血液灌流2 h,足以有效地清除毒物。如果长于2 h吸附剂已被毒物饱和而失效。如果1次灌流后又出现反跳时(组织内毒物又释放入血液),可再进行第2次灌流,但1次灌流时间不能超过2 h。血液灌流如与血液透析联合治疗,则灌流器应装于透析器之前;结束时把灌流器倒过来,动脉端在上,静脉端在下,用空气回血,不能用生理盐水,以免被吸附的物质重新释放入血。

(四)不良反应

(1)血小板减少：临床上较多见。另外活性炭也可吸附纤维蛋白原，这是造成出血倾向的原因之一。

(2)对氨基酸等生理性物质的影响：血液灌流能吸附氨基酸，尤其对色氨酸、蛋氨酸等芳香族氨基酸吸附量最大，但一般机体有代偿功能，若长期使用，应引起警惕。

(3)对药物的影响：因能清除许多药物，如抗生素、升压药等，药物治疗时应注意剂量调整。

(4)低体温：常发生于冬天使用简易无加温装置血液灌流时。

三、护理措施及注意事项

(1)密切观察患者的生命体征、神志变化、瞳孔反应等，保持呼吸道通畅。呼吸道分泌物过多的昏迷患者，应将头侧向一边，并及时减慢血流速度，去枕平卧。使用升压药，扩充血容量，如补液及输血、清蛋白、血浆等。但药物应在血路管的静脉端注入，或经另外的补液途径注入，否则药物被灌流器吸附，达不到有效浓度。若患者在灌流之前血压已很低，则可将充满预冲液的管路直接与患者的动静脉端相连接。

(2)血液灌流前大多患者由于药物影响处于昏迷状态，随着血液灌流的作用，药物被灌流器逐渐吸附，1～1.5 h后患者逐渐出现躁动、不安，需用床档加以保护，以防坠床；四肢和胸部可用约束带进行约束，但不能强按患者的肢体，防止发生肌肉撕裂、骨折或关节脱位；背部应垫上软垫防止背部擦伤和椎骨骨折；必要时用包有纱布的压舌板垫在患者的上下齿之间，防止咬伤舌头，并注意防止舌后坠。

(3)保持体外循环通畅。导管应加以固定，对躁动不安的患者适当给予约束，必要时给予镇静剂。防止因剧烈活动而使留置导管受挤压变形、折断、脱出，管道的各个接头须紧密连接，防止滑脱出血或空气进入导管引起空气栓塞。

(4)严密观察肝素抗凝情况，若发现灌流器内血色变暗、动脉和静脉壶内有血凝块，则应调整肝素剂量，必要时更换灌流器及管路。

(5)如用简易的血泵做血液灌流，没有监护装置，则必须严密观察是否有凝血、血流量不足和空气栓塞等情况。如出现动脉除泡器凹陷，则提示血流量不足，应考虑动脉穿刺针是否位置不当，动脉管道是否扭曲折叠、血压是否下降；若动脉除泡器变硬、膨胀，血液溢入除泡器的侧管，提示动脉压过高，灌流器凝血；若同时伴有静脉除泡器液面下降，则应适当增加肝素的用量；在无空气监测的情况下，一旦空气进入体内将会发生严重的空气栓塞，因此要密切注意各管道的连接，严防松脱，注意动静脉除泡器和灌流器的安全固定。

(6)维持性血液透析患者合并急性药物或毒物中毒需要联合应用血液透析和血液灌流时，灌流器应置于透析器之前，有利于血液的加温，以免经透析器脱水后血液浓缩，使血液阻力增大，导致灌流器凝血。

(7)患者有出血倾向时，应注意肝素的用法，如有需要，可遵医嘱输新鲜血或浓缩血小板。

(8)若患者在灌流1 h左右出现寒战、发热、胸闷、呼吸困难等反应，可能是灌流器生物相容性差所致，可静脉注射地塞米松，给予吸氧，但不要盲目终止灌流，以免延误抢救。

(9)观察反跳现象：血液灌流只是清除了血中的毒物，而脂肪、肌肉等组织已吸收的毒物的不断释放、肠道中残留毒物的再吸收等，都会使血中毒物浓度再次升高而再度引起昏迷，会出现昏迷—灌流—清醒—再昏迷—再灌流—再清醒的情况。因此,对脂溶性药物如有需要,应继续多次灌流,直至病情稳定为止。如有条件,应在灌流前后采血做毒物、药物浓度测定。

(10)血液灌流只能清除毒物本身,不能纠正毒物已经引起的病理生理的改变,故中毒时一定要使用特异性的解毒药。如有机磷农药中毒时,血液灌流不能恢复胆碱酯酶的活性,必须使用解磷定、阿托品治疗。

(11)应根据病情采取相应的治疗措施,如洗胃、导泻、吸氧、呼吸兴奋剂、强心、升压、纠正酸中毒、抗感染等。

(12)做好心理护理。多数药物中毒患者都是因对生活失去信心或与家庭成员、同事发生矛盾而服药,故当患者神志逐渐清楚时,护士要耐心劝解,开导、化解矛盾,使患者情绪稳定,从而积极配合治疗。

(王萌超)

第三节　连续性肾脏替代治疗技术及护理

连续性肾脏替代治疗(CRRT)是指每天持续 24 h 或接近 24 h 进行的一种连续性的体外血液净化疗法,目前已在 ICU 危重患者中广泛使用。

一、分类

①连续性动脉—静脉血液滤过;②连续性静脉—静脉血液滤过;③连续性动脉—静脉及静脉—静脉血液透析;④连续性动脉—静脉及静脉—静脉血液透析滤过;⑤缓慢连续性超滤;⑥连续性高流量透析;⑦高容量血液滤过;⑧日间连续性肾脏替代治疗。

二、特点

1.血流动力学稳定

CRRT 的特点就是容量波动小,胶体渗透压变化程度小,基本无输液限制,能随时调整液体平衡,因而对血流动力学影响较小。CRRT 也可能导致溶液大量丢失,故在治疗中要严密监测出入量。

2.溶质清除率高

CRRT 与血液透析相比,其优点为连续性治疗,可缓慢、等渗地清除水和溶质,溶质的清除量在于超滤液中该溶质的浓度乘以超滤液量,与常规血液透析相比,CRRT 有更高的尿毒症毒素清除率,但置换液量必须加大,时间必须延长,频率必须增加。

3.补充液体和胃肠外营养不受限制

行常规血液透析或腹膜透析的急性肾衰竭患者,由于少尿、补液量受限,限制了营养的补充,出现负氮平衡和热量摄入不足。CRRT 能根据患者营养需求补充大量液体,为营养支持治疗提供保障。

4.清除炎症介质和细胞因子

临床证明,连续性血液滤过还可用于治疗败血症和多器官功能衰竭,可以清除肿瘤坏死因子(TNF-α)、炎症介质(白细胞介素-1、白细胞介素-6、白细胞介素-8)等。主要机制是通过对流和吸附清除溶质。

三、护理措施

(一)心理护理

在治疗前做好耐心细致的解释工作,让患者了解连续性肾脏替代治疗的过程,并在严密的监测系统下完成,以减轻患者的思想负担,积极配合治疗。

(二)严密观察病情变化

(1)采用 24 h 心电监护监测患者的血压、脉搏、呼吸、心率,每小时记录一次。观察患者有无发热、乏力、眩晕、出汗、呕吐等低血压症状。

(2)准确记录动脉压、静脉压、滤器压,跨膜压(TMP)和滤液测压等。

(3)监测治疗后 24 h、48 h、72 h 的肾功能、电解质、动脉血气值等。

(4)防止连接管路的脱落、扭曲而造成不必要的大出血或凝血。一般连接管路采用两道固定,即穿刺部位固定及床边固定。

(三)血管通路的护理

通常用双腔导管,血管通路护理同血液透析。

(四)置换液补充方法

1.前稀释法

置换液在滤器前输入,称为前稀释法(由动脉端输入)。其优点是血流阻力小、滤过率稳定、残余血量少,不易形成蛋白质覆盖层,同时因为置换液量大,又可降低血液黏稠度,减少滤器内凝血。其缺点是清除率低、所需的置换液量大(6~9 L/h),价格昂贵。

2.后稀释法

置换液在滤器后输入,称为后稀释法(由静脉端输入)。用量少(4~6 L/h),等量滤液内含溶质量比前稀释法多,增加了清除率,因为后稀释法血液未被稀释,滤液中溶质的浓度与血浆水平相同。

(五)配置置换液注意事项

CRRT 时应用大量的置换液,如配置不当,会造成渗透压的改变,或被污染后引起毒血症,故配置置换液时必须遵循以下制度。

①严格无菌操作,配置前先洗手,戴帽子、口罩;②配置前核对药物,配置时注意各种药物剂量的准确性;③碳酸氢钠置换液应现用现配;④将每一组置换液利用无菌技术注入静脉高营养袋中,形成密闭状态;⑤必要时可检测置换液的电解质浓度。

(王萌超)

第七章　泌尿外科护理

第一节　泌尿外科护理教学方法

教学方法是师生为完成一定的教学任务,在共同活动中所采用的教学方式、途径和手段的总称。教学方法包括教师教的方法(教授法)和学生学的方法(学习方法)两大方面,是教授方法与学习方法的统一。

教学方法不仅受教学目的和教学内容的制约,同时还受到一定社会时代的教学目标及内容的制约。教学方法还受到学生认识发展规律的制约。泌尿外科护理教育中常用的教学方法主要包括以下几种。

一、以语言传递为主的教学方法

以语言传递为主的教学方法,是指通过教师和学生口头的语言活动以及学生独立阅读书面语言为主的教学方法。教育者与受教育者之间信息的传递大量是靠书面语言和口头语言来实现。教学效果主要取决于教师是否具有良好的口头表达能力和学生是否具有较强的阅读书面语言的能力。护理教育中以语言为主要传递形式的教学方法主要有讲授法、谈话法、讨论法、读书指导法。

(一)讲授法

1.概念

讲授法又称"口述教学法",是指教师运用口头语言系统连贯地向学生传授知识、进行教育教学的方法。由于通过讲授法可以在短时间内向学生传授较多的知识,因此,长期以来讲授法是教学的一种基本方法,常和其他的教学方法配合使用。讲授法可以分讲述、讲解、讲演三种。讲述一般用于教师向学生们叙述事实材料或描绘所讲的对象。讲解是教师向学生解释、说明和论证事物的原理、概念和公式等。讲演则要求教师不仅要向学生进行系统而全面的描述事实,而且要深入分析和论证事实,通过分析和论证来归纳和概括科学的结论。它比讲述、讲解所涉及的问题更深广,所需要的时间更长。在课堂教学中这三种方法常常结合起来一起运用。

2.讲授法的优缺点

优点:①教学效率高,短时间对众多的学生同时传授较多的知识信息;②教学支出经济,相对于其他教学方法成本低;③教师运用方便,不受时间和空间的限制,在任何时间和场合都能进行;④教师可充分发挥主导作用,教师可根据自身的教学能力,将医学和护理学等知识,科学连贯地传递给学生。

缺点:①以教师为中心,单行传递知识,忽视了学生学习的自主性、参与性及个体差异,不利于综合素质的培养;②学生注意力集中的时间有限,连续听课会使学生感到疲劳、乏味、枯燥;③面对大多数学生,难以因材施教;④提供理论性、总结性的知识多,不利于培养学生的自学能力。

3.增进讲授法教学效果的措施

(1)教学内容应充实,结构清晰:教学内容应根据教学大纲设定,可适当地添加前沿知识,介绍科研动态,开阔学生视野,注重启发式教学。

(2)教师思路应明确,有目的讲授:在大纲的指导下,根据教材的内容有目的、有重点地讲解。切忌漫无目的、不着边际、即兴发挥。

(3)教授时注意理论联系实际:护理学是一门实践性很强的学科,护理教师不仅要讲解理论产生的实际根据,还要注意说明理论在实践中的具体应用。

(4)注重教学语言的表达技巧:将教案、讲稿的内容转化成口头的教学语言,力求通俗易懂,但口语化并非等于方言化。注意语音、语调的变化,使语言具有特殊的表现力与感染力。注重教学语言的科学性和讲解性,语言要符合科学和事实,对重点难点要注重重复和强调。讲究教学语言的专业性、逻辑性、艺术性。

(5)掌握教学中非语言性的表达:非语言表达系统是由副语言、手势、面部表情、眼神、体态等组成的。非语言行为能帮助教师表达难以用语言表达的情感和态度,加强语言的感染力。

(二)谈话法

1.概念

谈话法又称问答法、提问法,是教师根据学生已有的知识和经验提出新的问题,引起学生积极思考,通过师生之间的问答,得出结论,获得知识和发展智力的教学方法。从心理机制方面看,谈话法属于探究性的,可使学生由被动变为主动学习,激发学生独立思考问题。谈话法可用于护理学科的各门课程教学,同时也适用于临床参观、见习和实习等现场教学形式,易于学生保持注意力和兴趣。谈话法是一种以问题引导学生获取知识的教学方法,问题的设计是运用该法的关键。

2.谈话法的优缺点

优点:激发学生思维活动,调动其积极性。学生可通过独立思考获取知识,利于培养学生的语言表达能力和独立思考能力。

缺点:谈话法耗时较多。教师提问不科学、不得要领,易导致讨论停留于形式,起不到促进和激发学生思维的作用。

3.增进谈话法教学效果的措施

(1)谈话前,教师应以教学目标为指引、教学内容为依据精心设计问题。

(2)问题应包括基本概念、基本原理,也要涵盖教材中的难点和重点内容,并且要具有启发性。

(3)教师设置问题时应考虑到学生的知识水平和心智发展水平,做到问题难易适当。

(4)教师应注意掌控谈话的过程,要围绕谈话的题目、线索和关键问题进行。

(5)注意谈话节奏,根据问题的多少、难易和提问对象的学习层次来掌握时间。

(6)提问面向全体学生,鼓励学生大胆谈论自己的观点和认识,对回答问题好的学生应以鼓励,对回答不正确或不全的学生也不能随意指责批评。

(三)讨论法

1.概念

学生在教师的指导下,通过集体训练(小组或全班)的组织形式,围绕某个题目,发表自己的看法,从而相互启发、搞清问题的一种教学方法。讨论法既可以用于阶段复习,巩固原有的知识;也可用于学习新知识,尤其是有探讨性、争议性的问题。讨论法可分为全班讨论或小组讨论。讨论的问题可以是预先准备和临时穿插的问题。讨论法为一种双向的互动式教学,学生参与程度高。可采用不同的方式进行分组,如自由组合按座位、按单双数、按观点等分组。

2.讨论法的优缺点

优点:①有助于师生之间交流思想,互相启发,共同切磋学术,集思广益,利于群体智慧共同研究问题;②加深师生之间和同学之间的了解,发展人际交往的技能,对培养学生的思维能力和语言表达能力,以及运用理论知识解决问题的能力均有较好的效果;③加深学生对知识的理解,激发学生思考问题,提高学生的思维能力;④培养学生的团队协作精神和对团队的责任心。

缺点:①讨论法耗时较多,组织不当,可能偏离教学目标;②低能力或不善表达的学生易处于被动地位。

3.增进讨论法教学效果的措施

(1)在讨论之前明确讨论的目的和要求。讨论的题目要有可争辩性和可讨论性。

(2)教师在讨论前制订一定的规则,并对讨论的过程给予适时控制,保证讨论的质量和效率。

(3)小组讨论不宜过大,一般 5 人或 6 人为宜,最多不超过每组 12 人,理想的人数视不同活动方式而定。

(4)明确教师角色,给予适时组织协调和引导,把握控制好现场气氛。

(5)讨论结束时,做好总结。教师注意总结学生在讨论过程中的表现和讨论的结果,并对讨论的结果进行分析,对新奇、有趣的观点给予肯定。

(四)读书指导法

1.概念

读书指导法是指教师指导学生通过阅读教科书和参考书,以获取知识,培养学生自学能力的教学方法。读书指导法还可以弥补教师讲解中的不足。教师指导学生读书,包括指导学生阅读教科书、使用工具书和阅读课外书籍两个方面。阅读的方法通常有两种:一是泛读,即快速阅读的方法,目的是为了了解阅读材料的中心思想,或是寻找某种资料的方法;二是精读,即围绕一个中心阅读的方法,是对学习内容系统地学习,反复领会,以求融会贯通。教师可根据学习的需要将精读和泛读做不同的组合。

2.读书指导法的优缺点

优点:利于培养学生的自学能力,养成读书和独立思考问题的习惯;缺点:读书指导法受学生以往经验、知识水平和认识方法的影响。

3.增进读书指导法教学效果的措施

(1)明确阅读目的、要求,给出思考题。思考题应围绕教学的重点、难点和关键问题,侧重对基本概念、基本理论的理解。

(2)选择适合学生理解和阅读的参考书籍,题材应多样化,以拓宽学生视野。

(3)教师应指导学生做好读书笔记。读书笔记常用的形式如下。①摘录:抄写书中精妙的句子、主要事实的论述及结论等;②提纲:对于阅读主要内容和中心思想的基本概括;③概要:用自己的话组织概括阅读的内容。

(4)指导学生制订和完善阅读计划。教师应定期组织读书报告会、座谈会等交流读书心得。

(五)自学指导法

1.概念

自学指导法又称学导式教学法,源于美国心理学家斯金纳的"程序教学"。自学指导法的核心是由教师讲授为主转为以学生自学为主,教学的中心由教师转为学生。自学指导法特别适用于学生有一定的基础知识而新的学习内容难度不大时选用,运用时以小班教学为宜,并应选择适合学生自学的教材。

2.自学指导法的优缺点

优点:①学生可根据自己的学习需要进行个别化学习;②使学生的学习含有更高的智力活动成分;③有利于学生知识体系的内化;④对学生自学能力的培养有较大的促进作用。

缺点:①接受知识的效率可能较听课低;②缺乏课堂气氛。

3.增进自学指导法教学效果的措施

(1)根据不同的教学目标精心选择和准备学习的活动、内容和媒体资源等。

(2)及时获取学习知识的反馈信息,了解学生的学习情况。

(3)通过各种途径与同学及时交往,以便指导、帮助学生获取知识。

二、以直接知觉为主的教学方法

以直接知觉为主的教学方法,主要是指教师通过对实物或直观教具的演示、组织教学参观等,使学生学习知识,形成正确的认识方法。护理教育中以直接知觉为主要的教学方法主要有演示法、参观法等。

(一)演示法

1.概念

演示法是教师通过向学生展示实物、直观教具或示范性的操作、实验等传授知识和技能的一种方法。根据使用演示教具类型的不同,可将演示法分为4类:实物、标本和模型实物演示;图片和图表的演示;试验及实际操作的演示;幻灯、录像、录音和教学电影的演示。根据教学要求,则可分为两类:单个或部分物体或现象的演示和事物发展过程的演示。

2.演示法的优缺点

优点:①易获得丰富感性资料,加深对学习对象的印象,激发学生的学习兴趣,集中学生的注意力;②通过演示,复杂的操作过程变得很容易理解,学习的知识易于理解和巩固;③演示的视觉效果有助于对内容的形象记忆;④专家通过演示,可以形成技能操作的模式。

缺点:①练习过程重复多次后,枯燥无味;②高耗材限制练习次数。

3.增进演示法教学效果的措施

(1)根据演示内容选择合适演示工具,提高演示熟练度,如果是示范实验,则要预先进行操作。注意演示的教具不宜太多,避免学生"走马观花"。

(2)演示前,明确演示的目的和要求,让学生带着目的和任务去观察操作的每个步骤。注意演示速度,注重演示流程,全程演示,突出重点,演示过程中及时提出思考问题。

(3)演示应与讲解、提问密切结合,引导学生边看边思考,使学生在获得感性认识的同时,加深对相关概念、原理的理解。

(4)注意合理地安排演示完毕后的练习。根据学生的年龄、技能的复杂程度和劳累程度、特定的任务目标、学生的经验和水平、练习的环境,决定练习的频率和方式。

(5)演示要适时,根据授课内容把握演示时机。不应过早地展示教具分散学生注意力,削弱新鲜感,降低感知兴趣。演示完毕注意及时收起教具,以免分散学生注意力。

(二)参观法

1.概念

参观法是教师根据教学要求,组织学生到现场,观察、接触客观的事物和现象,以获得新知识和巩固验证已学知识的一种教学方法。根据教学过程中安排的时间不同,可将参观法分为3类:预备性参观,一般在讲授某一科目前先组织学生参观有关的事物;并行性参观,是在讲授某一科目的进程中,为了使理论与实际更好地结合起来而进行的参观;总结性参观,是指讲完某一课程后,组织学生去参观已讲过的内容。参观法是护理教学中常用的方法。

2.参观法的优缺点

优点:①有利于理论知识与实际临床实践紧密相连,帮助学生更好地领会课本所学的知识;②拓展学生知识面,开阔视野,发现未知,激发求知欲;③帮助学生在临床实践中,获得生动的专业思想和职业道德教育。

缺点:①组织实施困难,受到医院实际环境的限制;②同学易脱离参观队伍,把目光放在与本次主题无关的其他临床事件上。

3.增强参观法教学效果的措施

(1)根据教学大纲制订和明确教学目的及要求。

(2)参观前要确定参观的地点和内容,根据实际情况制订合理的参观程序。

(3)教师应明确参观的目的、具体要求、观察对象、进行的步骤和注意事项。

(4)参观时注意引导学生有目的、有重点地参观,适时提问,做好记录。

(5)参观结束后教师检查参观计划完成情况并进行总结。要求学生整理参观笔记,对知识点进行概括和总结,指导其写出参观报告。

三、以实际训练为主的教学方法

以实际训练为主的教学方法,是以形成技能、行为习惯和发展学生实际运用知识的能力为主的一类教学方法。该方法是以学生为中心,并强调手脑并用,让学生通过各种实际活动来逐步形成和发展自己的认知结构,教师则起辅助作用。护理教育中以实际训练为主的教学方法主要有实验法、练习法、实习作业等。

(一)实验法

1.概念

实验法是学生在教师的指导下,运用一定的仪器设备进行独立作业,以获取知识,培养动手能力的一种教学方法。实验法是通过亲自观察和操作获得直接经验,实验法可分为3种:演示性实验、验证性实验和设计性实验(又称开发性实验)。演示性实验一般在新课前进行,让学生对新课有感性的认识;验证性实验常在课后进行,目的在于验证课本所学;设计性实验一般在学生具备一定的基础理论和实验技能的基础上进行,难度较大,综合性强,研究性突出。

2.实验法的优缺点

优点:①培养学生正确使用仪器进行科学实验的基本技能,以及初步的科研能力;②有助于培养学生科学研究的兴趣,养成严谨求实的科学态度和科学精神,发展学生观察问题、分析问题和解决问题的能力。

缺点：①实验的效果受到实验器材和实验场地的影响，精密的实验对器材要求较高；②实验器材及耗材的费用较高。

3. 增强实验法教学效果的措施

(1)实验前应备有实验计划，实验计划应根据教学大纲和教材编写。

(2)教师应进行必要的预实验，以便对实验中可能出现的问题做到心中有数。

(3)实验开始前，教师应仔细检查实验所需的仪器设备和实验材料，保证实验安全顺利地进行。同时应简明扼要地说明实验的目的、要求、原理、操作过程及仪器设备的使用方法，必要时进行演示。

(4)对同学进行合理分组，一般以2～4人一组为宜，并分配好小组学生需使用的仪器设备及实验材料。在巡视的过程中，发现困难较大的小组和个人，则给予个别化指导。

(5)做好实验小结。实验结束后可先指定学生报告实验进程和结果，然后由老师做出概括和总结，分析实验中存在的问题、提出改进意见，指导学生写出实验报告并进行审阅和批改。

(二)练习法

1. 概念

练习法是学生在教师的指导下完成某些动作或活动方式，以巩固知识和形成技能、技巧的教学方法，在护理专业各科教学中被广泛应用。练习法的种类包括：听说练习；解答问题练习；绘图、制图练习；操作技能练习。

2. 练习法的优缺点

优点：①帮助学生巩固所学知识，并把知识转化为技能、技巧；②培养学生认真工作的态度和克服困难的毅力。

缺点：单一、重复的练习容易使学生产生厌倦的心理。

3. 增强练习法教学效果的措施

(1)向学生讲解每次练习的目的和要求。

(2)指导学生掌握正确的练习方法，提高练习的效果。

(3)在学生练习的过程中，指导教师注意巡视，查看练习效果，及时做出指导。

(4)练习结束时，指导教师要注意总结和讲评学生在练习中存在的情况。

(三)实习作业法

1. 概念

实习作业法又称实践活动法，是教师根据教学大纲要求，组织和指导学生在校内外从事实际操作活动，将书本知识应用于实践的教学方法。

2. 实习作业法的优缺点

优点：①能够将理论和实践，教学与临床相结合，有利于巩固和充实所学的理论知识；②有利于培养学生的实际工作能力。

缺点：实习的效果受到临床工作环境的影响。

3. 增强实习作业法教学效果的措施

(1)实习的内容应以教学大纲为依据，在相应理论的指导下进行。

(2)实习前要做好实习作业的计划。

(3)实习结束时，教师注意评阅学生的实习作业和评价学生的实习效果。

四、以陶冶训练为主的教学方法

以陶冶训练为主的教学方法,是指教师根据一定的教学要求,有计划地使学生处于一种类似真实的活动情境中,利用其中教育因素综合地对学生施加影响的一类方法。特点是学生在不知不觉中接受教育。护理教育中以陶冶训练为主的教学方法主要有角色扮演法、情景教学法等。

(一)角色扮演

1.概念

角色扮演是指教师根据一定的教学要求,有计划地组织学生运用表演和想象情境,启发及引导学生共同探讨情感、态度、价值、人际关系及解决问题策略的一种教学方法。学生可根据自己的角色特征自由想象与发挥。学生扮演自己的角色时,其余学生就可以观察和分析表演的行为,这种教学方法能够唤起学习者的感情和激情。

2.角色扮演的优缺点

优点:①学生参与程度高,学习兴趣大,学生在不知不觉、潜移默化中受到教育,获得真实的体验,形成真实的认识,发展积极的情感;②有助于学生对复杂人类行为的理解;③有助于学生发挥主观能动性,加深对所扮演的人物或事物的理解;④增强学生的观察能力。

缺点:①部分学生羞于表达或角色不适应,影响教学效果;②学生表演太戏剧化,脱离教学内容,使内容失去真实性、可信性;③部分内容不能靠学生的角色扮演法来掌握。

3.提高角色扮演法教育效果的措施

(1)明确角色扮演的目的,扮演在小范围内实施。

(2)扮演前教师应了解每位学生对角色的理解程度,适当引导,注重学生自身的发挥。

(3)教师应向学生明确扮演时间,最好将扮演时间控制在 15 min 以内,扮演过程中,教师不应催促学生。

(4)扮演完毕鼓励学生共同讨论对人物或事物的看法,写出或说出活动后的心得体会。

(5)不要把重点放在表演能力上,更多地关注活动中学生学到了什么。

(二)情景教学法

1.概念

情景教学法,又称模拟教学,是指通过设置具体生动的模拟情景,以激发学生主动学习的兴趣,帮助学生巩固知识,学习特定专业场景中所需的技能技巧的教学方法。情景教学法常用于专业课的临床教学及训练,是护理理论课讲授的重要补充和延伸。情景教学应用主要有 3 种形式:一是使用教学器材开展情景教学;二是通过角色扮演开展情景教学;三是借助计算机辅助系统开展情景教学。

2.情景教学法的优缺点

优点:①具体逼真、生动活泼的模拟情景,有利于激发学生的学习兴趣,提高学生参与的积极性;②通过模拟临床各种真实的情景,可以使学生体验到专业人员(护理人员)的角色、作用、处境、工作要领,能让学生接受到一定的专业素养训练;③通过模拟情境,可以减轻学生进入真实工作情景的焦虑情绪;④为应对模拟情境中的事件,学生必须将所学的知识迁移到模拟情境中,有利于提高学生对实际问题的预测和解决问题的能力;⑤学生可以从模拟活动中得出的结论或结果中领悟到事件或事物的发展演变规律,帮助学生理解和巩固已学知识。

缺点：①学生容易把主要精力集中在事件的发生和发展的过程，而忽略对深层次理论问题的思考；②模拟环境中遇到的问题与现实医疗环境存在一定的差距；③教师较难控制学习过程。

3. 增强情景教学法教学效果的措施

(1)要对情境教学进行系统的方案设计。情景教学法应用步骤为：设计情景教学方案；准备场景与器材；公布情景课题与背景资料；分配情景模拟的角色与演练任务；情景演练准备、实施、效果验证；教师讲评，组织撰写情景演练报告。

(2)要重视教学手段的丰富和教学设备的利用。为了创设有情之境，教师选择趣味性较强的教学方式，如游戏、演讲、表演等各种形式，来导入新课，利用图像、多媒体、办公自动化实训室等教学设备来辅助教学，并采用分组式、"结对子"等形式组织课堂教学活动，尽量做到通过课堂教学手段的多样性来活跃思维，创设趣味盎然的学习氛围，从而激发学生的学习兴趣。

(3)注重对考核方式的改革。如果还是像传统教学那样仅仅以期末一张试卷来评定学生的成绩，必然会影响学生参与情境教学活动的积极性，同时也不能准确全面反映学生在学习过程中的学习能力和学习状况。因此可把学生成绩的评定分为 3 个部分：一部分为期末考试；一部分为学生上课时综合能力展示分，即课堂讨论、演示参与；一部分为平时作业成绩，包括情境设计方案及日常作业。通过对学生成绩的合理分配，有利于调动学生参与教学的积极性，同时提高学生活学活用课本知识以解决实际问题的能力。

五、计算机辅助教学法

(一)概念

计算机辅助教学法(computer assisted instruction,CAI)是指以计算机为工具、以学生与计算机的交互式"人机对话"方式进行的教学方法。计算机辅助教学系统由计算机系统、教师、学生、教学信息或多媒体教材等基本部分组成。与以往任何一种先进媒体的应用相比，多媒体技术的引入，使传统的教育方式发生了更深刻的改革，教育质量和教学效率也有了显著提高，其中最关键的因素是多媒体信息对教育有着巨大的促进作用。与传统教育相比，多媒体技术可直接把现实世界表现出来。随着多媒体技术在教学中应用的日益广泛，多媒体的发展方向趋于工具化、智能化、网络化。根据其功能的不同，CAI 可分为操作和练习、个别指导、模拟、教学游戏、问题解决等 5 种基本教学模式。

(二)计算机辅助教学法的优缺点

1. 优点

(1)计算机辅助教学系统能将抽象的教学内容具体化，枯燥的教学内容生动化、形象化，有利于激发学生的学习兴趣，帮助学生较快地掌握相关知识。

(2)计算机辅助教学实现了复习和考试的标准化，并对学习效果提供及时的反馈和强化，极大方便了学生学习。

(3)学生可根据自己的学习要求选择适合自己的教学课件，每个课件提供了不同的学习模式，因此计算机辅助教学可实现个别化教育。

(4)利于教学资源的传播与交流。多媒体课件是教师心血和智慧的体现，可通过网络技术或其他通信手段广泛传播，便于学生自学和教师交流。课件以可长期保存的电子文档方式记录教师积累的教学经验和成果，其保存和应用将成为教学生命的延续，为课程的建设和发展积累过程性资料。

(5)能够呈现单纯的文字、数字等字符教学信息,而且还能输出动画、视频、图像和声音,能非常容易做到教学信息的图、文、声并茂,这种多维立体的教育信息传播,增强了信息的真实感和表现力。

2.缺点

(1)计算机辅助教学不能提供学生身心发展所需的非智力因素。缺少个人感情的交流融合的机会,不利于团队精神及语言表达能力的培养。

(2)计算机能实现大容量、高密度的信息交换,教师在利用计算机辅助教学时将与课程有关的所有材料事无巨细尽数罗列,或任意合并教学单元,一节课中出现过多的概念、原理及定律,过分加大课堂的容量,变成现代化的"注入式"教学,受课时限制,只能加快单位时间传输的信息量。大量多媒体信息包围学生,学生难以接受,无法对知识进行"同化""顺化",直接影响到学生对所学内容的理解。

(3)限制了学生思维,影响师生互动。一些教师在教学课件中使用的直观形象素材,使学生散失了想象的空间,约束了学生思考的广度和深度。教师操纵演示课件,展示问题答案,学生按照预先设定的模式思路、线索进行人机交互,根本没有足够的时间深入地思考,只能顺应设计者的思维方式做一些简单的应答,学生成为课件的欣赏者和旁观者,课堂缺少师生思维和灵感火花的碰撞,遏制了学生思维能力尤其是求异思维的发展,不利于培养学生的想象力和创造能力。

(三)增强计算机辅助教学法的措施

(1)课件的内容应根据教学目标设定,课件尽可能真实化、形象化、生动化。

(2)注重教师素质的培养,对教师进行计算机知识的培训。

(3)将优秀教师与专业软件人员有机结合:优秀教师将教材的重点、难点及突破方法的设想、构想与专业编程人员沟通,专业人员用他们的技巧来完成我们教师的设想。

六、以问题为基础的教学方法

1.概念

以问题为基础的教学方法,是一种以临床问题激发学生学习动机并引导学生把握学习内容的教学方法。由美国神经病学教授巴罗斯(Barrows HS)于1969年在加拿大麦克马斯特大学创立,在国外医学教育与护理教育领域中得到较为广泛的使用。解决问题不是目的,它是一个载体。学生在解决问题的过程中,学习必要的知识,学会正确的临床思维和推理方法,培养自学能力。根据问题式学习(PBL)的组织结构和课程设置分为经典PBL和非经典PBL。

经典PBL是一种导师制的小组教学形式,取消了班级的形式,由6名或7名学生组成学习小组,每组配备1名导师,实行导师制。在此模式中,以学科为界限的传统课程设置被打破,取而代之的是围绕患者疾病问题所编制的综合课程。非经典PBL基本上仍以班级为形式,以学科为界限编制课程,由1名任课教师组织学生进行班内小组讨论而非导师制教学。严格来说,这种方法并非完整意义上的PBL,但它的理念、步骤以及基本方法仍然与经典PBL一致,同样也能促进和提高学生的临床推理、批判思维和自学等多方面能力。从心理机制来说,此方法是属于探究性的,能激发学生的思维活动。教学的基本组织形式为小组教学,学生需通过团队合作来共同解决问题,因而可锻炼学生的团队合作、团队管理和沟通能力。因此,PBL已不单纯是一种教师教书育人的"教"的方法,它更强调的是一种以学生为中心的、以培养学生的学习能力为目的的"学"的方法。

2.以问题为基础的教学方法的优缺点

(1)优点:①强调调动学生的主观能动性,让学生自己寻找解决问题的方法,并在解决问题的过程中学习知识和技能;②可有效地促进学生自学、综合分析以及独立工作能力。

(2)缺点:①学生对PBL教学模式的普遍反应是课时过长,时间消耗太多;②PBL教学模式提倡以临床问题为引导进行基础理论学习,打破了基础知识完整性,漏掉了一些内容,这种模式只注重创新、实践能力的提高,忽视了全面的、系统的理论学习;③PBL教学模式不适合大班教学,在我国现行师资紧缺的状况下,师资力量不易达到,教师水平参差不齐,也影响到教学质量。

3.教学模式的应用步骤

(1)选取教材的全部内容或部分内容,教师先讲授总论及重点内容、基本概念作为过渡。

(2)有关专家和教师设计一定难度,能包含学习目标、有实际价值的PBL辅导材料预习。

(3)学生根据材料中的病案、理论思考题等提出一系列问题,分析、归纳出解答这些问题所需要的相关基础知识、临床知识,制订学习计划。

(4)小组成员分工合作,利用各种工具学习及解决问题。

(5)小组内部讨论,学生分享信息。

(6)各小组将讨论的结果带入课堂讨论。

(7)教师精讲和总结。

七、目标教学法

1.概念

目标教学法是以教育目标分类理论为依据,以设置明确、具体、可操作、可测量的教学目标作为教学导向的教学方法,主要包括教学目标设计和目标教学实施两个过程。目标教学在教学目标的导向下,以教学评价为动力,以反馈和矫正为核心,通过班级和个别化教学相结合的方式,可使绝大多学生达到教学目标的要求。目标教学以单元为教学过程的基本单位,在实现单元目标后再进行下一个单元的教学,一切教学活动以教学目标为中心进行组织教学,将教学评价作为教学过程的有效保障。

2.教学模式的应用步骤

(1)课前展示目标,辅以解释,以助理解。每章节教学前,任课教师应向学生讲解本单元教学目标,作为学生的学习导向,使学生的认识有明确的方向性。

(2)课中提示目标,集中注意,提高课堂吸收率。在教学过程中,教师在讲解教学目标内容时,应及时提示学生注意,使学生能当堂消化、吸收课程的知识点和教学的重点内容。

(3)课后验证目标,了解教学效果,强化学习记忆。下课前预留几分钟的时间,给予学生验证性习题,使教学双方及时了解教学效果,概括重点知识点,提高学生记忆水平。

(4)复习强调目标,把握考试重点,自测掌握水平。课程终考复习时,再次分析目标,帮助学生梳理学科知识点,将基础理论、基本知识和基本技能作为复习的重点内容。

(5)考试围绕目标,控制考试质量,提高测评可比性。编制试卷时,应控制85%以上的试题是教学目标的内容,目标外内容一般不超过15%。

八、发现教学法

1.概念

发现教学法亦称假设法和探究法,是指学生运用教师提供的按发现过程编制的材料或学习材料,在教师的指导下,通过自身的探索性学习,发现事物变化的起因和内部联系,从中找出所学内容的结构、结论及规律,进而掌握知识并发展创造性的思维和发展能力的一种教学方法。它的指导思想是以学生为主体,独立实现认识过程。即在教师的启发下,使学生自觉地、主动地探索科学知识和解决问题的方法及步骤,研究客观事物的属性,发现事物发展的起因和事物的内部联系,从中找出规律,形成自己的概念。教师扮演学习促进者的角色,引导学生对这种情境发问并自己搜集证据,让学生从中有所发现。发现教学是由美国心理学家和教育学家布鲁纳首先提出的。

2.教学模式的应用步骤

(1)学生从教师的若干素材中发现问题,带着问题发现观察具体的事物。

(2)借助推理和直觉,提出试探性的假设。

(3)学生用更多的感性知识检验试探性的假设。

(4)假设证实后将其付诸实施。

九、翻转课堂

翻转课堂教学模式(Flipped Class Model,FCM),又称颠倒课堂、反转课堂,是信息化时代发展的产物,其理念最早出现在 19 世纪的西点军校,之后随着全球视频公开课、可汗学院的盛行得以迅速流行,成为各个学校课堂改革的一大焦点。在 FCM 中,教师从课程内容的传授者变为学习过程的指导者与促进者,学生从被动的内容接受者变为学习活动的主体,教学组织形式从"课堂授课听讲+课后完成作业"转变为"课前自主学习+课堂协作探究",课堂内容变为作业完成、辅导答疑和讨论交流等课堂的评价方式也呈现出多层次、多维度。作为一种"以学生为中心"的教学模式,FCM 在国外已经被广泛应用于教育领域,国内也在积极实践与研究。

FCM 的基本思路是将传统的课上授课与课下作业的学习过程翻转过来,在课外时间通过网络视频或老师录制的视频和材料完成新知识的自主学习,课堂主要用于师生互动、解答疑惑、汇报讨论等活动。FCM 颠覆了传统学习习惯,把课堂传授知识和课外内化知识的结构翻转过来,形成"学习知识在课外,内化知识在课堂"的新型教学结构团。尽管 FCM 是一种反转的教学模式,将课堂时间用来组织活动,用课下的时间来学习新知识,但并不能简单地将其认为是"预习+传统课堂",因为课前的预习并非漫无目的,而是精心设计,与课堂活动相互呼应。FCM 常以信息技术作为传授新知识的手段,如使用网络视频,自己录制微课或使用 PPT 等学习材料,学习者在课前使用计算机、手机等信息化设备自学,因此也有教育者将 FCM 与"教学视频""微课""慕课(MOOC)"或是网络学习等同,这种观念存在误区。FCM 并不只重视视频内容,而需要课前设计与课中活动相互配合、互相促进。

十、临床护理教学方法

临床护理教学主要有两种形式:临床见习和临床实习。临床见习是指在讲授专业课期间,为了使学生获得课堂理论知识与护理实践相结合的完整知识而进行的临床实践的一种教学形式。临床见习主要通过看、问、想、操作等教学活动,使理论与实践相结合,巩固和加深课堂学到的理论知识。临床实习,又称生产实习或毕业实习,是指全部课堂教学完成后,集中时间对学生进行临床综合训练的一种教学形式。临床护理实习时间通常集中安排在最后 1 年,临床护理实习是护理教学过程中重要的教学阶段,也是完成和达到教学计划所规定的培养目标的最后阶段,是整个护理学专业教学计划的重要组成部分。通过安排学生直接到医院科室,学习担任护士职业工作,巩固所学理论知识和技能,使理论知识和护理实践有机地结合,培养学生良好的职业道德和行为。

(一)带教制

1.概念

带教制是一名学生在一定的时期内固定跟随一位护理人员(带教教师)实习的形式被称为带教制。在这种教学模式中,带教教师对学生提供个体化的指导,并促进其专业角色的习得。

2.方法

学生全程跟随带教老师一起工作,学生的所有班次与带教老师的一致,使学生能够完全体会到不同工作班次的特点。这样学生可全面观察、学习带教老师从事临床护理工作的全部内容和方式,包括各种护理操作、对患者的整体护理过程、与各类人员的沟通、对患者的态度等。同时,学生可就观察过程中产生的问题向教师提问,获得解释。在观察过程中,护生会受到老师潜移默化的影响。带教老师还要按照教学计划,要根据学生的具体情况,安排其动手实践的机会,并提供反馈意见。除专业带教外,带教老师还要关心学生的思想和生活等方面的情况,与学生建立和谐的师生关系。

3.带教制的优缺点

优点:①病房工作随机性很强,患者病情变化快,教师可以抓住临床上稍纵即逝的现象进行讲解,提高学生的理论水平,加强理论知识与临床实践的联系;②加强了教学内容的稳定性、逻辑性和系统性;③增强了带教老师领导能力和教学技能;④通过教与学的双向活动,引导护生对知识的获取、分析、判断、储存、运用和创新。

缺点:①带教老师知识层次参差不齐,部分带教老师临床教学经验不足,教学方法简单或教学意识淡漠,对学生的临床学习有一定的影响;②带教老师缺乏足够时间指导学生的临床护理实践,医院里的护理工作繁重,而目前临床护理教学大都由临床护士兼职完成,多数实习科室的老师除了承担护生的临床实习指导外,还负责分管患者,造成带教老师没有足够的时间指导学生;③学生在不同的科室间轮转,频繁地更换带教教师,不能保证教学连续性。

(二)导师负责制

1.概念

导师责任制指的是被称为导师的教师在一定时期内,对所负责的学生进行个别指导的教学方法。我国的导师制主要用于研究生教育,但在 20 世纪 90 年代末,本科生导师制在我国高校以各种方式试运行。部分院校已开始实行了本科生导师制,同时有研究表明护理本科生临床实习教学实施了导师制后取得了较好的效果。教育界认为导师制对本科生的思想教育、学生管理和学风建设具有重要的作用,并且导师在导师制活动中具有示范作用和权威作用。

2.方法

每位导师负责 1～3 名临床实习的学生。学生进入临床时,导师对所指导的学生进行实习前评估,了解学生基本情况,并根据评估结果及学生的特点制订重点实习方案,使实习更具有针对性、目的性。结合自身经历,向学生传授临床工作中的基本思路和学习方法、推荐参考书等,主动了解学生在实习期间的状况并加以指导。及时与病区带教老师联系,帮助解决问题;及时掌握实习计划完成情况,对其实习全过程进行动态、连续、主动指导和监控。

3.导师负责制的优缺点

优点:①师生关系呈良师益友、和谐融洽;②着重思想与人格的陶冶,陶冶学生健康的职业认同感;③重视情感智力的培养,调节自我消极情绪;④对带教教师也提出了较高的要求,增加了他们的压力感和责任心,促使其不断地学习、钻研新理论、新知识,改善知识结构,提升自己的学术水平。

缺点:①对导师的要求较高,对导师的评定有一定的标准,达到导师水平的临床护理教师数量不足;②导师直接指导学生临床实践学习的时间不多,导师难以全面了解整个实习进展的状况。

(三)经验学习法

1.概念

经验学习法是指那些从经验中获得知识的教学方法,其实质是通过自己"做"进行学习,而不是听别人讲述或自己阅读来学习知识。经验学习法的最大特点是以学生为中心,通过积极参与,从自己参加的事件中获得直接经验。

2.形式

(1)经验学习日记:是鼓励学生进行反思的行之有效的方法。在日记中,学生除了记录自己所经历的具体事件外,还要描述他们对事件的认识、感受和体会。

(2)反思性小组讨论会:每次实习结束时,组织学生进行反思性讨论。在讨论中,学生不仅可以反思自己的临床经历,而且可以讨论其他同学的经历,分享别人的感受,从而可以积累更多的临床经验。

(3)实地参观学习:包括社区的实践,如进行家庭访视。带学生访视前,应该向学生解释访视的目的、内容和要求。访视结束后,安排时间让学生向其他同学及教师进行学习心得汇报,从而促进反思。

(4)应用课题:应用课题包括两种形式。一个是个案研究,让学生对一个案例进行较深入的研究,通过案例研究,促使学生综合运用各种知识。另一种形式是小型科研,学生在教师的指导下,选择临床小问题,进行科研程序的训练。这种方法不仅可以锻炼学生的科研能力,而且能够促使学生对某些问题进行深入的思考。

3.经验学习法的优缺点

优点:①促使学生进行主动思考,培养临床护理思维;②大量思考的间接临床经历和经验,为学生在解决问题方面提供了可供参考的经验准备。

缺点:①学生直接经验不足,理论知识和实践有脱节,难以进入较深层次的思考;②学生对专业有浓厚的兴趣时,方可激起思考的热情。

(四)临床实习讨论会

1.概念

临床实习讨论会是一种重要的临床教学活动。通过这种形式的活动,学生可以分享观点和经历,发展解决问题和评判性思维的技能,锻炼和提高口头表达能力,学会与他人合作的精神。

2.形式

(1)实习前讨论:是在临床活动开始前进行的讨论。讨论会由临床教师主导。教师事先为学生选好病例,对要讨论的病例了解清楚,学生在讨论中可以提出有关其临床护理实习活动中的问题,使对该患者护理及临床实践方面的问题有清晰的了解。实习前讨论会有助于学生识别患者的健康问题,制订护理计划,为临床护理学习实践做准备。

(2)实习后讨论会:是在每次实习活动结束后举行的讨论。实习后讨论给每位学生提供了深刻分析其经历的机会。每位护生要介绍自己当天对患者采取的主要措施、评价措施的有效性,这些措施与护理目标和理论的相关性、实习中遇到的问题以及处理的方法、处理的结果以及自己的感受和意见。此外,学生可以回答同学的提问,也可以提出自己的观点,学生也可以将自己护理患者方面的疑惑向同学或老师提出,请求给予进一步的解释。小组成员在讨论会中分享彼此的经验和情感。

(3)专题讨论会:是小组就某些专题进行讨论。这些专题的范围很广,可以涉及文化、经济、政治、专业等方面的问题。讨论的题目可由教师指定或学生提出。

(4)重要事件讨论会:是小组同学对实习中遇到的重要事件进行的讨论。讨论时,由教师或学生先对事件本身以书面或口头的方式介绍给全组成员,然后展开讨论。学生可以问有关事件的细节,以得到充分的资料来发现问题所在,学生可以提出不同的解决方法,并向小组介绍自己的方法及采取此方法的理由,或者学生以小组工作的形式共同探讨决定解决问题的方案。讨论结束时,由老师总结讨论的结果,并澄清学生中存在的误解。

3.临床实习讨论会的优缺点

优点:①为学生提供较多的锻炼机会,提高学生的口头表达能力;②营造了一种开放性的论坛气氛,让学生各抒己见,提高了学生对临床护理实践的兴趣;③促进合作性学习的技能,促进评判性思维的发展。

缺点:①讨论前需要充分地准备,并需要学生的积极配合才能达到良好的教学效果;②对某些内向、不善于口头表达的学生,易造成紧张、消极的情绪。

(五)契约学习法

1.概念

契约学习法是教师与学生共同制订学习计划、并严格按契约的内容进行学习的一种方法。契约学习是以学习契约为载体的一种教育组织形式,同时又是一种具体的学习方法。20世纪70年代美国成人教育大师诺尔斯(Knowles)综合独立研究、个别化教育、自我导向式学习以及终身学习等理论,形成了"契约学习"的基本思想和方法。这种方法更能提高护理学生自主学习倾向和学习技能,有利于提高护理学生的综合素质。

2.方法

契约学习是让实习护生根据自身情况,写出一份适合自身的学习契约,内容包括个体化的学习目标、实现目标的策略及日期、目标实现的判断标准和方法,然后跟教师共同签订学习契约、拟订计划。护生在实习过程中按照契约的内容进行执行,经常对照契约,检查学习契约落实情况。带教老师经常检查其完成情况,为保证落实有效,要求护生每周总结学习工作情况,做好翔实的实施记录,在记录中及时查找不足,及时纠正和弥补不足,以保证契约内容的完成。护生根据实习、学习过程中遇到的问题,及时与带教老师讨论、协商,对契约做相应的调整。执行过程中,如发现学习内容与学习方法发生变化,应对学习契约进行再次修改。护生在契约规定的时间内对学习效果进行验收,由于契约明确了各科室的实习目标、实习计划,所以护生学习方向性明确,且契约由护生自己拟定,与带教老师共同磋商形成,学习契约对护生和带教老师都有指导和约束作用,因此师生都非常重视契约内容的完成情况。

3.契约学习法的优缺点

优点:①可以规范教学行为,增强教师的教学意识、调动教师的教学积极性、改善师生关系,能激发护生的学习热情;②提高护生的学习兴趣、培养护生自主学习和对学习的操控能力、丰富护生的学习经验,对以后参与终生护理学教育起到了积极的帮助作用;③拓宽护生的知识面,提高理论、技能水平和综合素质,培养自我导向式学习及终身学习的能力。

缺点:①加大了带教老师的教学工作量,对带教老师的教学职责提出严峻挑战;②把护理实习的内容局限在一种具体的范围,当学习资源或学习方式有改变时,会给实习生带来困惑;③契约学习的协商性与学习契约的强制性较难统一,契约学习强调学习目标、内容、过程的可协商性,但学习契约实际上是一份协议,既然是协议就有一定的强制性,而契约学习又不能不要"强制"。

(李　明)

第二节　泌尿外科患者的常见症状及护理

症状是患者患病时主观感觉到的异常或不适感觉,也是引起患者痛苦和不安的健康问题。通过对症状的护理可减轻或消除患者痛苦,对帮助患者恢复健康具有极其重要的作用。因此,掌握这些症状的知识是泌尿外科护士应具备的基本技能。本节着重介绍泌尿外科的几种常见症状的发生机制、特点和护理措施。

一、血尿

(一)概述

血尿是泌尿外科疾病最常见的症状,血尿发生的原因主要是泌尿系统肿瘤、结石、感染、畸形和外伤等。血尿可分为镜下血尿和肉眼血尿。每 1 L 尿中混有 1 mL 以上血液即可呈现肉眼血尿;镜下血尿指离心尿液每高倍视野(Hp)$\geq$3 个红细胞。根据排尿过程中血尿出现的时间及血块的形态对病变可以初步定位。初始血尿提示尿道或膀胱颈出血;终末血尿提示原发病变位于膀胱三角区、膀胱颈或后尿道;全程血尿表明出血来自膀胱及其以上的尿路。新鲜血尿伴有大小不等的血块提示膀胱出血;条状血块是由输尿管塑形所致;血尿呈暗红色,表明出血来自上尿路。血尿的伴随症状往往是确定血尿原因的重要线索,血尿伴肾绞痛多为尿石症;血尿伴单侧上腹部肿块多为肾肿瘤、肾积水、肾囊肿或肾下垂;血尿伴双侧上腹部肿块常为多囊肾;血尿伴膀胱刺激征多见于泌尿系感染、肾结核及晚期膀胱肿瘤等;血尿伴下尿路梗阻症状见于前列腺增生和膀胱结石;对于无痛性血尿应高度怀疑泌尿系统肿瘤。

(二)护理措施

(1)心理护理:患者看到血尿常会感到精神上的压力而焦虑不安、恐惧、无助,所以在护理患者时应镇定,适时给予患者心理安慰,并协助患者获得心理方面的支持,要求家人陪伴,且多与患者交流。

(2)卧床休息:血尿发生后,嘱患者卧床休息。

（3）严密观察出血情况，如果尿色鲜红，伴有血块，遵医嘱留置导尿管持续膀胱冲洗，防止血块在膀胱内凝聚过多，导致患者排尿不畅。

（4）遵医嘱给予止血药物治疗，如血凝酶（巴曲酶）1 kU 静脉用药。

（5）抽血查血常规、血型、交叉配血，血红蛋白下降者输入新鲜血补充红细胞、血容量。

（6）询问患者是否患有其他疾病，如糖尿病，必须控制好血糖，利于止血。

（7）协助医生诊查，寻找出血的原因和部位。

二、膀胱刺激征

（一）概述

尿频、尿急、尿痛三者同时出现，称膀胱刺激征。

1. 尿频

排尿次数增多而每次尿量减少。正常人排尿次数因年龄、饮水量、气候和个人习惯而不同，一般白天排尿 3～5 次，夜间 0～1 次，每次尿量 300～400 mL。引起尿频的原因：①膀胱敏感性增加，因膀胱受到炎症、结石、异物等病理刺激所致；②膀胱容量降低，见于结核性挛缩膀胱和间质性膀胱炎、前列腺增生所致的膀胱残余尿量增多，膀胱容量相对降低；③其他，若排尿次数增加而每次尿量并不减少，甚至增多，可能是生理性的，如多饮水，食用利尿食品，或内科疾病，如糖尿病、尿崩症或肾浓缩功能障碍等引起；精神因素有时也可引起尿频。

2. 尿急

迫不及待地要排尿不能自制，多见于尿路急性炎症或膀胱容量显著缩小，常与尿频同时存在。

3. 尿痛

尿初、排尿中、尿末或排尿后感尿道疼痛，呈现烧灼样、针刺样痛感，是尿路感染的特征性症状，通常尿道炎表现为排尿初痛，膀胱炎表现为排尿中或排尿后痛。

（二）护理措施

1. 心理护理

膀胱刺激征是伴随排尿出现的，患者非常痛苦，常常害怕排尿，但又有强烈的尿意不得不排尿。要多理解患者，安慰患者，创造安静舒适的环境，使患者放松，减轻紧张、焦虑。

2. 积极治疗泌尿系感染

通常进行尿液常规检查或尿细菌培养，根据结果合理用药。普通尿检白细胞≥5 个/Hp，提示尿路感染；离心尿液中白细胞≥10 个/Hp 提示有镜下脓尿，感染严重者出现肉眼脓尿，必要时做细菌培养及药敏试验，有效地使用抗生素。泌尿系感染常用的药物有青霉素类、喹诺酮类、头孢类等抗生素。有原发病要积极治疗原发病，如泌尿系梗阻性疾病前列腺增生，膀胱肿瘤，泌尿系结石、结核、异物等。

3. 休息与饮食

卧床休息，少活动，给予营养丰富、高热量饮食，避免刺激性饮食如辣椒、酒等。

4. 多饮水

多饮水以保证足够的尿量，利用尿液的排出，冲洗尿路。

5. 保持会阴部卫生

勤清洗、勤更衣，内衣要求棉质、宽松、透气性好。

三、尿潴留

(一)概述

尿潴留是指膀胱胀满不适而不能自动排出尿液的状态。其表现为：下腹部有胀满感,伴焦虑不安、出汗,耻骨联合上可能摸到膨隆的膀胱,甚至下腹部饱满高达脐部。导致尿潴留的泌尿外科疾病有前列腺增生、膀胱肿瘤、尿道损伤、尿路结石、尿道狭窄。其他相关因素有骨盆骨折、硬膜外阻滞及术后不习惯卧床排尿出现焦虑、紧张等。

(二)护理措施

1.做好心理护理

安慰患者,对心理因素导致尿潴留的患者给予暗示,以放松肌肉,并创造排尿环境,消除顾虑。

2.导尿术

对于泌尿系统疾病如前列腺增生、膀胱肿瘤、尿道损伤、尿道狭窄所引起的尿潴留则应用导尿术,必要时留置导尿管。尿潴留伴出血的患者遵医嘱留置三腔气囊导尿管(无血尿的患者一般使用双腔气囊导尿管),以备必要时进行持续膀胱冲洗,保持引流通畅。对于持续膀胱冲洗患者要做好相应的护理。嘱患者多饮水、多排尿,达到自行冲洗尿路的目的。

3.诱导排尿

对麻醉后,或不习惯卧床排尿等功能性尿潴留患者给予诱导排尿,如听流水声。有人报道采用甘油灌肠剂(开塞露)10～20 mL 肛门塞入可助排尿。其机制是肛门括约肌和膀胱括约肌有内在的协同作用。

4.按摩膀胱区

其具体方法:操作者手置于患者下腹部刺激膀胱膨隆处,向左右轻轻按摩 10～20 次,促进腹肌松弛。然后一手掌自膀胱底部向下推移按压,另一手以全掌压关元、中极两穴位,以促排尿。注意用力要均匀,由轻而重,逐渐加大压力,切忌用力过猛而损伤膀胱,当持续 1～3 min后,尿液即可排出,但仍不能松手,直至尿液排空。病情严重时,首次排尿不得超过 1 000 mL,以免由于腹压突然降低引起虚脱,或因膀胱内压力突然降低而引起膀胱黏膜急剧充血导致血尿。年老体弱、有高血压病史的患者慎用按摩法排尿。当患者膀胱高度膨胀时禁用此法,防止膀胱破裂。

5.针刺

针刺中极、三阴交等穴以促排尿。

四、尿失禁

(一)概述

尿失禁是由各种原因引起的间断或持续性不自主经尿道溢出尿液的现象。依据 1997 年全国排尿控制研究协会推荐的分类标准即国际分类标准将尿失禁分为 4 类:真性尿失禁、充溢性尿失禁、压力性尿失禁、急迫性尿失禁。

真性尿失禁:膀胱完全不能储存尿液,表现为持续滴尿。相关因素:①大脑发育不全、脑出血等中枢神经系统疾患所致的膀胱尿道功能障碍(简称神经源性膀胱),由于支配膀胱的神经功能失调而引起尿失禁;②手术中损伤尿道外括约肌导致尿失禁。

充溢性尿失禁(又称假性尿失禁)：膀胱内能储存部分尿液，当充盈达到一定压力时即不自主地溢出少量尿液。相关因素：前列腺增生、膀胱肿瘤等。

压力性尿失禁：当咳嗽、打喷嚏或运动时腹肌收缩，腹压增高，以致不自主地有少量尿液溢出，严重时站立流尿，平卧时即消失。相关因素：膀胱颈及尿道周围肌肉和筋膜支持不足，使膀胱、尿道变形，膀胱尿道后角＞90°或完全消失，尿道括约肌控尿能力降低，以中青年经产妇多见。

急迫性尿失禁：患者有强烈尿意感，并迫不及待地排出尿液。相关因素：急性膀胱炎、间质性膀胱炎致使逼尿肌不稳定，引起膀胱抑制性收缩，而出现尿急，不能控制排尿。紧张和焦虑也可引起急迫性尿失禁。

(二)护理措施

1.心理护理

无论什么原因引起的尿失禁，都会给患者造成很大的心理压力，如苦闷、忧郁、常感到自卑，期望得到他人的帮助和理解，同时尿失禁也给生活带来许多不便，医护人员应尊重、理解患者，安慰、开导和鼓励患者，使患者树立恢复健康的信心，积极配合治疗和护理。

2.皮肤护理

出现尿失禁的患者可使用尿垫，床上铺橡胶单和中单；经常用温水清洗会阴部皮肤，勤换衣裤、床单、尿垫，保持局部皮肤清洁干燥，减少异味。根据皮肤情况，定时按摩受压部位，防止压疮的发生。

3.外部引流

必要时应用接尿装置引流尿液。女性患者可用女式尿壶紧贴外阴部接取尿液；男性患者可用尿壶接尿，也可用阴茎套连接集尿袋，接取尿液。但此法不宜长时间使用，每日要定时取下阴茎套和尿壶，清洗会阴部和阴茎。

4.重建正常的排尿功能

(1)持续的膀胱训练：向患者及其家属说明膀胱训练的目的、训练方法和所需的时间，以取得配合。安排排尿时间表，定时使用便器，建立规律的排尿习惯，初始时白天每隔1～2 h使用便器1次，晚上3～4 h使用便器1次。以后间隔时间逐渐延长，以促进排尿功能的恢复。使用便器时，用手按压膀胱，协助排尿，用力要适度。

(2)摄入适当的液体：如病情允许(肾衰竭、心肺疾患禁忌)，指导患者每日白天摄入液体2 000～2 500 mL，多饮水使尿量增多，从而增加对膀胱的刺激，促进排尿反射的恢复，还可预防泌尿系统的感染。入睡前限制饮水，减少夜间排尿，以免影响患者休息。

(3)盆底肌肉力量的锻炼：指导患者进行盆底肌肉的锻炼，以增强控制排尿的能力。具体方法是收缩提肛肌和肛门括约肌，先慢慢收紧，再缓缓放松，每次收缩1～3 s，放松1～2 s，连续20～30遍，每日进行数次。老年患者肌肉力量弱，必须坚持长时间的锻炼，症状会逐渐改善。

5.留置导尿

对于长期尿失禁的患者，可行导尿术留置导尿管，避免尿液浸渍皮肤，发生皮肤破溃。定时排放尿液锻炼膀胱功能。

6.手术治疗

如女性压力性尿失禁，进行经阴道尿道中段无张力悬吊术(TVT)治疗，效果满意。

五、疼痛

(一)概述

疼痛是个体经受或叙述有严重不适的感觉,可伴有痛苦表情、烦躁不安、活动受限或保护性体位。相关因素有化学刺激,炎症,创伤,局部受压,机械性损伤,组织受到牵拉或收缩,晚期肿瘤,温度过热或过冷,焦虑、幻觉痛等心理因素。泌尿外科疾病的疼痛多见于尿路结石、梗阻、炎症、损伤等疾病。

(二)护理措施

1.评估疼痛程度

观察并记录疼痛性质、部位、起始和持续时间、发作规律、伴随症状及诱发因素,评估疼痛程度(用视觉模拟评分或面部表情量表评分法)。

2.减轻或消除疼痛的刺激因素

(1)当患者由于结石引起疼痛时给予药物解痉止痛。

(2)当患者由于感染、血块、手术操作刺激膀胱,导致不稳定性膀胱痉挛疼痛时,给予抗感染、止血、清除血块、药物解痉等治疗。

(3)当患者咳嗽或深呼吸,引起伤口疼痛时,用双手捂住伤口或用腹带固定伤口。

(4)当伤口有感染时,配合医生及时换药。

(5)给有伤口、引流管的患者翻身时,注意保护伤口及引流管,避免刺激伤口,引起或加重伤口疼痛。

(6)维持良好的姿势与体位,以减轻卧床过久引起的不适。

(7)帮助患者保持身体清洁舒适,去除刺激物。

3.减除疼痛的方法

(1)心理方法如催眠与暗示,以分散注意力,减轻焦虑与不适。

(2)遵医嘱给予解痉止痛药物。

(3)指导患者自控镇痛(patient controlled analgesia,PCA)。PCA 是借助 PCA 仪,通过静脉或硬膜外腔途径给药而镇痛。常用药物有吗啡、芬太尼、布比卡因(丁哌卡因)。术后患者一般使用48~72 h,镇痛效果较好。常见的不良反应有恶心、呕吐、皮肤瘙痒、尿潴留,最严重的不良反应是呼吸抑制。由于泌尿系统有些疾病,如肾损伤、经皮肾镜穿刺取石术后、尿道损伤术后并发尿道狭窄等疾病恢复时间长,影响工作、生活,易产生焦虑情绪,而焦虑与疼痛及恢复程度存在线性关系。另外,疼痛与年龄、性别及文化背景也有关,年长者较年幼者能耐受疼痛;性格外向者对疼痛主诉多,反应较强烈;文化程度高者较低者对疼痛敏感,且止痛要求高。因此,使用 PCA 时,要重视影响患者心理变化的因素,进行心理调护;介绍 PCA 的基本知识,防扭曲、脱出等;交代使用期间可能出现的不良反应,以增加安全感。

六、发热

(一)概述

发热是指由于致热原的作用使体温调定点上移而引起调节性体温增高。主要表现为体温高于正常范围,自感发热、不适。常见的原因有:泌尿系感染;泌尿系梗阻;机体对手术创伤的反应,外科热;恶性肿瘤;变态反应,输血、输液反应,药物疹,排斥反应。

（二）护理措施

1.病因治疗

配合医生积极查明发热原因，以便有针对性地给予治疗。

2.减少体热产生，增加体热散失

(1)置空调房间，保持室温 18℃～22 ℃，湿度 50%～70%，且通风透气。

(2)温水或酒精擦浴、冰敷、冰盐水灌肠。

(3)遵医嘱使用退热药，必要时行人工冬眠疗法。

采取降温措施 30 min 后应复查体温，并继续观察其变化：体温＞37.5 ℃，每日测 3 次；＞38.5 ℃，每日测 4 次；＞39 ℃，每日测 6 次。

3.减少发热对身体造成的影响

(1)高热时卧床休息、吸氧。

(2)给予清淡且易消化的高能量、富含维生素的流质或半流质饮食，保证营养及水分的摄入。

(3)保持口腔清洁，口唇干燥时涂液状石蜡或护唇油，以防口腔炎及口唇干裂。

(4)保持皮肤清洁干燥，沐浴、擦浴、更衣、换床单，避免受凉，预防压疮。

七、便秘

（一）概述

便秘是指个体排便次数减少，粪便干硬，伴有排便费力。体格检查可触及左下腹部包块。

泌尿外科患者便秘的原因：①术后麻醉药的后遗作用及术后 PCA 镇痛致肠蠕动反射抑制；②术后长期卧床，缺少活动；③谷类、蔬菜摄入不足；④轻泻剂使用时间过长；⑤机械性障碍，腹部、盆腔及横膈肌等肌肉软弱；⑥痔疮排便时疼痛与出血；⑦年老体弱；⑧缺乏 B 族维生素；⑨低钾；⑩排便环境改变；⑪液体摄入不足，纤维素摄入不足；⑫心理因素，如术后担心排便导致伤口出血、疼痛、引流管移位，担心床上排便污染房间空气而遭他人嫌弃或不愿给他人添麻烦等而未能定时排便。

（二）护理措施

1.重建正常排便规律

定时排便，注意便意，多食用新鲜蔬菜、水果等有利于排便的食物，摄取充足水分，进行力所能及的活动等。

(1)可于早餐前适当饮用较敏感的刺激物（如咖啡、茶、开水或柠檬汁等热饮料），以促进排便。

(2)在早餐后协助患者排便：因在餐后，尤其是早餐后，由于肠蠕动刺激可产生多次的胃结肠反射。

(3)给患者创造合适的环境（如用屏风或布帘遮挡）、充足的时间排便。

(4)利用腹部环状按摩协助排便：在左腹部按摩，可促进降结肠上端之粪便向下移动。

(5)轻压肛门部位促进排便。

(6)使用甘油栓塞肛：刺激肠壁引起排便反应，并起局部润滑作用，以协助患者养成定时排便的习惯。

(7)使用轻泻剂：如口服大黄苏打片（每次 3 g，每 6 h 1 次，连服 3 次）以软化大便而利于排便。本药还有一定的降温作用。因此,使用大黄苏打片治疗低热伴有便秘者有一举两得的疗效。

(8)合理饮食:①多食植物油,起润肠作用;②选用富含植物纤维的食物,如粗粮、蔬菜、水果、豆类及其他粗糙食物,这些不易消化的植物纤维可增加食物残渣,刺激肠壁促进肠管蠕动,使粪便及时排出;③多食果汁、新鲜水果及果酱等食物,蜂蜜、凉拌黄瓜、萝卜、白薯等食物也有助于排便;④多饮水,每日饮水量应大于 3 000 mL,可防止粪便干燥;⑤少食多餐,以利于消化吸收;⑥多食酸奶,以促进肠蠕动;⑦避免食用辛辣食物,如辣椒、生姜等。

(9)协助医生积极为患者消除引起便秘的直接因素,如痔疮给予局部用药等。

2.解除不适症状

①肛门内注入甘油灌肠剂 10~20 mL,临床证明对直肠型便秘效果尤佳;②对便秘伴有肠胀气时,用肛管排气;③在软化大便的前提下,给予保留灌肠;④戴手套用手指挖出粪便,但应防止损伤直肠黏膜或导致痔疮出血。

3.维持身体清洁和舒适

大便后清洁肛门周围并洗手,更换污染床单,倾倒大便,并开窗排除异味等。

八、压疮

(一)概述

压疮(又名褥疮)是由于局部软组织持续受压、血流动力学改变,导致组织细胞缺血、缺氧、营养代谢障碍而发生变性、坏死的病理过程。引起压疮最基本、最重要的因素是压力,故目前又将压疮称为"压力性溃疡"。其主要表现为局部组织红斑、水疱、溃疡。相关因素有外在因素和内在因素。外在因素有皮肤长时间受压、摩擦、潮湿、呕吐物与排泄物的化学刺激;内在因素有贫血、年迈、发热、感染等。其中最主要的因素是压力,压迫时间越长,越容易形成压疮。时间×压力=阈值(2 hrs),单位面积内所受的压力越大,组织发生坏死所需的时间越短;而压力虽小,但长时间的压迫,仍可产生压疮。另外,心脏疾患、低血压、肺部疾患低氧血症者、糖尿病等也可增加压疮的危险性。泌尿外科最容易出现压疮的情况见于:①肾损伤、经皮肾镜取石术后绝对卧床的患者;②前列腺增生、膀胱肿瘤术后出血制动的患者。因此,患者存在上述情况时,应特别注意预防压疮的发生。

(二)护理措施

1.预防压疮

原则是先评估患者发生压疮的危险因素,然后针对危险因素制订护理措施。如定时翻身,防止组织长时间受压,床上擦浴后,保持皮肤清洁干燥;改善全身营养及受压局部血液循环状况;重视局部护理,采取有效的措施预防压疮的发生。具体措施如下。

(1)评估:对采用 Norton 评分法来评估发生压疮的危险程度。>25 分,患者无发生压疮的风险,24~25 分,有风险;19~23 分,中等风险;14~18 分,较高风险;9~13 分,很高风险。

(2)预防措施。

1)间歇性解除压迫是预防压疮的关键。①长期卧床患者,如肾损伤、肾结石经皮肾镜取石术后患者,特别是伤口有活动性出血的患者需要绝对卧床,不能每 2 h 翻身时,可使用气垫床,利用气垫床流动循环的气体对受压部位进行持续按摩,或使用智能按摩床垫,既能减轻皮肤压力,又能减少翻身次数,有利于出血患者的恢复。②术后恢复期的患者,要注意减少摩擦力和剪切力：半坐卧位时，应与坐位或卧位交替；搬动患者时避免拖、拉、推等；平卧位抬高床头一般不高于30°，以防剪切力。

2）保持皮肤清洁干燥和完整。①每日用温水床上擦浴2次，以保持皮肤清洁；抹洗、擦干皮肤后外敷爽身粉以润滑皮肤；卧气垫床或智能按摩床的患者可以减少床上擦浴的次数，每日1次，擦浴时勿用刺激性强的清洁剂，切勿用力擦拭，防止损伤皮肤。②对易出汗部位（腋窝、腘窝、腹股沟部）随时擦拭，出汗多的部位不宜用爽身粉等粉剂，以免堵塞毛孔。③及时用温水擦拭呕吐物、大小便、伤口渗出液污染的皮肤，并且更换衣服、床单；大便失禁的患者，每次擦拭后涂鞣酸软膏，以防肛门周围皮肤糜烂；小便失禁时，女性患者用吸水性能良好的"尿不湿"，男性患者用男性接尿器外接引流管引流尿液，阴囊处可用爽身粉保持干爽，避免会阴部皮肤长期被尿液浸渍而溃烂。④前列腺增生、膀胱肿瘤电切手术患者回到病房后，及时用温水擦洗骶尾部皮肤，薄敷爽身粉，保持皮肤清洁与干燥，因为患者术中的体位是截石位，骶尾部受压，且在手术过程，冲洗液持续冲洗手术野时流到骶尾部，使骶尾部处于潮湿状态，所以患者回病房后，要对患者骶尾部皮肤及时进行护理。

（3）正确实施按摩：①变换患者体位后，对受压部位辅以按摩，尤其是骶尾部、肩胛区、髂嵴、股骨大转子、内踝、外踝、足跟及肘部；②对病情极严重者，如肾脏损伤、肾脏手术后伤口有活动性出血的患者，翻身可能导致病情恶化、加重出血，可采用放松气垫床后，将手伸入患者背部对骨突受压处按摩，以改善局部血液循环；③按摩手法：用大、小鱼际肌，力量由轻→重→轻，每个部位按摩5 min，每3～4 h按摩1次；④按摩时可使用药物，如10％樟脑乙醇或50％红花乙醇，以促进局部血液循环；⑤若受压软组织开始向暗红色变化，或者翻身后压力消失30～40 min仍持续发红，提示软组织已损伤，不宜进行按摩，按摩必将加重损伤。

（4）加强营养：补充丰富蛋白质、足够热量、维生素C、维生素A及矿物质等。

2.压疮的处理

（1）红斑期：局部瘀血、组织呈轻度硬结。应立即解除压迫，用红外线、冷光紫外线照射，并避免局部摩擦而致皮肤破溃。

（2）水疱：表皮水疱形成或脱落，皮下组织肿胀、硬结明显。应在无菌条件下，用注射器抽出疱内渗液后，涂2％碘酊或0.5％聚维酮碘。破溃处可用红外线、烤灯配合理疗。一般不主张涂以甲紫，因甲紫仅是一种弱的涂料型抑菌剂，收敛性强，局部使用后形成一层厚的痂膜，大大降低局部透气、透水性，使痂下潮湿、缺氧，有利于细菌繁殖，反使感染向深部发展。

（3）溃疡期：溃疡可局限于皮肤全层或深入筋膜、肌肉，甚至侵犯滑膜、关节、骨组织。

必须按外科换药处理，范围大者需采用外科手术（如肌瓣移植术）进行治疗。换药可清除坏死组织，取分泌物做培养和药敏试验，局部使用抗生素和营养药。过去普遍认为创面干爽、清洁有利于愈合。目前则提出湿润疗法，认为在无菌条件下，湿润有利于创面上皮细胞形成，促进肉芽组织生长和创面的愈合。另外认为高压氧也是一种有效的治疗方法。但也有主张采用封闭性敷料，认为缺氧可以刺激上皮的毛细血管生长和再生，有利于形成健康的肉芽组织，促进上皮的再形成。并且也有利于护理翻身，降低局部摩擦。总之，各种处理方法有优点也有局限性，须权衡利弊，根据实际情况选用，尤其是深部溃疡时，应慎重对待。

（李　明）

第三节 低血容量性休克

低血容量性休克是外科最常见的休克类型,主要由于各种原因引起短时间内大量出血及体液丢失,使有效循环血量减少,组织灌注不足,导致微循环障碍,细胞代谢紊乱,内脏器官受损的病理过程。低血容量性休克可分为失血性休克和创伤性休克。由于急性大量出血所引起的休克称失血性休克,而由于严重创伤使血液和血浆减少引起的休克称创伤性休克。

失血性休克在泌尿外科较常见。最常见的是肾损伤出血、肾结石取石术后出血、前列腺术后出血、尿道膀胱破裂出血等。当出血量超过总血量 20%,即可发生休克,主要表现为面色苍白、表情淡漠、反应迟钝、呼吸浅促、发绀、脉细速、血压下降、脉压小、皮肤湿冷、表浅静脉萎陷、尿少或无尿。

创伤性休克多见于各种严重创伤,如大范围组织挫伤、大面积撕脱伤、挤压伤、骨折或大手术等,体内血液和血浆同时丢失,加上损伤处炎性肿胀和体液渗出,导致低血容量性休克。临床除出现与失血性休克类似的表现外,严重损伤还可刺激神经系统,引起疼痛和一系列神经内分泌反应,影响心血管功能,使周围血管收缩,静脉回流减少。

一、护理评估

1.了解外伤史

询问患者的受伤方式、持续时间及处理经过,以判断受伤部位及严重程度。

2.术后患者大出血评估

如果是术后患者大出血,应评估患者手术部位,手术方式,引流管引流液的颜色、量、性状及伤口是否渗液、渗血。

3.评估患者循环系统的情况

脉搏是否细速或摸不到,血压是否下降,脉压是否缩小,皮肤颜色是否苍白,口唇、肢端是否发绀,四肢厥冷与否,体温是否不升,毛细血管回流(正常时间为 1~2 s)试验是否延长,以判断是否存在组织灌注不足。

4.评估患者的意识情况

在无头部外伤情况下,有无明显意识状态改变:精神紧张、兴奋或烦躁不安,或神情淡漠、反应迟钝,甚至意识模糊或昏迷,以判断脑组织是否有严重灌注不足或低氧血症。

5.评估患者的呼吸情况

呼吸的频率、深浅度是否有改变,呼吸音及双侧胸廓的扩张情况,判断是否合并有呼吸道梗阻。

6.评估患者的尿量

有无血尿、尿少,甚至无尿。由于休克时血儿茶酚胺、ADH、醛固酮分泌增加,肾血管差收缩,肾血流量减少,肾小球滤过减少,出现少尿或无尿。

7.评估患者的局部情况

伤口局部有无疼痛、肿胀、出血。

8.了解患者的既往健康状况

有无高血压、心脏病、糖尿病、溃疡病史,有无药物过敏史等。

9.了解辅助检查情况

（1）X 线检查：以确定是否有肋骨、腰椎、骨盆等骨折。

（2）B 超检查：有无肾裂伤、尿道断裂、膀胱破裂等。

二、治疗原则

尽早去除病因，恢复有效循环血量，纠正微循环障碍，增强心肌功能，恢复正常代谢。

1.紧急处理

（1）立即控制出血：加压包扎。用止血药止血，如血凝酶 1 kU 静脉推注。

（2）补充血容量：快速输入晶体液和胶体液扩容，并输入新鲜血液，补充血容量，提高血红蛋白。

（3）保持呼吸道通畅，高流量给氧。

（4）纠正酸碱平衡紊乱：由于组织缺氧，常有不同程度的酸中毒，5％碳酸氢钠注射液 250 mL 静脉滴注。

（5）用血管活性药物升高血压。

（6）积极处理原发病，如需手术治疗，尽快完善术前准备。

2.手术治疗

在基本补足血容量，收缩压上升至 80～90 mmHg 时再行手术。手术方式依受伤部位和程度而异。

三、常见护理问题

①疼痛；②组织灌注量不足；③体温过低；④躯体移动障碍；⑤恐惧。

四、护理措施

1.心理护理

意外伤害、疼痛和失血刺激使患者遭受身体和精神损伤，常表现出恐惧。医务人员要了解患者的个性特点及创伤出血的原因和程度，创造安全的环境，以解除其恐惧心理。特别要做好家属的思想工作，稳定其情绪，以免不良情绪影响患者。

2.饮食护理

禁食、禁水。

3.体位

禁止搬动患者。外伤休克的患者取仰卧中凹位（下肢与躯干抬高 20°～30°），以增加回心血量，改善脑部血液供应，维持正常的呼吸、循环功能，防止膈肌和腹腔脏器上移。手术后出血的患者取平卧位。

4.出血的护理

外伤伤口出血时加压包扎止血或压迫止血。手术伤口出血如肾手术后出血、前列腺切除术后前列腺窝的出血、膀胱尿道的出血，立即静脉给予止血药止血，观察引流管引流液颜色、量。

如肾手术后肾造瘘引流液鲜红、量多，可试夹造瘘管使肾内压增高，对出血的小血管有压迫止血的作用。前列腺及膀胱、尿道的出血行持续膀胱冲洗，保持引流通畅，防止血块形成。前列腺窝内置有气囊导尿管时可调整气囊的位置压迫窝内创面血管止血。

5.疼痛的护理

及早明确并去除引起疼痛的因素。尽量减少移动患者,减轻疼痛,遵医嘱应用镇静止痛药,采用心理疏导方法转移患者对疼痛的注意力。

6.建立静脉通路

迅速建立 2 条静脉通路,尽量选用粗而直的上肢静脉,使用留置针,妥善固定,确保液体快速输入体内。必要时行锁骨上、下静脉穿刺,连续测定中心静脉压,以指导液体的补充。补液成分与速度的控制:先快速输入平衡盐液或生理盐水,再立即输入全血。在快速补液过程中应注意观察有无胸闷、气促、咳嗽、咳泡沫痰或泡沫样血性痰,慎防由于输液、输血过快所致的急性肺水肿。根据医嘱使用升压药,常用升压药多巴胺 40 mg 加入生理盐水 250 mL 中微电脑输液泵泵入。严密监测血压,根据血压调节输入量。在抗休克的同时应注意保暖,可加盖棉被,用空调调控室温,勿用热水袋,以免加重微循环障碍。

7.给氧

高流量给氧,以补充血容量不足而致缺氧。

8.密切观察病情变化

病情变化包括意识状态和瞳孔,皮肤色泽、温度和湿度,周围动脉搏动、血压和脉压,呼吸频率与深度,体温,尿量及性质,中心静脉压及周围浅表静脉充盈度等。

观察伤口出血、渗血情况,造瘘管及导尿管引流液的性质、量及颜色。在病情观察过程中,可使用床旁监护仪,但不能完全依赖监护仪器显示的数据,而应将细致观察与仪器显示结果相结合,以防仪器误差影响对病情的判断。掌握休克纠正指标:①神志完全清醒;②四肢温暖,口唇、甲床转红;③尿量>30 mL/h;④中心静脉压 0.59~1.18 kPa(6~12 cmH$_2$O),颈外静脉饱满;⑤血压、脉搏正常,脉压≥30 mmHg。

9.镇静

根据医嘱给予适量镇静药物镇静。

10.其他

根据手术部位和方式做相应护理。

(李　明)

第四节　应激性溃疡

应激性溃疡是指机体由于严重的应激状态或药物等因素引起的胃黏膜急性、多发、浅表性糜烂和溃疡。创伤、出血、休克、大手术等为主要病因。此病多见于青壮年,泌尿外科常见于慢性肾衰竭、严重创伤、大手术后、肾移植术后的患者。近年来,随着各种预防措施的实施,其发生率有下降趋势。其发病机制主要是由于严重的创伤、大手术、休克、全身感染等情况诱发躯体神经内分泌系统的应激反应。受此影响,腹腔动脉系统发生收缩,使胃肠道缺血,引起缺血性损伤和能量代谢障碍。由于 ATP 降低,不能维持胃黏膜防御及屏障功能,易发生应激性溃疡。慢性肾衰竭时,消化道病变很常见,如消化道水肿、炎症、糜烂,直至溃疡、出血等。而肾移植术后大量糖皮质激素、免疫抑制药的使用易诱发应激性溃疡的发生。应激性溃疡主要表现为呕血和排柏油样便,大出血可导致休克,反复出血可导致贫血。

内镜下显示胃黏膜可见多发浅表性糜烂及出血,病变表浅,不侵犯黏膜肌层,常发生在胃体、胃底泌酸区。

一、护理评估

(1)评估患者有无腹痛、腹胀,呕吐物颜色及性质;有无黑便、柏油样便,大便潜血试验是否阳性,以判断胃出血程度及时间。

(2)评估患者的全身情况:血压、脉搏是否正常,甲床、口唇有无发绀,以判断组织灌注是否正常。

(3)评估患者是否处于严重外伤、休克、感染或肝、肾衰竭等应激状态,判断是否存在诱发因素如肾移植术后大量使用糖皮质激素、免疫抑制药。

(4)了解患者有无胃、十二指肠溃疡病史,近期是否服用甾体类药物和糖皮质激素。

(5)了解实验室检查情况:检测血常规,判断失血程度;检测血清电解质,判断是否由于呕吐严重、失血过多导致水、电解质紊乱和酸碱平衡失调。

二、治疗原则

(1)立即安放患者于合适的卧位:平卧位,头偏向一侧。

(2)保持呼吸道通畅,防止血液阻塞呼吸道,输氧。

(3)补充血容量:止血、补液、输血。

(4)紧急手术治疗。

三、常见护理问题

①恐惧;②出血;③组织灌注不足;④腹胀;⑤潜在并发症:酸碱平衡失调、压疮。

四、护理措施

(一)非手术治疗及术前护理

1.心理护理

患者大量呕血、排黑便,易产生恐惧感、濒死感,医务人员应保持镇定,积极处理,精心护理患者,并安慰患者及其家属,稳定患者情绪。

2.建立静脉通道

迅速建立 2 路静脉通道,配合医生迅速、准确地实施输血、输液、各种止血治疗等抢救措施。根据医嘱可给予奥美拉唑(洛赛克)20 mg 静脉推注或垂体后叶素 20 U 加入 5％葡萄糖注射液 200 mL 静脉滴注,30 min 内滴完。

3.止血

协助医生置入较粗胃管,以冷盐水冲洗,去除胃内血液和凝血块,继而用去甲肾上腺素或肾上腺素稀释液冲洗,注入复方铝酸铋(吉胃乐)。药物止血效果不明显者,可在内镜下喷洒止血药如 5％～10％硫酸高铁,或采用高频电凝止血、纤维光导激光止血,也可栓塞血管止血。

4.饮食护理

出血期间禁食,出血停止后先从流质饮食开始,慢慢过渡到半流质饮食,然后是软食,且少食多餐,多喝鲜奶,必要时静脉高营养。

5.体位

绝对卧床休息。神志不清的患者呕血时,平卧,头偏向一侧,防止窒息。

6.症状护理

(1)腹胀:妥善固定胃管,及时抽吸胃内容物,维持有效的胃肠减压,以减少胃黏膜充血,减轻腹胀。

(2)呕血:患者呕血时,需及时清除呕吐物,注意保持呼吸道通畅;便血时,需及时清洁肛周。

(3)压疮:由于病情重,且绝对卧床休息,加上组织灌注量不足,易发生压疮,应置患者于智能按摩床垫上,并保持皮肤干爽,预防压疮。

7.用药护理

遵医嘱准确、及时使用中和胃酸及抑制胃酸分泌的药物(如奥美拉唑、奥曲肽)及止血药。

8.严密观察病情

①定时测量血压、脉搏、呼吸;②腹部:有无腹胀、腹痛,呕吐物的量和性质,判断是否有活动性出血;③大便:颜色、性质和量,及时留标本送实验室检查;④记录 24 h 出入量,及时检测血清电解质,以判断是否存在酸碱失衡。

9.下列情况做好紧急手术准备

①在保守治疗下仍继续反复大量出血;②持续大量出血,输血 600～800 mL 尚不能维持血压;③合并有溃疡穿孔者。

(二)术后护理

(1)饮食护理:肛门排气后先饮水,3 d 内进流质饮食,少量多餐;3 d 后半流质饮食;3～7 d 后进软食,忌食生硬、刺激食物。进食时可取半坐卧位,不宜过快。进食后观察有无腹胀不适、恶心、呕吐。

(2)尽早下床活动。

(3)维持有效胃肠减压。

(4)遵医嘱使用静脉高营养。

(李　明)

第五节　肾损伤

肾损伤多见于 20～40 岁男性。肾脏的解剖位置隐蔽,受到腰肌、脊柱、肋骨、腹壁及腹腔脏器的保护,加之其本身有一定的活动度,故不易受伤。但肾实质质地较脆,一旦临近肾脏的背部、腰部、下胸或上腹部受到暴力打击时也会发生肾损伤。

一、机制

按照肾损伤的机制可分为闭合性损伤(如肾挫伤和肾裂伤)、开放性损伤(如枪弹伤、刺伤)、医源性损伤和自发性肾破裂。

二、分类

可分为轻度肾损伤和重度肾损伤。

1.轻度肾损伤

①浅表肾实质撕裂伤;②包膜下小血肿;③肾挫伤,可伴有包膜下局部瘀血或血肿形成。

2.重度肾损伤

①肾实质深度裂伤,裂伤达肾皮髓质结合部和集合系统;②肾血管蒂损伤,包括肾动、静脉主干或分支血管撕裂或离断;③肾粉碎伤,肾实质破碎成多块。

三、临床表现

1.症状

(1)血尿:多为肉眼血尿,血尿的严重程度与肾损伤程度常不一致。如肾蒂血管断裂、肾动脉血栓形成、肾盂破裂及血凝块阻塞输尿管时,血尿轻微,甚至无血尿。

(2)疼痛:肾包膜下血肿、肾周围软组织损伤、出血或尿外渗等可引起患侧腰腹部钝痛。血液、尿液进入腹腔或合并腹腔内器官损伤时,可出现腹膜刺激征、全腹痛等。血块通过输尿管时,可引起同侧肾绞痛。

2.体征

损伤严重时血液和外渗尿积存于肾周围,可形成腰腹部包块并有明显触痛。外伤处常有皮下瘀斑或擦伤。

3.并发症

(1)休克:由创伤和失血引起,多发生于重度肾损伤。

(2)发热:血肿及尿外渗易继发感染,引起发热等全身中毒症状。

四、辅助检查

1.实验室检查

尿常规可见大量红细胞,血红蛋白与红细胞比容持续降低提示有活动性出血,血白细胞增多提示并发感染。

2.影像学检查

CT 作为肾损伤的首选检查,能够清楚显示肾损伤部位、尿外渗及血肿发生部位和范围。MRI 对血肿的显示比 CT 更具特征性。B超是常用的筛选和评价肾损伤的便捷检查,可随访血肿的大小和进展,也可用于鉴别肝、脾包膜下血肿。静脉尿路造影(IVU)可观察两侧肾功能、形态及肾损伤的范围和程度。

五、治疗原则

1.紧急处理

严重休克时应迅速输血和积极复苏。一旦病情稳定,应尽快行定性检查,以确定肾损伤的程度和范围及有无合并其他脏器损伤。

2.非手术治疗

轻度肾损伤及未合并胸腹脏器损伤的患者应绝对卧床休息 2～4 周,给予抗生素预防感染,补充血容量,维持水、电解质平衡,并使用镇痛、镇静和止血药物,同时严密观察病情变化。

3.手术治疗

肾粉碎伤、肾破裂、肾蒂损伤及开放性肾损伤,应尽早手术。出现以下情况的非手术患者也需手术治疗:①积极抗休克后生命体征未改善,怀疑有活动性出血;②血尿进行性加重,血红蛋白与红细胞比容继续降低;③腰腹部肿块明显增大;④怀疑有腹腔内脏器损伤。手术原则为尽量保留肾组织,手术方式包括肾修补、肾部分切除或全肾切除术。血、尿外渗引起肾周脓肿时应行肾周引流术。

4.介入治疗

选择性肾动脉栓塞术。

六、护理评估

1.术前评估

(1)健康史:了解患者的性别、年龄、职业及运动爱好等;致伤因素、时间、部位、姿势、暴力性质及强度,受伤至就诊前的病情变化及就诊前采取的急救措施。

(2)身体状况。①症状:评估患者有无血尿,是否有腹痛、腰痛及疼痛的性质、程度和持续时间;②体征:评估患者伤处有无皮肤擦伤或瘀斑,腰、腹部有无包块;③辅助检查:了解患者血、尿常规变化情况及影像学检查结果。

2.术后评估

了解患者采取的麻醉、手术方式及术中输血、输液情况;评估患者的神志、生命体征及切口情况;观察引流管是否通畅有效,引流液的颜色、性状和量;了解患者尿量及肾功能情况。

3.心理-社会状况

肾损伤常在意外情况下突然发生,通常患者在心理上难以承受,担心预后,应评估患者及其家属对伤情的认知程度、对突发事故及预后的心理承受能力、对治疗及护理措施的知晓程度等。

七、主要护理诊断/问题

1.焦虑与恐惧

焦虑与恐惧与外伤打击、担心预后有关。

2.自理能力缺陷

自理能力缺陷与疼痛、卧床有关。

3.体液不足

体液不足与大出血有关。

4.潜在并发症

感染、出血或再出血、下肢深静脉血栓等。

八、护理目标

(1)患者焦虑与恐惧减轻,配合治疗与护理。

(2)患者基本生活需要得到满足。

(3)患者生命体征平稳,尿量>30 mL/h。

(4)患者未发生并发症或并发症得到及时发现和处理。

九、护理措施

1. 术前准备和非手术治疗患者的护理

(1)心理护理：及时向患者解释伤势情况、相应临床表现及检查结果，说明治疗及护理措施的必要性及注意事项，鼓励患者表达自身感受，教会患者自我放松，并争取患者家属及朋友的支持与帮助。

(2)卧床休息：绝对卧床休息，非手术治疗患者需绝对卧床 2～4 周，待病情稳定、尿检正常后方可离床活动。

(3)维持体液平衡：遵医嘱及时输液，保持足够尿量，在病情允许情况下鼓励患者经口摄入。应用止血药物，及时补充血容量，以预防休克发生。

(4)病情观察：①定时测量血压、脉搏、呼吸，直到生命体征稳定；②严密观察尿量、尿色，及时发现进行性血尿；③准确测量并记录腰腹部肿块，若肿块逐渐增大，提示有活动性出血或尿外渗；④观察腹部症状和体征，如出现腹痛加重，腹膜刺激征，提示病情加重；⑤动态监测血红蛋白及红细胞比容，以了解出血情况及其变化；⑥定时观察体温和血白细胞计数，以判断有无继发感染。

(5)饮食护理：非手术治疗期间指导患者进食高蛋白、高热量、高维生素，易消化、富含粗纤维的蔬菜、水果，适当多饮水。保持排便通畅，避免腹压增高导致继发性出血。对肾粉碎伤、肾蒂损伤及有严重合并伤者，应禁饮禁食，静脉补充水、电解质、热量及其他营养物质。

(6)术前准备：有手术指征者，在抗休克治疗的同时，紧急做好各项术前准备。完善术前检查，除常规检查外，应注意患者凝血功能是否正常。术前应禁食、禁饮，并行肠道准备。

2. 术后护理

(1)卧位与活动：麻醉作用消失且血压平稳者，取半卧位以利于呼吸和引流。肾修补术、肾部分切除术后患者绝对卧床 1～2 周；肾切除术后 24～48 h 鼓励下床活动。卧床期间应给予患者下肢按摩，预防下肢血栓形成。

(2)伤口及引流管护理：保持手术切口清洁干燥。妥善固定导尿管和肾周引流管，保持各引流管的通畅和无菌，及时更换引流袋。鼓励患者多饮水，保持尿量＞2 000 mL/d。

(3)病情观察：注意观察生命体征、引流量及色、血尿情况。肾切除患者应注意观察尿量，若术后 6 h 无尿或 24 h 尿少，提示健侧肾功能不良，应及时报告医生。

3. 健康教育

(1)自我护理：非手术治疗的肾损伤患者需长期卧床，应定时改变体位和翻身，预防压疮。对带引流管回家患者，说明留置引流管的意义和注意事项，教会患者引流管自我护理方法。

(2)康复指导：非手术治疗恢复后 2～3 个月内不宜从事体力劳动或竞技运动，避免挤压、碰撞腰部，以防继发出血。严重损伤致肾脏切除者，应注意保护对侧肾脏，避免服用损害肾功能的药物，如氨基糖苷类、抗结核药物等。

(3)定期复查：术后 1 个月复查肾脏形态和功能，观察血压变化情况，如出现腰痛及血尿，应及时就诊。

（肖　磊）

第六节　膀胱损伤

　　膀胱为腹膜外器官,空虚时位于骨盆深处,受骨盆、盆底筋膜和肌肉组织保护,一般不易受到损伤。但当骨盆骨折,或膀胱充盈超出耻骨联合至下腹部时,则易受到损伤。

　　膀胱损伤根据病因分为:①开放性损伤,由锐器或子弹贯通所致,易形成腹壁尿瘘、膀胱直肠瘘或膀胱阴道瘘,或间接暴力致骨盆骨折时,骨折端或游离骨片易刺伤膀胱;②闭合性损伤,膀胱充盈时,直接暴力作用于下腹部,致膀胱损伤。

　　膀胱损伤根据病理改变可分为:①膀胱挫伤,仅伤及黏膜或肌层,膀胱壁未穿破,局部出血或形成血肿,可有血尿。②膀胱破裂,分为腹膜内型和腹膜外型:腹膜内型指膀胱壁与覆盖的腹膜一并破裂,尿液流入腹腔,引起腹膜炎;腹膜外型指膀胱壁破裂,但腹膜完整,尿液外渗到膀胱周围组织,引起腹膜外盆腔炎或脓肿。

一、护理评估

1.了解患者发病的情况、发病的时间,评估病情

　　①是否有腹痛:因腹膜内破裂时,出现满腹压痛、反跳痛及肌紧张,有移动性浊音;腹膜外破裂时,有下腹部疼痛、压痛及肌紧张,直肠指诊可触及直肠前壁饱满感;膀胱壁轻度挫伤仅有下腹疼痛和终末血尿。②是否有血尿:膀胱挫伤时有轻度血尿;膀胱破裂后尿液流入腹腔或膀胱周围,不能排尿或仅排出少量血尿。③是否有尿瘘:膀胱破裂与体表、直肠或阴道相通时,可引起伤口漏尿、膀胱直肠瘘或膀胱阴道瘘等。

2.评估患者全身情况

　　生命体征是否平稳,有无休克的征象,有无合并其他脏器损伤或骨盆骨折,有无尿外渗引起的腹膜炎等。

3.评估患者伤情

　　了解患者是锐器、子弹伤还是交通事故撞伤,了解受伤的体位和环境,估计伤情,伤后病情发展及处理情况。

4.了解患者既往健康史

　　既往有无心血管疾病、糖尿病、溃疡病史,有无药物过敏史等。

5.了解辅助检查情况

　　①导尿检查:膀胱破裂时,导尿管能顺利插入膀胱,仅少量血尿,注入生理盐水 200 mL,5 min后抽出,若出入量差异大则提示膀胱破裂;②X 线检查:KUB 可显示骨盆骨折,逆行插管造影检查膀胱,若造影剂外漏,则为膀胱破裂。

6.心理—社会评估

　　评估患者及其家属对疾病的认识和对康复的期望值,以便针对性地疏导。

二、治疗原则

1.紧急处理

　　有休克者,应积极抗休克治疗,如输血、输液、镇静、止痛、止血等。

2.非手术治疗

　　膀胱挫伤或早期较小的膀胱破裂,膀胱造影时仅有少量尿外渗,留置导尿管持续引流

7～10 d,裂口可以自行愈合。

3.手术治疗

严重的膀胱破裂,须尽早手术清除外渗尿液,修补膀胱裂口,在腹膜外做耻骨膀胱造瘘,引流外渗的尿液。

三、护理问题

①组织灌注量改变;②排尿型态异常;③焦虑或恐惧;④有感染的危险。

四、护理措施

(一)非手术治疗及术前护理

1.心理护理

患者面对损伤、疼痛、排尿困难或血尿感到紧张害怕,担心预后,医务人员要理解患者,安慰患者,消除恐惧、焦虑情绪。

2.饮食护理

给予高蛋白、高热量、营养丰富的饮食,如需手术治疗,术前应禁食、禁饮。

3.体位

有休克体征的患者应取仰卧中凹位(下肢与躯干抬高 20°～30°)。生命体征平稳者,取半卧位抬高头部 30°,以利于减轻伤口疼痛,并利于伤口引流。合并骨盆骨折者,可卧硬板床。若卧气垫床,可以减少翻身次数,也可预防压疮,但床垫充气要足,以不影响骨折的稳定性为原则。

4.病情观察

注意观察腹部情况,有无腹膜刺激症状;观察尿液的颜色和量;每 1～2 h 监测患者生命体征 1 次,直到生命体征平稳。

5.皮肤护理

每日 2 次床上擦浴,保持皮肤清洁干爽,预防压疮;无骨盆骨折者每 2～4 h 翻身 1 次,仰卧与侧卧交替。

(二)术后护理

1.饮食护理

肠蠕动恢复后可进食,要求进食高热量、高蛋白、高维生素食物,以利于伤口愈合。

2.体位

椎管内阻滞者,应去枕平卧 6～8 h,以防脑脊液外渗而致头痛;全身麻醉尚未清醒者,取平卧位,头偏向一侧,避免口腔分泌物或呕吐物误吸入呼吸道。手术 12 h 后,血压平稳,可取半卧位,以利于引流;但合并骨盆骨折者需卧硬板床 6～8 周。

3.病情观察

每 1～2 h 监测生命体征 1 次,直到生命体征平稳;观察膀胱造瘘管、导尿管、伤口引流管的引流液颜色、量、性状,保持引流通畅;膀胱造瘘管一般 10～14 d 拔管,伤口引流管根据引流液量决定拔管时间,无引流液流出即可拔管。导尿管拔管前夹管 1～2 d,训练膀胱功能。

(三)出院指导

(1)有膀胱直肠瘘或膀胱阴道瘘的患者需 3～6 个月后,待损伤部位瘢痕软化再施行修补术。

（2）嘱咐患者多饮水，预防泌尿系统感染。

（李　明）

第七节　尿道损伤

尿道损伤是泌尿系最常见的损伤，多发生于青壮年男性，可分为开放性损伤和闭合性损伤。开放性损伤多见于战伤和锐器伤，常伴有阴茎、阴囊、会阴部贯穿伤；闭合性损伤为挫伤或撕裂伤。

男性尿道以尿生殖膈为界，分为前、后2段，前尿道包括球部和阴茎部，后尿道包括前列腺部和膜部。前尿道损伤以球部多见，后尿道损伤以膜部多见。

球部尿道损伤最常见的原因是骑跨伤，这种损伤是由高处跌下或摔倒时，会阴部骑跨于硬物上，尿道被挤压于硬物与耻骨联合下缘之间所致。

后尿道损伤最常见于交通事故、房屋倒塌、矿井塌方等，90％以上患者合并有骨盆骨折。

一、护理评估

1.询问患者受伤情况

询问患者受伤的体位与环境、受伤时间、受伤后的表现及处理情况等。

2.评估患者局部情况及病情

①尿道口有无出血：尿道口出血为前尿道损伤最常见的症状，常有鲜血自尿道口流出或滴出，后尿道损伤也可有血尿；②局部有无血肿及瘀斑：尿道骑跨伤可引起会阴部血肿及瘀斑，阴囊及会阴部肿胀，尿生殖膈断裂时也可出现会阴、阴囊部血肿，还可出现尿外渗；③有无疼痛：前尿道损伤疼痛向阴茎头及会阴部放射，后尿道损伤疼痛常伴有下腹痛、肌紧张、尿外渗；④是否有排尿困难和尿潴留。

3.了解患者全身情况

评估患者是否因创伤出血而有面色苍白、脉搏细速、血压下降、皮肤湿冷、发绀等休克征象。合并骨盆骨折的后尿道损伤一般病情较严重，常因大出血而出现休克表现。

4.评估患者合并伤情

评估患者是否合并其他脏器损伤及骨折等。

5.X线检查

以确定是否有骨盆骨折，耻骨联合是否移位或耻骨是否有断裂等，对疑有后尿道损伤的患者，可行逆行尿道造影。

6.诊断性导尿

试插导尿管，如果试插成功，表示尿道连续而完整；如果插入导尿管困难，说明尿道损伤严重，可能有尿道破裂或断裂。

7.心理－社会评估

评估患者是否能接受和面对自己的严重损伤。

二、治疗原则

1. 紧急处理

尿道损伤严重并合骨盆骨折或其他脏器损伤者可因严重创伤或出血导致休克,应积极抗休克治疗,并做好术前准备,尽早手术。

2. 非手术治疗

对尿道挫伤裂口小、尿道连续性存在、试插导尿管成功者,留置导尿管 2 周,给予止血、止痛、抗感染等治疗。

3. 手术治疗

根据尿道损伤严重程度行尿道会师复位术,二期尿道端端吻合术。

三、常规护理问题

①排尿型态改变;②疼痛;③恐惧或焦虑;④生活自理能力缺乏。

四、护理措施

(一)非手术治疗与术前护理

1. 常规护理

参见本章"膀胱损伤"一节非手术治疗及术前护理第 1 至第 4 项。

2. 病情观察

观察导尿管引流尿液的颜色及量。如果颜色鲜红、量增多说明尿道有活动性出血;如果尿量少,说明有尿外渗。

观察腹部情况,是否有腹部疼痛加重、腹膜刺激症状。观察会阴部和阴囊肿胀、青紫是否加重。

如存在以上情况,应配合医生积极处理。观察生命体征,每 1~2 h 监测 1 次,直到生命体征平稳为止。

(二)术后护理

1. 常规护理

参见本章"膀胱损伤"一节术后护理第 1 至第 2 项。

2. 病情观察

观察伤口情况,伤口敷料渗湿要及时更换,保持伤口干燥,利于伤口愈合;膀胱造瘘管留置10~14 d,导尿管留置 3~4 周,待伤口愈合后拔除。

3. 心理护理

术后给予患者及其家属心理上的支持,讲解术后恢复过程,术后疼痛不适、胃肠功能不全、各种引流管的安放都是暂时的,消除患者焦虑不安的心理,积极配合治疗和护理,加快康复。对有尿道狭窄的患者要特别耐心地进行心理疏导,使患者接受现实。

4. 并发症的护理

尿道狭窄是尿道损伤后常见的并发症,尿道损伤拔除导尿管后常常在 2~3 个月后出现排尿不畅。

因尿道损伤后瘢痕未稳定而继续生长阻塞尿道致排尿困难,常需定期尿道扩张。尿道扩张时应严格无菌操作,动作轻柔,选择大小合适的尿道探条,避免医源性损伤和出血。

(三)出院指导

(1)嘱患者多饮水,预防泌尿系感染。

(2)尿道狭窄患者定期在门诊进行尿道扩张治疗,排尿困难时随时就诊。

(李　明)

第八节　肾结石

肾结石多发生在中壮年,男女之比约3∶1。有些肾结石如较大的铸形结石和鹿角状结石可能长期存在而无症状,而较小的结石活动范围大,易引起绞痛和血尿,且易排出体外。

一、护理评估

1.评估患者疼痛情况

了解腰腹部疼痛的性质、位置和放射的部位。40%～50%的患者均有间歇发作的疼痛史。结石大、移动范围小的肾结石可引起肋脊角、腰部和腹部钝痛,可阵发性发作,亦可持续性疼痛。小结石活动范围大,进入肾盂输尿管交界处或输尿管时,引起输尿管剧烈蠕动,诱发肾绞痛。患者表现急性痛苦面容,出现被迫体位(身体蜷曲、双手紧压腰或腹部),疼痛向下放射至下腹、会阴部,严重者出现恶心、呕吐、大汗淋漓、面色苍白、脉搏细而快、血压下降,呈虚脱状态,同时伴尿量减少。疼痛时间持续长短不等,经过对症治疗可缓解,亦可自行停止或反复发作。

2.询问患者是否有血尿

由于结石对黏膜损伤程度的不同,可表现为肉眼血尿或镜下血尿,以后者常见。患者行体力活动后血尿加重。

3.其他症状

尿路感染常是儿童结石就诊的一个重要原因。而输尿管梗阻可引起肾积水,出现上腹部或腰部肿块。孤立肾或双肾结石可因梗阻而引起无尿。

4.健康史

仔细询问患者是否有代谢性疾病如痛风、原发性甲状旁腺功能亢进、慢性泌尿系感染、病理性骨折以及排石史等;生活、工作是否在高温环境;饮食习惯如每日饮水量,食物中糖、粗纤维比例及含量是否超过人体每日需要量;家族成员中是否有尿石症,如胱氨酸尿症和原发性高草酸尿症都是常染色体隐性遗传病。

5.了解辅助检查情况

①KUB:结石在KUB上显影程度受到很多因素的影响,大部分结石都能清晰地显示在KUB上,但是如果结石小、肠气多、肥胖患者,显影可能不满意,且应与腹腔内肠系膜淋巴结钙化相鉴别;②B超检查:是肾结石的筛选和随诊检查手段。特别对无症状而较大的鹿角形结石及透X线的尿结石检查有较大意义;③IVU:可了解肾盏、肾盂形态及肾功能状态;④CT检查:能显示平片不能显示的结石;⑤尿液常规检查:可见红细胞,如合并感染,可见白细胞、脓细胞,有时尿中可见肾结石的特殊结晶和结晶团块,蛋白阴性或微量,酸碱度因结石成分

不同而异。

6.心理－社会评估

了解患者及其家属对疾病的认识与治疗期望值,以便针对性进行疏导。

二、治疗原则

1.保守治疗

保守治疗适用于结石直径<0.6 cm、表面光滑,无尿路梗阻,纯尿酸或胱氨酸结石的患者。

2.体外冲击波碎石(ESWL)

ESWL 是利用体外冲击波聚焦后击碎体内的结石,使之随尿液排出体外,是泌尿系结石综合治疗的手段之一。

3.手术治疗

(1)微创手术:①经皮肾镜碎石取石术(PCNL)、微创经皮肾穿刺取石术(min－PCNL)并配合气压弹导碎石及钬激光碎石:适用于结石直径>2 cm,单用 ESWL 不易成功者;肾下盏结石;难以粉碎的结石。②腹腔镜下无功能肾脏切除术。

(2)开放手术:适用于结石体积太大或轮廓太复杂,通过合理次数的 PCNL 或者 ESWL 治疗而不能取得满意效果的患者;或采用 PCNL 治疗穿刺不成功者;异位肾并结石或肾内部解剖异常;过度肥胖、骨骼畸形等难于通过微创手术进行治疗者。

三、常见护理问题

①疼痛;②焦虑或恐惧;③睡眠型态紊乱;④躯体活动障碍;⑤有感染的危险;⑥有体液不足的可能;⑦有引流管引流不畅的可能(切口引流管、肾造瘘管、导尿管);⑧潜在并发症:出血、皮肤完整性受损、便秘。

四、护理措施

(一)非手术治疗护理

1.心理护理

由于疾病的反复发作,给患者躯体带来较大的痛苦而引起焦虑。应鼓励、安慰患者,并向患者讲解有关疾病的防治措施,树立战胜疾病的信心。

2.饮食护理

根据患者的尿生化及 pH 值给予饮食指导,因饮食可影响尿液成分和尿液 pH 值,从而影响结石形成,而尿量减少是泌尿系结石形成的真正危险因素。因此,应鼓励患者多饮水,使日排尿量>2 000 mL,尿液颜色为无色或淡黄色。

草酸钙结石的患者,应多吃碱性蔬菜和水果,限进食钙和草酸丰富的食物,如牛奶、菠菜、西红柿等;尿酸盐结石的患者应少吃海产品、动物内脏、咖啡和高糖食物等;磷酸盐结石的患者应少吃虾皮、海带、肥肉等。

3.体位

肾绞痛发作期间,患者应卧床休息,因为躯体过多的运动可能引起结石的活动,刺激肾脏诱发绞痛。

4.病情观察

观察尿液内是否有结石排出,每次排尿于玻璃瓶或金属盆内,可看到或听到结石的排出。

5.症状护理

肾绞痛发作时,可给予药物解痉止痛。尊重患者对疼痛的反应,鼓励患者家属多关心患者,向患者介绍有关疼痛的知识,有助于减轻患者由于疼痛产生的焦虑。肾绞痛发作时患者常有恶心、呕吐,消化液急剧丧失,从而导致水钠丢失,甚至酸中毒。另外,患者不能进食,有可能发生低血钾。应给予补液,纠正水、电解质、酸碱失衡。病情允许下,鼓励患者多饮水,每日达 3 000 mL,尽可能维持每日尿量在 2～3 L。除睡前饮水外,夜间起床排尿后宜再饮水。大量饮水配合利尿、解痉药物,可促使小的尿石排出。患者健康状况良好,可采用体育活动,如跳绳、脚后跟先着地的方式爬楼梯。配合中医中药、针灸疗法,也有助于排石。

(二)术前护理

1.心理护理

患者面临手术及术后能否痊愈而感到恐惧、焦虑。护理人员应关心、体贴患者,加强与患者及其家属的沟通,建立良好的护患关系,取得患者的信任。采用多种形式与患者交流,向患者讲解有关疾病知识,或将疾病知识印制成小册子发给患者,或邀请手术成功者现身说法等,使患者树立战胜疾病的信心,积极主动配合治疗。

2.术前训练

训练患者床上使用便器,指导正确的咳嗽方法,教会床上被动翻身,以及卧床患者的进食方法。因为肾动脉直接分支于腹主动脉,肾脏血运丰富,肾组织脆弱,活动后易引起出血。除肾脏切除术外,不论是开放或微创的肾脏碎石取石术,患者都需绝对卧床休息 1～2 周,进食、排泄一切生活只能在床上进行。

3.完善各项术前准备

督促患者洗澡、洗头,准备手术区的皮肤,更换洁净的病服,为长时间卧床做好个人卫生准备。术前 12 h 禁食,4～6 h 禁水,防止因术后呕吐引起窒息或吸入性肺炎。术前晚清洁灌肠,防止麻醉后引起肛门括约肌松弛,不能控制排便而增加污染机会,并且还能延迟术后排便。合理使用抗生素,控制尿路感染。备浓缩红细胞 2～4 U。

(三)术后护理

1.心理护理

患者因肾脏手术而必须绝对卧床休息,不能自主翻身,长时间的被迫体位,易导致全身不适、睡眠异常。应向患者认真、细致地做好解释工作,并创造安静、舒适的环境,让患者能得到充分的休息,合理地安排睡眠时间,保持愉快的心情,有利于疾病的康复。

2.饮食护理

由于手术、麻醉的原因,胃肠道功能恢复的时间一般为 48～72 h。肛门未排气时,应禁食,静脉补充营养。待肛门排气后,从流质逐渐过渡到普通饮食。并根据结石成分的不同,合理安排膳食。

(1)草酸钙结石:①避免吃含草酸多的食物,如菠菜、苋菜、蕹菜、香菜、甜菜、芦笋、浓茶、草莓、坚果类、巧克力、麦麸、扁豆等;②避免含钙高的食物,如豆腐、牛奶;③避免大量蛋白质的摄入,因大量食入动物蛋白可增加尿净酸负荷,从而减少肾远曲小管对钙的重吸收,引起高钙尿;④避免高维生素 C 摄入,维生素 C 摄入量＞500 mg/d 时,尿中草酸含量随之增高;＞2 g/d 时,可能诱发草酸钙结石的形成。

(2)尿酸结石:尿酸是嘌呤代谢的终末产物。含高嘌呤的食物应尽量避免,如鲤鱼、鳝鱼、比目鱼、贝壳类、猪肉、牛肉、动物内脏等。痛风患者并发尿酸结石概率很高。

（3）胱氨酸结石：胱氨酸尿症是其唯一的病因，是一种常染色体隐性遗传疾病。在生理范围 pH 值的尿中，胱氨酸的溶解度很低；极易在酸性尿液中发生饱和而析出结晶。应多吃些碱性食物，使尿液 pH 值增高而减少结晶析出，如牛奶、土豆、香菇、胡萝卜、海带、香蕉、西瓜、草莓等。

（4）磷酸钙结石：应低钙低磷饮食，限制钙摄入量不超过 700 mg/d，限制磷摄入量不超过 1 300 mg/d，忌含钙、含磷丰富的食物。含钙高的食物有牛奶、黄豆、豆腐、绿叶蔬菜；含磷高的食物有动物蛋白、动物内脏及脑髓等。

所有结石患者都要多饮水，水分摄入不足可致尿液浓缩，尿量<1 000 mL/d，结石形成的机会明显增加；尿量<500 mL/d，结石形成概率增高。

3. 体位

椎管内阻滞麻醉者，应去枕平卧 6~8 h，以防脑脊液外渗而致头痛；全身麻醉尚未清醒者，取平卧位，头转向一侧，避免口腔分泌物或呕吐物误吸入呼吸道。肾结石取石术后患者绝对卧床休息 1~2 周。

4. 病情观察

注意血压、脉搏、呼吸、体温的变化；观察并记录尿液的颜色和量；引流管是否通畅；局部切口渗血、渗液的情况及有无包块、漏尿等。如尿液的颜色由淡红色转浓，并伴有血压下降、脉搏增快、局部包块形成，提示肾脏有活动出血，需及时处理；患者的体温>38.5 ℃，应考虑有感染，宜选用有效抗生素；切口敷料渗湿应积极更换，防止感染。肾造瘘管一般留置 10~14 d，当引流尿液转为清亮，并复查 KUB 了解有无残留结石后，可先夹管观察 24~48 h，如无高热、腰痛、腰胀等表现，即可拔管。

5. 皮肤护理

睡气垫床，利用气垫床流动循环的气体对受压部位进行持续按摩；定期协助患者翻身，并用樟脑乙醇对骶尾部、肩胛部骨骼突出较明显的地方进行局部按摩；每日床上擦浴；定期更换床单位，保持床单位整洁、干燥。

通过以上措施减轻局部压力，并促进受压部位血液循环，减少摩擦力、剪切力，预防压疮的发生。

6. 维持水、电解质平衡

肾脏碎石取石手术，解除了肾脏的梗阻。伴有肾功能不全的患者，肾脏对水及电解质的调节功能暂未完全恢复，易发生水、电解质紊乱。应准确记录 24 h 出入水量，密切观察血生化的变化。根据尿量、生化结果，纠正水、电解质、酸碱失调。

7. 潜在并发症——出血的护理

由于手术损伤肾脏血管导致出血。

（1）保守治疗：积极观察生命体征的变化，注意肾造瘘管及导尿管引流尿液的颜色和量。因躯体活动、情绪激动易导致血液循环加快，甚至血压增高，肾脏血液灌流量增加，加重肾脏的出血，不利于疾病的恢复。应嘱患者绝对卧床休息，禁翻身，向患者及其家属做好解释工作，保持情绪稳定。遵医嘱给予血凝酶静脉推注，必要时多次给予；加快补液速度；静脉推注呋塞米，24 h 液体维持，并匀速滴注以保持轻度利尿状态，达到尿液自身持续冲洗的目的，保持引流管的通畅。如肾脏出血量较大，可以夹闭肾造瘘管以控制出血，促进血凝。

(2)介入栓塞治疗:反复发作的肾脏出血以及一次性出血量＞600 mL;估计有肾动静脉瘘或假性肾动脉瘤出血可首选介入栓塞治疗。积极观察生命体征的变化,做好患者的解释工作,稳定家属及患者的情绪,同时备血,开放静脉输液通路,积极配合介入栓塞治疗。

介入栓塞治疗后应密切观察生命体征的变化,患者血尿症状有无减轻;穿刺部位沙袋加压6~8 h,观察伤口有无渗血及局部有无血肿形成;足背动脉是否搏动良好,防止下肢动脉血栓形成;12 h 内穿刺肢体完全制动。患者绝对卧床休息 1~2 周,以减少肾脏的出血。

(四)出院指导

(1)根据结石成分分析结果指导饮食。①含钙结石:宜食用粗纤维丰富之食物,限制含钙、草酸过多的食物,如浓茶、菠菜、番茄含草酸高,牛奶、巧克力、坚果含钙量高;避免大量摄入动物蛋白、精制糖和动物脂肪。②尿酸结石:不宜服用含嘌呤高的食物,如动物内脏、海产品。

(2)带肾造瘘管的护理:结石未一次性取干净,需带肾造瘘管出院的患者,1 个月后来医院行第 2 次碎石治疗。指导患者回当地医院定期更换伤口敷料及引流袋。并保持引流管通畅,防折叠、脱位,避免重体力劳动。

(3)留置 D-J 管的患者应 3 个月内来医院拔管,如果留置时间过长,D-J 管周围易形成结石。多饮水,每日 2 000~3 000 mL,可预防结石。不要憋尿,防止膀胱内的尿液向输尿管反流。

(4)肾功能不全的患者,定期复查肾功能。

(5)出院后出现下列不适症状,应来医院检查:①肉眼血尿,经多饮水、多休息,无自行改善,并进行性加重;②尿量突然减少;③体温增高。

(6)肾脏碎石取石术后的患者,注意休息,避免过多运动及过重的体力劳动。

(7)定期门诊复查,了解结石有无复发。

(李　明)

第九节　输尿管结石

输尿管结石 90％以上是在肾内形成而降入输尿管的,原发于输尿管的结石,除非有输尿管梗阻,是少见的。

输尿管有 5 个狭窄部位:①肾盂、输尿管连接部;②输尿管与髂血管交界处;③输尿管与男性输精管或女性阔韧带底部交叉处;④输尿管与膀胱壁外侧缘交界处;⑤输尿管的膀胱壁内段。在这 5 个部位容易停滞或嵌顿。男女发病比例与肾结石完全相同,症状也基本相同。而输尿管结石易造成梗阻,引起肾积水和感染。

一、护理评估

1.评估患者疼痛的性质和部位

输尿管上、中段结石引起绞痛的特点是一侧腰痛,并伴有血尿,沿输尿管向下腹部、外阴部和股内侧放射。疼痛严重时,可出现呕吐,甚至虚脱状态。输尿管下段结石可引起尿频、尿急、尿痛的膀胱刺激征。

2.评估患者的尿量情况

双侧输尿管结石发生完全性梗阻或孤立肾输尿管结石完全性梗阻时可出现无尿。

3.评估有无肿块

患者腰腹部是否有肿块。

4.了解患者的基本情况

详细询问患者的年龄、性别、职业、社会经济地位、饮食成分和结构、水分摄入量、居住地气候等,有无代谢性和遗传性疾病。了解患者以往的治疗情况。

5.了解辅助检查结果

90%以上的结石 X 线能显影,阴性结石可做 B 超检查,亦可采用螺旋 CT 检查。IVU 可了解结石部位、肾功能损坏程度及梗阻情况。膀胱镜检查和逆行插管造影适用于 IVU 不能确定的梗阻部位。尿常规检查可提示血尿、脓尿。

6.心理－社会评估

了解患者对疾病的认识与治疗期望值,以便针对性进行疏导。

二、治疗原则

1.保守治疗

参见本章"肾结石"一节。

2.输尿管结石 ESWL

体外冲击波碎石术(ESWL)是利用体外冲击波聚焦后击碎体内的结石,使之随尿液排出体外,是泌尿系结石综合治疗的手段之一。

3.手术治疗

(1)微创手术:可根据病情选用以下治疗。①输尿管镜碎石取石术;②输尿管镜下气压弹道、超声、液电、钬激光碎石取石术;③min-PCNL:适用于输尿管迂曲,或结石下方输尿管炎症狭窄导致经尿道输尿管镜难于进镜碎石者;④腹腔镜下输尿管切开取石术。

(2)开放性手术适用于输尿管镜及 min-PCNL 无法处理的炎性狭窄和肉芽组织,以及输尿管镜及 ESWL 失败者。

三、常见护理问题

①焦虑;②有感染的危险;③潜在并发症:出血、漏尿。

四、护理措施

(一)术前护理

1.心理护理

术前患者对手术缺乏了解,怀疑手术的效果,害怕术中疼痛难忍,故术前向患者讲述有关手术过程、麻醉、术前用药,并重点强调术前摄 KUB 定位后需绝对卧床休息,禁翻身,防止因活动后结石移位而影响手术效果。保证晚上的睡眠,调整好患者及其家属的心态,给患者必要的支持、爱护、关怀,与患者一起建立战胜疾病的信心。

2.保持内环境相对稳定

保持出、入水量平衡,纠正电解质、酸碱失衡。双侧输尿管结石可引起泌尿系梗阻导致肾衰竭。

少尿期,准确记录出入水量(每日入水量＝显性失水＋非显性失水－内生水);严格控制含钾食物、药物的摄入,不输库存血;根据血液生化检查及肾功能结果,纠正水、电解质、酸碱失衡;必要时进行血液透析,保持内环境相对稳定。

(二)术后护理

1.心理护理

术后给予患者及其家属心理上的支持,解释术后恢复过程。术后疼痛、胃肠功能不全、各种引流管的安放都为暂时性的。若积极配合治疗和护理可加快康复。

2.饮食护理

参见本章"肾结石"一节相关内容。

3.体位

椎管内阻滞麻醉者,应去枕平卧6～8 h,以防脑脊液外渗而致头痛;全身麻醉尚未清醒者,取平卧位,头转向一侧,避免口腔分泌物或呕吐物误吸入呼吸道。如血尿症状轻者,可采用半坐卧位,鼓励患者早下床活动。

4.病情观察

(1)生命体征:定时监测体温、脉搏、呼吸、血压。因二氧化碳气腹的建立对心、肺功能产生一定程度的影响,故对全身麻醉下腹腔镜术后的患者,应密切观察面色、呼吸等情况的变化。

(2)导尿管引流情况:术后常规放置导尿管,一般术后1～3 d可见肉眼血尿呈淡红色,与术中输尿管机械损伤有关。经常挤压导尿管,产生一定负压,松动碎石及小血块,防止阻塞导尿管。

5.并发症的护理

(1)漏尿:认真听取患者主诉,有无腰、腹部疼痛。因为输尿管镜操作不当可致输尿管穿孔,尿液外渗刺激腹膜而产生疼痛,一般小穿孔术后放置D-J管后可自行痊愈。腹腔镜手术及开放手术后常规留置伤口引流管。如伤口引流管引流量较多,且引流液的颜色接近尿液的颜色,生化检查可确诊为尿液。原因是输尿管伤口暂未愈合而尿液从此处漏出。如有上述情况,嘱患者尽量半卧位休息,有利于尿液引流;延长拔除导尿管的时间;如导尿管已拔除,嘱患者不要憋尿,男性患者应立位排尿,防止尿液向输尿管、肾盂反流形成急性肾盂肾炎。

(2)高碳酸血症:由于二氧化碳(CO_2)气腹,致血液中二氧化碳分压(PCO_2)增高。表现出胸闷、气促和呼吸困难等症状。立即给予吸氧、监测经皮指氧饱和度(SpO_2),同时鼓励患者做深呼吸,有效咳嗽,帮助其排痰,保持呼吸道通畅。

(三)出院指导

(1)根据结石成分分析结果指导饮食。①含钙结石:宜食用粗纤维丰富之食物,限制含钙、草酸过多的食物,如浓茶、菠菜、番茄含草酸高,牛奶、巧克力、坚果含钙量高,避免大量摄入动物蛋白、精制糖和动物脂肪;②尿酸结石:不宜服用含嘌呤高的食物,如动物内脏、海产品。

(2)出院后出现肉眼或镜下血尿,一般经过多饮水、多休息可自行消失。如血尿不消失或进行性加重,应及时来医院检查。

(3)留置D-J管期间勿剧烈运动以防止移位,术后3个月内来医院拔管或更换D-J管。

(4)肾脏功能受损者应定期复查肾功能。

(5)定期复查KUB或B超检查,了解结石复发情况。

(李　明)

第十节　膀胱结石

膀胱结石的发病率有明显的地区、种族和年龄差异。营养不良尤其是缺乏动物蛋白的摄入是膀胱结石的主要原因。另外下尿路梗阻如尿道狭窄,先天性畸形,前列腺增生症,膀胱颈部梗阻、憩室、肿瘤等均可使小结石和尿酸结晶沉积于膀胱而形成结石。

膀胱异物、感染和代谢性疾病是膀胱结石的发病原因之一。

一、护理评估

(1)评估患者是否有尿痛、排尿障碍和血尿。

(2)评估患者是否饮食营养均衡,有无代谢性疾病如痛风等。

(3)了解辅助检查情况:①超声检查,结石具有强烈的回声,产生强光团,体位改变可见结石在膀胱内滚动;②KUB,对大多数不透 X 线的结石,可诊断出结石大小、数目及位置;③膀胱镜检查,不仅可了解结石的具体情况,并可发现有无其他病变,如前列腺增生、膀胱憩室、炎症改变及癌变。

(4)心理－社会评估:了解患者和家属对结石造成的危害、治疗方法、康复知识、并发症的认知程度和心理承受能力,家庭经济承受能力。

二、治疗原则

1.取出结石

①经尿道插入各种碎石器械将结石钳碎、击碎、爆碎后将碎片冲洗出来;②耻骨上膀胱切开取石术。

2.纠正形成结石的原因和因素

前列腺增生、尿道狭窄、膀胱异物和憩室均可手术一并处理。有些因素需在术后继续处理,如感染、代谢性疾病和营养失调等。

3.膀胱结石 ESWL

体外冲击波碎石术(ESWL)是利用体外冲击波聚焦后击碎体内的结石,使之随尿液排出体外,是泌尿系结石综合治疗的手段之一。

三、常见护理问题

①疼痛;②排尿障碍;③有感染的危险。

四、护理措施

(一)术前护理

1.心理护理

大多数膀胱结石由于局部刺激、创伤、梗阻和继发感染,可产生各种症状,影响正常生活,患者易产生焦虑情绪。应主动关心、体贴他们,帮助其创造一个方便、安静、温馨的环境。

2.积极完善术前准备

膀胱结石常见于 10 岁以下儿童和前列腺增生的老年人,术前做血、尿、大便常规,凝血功能等生化检查,心、肺、肝、肾功能检查。让患者的家属协助做好术前禁食、禁饮工作。

（二）术后护理

1.心理护理

根据手术的具体情况向患者及其家属讲述康复过程,疼痛、胃肠道功能不全所带来的负面影响,给予患者关怀、安慰,并积极对症治疗,减轻患者痛苦,早日康复。

2.病情观察

严密观察患者体温及伤口局部症状,出现寒战、高热、会阴部疼痛,应高度警惕尿道热,报告医生,及时处理。尿道热多为术前尿路感染未能有效控制或术中组织损伤严重所致。应加强抗生素的有效应用,依致病菌选用敏感药物。高热患者给予降温等对症处理。

（三）出院指导

1.饮食

小儿膀胱结石与婴幼儿喂养有关,只要改善孕妇、产妇的营养,提倡母乳或牛乳喂养,此病是可以预防的。高蛋白和丰富的维生素、微量元素是小儿合理的膳食。

2.膀胱内异物并发结石

膀胱内异物多由患者本人所致,建议看心理医生。

3.定期复查

定期复查 KUB 或 B 超,了解结石复发情况。

（李　　明）

第十一节　膀胱肿瘤

膀胱肿瘤是泌尿外科最常见的肿瘤,占全部恶性肿瘤的 3.2%,其中上皮性肿瘤占 95%,且绝大多数为移行细胞乳头状肿瘤,鳞癌和腺癌占 5%,恶性程度高。

男女发病之比为 4:1,好发于 50~70 岁,易复发。膀胱肿瘤分布在膀胱侧壁及后壁最多,其次为三角区和顶部。膀胱肿瘤主要的致病因素是芳香族的胺,吸烟、慢性刺激、慢性炎症也是增高膀胱肿瘤发病率的原因。其生长方式有 2 种,一种是向膀胱腔内生长,成为乳头状瘤或乳头状癌;另一种是向上皮内浸润性生长,形成原位癌、内翻性乳头状肿瘤或浸润性癌。

据世界卫生组织（WHO）膀胱肿瘤组织学分类,采用 TNM 分期,其中,T 为膀胱壁浸润的深度;N 为盆腔或腹腔淋巴结浸润程度;M 为其他器官转移程度。T_1 为肿瘤侵入上皮下结缔组织;T_2 为浸入肌层;T_3 为肿瘤浸入膀胱周围组织;T_4 为浸润邻近器官,如前列腺、子宫、阴道、盆腔壁或腹壁中的任意一处;N_1~N_3 为区域淋巴结浸润;M_1 为远处转移。

一、护理评估

1.了解患者的发病情况,询问患者是否有下列症状

①血尿:无痛性肉眼全程血尿是膀胱肿瘤最常见的症状;②尿频、尿急、尿痛等膀胱刺激症状;③排尿困难、尿潴留等症状:当肿瘤增大或堵塞膀胱出口时可出现类似症状。

2.了解患者的主要脏器功能状况,有无转移灶的表现

如盆腔转移时,患者有腰骶部不适、疼痛,下肢水肿。晚期表现为恶病质。

3.了解患者的一般情况

患者的一般情况包括年龄、职业、民族,饮食营养是否合理,是否有吸烟不良嗜好,是否有长期接触染料、油漆等致癌物质,既往的健康史、家族史。

4.了解辅助检查情况

(1)尿液检查:膀胱肿瘤患者的尿中可找到脱落的肿瘤细胞,方法简便,可作为血尿患者的初步筛选。

(2)膀胱镜检查:在膀胱肿瘤诊断中占重要位置,可以直接看到肿瘤的形态,肿瘤所在的部位、数目、大小等均可全面观察,并可直接取活组织进行病理检查。

(3)X线检查:排泄性尿路造影可了解肾盂、输尿管有无肿瘤以及对肾功能的影响;膀胱造影时可见充盈缺损,浸润膀胱壁僵硬不整齐。

(4)B超检查:可发现>0.5 cm的膀胱肿瘤,经尿道超声扫描可了解肿瘤浸润的范围及深度。

(5)膀胱双合诊:可检查膀胱肿瘤浸润的范围和深度。检查时必须患者放松,检查者动作轻柔,以免引起肿瘤的出血和转移。

5.心理—社会评估

了解患者对疾病的认识和对康复的期望值,以便进行疏导。

二、治疗原则

1.外科治疗

(1)经尿道膀胱肿瘤切除术(TURBT)适用于<3 cm的浅表性肿瘤。

(2)经尿道激光电灼术适用于初发或复发的单个或多个、浅表有蒂、直径<2 cm的肿瘤。

(3)膀胱部分切除术适用于:①原发性 T_2、T_3 期肿瘤;②远离膀胱三角区或颈部区域的肿瘤;③TURBT 不易切除部位的肿瘤。

(4)膀胱全切术适用于:①膀胱肿瘤多发,浸润性肿瘤;②位于膀胱颈、三角区较大的浸润性肿瘤;③反复复发的浅表性膀胱癌;④肿瘤体积巨大,部分切除术后膀胱容量过小。

2.化学治疗(简称化疗)

浸润性膀胱癌术后50%的患者2年内可出现远处转移,采用化疗方法可杀死转移的肿瘤细胞。

3.放疗

放疗主要用于晚期肿瘤患者的姑息治疗或手术、化疗患者的辅助治疗。

4.膀胱灌注治疗

膀胱灌注治疗已成为最有效的预防浅表性膀胱癌复发的方法。

三、常见护理问题

①焦虑;②自我形象紊乱;③有皮肤完整性受损的危险;④潜在并发症:出血、尿路感染;⑤疼痛;⑥知识缺乏:包括术前肠道准备知识、膀胱功能训练方法、化疗及出院自我护理有关知识缺乏。

四、护理措施

(一)术前护理

1.心理护理

根据患者的具体情况向患者(尤其是膀胱全切的患者)适当解释膀胱肿瘤的治疗方法和效

果,增强患者的治疗信心,适时指导患者看书、听音乐,分散注意力,解除其恐惧、焦虑、绝望的心理,必要时可以请同病房膀胱肿瘤术后的患者与术前患者进行交流,增加患者的自信心。

2.饮食护理

增加热量,食用易消化、营养丰富的食品,以纠正贫血,改善全身营养状况,多饮水可稀释尿液,以免血块引起尿路堵塞。

3.做好检查前的准备工作

做好各种标本的收集及各种检查前的准备工作。

4.术前准备

(1)督促患者洗澡、洗头,准备手术区的皮肤,更换病服,术前 12 h 禁食,4～6 h 禁水,防止因术后呕吐引起窒息或吸入性肺炎,术前晚灌肠,防止麻醉后引起肛门括约肌松弛,不能控制排便而增加污染机会。

(2)下列情况暂不宜手术:术前半个月内服用阿司匹林类药物,女性患者月经来潮,以免致术中出血不止;感冒发热、咳嗽,使机体抵抗力降低,呼吸道分泌物增多,易导致术后肺部感染。

(3)行膀胱全切肠道代膀胱术的患者遵医嘱行肠道准备,术前 3 d 给予肠道抑菌药及维生素 K,术前第 3 天进半流质,术前第 2 天进流质,术前第 1 天禁食,手术前晚、清晨清洁灌肠。行膀胱全切的患者备皮范围从剑突下至肛门,输尿管皮肤造瘘患者应彻底清洁腹部皮肤。

(4)术前做肠道准备的患者应给予输液,补充能量、水和电解质。

(5)术晨准备:取下义齿和贵重物品,并妥善保管;术前 30 min 给予术前用药;备好术中用药、合血单、记账单、病历等用物。

(二)术后护理

(1)饮食护理:膀胱部分切除和膀胱全切双输尿管皮肤造口术后,待肛门排气,进食含维生素及营养丰富的饮食。可控性回肠膀胱术后按肠吻合术后饮食,胃肠减压 2～3 d,禁食 3～4 d,然后从流质饮食→半流质饮食→软食慢慢开始进食。禁食期间给予静脉营养。经尿道膀胱肿瘤电切术后 6 h 可正常进食,多饮水可起内冲洗的作用,可预防尿路感染。

(2)体位:患者术后麻醉期已过,血压平稳,可取半卧位。膀胱全切除术后卧床 8～10 d,避免引流管脱落引起漏尿。

(3)观察生命体征:膀胱全切术后,由于手术创面大,渗血可能较多,因此应严密观察生命体征,保证输血、输液通畅。早期发现休克的症状和体征,及时进行治疗。

(4)对 TURBT 患者,应保持持续膀胱冲洗的通畅,注意观察持续膀胱冲洗引流液的颜色,根据冲洗引流液的颜色调节冲洗的速度。一旦发现引流管内有血凝块尽量吸出管外,避免挤入膀胱,以免血块堵塞尿道内口,引起急性尿潴留,激发大出血。

(5)对行膀胱全切回肠代膀胱术的患者,要密切观察左、右输尿管支架管及回肠代膀胱引流管引出的尿液,并分别记录尿量。通过记录尿量可以了解双侧肾功能及回肠代膀胱的功能。

因回肠黏膜分泌黏液,易堵塞引流管,注意及时挤压或用生理盐水间断冲洗新膀胱,保持通畅。7～8 d 后停止冲洗。冲洗停止后要求患者多饮水,至少 3 000 mL/d,以保证足够尿量,起到自身冲洗的作用。膀胱全切术后采用直肠代膀胱加乙状结肠皮肤造口时,注意保护肛门处双侧输尿管支架管,防止脱落。尤其是两侧输尿管较细,易被小血管堵塞而引起肾积水,应及早发现,用空针抽吸生理盐水 10 mL 反复冲洗出血块,排除梗阻。乙状结肠皮肤造瘘口有大便时应及时清除,保持造瘘口清洁卫生,造口处粘贴好肛门袋,并注意保护造瘘口周围的皮肤。

(6)对行膀胱全切输尿管皮肤造口的患者,应密切观察皮肤乳头的血液循环情况,观察其颜色及有无回缩现象。保持造瘘口或肛周皮肤清洁、干燥,避免受尿液刺激,用柔软的毛巾或棉球清洗局部,必要时涂氧化锌软膏保护皮肤。

(7)膀胱全切患者带有胃管,口腔不能进食者,每日口腔护理2次,保持口腔清洁、卫生,预防口腔感染发生。

(8)TURBT患者如有膀胱痉挛引起的疼痛可给予解痉止痛的药物,如双氯芬酸栓塞肛。

(9)膀胱全切手术大,术后要加强营养支持,观察胃肠道功能恢复情况和引流液的量和颜色,如有咖啡色或暗红色胃液流出,应考虑应激性溃疡,立即通知医生处理。

(10)并发症主要为尿漏。表现为耻骨后引流量突然增多,色泽变淡,多是由于膀胱吻合不佳,患者一般状况较差,造成膀胱组织愈合不良或者由于膀胱造瘘管、导尿管引流不畅致尿潴留所致。一旦发生,应立即检查导尿管或膀胱造瘘管是否通畅,用生理盐水反复冲洗导尿管,直到引流通畅。

(三)出院指导

(1)术后适当锻炼,加强营养,增强体质,禁止吸烟。对密切接触致癌物质者加强劳动保护,预防或减少膀胱肿瘤的发生。

(2)指导患者进行代膀胱功能训练,使之能够逐步建立起随意控制排尿机制,提高生活质量。代膀胱功能训练方法如下:①指导患者进行盆底肌肉的锻炼,以增强控制排尿的能力,具体方法是患者取仰卧位,试做排尿(排便)动作,先慢慢收紧盆底肌肉,再缓缓放松,每次收缩1～3 s,放松1～2 s,连续20～30遍,每日进行数次,其目的是加强盆底肌肉的收缩力,增强代膀胱睡眠时的闭锁压,从而治疗尿失禁;②有规律地训练腹肌,每日练习4～6次,呼气时收缩腹肌,保留3 s,吸气时放松,每次坚持收缩10下,其目的是当代膀胱充满时利用横膈和腹肌的收缩,使代膀胱内压力增高而引起排尿。

(3)对于浸润性膀胱癌术后应定期复查肝、肾、肺等脏器功能,及时发现转移病灶。膀胱癌保留膀胱的术后患者,须定期复查膀胱镜,并提醒患者放疗和化疗均有明显的骨髓抑制现象,应经常查血常规,如白细胞计数$<3.0\times10^9/L$,血小板计数$<100\times10^9/L$,则应停止治疗,同时给予升白细胞和血小板药物。

(4)膀胱肿瘤易复发,为预防复发,术后应坚持膀胱灌注化疗。

其灌注化疗方案根据病情而定。①初发、单个浅表膀胱癌:行膀胱肿瘤电切术(TUR)＋术后即刻药物灌注(6～24 h);②初发、多发性浅表膀胱癌:行TUR＋术后即刻药物灌注(6～24 h)＋连续药物灌注,每个月1次×4次;③复发性表浅膀胱癌和浅肌层浸润膀胱癌:行TUR＋术后即刻药物灌注(6～24 h)＋术后长疗程灌注,每周1次×2次→每2周1次×7次→每个月1次×8次。

(肖　磊)

第十二节　慢性肾衰竭

慢性肾衰竭(chronic renal failure,CRF)是由各种原发或继发的慢性肾脏疾病逐渐进展到晚期,或急性肾衰竭长期迁延不愈,导致肾功能逐渐减退(主要体现在肾单位减少,肾小球滤过率低下),使肾脏不能维持机体正常的内环境,出现代谢产物潴留、水电解质紊乱、酸碱平衡失调和全身各系统表现的临床综合征。各种原发性或继发性肾脏疾患导致肾脏损害后,病情常会持续进展,最终发生慢性肾衰竭。慢性肾衰竭患者不同阶段的表现如下。①代偿期:肾小球滤过率降至20%~35%,患者出现多尿、夜尿、氮质血症;②失代偿期:肾小球滤过率降至10%~20%、Cr 450~707 μmol/L,患者尿量开始减少,贫血、氮质血症继续进展,出现钙、磷代谢异常,高钾血症及代谢性酸中毒;③尿毒症期:肾小球滤过率降至<10 mL/min,Cr>707 μmol/L,患者出现各系统的症状,食欲缺乏、恶心、呕吐、呼吸困难、谵妄、嗜睡、痉挛、扑翼样震颤、出血倾向、贫血等。

一、护理评估

(1)评估患者是否有食欲缺乏、恶心、呕吐。这些是慢性肾衰竭患者的首发症状。晚期患者有尿臭味,常有口腔黏膜溃疡、食管炎等。胃肠道症状主要由尿素等代谢产物对黏膜刺激所致。

(2)评估患者是否有脱水或水肿(部位、程度)。评估患者尿量的变化(少尿、无尿、夜间多尿)。有无液体出入量的平衡失调,体质量是否出现变化。

(3)评估患者是否有皮肤干燥、尿素霜沉积、瘙痒的痕迹。

(4)评估患者有无皮下出血、齿龈出血、鼻出血、便血、呕血。出血的倾向与血小板功能和血小板数量减少是否有关。

(5)评估患者是否出现了尿毒症脑病,其表现为淡漠、乏力、注意力不集中、记忆力减退、失眠、抑郁及躁狂、精神错乱等。

(6)观察患者生命体征是否有改变,有无高血压、心律不齐、心率增快。有无心包炎、肺水肿、心力衰竭的表现。

(7)了解本次发病的经过、诱因、原发性或继发性慢性肾病史。了解患者的工作性质、生活环境、生活习惯及家庭情况。了解患者是否还有其他慢性疾病。

(8)了解辅助检查情况:尿常规、肾功能测定、肾穿刺活检,有利于了解肾病变的性质和严重程度。

(9)心理一社会评估:了解日常生活自理的程度,生活不能自理的原因,如治疗受限制、体力虚弱、疾病困扰等。了解患者对疾病的认识、理解程度,了解患者家属、亲友对治疗及护理的参与支持情况。

二、治疗原则

(1)治疗原发病和解除各种诱因。

(2)饮食治疗,改善机体的营养状况。

(3)对症治疗,维持机体水、电解质、酸碱平衡。

(4)血液净化疗法。

(5)肾移植。

三、常见护理问题

①绝望;②体液过多;③体液不足;④营养失调:低于机体需要量;⑤活动无耐力;⑥皮肤完整性受损;⑦有感染的危险。

四、护理措施

1.心理护理

多与患者交流,关心体贴患者,使患者保持愉快心情。向患者讲解疾病知识、自我护理知识及各种治疗方法,了解家属态度,争取家属、亲友的支持。增强战胜疾病的信心。

2.患者临床各期护理原则

①代偿期:由于该期多尿,注意脱水的危险及电解质紊乱。疾病由此期进入恢复期应注意保护残存肾功能,注意健康教育,避免剧烈的体力劳动、运动和长时间站立,应卧床休息;②失代偿期:避免向尿毒症期发展,给予低蛋白、高热量饮食,重视生活指导,使运动量降至健康人的30%左右;③尿毒症期:条件允许应立即进行透析疗法。

3.紧急情况的观察和处理

肾衰竭晚期易出现高钾血症、高血压脑病、心力衰竭、尿毒症性昏迷,危及患者生命。护士应严密观察病情变化,及时发现,早期抢救和治疗。

4.维持体液平衡的护理

①水肿的护理:根据患者水肿的部位、范围、程度,给予相应护理,每日测量体质量,卧床休息,限制钠和水的摄入量,记录液体出入量,遵医嘱应用利尿药,并注意观察用药后的反应情况;②脱水的观察和预防:如尿量增多,出现乏力、精神萎靡、口渴、皮肤弹性降低,判断可能为重度脱水,应立即报告医生,及时处理。

5.饮食护理

给予优质蛋白、高热量、丰富维生素、易消化的食品,根据情况适当限制钠盐,尽量减少植物蛋白的摄入。因植物蛋白含非必需氨基酸多,加重肾脏的负担。含优质蛋白的食品有鸡蛋、牛奶、瘦肉等。

含植物蛋白的食品有花生、豆制品,以麦淀粉代替米、面做主食。丰富维生素食品为新鲜水果和蔬菜。呕吐后或就餐前漱口,做好口腔护理,保持口腔清洁,以促进食欲。为患者创造安静、舒适的进餐环境。

6.皮肤护理

肾衰竭晚期,患者皮肤常干燥、无光泽,苍白或呈灰黄色,由于尿素霜沉积,患者常有严重的瘙痒不适。①每日用温水洗澡,尽量不用肥皂;指导患者剪短指甲,避免用力搔抓,以免引起皮肤破损感染;可涂用炉甘石洗剂止痒。②长期卧床者应协助或督促患者翻身,保持床铺清洁、平整,经常更换内衣(内衣要选择柔软、干燥、吸水性和通透性好的布料),以免局部持续受压发生压疮;每日观察皮肤有无破损和感染征象,发现问题及时处理。③女性患者应以温水清洗会阴部,保持局部干燥,以免发生阴部瘙痒。

7.活动与休息

在慢性肾衰竭代偿期应避免剧烈的体力劳动、运动和长时间站立。失代偿期应注意休息。尿毒症期应卧床休息,根据自理能力给予适当的协助。

8.出院指导

(1)遵医嘱用药,避免应用肾毒性药物,告诉患者出院后用药剂量、预期效果和不良反应。

(2)合理饮食,以防加重肾脏负担,能够根据病情需要调整饮食和液体入量。

(3)根据病情安排休息和活动,避免过度劳累。

(4)注意个人及环境卫生,预防感染。

(5)讲解慢性肾衰竭进行长期透析的必要性,使患者能积极配合。

(李　明)

第十三节　泌尿系统结核

一、病理

结核分枝杆菌经血行进入肾小球毛细血管网,在双肾皮质形成多发性微小病灶,若患者免疫状况良好,可全部愈合,不出现症状,称病理性肾结核。若患者免疫力较低,肾皮质结核病灶不愈合并发展为肾髓质结核,出现一系列临床表现,称临床型肾结核,多为单侧病变。病理改变主要是结核结节、溃疡、干酪样坏死、空洞及纤维化等。

肾髓质结核呈进行性发展,可扩散并累及全肾,使肾组织出现干酪样坏死、纤维化和钙化。病变向下蔓延,可累及输尿管、膀胱和尿道。纤维化的输尿管管腔狭窄,引起患侧肾积水或积脓。输尿管若完全闭合,含菌尿液不能进入膀胱,膀胱病变反而好转,膀胱刺激症状逐渐减轻,尿液检查趋于正常,称为"肾自截",此时患肾功能已完全丧失。膀胱结核常继发于肾结核,膀胱病变可致输尿管口狭窄,引起上尿路积水。膀胱纤维化严重时,可形成挛缩性膀胱,容量不足 50 mL。此时常有健侧输尿管口狭窄或闭合不全,引起该侧肾积水。

二、临床表现

肾结核病灶在肾脏,而典型症状在膀胱。

1.症状

(1)膀胱刺激症状:肾结核的典型症状。最早为尿频,逐步出现尿急和尿痛,此为含结核菌的脓尿刺激膀胱黏膜所致。当引起膀胱结核时,膀胱刺激症状加重。晚期膀胱挛缩,每日可排尿数十次甚至百余次,常出现急迫性尿失禁。

(2)血尿:血尿常在膀胱刺激症状后出现,多为终末血尿,为存在结核性炎症及溃疡的膀胱排尿终末时收缩出血所致。病变破坏肾、膀胱血管时,可出现全程血尿。

(3)脓尿:镜下脓尿多见。肉眼脓尿者尿液呈淘米水样,内含有干酪样碎屑或絮状物,混有血液时呈脓血尿。脓尿普通细菌培养结果一般为阴性,称为"无菌性脓尿"。

(4)肾区疼痛:少数结核病变波及肾包膜或继发感染时出现腰部酸痛。

(5)全身症状:多不明显。严重肾结核合并其他器官结核时,可出现乏力、消瘦、发热、盗汗等典型结核症状。出现慢性肾功能不全时,可有食欲减退、恶心、呕吐、水肿和贫血等表现。

2.体征

直径较大的肾积脓或对侧巨大肾积水时,腰部可触及肿块。若肾动脉或其分支发生破坏性改变,可在肾区闻及血管性杂音。

三、治疗原则

抗结核化疗是泌尿系结核的基本治疗手段,手术治疗必须在化疗的基础上进行。

1.抗结核化疗

抗结核化疗适用于早期肾结核、病变较轻或病灶局限、无空洞性破坏及结核性脓肿。目前多采用6个月的短程疗法,常用药物有异烟肼、利福平、吡嗪酰胺和乙胺丁醇等。

2.手术治疗

半数泌尿生殖系结核患者需手术治疗。包括肾切除术、保留肾组织的肾结核手术和成型手术等。

四、护理评估

(一)术前评估

1.健康史

了解患者的年龄、生活习惯、居住环境等;有无结核病史及治疗情况;周围有无其他结核患者。

2.身体状况

(1)症状:评估患者是否有膀胱刺激症状、血尿、脓尿及严重程度,有无低热、盗汗、乏力等结核中毒的全身表现。

(2)体征:评估患者腰部有无触及肿大的包块,触痛及疼痛的部位、程度等。有无肾外结核及抗结核治疗引起的肝肾功能损害。了解患者的营养状况和精神状态。

(3)辅助检查:了解尿结核杆菌检查及影像学等检查结果。

(二)术后评估

了解患者的手术方式,术后引流管是否通畅及固定良好;引流液的量、色及性状;肾功能情况;24 h出入量;有无出血、感染、尿瘘等并发症;术后抗结核治疗的依从性等。

(三)心理-社会状况

肾结核病程较长,且抗结核治疗需坚持长期用药,患者易出现焦虑和烦躁情绪,对手术治疗,特别是病肾切除则可能有恐惧心理。应评估患者的心理、社会、经济状况及文化程度,对疾病及治疗方案的认知和接受程度,是否知晓抗结核药物使用方法、不良反应及自我护理知识等。

五、主要护理诊断/问题

1.焦虑及恐惧

焦虑及恐惧与患者对泌尿系结核的认识及担心预后有关。

2.排尿型态改变

排尿型态改变与结核性膀胱炎、膀胱挛缩有关。

3.营养失调低于机体需要量

营养失调与结核病消耗、结核病灶浸润及食欲缺乏有关。

4.知识缺乏

患者缺乏术后继续抗结核治疗等相关知识。

5.潜在并发症

潜在并发症：出血、感染、肾功能不良。

六、护理目标

(1)患者自述焦虑与恐惧减轻。

(2)患者能维持正常排尿。

(3)患者营养状况得到改善和维持。

(4)患者能叙述疾病相关知识。

(5)患者无并发症发生或并发症得到及时发现和处理。

七、护理措施

(一)术前准备和非手术患者的护理

1.心理护理

由于结核病病程较长，患者情绪低落，对治疗和生活的信心不足。护士应向患者解释治疗方案及预期效果，从而缓解患者的焦虑和恐惧，保持良好的心理状态和愉快的心情，增强其战胜疾病的信心。

2.一般护理

指导患者摄入高蛋白、高热量、高维生素及高钙、低脂饮食，多饮水以减轻结核性脓尿对膀胱的刺激。协助患者完成清洁护理，每天进行日光浴，保证休息，适当活动，避免劳累。

3.用药护理

指导患者按时、足量、足疗程服药，并观察抗结核药物的疗效，及早发现药物的不良反应，如对肝肾功能的损害、耳鸣、听力下降等。

4.术前准备

协助做好相关检查。肾积水患者应积极处理，待肾功能好转后再行手术治疗。

(二)术后护理

1.体位与活动

肾切除患者血压平稳后可取半卧位，鼓励其早期活动。保留肾组织的患者术后应卧床1～2周，减少活动，避免继发性出血。

2.观察健侧肾功能

观察健侧肾功能是一侧肾切除术后护理的关键点，应观察第一次排尿的时间、尿量、颜色，并连续3 d准确记录24 h尿量。若术后6 h仍无排尿或24 h尿量较少，提示可能存在健肾功能障碍。

3.并发症的观察与护理

(1)出血：观察血压、脉搏及术后出血的迹象。当肾病灶切除和肾部分切除的患者出现大量血尿；肾切除伤口内血性引流液24 h不见减少，且每小时超过100 mL，总量达300～500 mL；血压下降，脉搏增快等症状均提示有内出血的可能，应尽快报告医师。

(2)感染：观察体温及血白细胞计数变化，遵医嘱合理应用抗生素，及时更换切口敷料，保持引流管通畅，从而预防感染的发生。

（肖　磊）

第八章 胃肠外科护理

第一节 回盲肠造口

一、造口特点

(1)术后早期,2~3 d内回肠造口开始恢复功能,排泄物通常呈液体状,进食固体食物,排出液变稠和糊状。

(2)造口功能良好时,每天排出量约在200~700 mL。粪便的含水量决定了粪便的稠度及体积,饮食的改变也会使每天排出量发生相应的变化。

(3)回肠襻式造口者,肛门仍然存在,稀便时部分粪水进入远端肠管,故襻式造口者偶尔会从肛门排出粪便。同时远端的肠管有排泄黏液的功能,有黏液从肛门排出也是正常的。

(4)排泄物含有丰富的消化酶,对造口周围皮肤刺激大,容易引起造口周围皮肤炎。注意观察造口周围皮肤是否出现发红、刺痛或表皮破溃、灼痛等。

二、护理注意事项

(一)回肠造口者造口袋的选择

理想的造口袋能维持3~7 d无渗漏,具有安全性、隐蔽性较好,除臭、保护皮肤、容易使用和更换等特点。造口袋的选择受许多因素影响,如造口的大小、形状、腹部轮廓,回肠造口的位置、腹部区域的瘢痕和皱褶,患者的身高、体质量等,应进行综合评价。正常回肠造口的排泄物为稀便和糊状便,含水分较多,故宜选择无碳片的一件式开口袋或两件式开口袋,方便将稀粪排空。但最重要的是不漏气味、不会引起皮肤过敏、方便患者自我更换。

(二)护理要点

(1)切勿用消毒水清洁造口及周围皮肤。

(2)造口底盘开口裁剪不宜过大或过小。过大则皮肤外露,排泄物容易损伤皮肤;太小则紧逼造口,影响其血液循环,甚至损伤突出部分的肠黏膜。

(3)不可施行肠造口灌洗法,以免发生粪便逆回流现象,造成患者出现恶心、呕吐症状。

(4)选择回肠造口排泄物较少的时间更换造口袋。一般于饭前或饭后2~4 h更换,此时排泄量较少,比较容易更换,而造口底盘约5 d更换1次。

(5)术后早期指导患者学习造口袋的更换方法时,最好垫上护垫,以免排泄物随时排出而弄脏床单。

(三)健康宣教

(1)食物的选择:减少进食粗纤维或易造成阻塞的食物,如蘑菇、玉米等;同时必须将食物咀嚼烂,以免引起肠梗阻发生。

(2)预防体液不足:每天至少喝2 000 mL水,以免因为体液由回肠流失而造成体内水分的缺乏；液体营养增加钠和钾离子的摄取，以免因排泄物的大量排出而造成电解质流失，导致体内电解质平衡紊乱。

（3）口服营养品和药物：当大肠切除或不连接时，一些维生素或药物可能不被吸收。指导患者看病时一定要告诉医生自己是回肠造口者。

（4）腹泻：腹泻的原因很多，可能由于进食刺激性食物，或食物不清洁而引起。指导患者，如腹泻严重，排泄物呈水样，应立即就诊。

（5）气味：造口袋均有防臭功能。

（6）气体：造口袋胀满时可将便袋夹开放，将气体排放。回肠造口因造口排泄物为稀便，碳片容易被浸湿而失去功用。

（7）皮肤损伤：因对造口用品过敏、粪便经常接触皮肤、皮肤毛囊炎、用强碱性的清洁液或消毒药物清洁造口周围皮肤等而导致。发生皮肤损伤时应到医院就诊。

（许凤娟）

第二节　胃造口

胃造口是在腹壁上做一永久性或暂时性的开口，造瘘管直接进入胃内，流质食物由胃造口灌入胃中，使患者获得足够的营养。必要时胃造口也可用作胃肠减压。

一、造口特点

胃造口可以通过传统的剖腹手术方法实施，也可经皮内镜下实施，或X线下经皮穿刺胃造口术及腹腔镜胃造口术。近年来，经皮内镜下行胃造口术（PEG），已成为需长期行肠内营养的首选途径。胃造口的适应证有：口腔、鼻咽喉部或食管及贲门部病变，不能经口腔进食或吞咽困难及脑神经病变不能经口腔进食者。胃造口的导管可选用Foley导管、蕈状导管及普通硅胶管等。

二、护理注意事项

（一）临床观察

（1）胃造口有无渗漏及其原因。

（2）造口周围皮肤有无红肿、糜烂等情况发生。

（3）胃造口有无肉芽组织的增生及其原因。

（4）造瘘管的固定情况，有无脱出或回缩及其原因。

（5）造瘘管有无堵塞及其原因。

（6）有无发生误吸和吸入性肺炎的情况。

（7）营养液灌注后有无腹泻、便秘等胃肠道反应。

（8）观察有无口腔炎症的发生。

（9）有无水、电解质平衡失调的发生。

（10）患者的营养状况和水分的监测，判断喂饲的效果。

（二）护理措施

（1）术后一般禁食 24～48 h。

（2）评估患者的全身情况，做好病情观察及出入量的记录。

（3）注意胃造口周围皮肤的保护，防止胃液的侵蚀。根据造瘘管的性质决定更换管的时间：进口的 Foley 导管三个月更换一次，每隔 7～10 d 抽出气囊的水，再注水 15 mL；一般的 Foley 导管 4 d 更换一次；有些导管可以放置 1～2 年。

（4）确保造瘘管固定妥当，避免脱出或回缩。置管后应牢固固定导管，加强护理与观察，严防导管脱出、回缩。

（5）保持造瘘管通畅，避免导管堵塞。

（6）协助患者取坐卧方式进行喂饲，避免误吸及吸入性肺炎，否则气管黏膜及肺组织将产生严重损害；数分钟内整个肺可膨胀不全，几个小时后可发现气管上皮细胞退行性变，支气管、肺组织水肿、出血及白细胞浸润，严重者气管黏膜脱落。

（7）及时处理胃肠道反应。

（8）肠内营养的治疗原则：坚持从少至多、从淡至浓、循序渐进、均匀输入的原则，防止因过快、过浓、过多输入而造成消化不良。

（9）注意饮食温度适宜，每次灌食量不超过 300 mL，了解有无腹痛、腹胀、腹泻等不适，如出现胃肠道功能不良，应停止灌食，并通知医生处理。

（10）保持口腔清洁，防止因口腔分泌减少引起口腔炎症。

（11）加强心理护理，及时发现及解除患者心理障碍。

（12）根据营养管的性质决定换管的时间。

（13）协助患者喂饲，向患者或照顾者演示胃造口喂饲的技术，帮助他们学习喂饲的方法。

（14）评价患者或照顾者对胃造口喂饲技术的掌握情况。

（三）健康教育

（1）教导患者选择合适的食物与配置方法：第一次灌食须按医师医嘱执行，先以开水或 10% 葡萄糖水灌食，以后再逐日增加，而后每餐以 250～300 mL 的流质食物灌之。

（2）肠内营养膳食有液体、粉剂或合剂。液体膳食是即用的，无须配制，如能全力；粉剂和合剂膳食需配制成一定浓度的溶液才能应用。

（3）配制任何一种膳食前，应详细了解其组成和配制说明，配制粉剂膳食时，根据当日预计输注的营养量和浓度配制，配好的溶液应分装于灭菌容器中，在 49 ℃ 的环境中存放，24 h 内用完。

（4）初期或入院期间通常会以 24 h 连续管灌方式灌食，再以间歇管灌法按个人及医师或营养师建议的种类、餐次给予。

（5）为预防胃肠炎症的发生，应保证灌注食物的清洁卫生，不可太热或过冷，一般维持在 37℃～40 ℃左右；灌食时如感腹胀、恶心或腹部绞痛，则先暂时停止灌食。

（6）经常检视胃造口周围皮肤，每次灌食后用温水拭干皮肤，必要时涂上氧化锌软膏或皮肤保护粉和皮肤保护膜作为造口周围皮肤的保护。

（7）造瘘管放久会造成胃液或食物外漏，除加强周围皮肤保护外，应去医院处理。

（8）造瘘管脱落、阻塞时，则须马上返院处理。

（9）鼓励患者以乐观精神对待，保持身心健康。

（许凤娟）

第三节 肠外瘘

一、肠外瘘的定义

肠瘘是指肠胃与其他空腔脏器、体腔或体腔外有异常的通道，肠内容物将循此进入其他脏器、体腔或体外，并将由此而引起感染、体液丧失、内部稳态失衡、器官功能受损、心脏营养不良等改变。肠瘘的产生可以是先天发育的缺损、炎症、肿瘤、外伤以及手术无意或有意造成的。肠腔与其他空腔脏器相通称内瘘。肠瘘穿破腹壁与外界相通的称为肠外瘘。

二、肠瘘的原因

产生肠瘘的原因很多，创伤、手术、感染、肿瘤、放射损伤等都是常见的原因。可概括分为创伤性和非创伤性两大类。创伤方面，战时火器伤、刺伤、刀刃伤等开放伤是主要的原因，在平时，手术是最常见的创伤原因，因放射损伤而形成肠瘘也有增多的趋势。在非创伤方面，急性或慢性炎症和特异性感染引起肠瘘最常见，各种疾病引起肠绞窄和急性穿孔也可产生肠瘘，肿瘤侵袭腹壁溃破成为肠瘘仅见于病程的晚期。

肠瘘发生的原因是多方面的，除了上述的局部因素外，尚与全身情况密切相关，如内稳态严重失衡、营养不良、免疫功能障碍及脓毒症等因素。

三、肠外瘘的类型

肠外瘘可以按其形态、数目、部位和流出的液量分为不同类型。

（一）管状瘘、唇状瘘、断端瘘

（1）管状瘘：肠壁瘘口与腹壁外口之间有一段不同长短、曲或直的瘘管，瘘管的直径可粗可细，一般均较窄，瘘管的附近可能存在脓腔。管状瘘是肠外瘘中最常见的一种类型，多发生于术后吻合口破裂或肠管炎性疾病。管状瘘可以不经手术有较高的愈合率，是因为肠壁瘘口与腹壁外口之间有一肉芽组织形成的瘘管，而非肠黏膜不外翻，只是在瘘管逐渐收缩愈合的情况下，肠黏膜被挤回缩，瘘管先为肉芽组织所闭合，而后才有肠壁的愈合。

（2）唇状瘘：肠黏膜外翻，与皮肤愈着而形成唇状。这种瘘多系腹壁切口裂开或有缺损，肠襻暴露在外，瘘形成后肠黏膜外翻，逐渐与皮肤愈着而成唇状。因而在瘘口部可以看到肠黏膜，并可直接进入肠腔。唇状瘘的肠壁瘘口与腹壁外口之间无瘘管形成。肠液流出量较管状瘘为多。且易有多个瘘同时存在。几乎所有的唇状瘘均需要手术治疗，仅个别的唇状瘘经过适当的非手术治疗后，外翻的肠黏膜逐渐内缩，肠黏膜的边缘部分出现肉芽组织，而后对合愈着，上皮再覆盖而完全愈合。

（3）断端瘘：肠管全部或接近全部断裂，肠内容物从瘘口流出体外，因此亦称完全瘘。这种肠瘘很少见，多是有医疗目的而人工造成的，由其他原因引起的较少见。

（二）单个瘘与多发瘘

肠襻上的瘘口可以是单个，也可以是多个，腹壁上的外口也可以相应地是单个或多个。手术或外伤所引起的瘘，常是腹壁的外口数与肠壁的瘘口数相等，且多为单个，亦可为多个。多个瘘的患者可以同时存有管状瘘与唇状瘘。临床上单个瘘多见，有自行愈合的可能。多发瘘情况复杂，需要手术治疗，有时还需要分期手术治疗。

（三）高位瘘与低位瘘

依据瘘口所在肠段位置，分为高位瘘与低位瘘。习惯上以十二指肠、空肠交界处（十二指肠悬韧带）为分界线，在这以上的为高位瘘，在悬韧带以下的为低位瘘。

在临床工作中，应按照肠液损失的量和性质以及对内稳态的影响来区分高位瘘和低位瘘。一般来说，高位瘘的病理生理变化较大，水、电解质与营养的丧失较重，处理上也较困难，病死率高于低位瘘，但经过适当处理后，高位管状瘘的自愈率与愈合时间均较低位瘘为高为快。而低位瘘的感染较高位瘘明显。

（四）高流量瘘与低流量瘘

位置高、瘘口大，肠液的流出量越多，所引起的生理功能紊乱也越大，并发症越复杂。一般将空腹流出肠液量每天超过 500 mL 的称为高流量瘘，少于 500 mL 为低流量瘘。肠瘘流量的大小对维护内稳态的平衡、并发症的防治以及瘘口的处理方法等治疗护理计划的制订有重要作用。

四、肠外瘘的临床表现

肠外瘘的临床表现差异很大，轻者表现为腹壁有一难愈的细小的窦道，间歇性地有肠内容物或脓性物流出。重者则在腹壁上有多个瘘口，甚至有腹壁缺损及溃烂，反复感染，同时合并有严重营养不良、消化道出血、心肺肾等脏器功能障碍，病死率极高。

1. 肠外瘘的腹部表现

（1）瘘口及漏出物：腹壁有 1 个或多个瘘口，有肠液、胆汁、气体或食物排出，是肠外瘘的主要临床表现。手术后肠外瘘可于术后 3～5 d 出现症状，先是腹痛、腹胀及体温升高，接着出现局限性或弥漫性腹膜炎或腹内脓肿。于术后 7 d 左右，脓肿向切口或引流口穿破，创口可见脓液、消化液和气体排出。瘘口多出现在感染或裂开的切口部位及引流管口位置。由于流出物对组织的消化和腐蚀，再加上感染的存在，可引起瘘口或窦道部位出血。从瘘口流出的液体的量和性质可大致判断肠瘘发生的部位。

（2）腹壁：瘘口周围皮肤受流出液的侵袭浸渍可出现潮红、糜烂和轻度肿胀，患者自觉疼痛。部分患者可有感染、溃疡或出血。

（3）腹内感染：肠瘘发生的早期，可出现从肠损伤、腹内脓肿到外瘘形成的过程；肠瘘发展期，可出现肠襻间脓肿、膈下间隙脓肿、肝下脓肿或瘘管周围脓肿等。

2. 全身表现

由于肠瘘形成，患者表现出焦虑、抑郁，甚至不能很好地配合治疗护理。大量肠液丢失，出现明显的水、电解质失衡及严重的酸碱代谢紊乱，可有低钾、低钠。由于低钠及人血清蛋白下降，出现水肿，严重者可表现出明显的体质量下降，皮下脂肪消失、骨骼肌萎缩。合并感染者，患者处于高分解代谢状态，有寒战、高热，伴有呼吸急促、脉率加速，严重者可表现为败血症或脓毒血症，血压下降，若病情不能控制，可导致 DIC、多器官功能障碍综合征或多器官衰竭。

五、肠外瘘的诊断

引流管内或伤口中溢出食物残渣或肠液，肠外瘘的诊断很容易成立。当瘘口很小时，临床仅表现为切口或创口持久不愈，或愈后又破溃时诊断较难。要明确瘘的具体情况，可用以下方法协助诊断。

(1)亚甲蓝口服:口服亚甲蓝,观察腹部瘘口处有无亚甲蓝排出,可确定有无肠瘘,依其排出的时间及量以估计肠瘘的位置高低及瘘口大小。

(2)胃肠钡剂造影:用较稀钡剂做口服造影或钡剂灌肠,可了解瘘的部位、大小、形态,明确全胃肠道情况,如是否通畅、有无梗阻等。

(3)瘘管造影:以泛影葡胺口服消化道造影或直接经腹壁瘘口造影。目的是了解瘘是否发生、瘘的部位、数量、瘘口的大小、与皮肤的距离、瘘口是否伴有脓腔及引流情况,以及瘘口之远近段肠管是否通畅。

六、肠外瘘的治疗

肠外瘘的治疗重点是设法使瘘闭合,恢复肠管的连续性,去除肠液外溢所致的病理生理改变。可分为局部治疗及全身治疗,非手术疗法与手术疗法。肠外瘘的治疗以保守治疗为主,充分引流促进自行愈合,外科手术是最后选择。

七、肠外瘘的护理

(一)局部护理

肠外瘘的局部护理重点是设法及时移去漏出的肠液或设法使肠液不漏出肠腔以外,并促进肠瘘的自行愈合。

1.引流管的护理

(1)引流管的选择与安放:先了解瘘口的情况,使用合适的引流管。放置引流管前要检查引流管的质量、口径大小及软硬度,放置位置是否合适。

(2)调整负压:在持续负压引流过程中,要根据肠液流出量、黏稠度进行负压的调整。负压过小,达不到吸引的目的,肠液会外漏;过大则容易造成瘘管周围组织被吸入内管,造成肠黏膜损伤、出血等情况。一般负压为4 kpa或更低,但肠液黏稠时可高达6 kPa,流出量大时负压要大些。

(3)调节冲洗液速度:按医嘱行引流管冲洗,冲洗的目的是保持吸引管内湿润,防止分泌物经持续抽吸而干燥、干涸成痂,影响吸引效果。肠液黏稠时冲洗量要多一些;高位瘘时速度可快些,以稀释肠液,降低其腐蚀性;餐后冲洗速度亦应快些。一般每天冲洗量为3 000～5 000 mL。

(4)记录肠液的流出量:正确记录冲洗液量及肠液量,包括引流管流出量及外溢部分流出量。瘘口外接造口袋可准确记录外溢部分的流出量。

(5)保持引流管通畅:经常巡视、检查,使管道保持清洁通畅,如双腔管内套管堵塞可更换内套管。

(6)换管一般在术后3～4 d、瘘管已形成的情况下进行第一次更换,以后根据肠液的流出量及黏稠度逐步更换管径较小的吸引管。

2.“堵”的护理

堵瘘时应注意观察如下几点:①外堵是否成功,外堵物是否合适,是否有肠液外溢;②注意瘘口有无不适或疼痛,观察瘘口周围组织有无红肿、感染的现象;③有肠液外溢时除调整外堵的方法外,还应采用各种合适的方法保护瘘口周围的皮肤。

3.瘘口周围皮肤的护理

漏出的消化液对瘘口周围皮肤的腐蚀性很强,易导致局部皮肤红肿、糜烂及溃疡形成,患者疼痛明显。皮肤保护是肠外瘘护理的一项难题。

（1）瘘口周围皮肤护理的目的：保护周围皮肤，控制臭味，减轻患者焦虑及提高舒适度；减少医务人员频繁换药次数。

（2）方法的选择：根据瘘管的流量、引流液性状，伤口大小、位置和瘘口周围创面情况选择适合的护理方法与护理产品。

（3）常用材料：负压吸引器（中心负压或电动负压装置）、双腔引流管、伤口引流袋、一件式造口袋或二件式造口袋、防漏膏、皮肤保护粉或创口保护膜、皮肤保护膜，如瘘口周围有伤口可根据创面情况选择伤口敷料，如水胶体敷料、藻酸盐敷料等。

（4）方法：生理盐水清洗瘘口及周围皮肤，方纱抹干；周围皮肤有潮红或糜烂可涂皮肤保护粉和喷皮肤保护膜，严重者可重复涂粉和喷膜步骤2～3次；根据瘘口大小或多个瘘口的位置选择和剪裁不同型号的造口底盘，裁剪中心孔径比瘘口大1 mm，如瘘口周围皮肤凹陷，涂上防漏膏及填防漏条，粘贴造口袋，用手由内向外抚平按压黏胶使粘贴紧密。将双腔冲洗引流管固定于造口袋上，防止滑脱。

（5）当瘘口漏出液减少或消失时，可用方纱覆盖，固定。

（许凤娟）

第四节　胃、十二指肠溃疡

一、概述

胃、十二指肠溃疡是位于胃、十二指肠壁的局限性圆形或椭圆形的缺损。发病原因与胃酸分泌过多、胃黏膜屏障破坏、精神神经因素有关。

二、病因及发病机制

病因尚不完全明了。比较明确的病因为幽门螺杆菌（Hp）感染及服用非甾体抗炎药（NSAID）。

1.幽门螺杆菌感染

大量研究充分证明 Hp 感染是消化性溃疡的主要病因。十二指肠球部溃疡（DU）和胃溃疡（GU）患者的 Hp 感染率分别为90%以上和80%以上，根除 Hp 可促进溃疡愈合、显著降低溃疡复发率，这些都足以证明 Hp 在消化性溃疡发病中的作用。

正常人十二指肠黏膜不能生长 Hp，但如有胃上皮化生，则能生长。十二指肠黏膜的胃上皮化生，主要是胃酸和胃蛋白酶不断刺激所致，可为 Hp 定居和感染创造条件，引起十二指肠球炎，削弱了黏膜抵抗力，然后在某种情况下发生溃疡。Hp 的毒素、有毒性作用的酶和 Hp 诱导的黏膜炎症反应均能导致胃十二指肠黏膜的损害。DU 绝大多数与 Hp 感染有关，Hp 感染根治后能防止其复发是最有力的证据。我国过去单用呋喃唑酮能治愈 DU 亦支持这种观点。

2.胃酸分泌过多

胃酸的存在是溃疡发生的决定因素，溃疡只发生于与胃酸相触的黏膜，抑制胃酸分泌可使溃疡愈合，充分说明了胃酸的致病作用。最典型的例子是胃泌素瘤（Gastrioma），有过度的胃酸分泌破坏黏膜屏障,加强胃蛋白酶的消化作用,结果可在球后甚至空肠上段产生多发性顽固性溃疡。

3.非甾体抗炎药(NSAIDs)

某些药物可引起胃十二指肠黏膜损害,其中以 NSAIDs 最为明显。临床研究表明,长期服用 NSAIDs 可诱发消化性溃疡、阻止溃疡愈合、增加溃疡的复发率和穿孔、出血等并发症的发生率。NSAIDs 损伤胃十二指肠黏膜的机制除了直接局部作用外,这类药物还能抑制环氧合酶(COX),使前列腺素合成减少,从而使胃黏膜对胃酸—胃蛋白酶的防御作用减弱,导致黏膜损害,溃疡形成。

4.遗传因素

消化性溃疡患者一级亲属中的发病率明显高于对照人群,统计资料表明单卵双生儿患相同类型溃疡患者占50%。遗传素质是发病因素之一。O 型血者十二指肠溃疡的发病率较其他血型高 30%～40%,近年来研究发现 O 型血者细胞表面的黏附受体有利于 Hp 的定植,提示 O 型血者消化性溃疡家族聚集现象与 Hp 感染环境因素有关,而不仅仅是遗传起作用。

5.胃黏膜防御机制受损

正常情况下,各种食物的理化因素和酸性胃液的消化作用均不能损伤胃黏膜而导致溃疡形成,是由于正常胃黏膜具有保护功能,包括胃黏膜屏障完整性、丰富的黏膜血流、快速的细胞更新和修复、前列腺素、生长因子作用等,任何一个或几个因素受到损伤,保护性屏障便遭到破坏。

6.环境因素

本病发病有显著的地理环境差异和季节性,长期吸烟者本病发病率显著高于对照人群,这是由于烟草能使胃酸分泌增加,血管收缩,抑制胰液和胆汁的分泌而减弱其在十二指肠内中和胃酸的能力,导致十二指肠持续酸化;使幽门括约肌张力减低,胆汁反流,破坏胃黏膜屏障。因此,长期大量吸烟不利于溃疡的愈合,容易复发。

7.精神因素

心理因素可影响胃液分泌,如愤怒使胃液分泌增加,抑郁则使胃液分泌减少。火灾、空袭、丧偶、离婚、事业失败等因素所造成的心理影响,往往可引起应激性溃疡,或促发消化性溃疡急性穿孔。

三、临床特点

主要临床表现为节律性疼痛:胃溃疡疼痛为餐后 0.5～1 h 发作,至下餐前缓解,疼痛规律为进食→疼痛→缓解。十二指肠溃疡为餐后 2～3 h 发作,持续到下次进餐前缓解,亦可发生于睡前或午夜(夜间痛),疼痛规律为空腹痛→进食→缓解。次要表现为呕吐、出血。

四、护理问题

1.焦虑

(1)惧怕手术。

(2)住院环境改变。

(3)受他人焦虑情绪影响。

(4)担心溃疡癌变。

2.疼痛

(1)基础胃酸分泌量过高。

（2）慢性胃炎。

（3）精神紧张、忧虑。

3.营养失调

（1）摄入营养物不足。

（2）术后胃肠吸收障碍。

（3）食欲下降。

4.潜在并发症

（1）出血。

1）溃疡侵蚀,基底血管破裂。

2）手术创伤。

3）情绪激动或忧虑。

（2）倾倒综合征。

1）幽门括约肌的控制消失,使食物过快进入空肠。

2）摄入含糖较多的流质。

3）饱餐后肠腔突然膨胀,释放 5-羟色胺,肠蠕动剧增,腹腔神经丛的刺激反应。

5.知识缺乏

（1）未接受过康复护理知识的教育。

（2）与文化程度有关。

五、护理目标

1.焦虑

（1）患者认识到焦虑的表现。

（2）患者了解焦虑的应对机制。

（3）患者注意力能集中,主动配合完成术前准备。

2.疼痛

（1）患者疼痛减轻。

（2）患者感觉舒适。

3.营养失调

（1）患者能述说营养不足的原因。

（2）患者能合理膳食。

4.出血

（1）患者了解并发症发生的可能及其表现。

（2）患者的出血症状得到有效控制。

（3）患者感觉舒适。

5.倾倒综合征

（1）患者掌握预防倾倒综合征的方法。

（2）患者能按要求调节饮食。

6.知识缺乏

（1）患者能描述出院后的自护要求。

(2)家属表示能配合做好康复护理。

六、护理措施

(一)术前护理

(1)心理护理:手术前要安慰患者,耐心解答患者提出的问题。

(2)饮食:应少而精,如鱼、蛋、乳、巧克力等,同时食用富含维生素的水果、蔬菜。主食以软饭、面食为主,少食多餐。部分幽门梗阻患者可选用少量流食。并发出血、穿孔、完全幽门梗阻者要禁食水。

(3)手术日晨留置胃管,便于手术操作,减少手术时对腹腔的污染。

(4)有幽门梗阻者禁食水并给予高渗盐水洗胃以减轻水肿。

(二)术后护理

(1)病情观察:生命体征观察,病情较重或有休克者应及早观察患者神志、尿量、体温等。

(2)体位:患者神志清楚、血压平稳后给予半卧位。

(3)鼓励患者深呼吸,有效咳嗽排痰,预防术后并发症。

(4)胃肠减压护理:保持胃管通畅,定时冲洗胃管,妥善固定,严防脱出。嘱患者不要将痰液咽下,以免阻塞胃管。观察胃液的颜色、性质及量,并准确记录引流量。

(5)饮食:术后拔除胃管后,可少量饮水,每次4～5汤勺,2 h 1 次。如无不适反应,第 2 d 可进流质饮食,如糖水、橘汁,每次 50 ～ 80 mL,每日 6 次。第 3 天改为半流食,每次100～150 mL。

并避免选用胀气的食物,以鸡蛋汤、菜汤、藕粉为宜。如一切正常,第 4 天可食用稀粥等低脂肪半流食;逐渐食用软饭,10～14 d 可食用普食。主食与配菜都应软烂易于消化,每日 5～6 餐,忌食生、冷、油炸、刺激性及易胀气的食物。

(6)并发症的观察:①出血,术后 24 h 可以从胃管内引出暗红色胃液,一般不超过300 mL,并逐渐减少,如胃管内短时间大量引出鲜红色胃液,患者头昏、脉快、恶心、呕吐、黑便、血压下降应考虑胃内出血;②倾倒综合征,由于胃大部切除后丧失了幽门括约肌,食物失去控制,未与胃液充分混合即过快地进入空肠,因渗透作用将大量体液"吸收"回肠组织,使循环血量骤然下降,患者在进食后出现上腹胀痛、心悸、头晕、出汗、呕吐、腹泻,甚至虚脱,应立即使患者平卧,数分钟后可缓解,应向患者解释发生这种现象的原因,帮助患者调节饮食种类,多食易消化食物,控制糖类的摄入,指导患者取半卧位缓慢进食,进餐时和进餐后不要饮水。多数患者在 0.5～1 年内能逐渐缓解。

(7)健康指导:①饮食要有规律,1 个月内少食多餐,以后逐渐减少餐次,适应正常进餐时间;②禁烟酒,禁辛辣;③生活有规律,保持良好心情,情绪稳定;④注意劳逸结合。

(三)术后并发症护理

1.术后胃出血

术后短期内从胃管内流出大量鲜血,甚至呕血或黑便,持续不止,趋向休克情况,应积极保守治疗(包括禁食、止血药物、输新鲜血)。若症状未缓解,血压逐渐下降,应立即再次手术。

2.十二指肠残端破裂

术后 3～6 d,右上腹突发剧痛和局部明显压痛、腹肌紧张等急性弥散性腹膜炎症状,酷似溃疡穿孔,需立即手术治疗。

3. 术后梗阻

术后梗阻分为输出襻梗阻、吻合口梗阻。共同症状是大量呕吐、不能进食。

（邬　瑞）

第五节　腹外疝

一、概述

（一）病因

腹外疝的发生与腹壁强度减弱和腹内压增加有关。

1. 腹壁强度减弱

腹壁强度减弱是腹外疝发生的基础,有先天性和后天性两种情况。

(1)先天性:如腹膜鞘状突未闭、腹内斜肌下缘高位、宽大的腹股沟三角、脐环闭锁不全、腹壁白线缺损、精索或子宫圆韧带穿过腹股沟管、股动脉和股静脉穿过股管区、脐血管穿过脐环等造成该处腹壁强度减弱。

(2)后天性:如腹壁手术切口愈合不良、外伤、感染,或年老体弱、肥胖所致肌肉退化萎缩或代谢异常等导致腹壁强度减弱。

2. 腹内压增加

腹内压增加是腹外疝形成的诱发因素,常见的有慢性咳嗽、长期便秘、多次妊娠、腹腔积液、排尿困难、婴儿经常啼哭、重体力劳动等,这些因素均可使原有腹壁薄弱或缺损程度逐渐加重,导致腹外疝。

（二）病理解剖

典型的腹外疝由疝环、疝囊、疝内容物和疝外被盖四部分组成。

1. 疝环

疝环是疝内容物突向体表的门户,即腹壁薄弱或缺损处,也称疝门。各类腹外疝依据疝环部位而命名,如腹股沟疝、股疝、脐疝等。

2. 疝囊

疝囊是指腹膜壁层经疝环而突出的囊袋结构,呈梨形或半球形,可分为囊颈、囊体、囊底三部分。囊颈是疝囊与腹腔相连接的狭窄部,容易受摩擦而增厚。

3. 疝内容物

疝内容物是指从腹腔突出而进入疝囊的脏器和组织,以小肠多见,其次是大网膜、盲肠、阑尾、乙状结肠等。

4. 疝外被盖

疝外被盖是指疝囊以外的腹壁的各层组织,通常由筋膜、肌肉、皮下组织和皮肤组成。

（三）病理类型

依据疝内容物的病理变化和临床表现,常见的腹外疝分为易复性疝、难复性疝、嵌顿性疝和绞窄性疝。

1.易复性疝

当患者站立、行走、奔跑、劳动以及咳嗽、排便等一时性腹内压骤然升高时疝出,而在平卧时自然消失或用手轻推即可回纳入腹腔,称为易复性疝。

2.难复性疝

疝内容物不能完全回纳入腹腔但并不引起严重症状的,称为难复性疝。常因疝内容物(多数是大网膜)反复疝出,表面受摩擦而损伤,与疝囊发生粘连所致;也有些病程冗长的巨型疝,因大量疝内容物随重力下坠久留于疝囊内无法再回纳;还有腹腔后位脏器,滑经疝环,构成疝囊的一部分,称为滑动性疝,也属于难复性疝。

3.嵌顿性疝

疝环较小而腹内压突然增高,致使疝内容物卡住不能回纳,称为嵌顿性疝。如嵌顿的疝内容物为小肠,则会出现急性肠梗阻症状,此刻供应的动脉、静脉血运尚未受阻,如能及时解除嵌顿,病变可恢复正常。

4.绞窄性疝

嵌顿性疝如不及时解除,致使疝内容物发生血循环障碍甚至坏死者,称为绞窄性疝。

绞窄是嵌顿的进一步发展,两者是不能截然分开的两个连续性阶段。疝嵌顿或绞窄后有三大主要症状:①疝块突然疝出肿大,伴明显疼痛,不能回纳;②疝块坚实、变硬,有明显压痛;③出现急性机械性肠梗阻症状。

二、腹股沟疝

腹腔内脏器或组织在腹股沟区突向体表者,称为腹股沟疝(inguinal hernia),它是最常见的腹外疝,占90%。根据疝环与腹壁下动脉的关系,腹股沟疝可分为腹股沟斜疝和腹股沟直疝两种。

(一)腹股沟斜疝

腹股沟斜疝(indirect inguinal hernia)可从位于腹壁下动脉外侧的腹股沟管内环突出,向前斜行经腹股沟管,再穿出腹股沟管外环,然后进入阴囊中,约占腹股沟疝的95%。男女发病率为15∶1,右侧比左侧多见,可分为先天性和后天性两种。

1.解剖

(1)腹股沟区解剖结构:腹股沟区位于髂部,呈三角形,左右各一。上界是髂前上棘到腹直肌外缘,下界为腹股沟韧带。腹股沟区的腹壁由浅至深分为皮肤、浅筋膜、深筋膜、肌肉层(腹外斜肌、腹内斜肌、腹横肌)、腹横筋膜、腹膜壁层。在腹股沟内侧1/2区,腹横腱膜弓下缘与腹股沟韧带之间,有一个极为薄弱的腹壁"空隙"区,完全没有强有力的肌肉层的保护,力量极为薄弱,这构成了腹股沟区好发疝的解剖基础。站立时,该区所承受的腹内压力比平卧时约增加三倍。

(2)腹股沟管解剖结构:腹股沟管为一潜在的管道,位于腹股沟韧带的内上方,大体位于腹内斜肌、腹横肌的弓状下缘与腹股沟韧带之间。管长4~5 cm,有内、外两口和上、下、前、后四壁。内口即内环或深环,为腹横筋膜中的卵圆形裂隙;外口即外环或浅环,是腹外斜肌腱膜下方的三角形裂隙。前壁是腹外斜肌腱膜,在外侧1/3区尚有部分腹内斜肌;后壁是腹横筋膜及其深面的腹膜壁层,后壁内、外侧分别尚有腹横肌腱和凹间韧带;上壁为腹横腱膜弓;下壁为腹股沟韧带和陷窝韧带。腹股沟管内有男性精索、女性子宫圆韧带通过。

2.发病因素

腹股沟斜疝分为先天性腹股沟斜疝和后天性腹股沟斜疝两类。

(1)先天性腹股沟斜疝:胚胎期时睾丸下降,带动腹膜向前推移,形成鞘状突,随睾丸后一并降入阴囊。婴儿出生后不久,鞘状突自行萎缩闭锁。如鞘状突未闭锁或闭锁不全,则鞘状突与腹腔相通,在婴儿啼哭腹内压增高的情况下,腹腔脏器进入其中形成先天性腹股沟斜疝。右侧睾丸下降比左侧的略晚,鞘状突闭锁也较迟,因此,右侧腹股沟斜疝较为多见。

(2)后天性腹股沟斜疝:腹股沟管是腹壁薄弱区,又有精索通过而造成局部腹壁强度减弱,发育不良的腹横肌和腹内斜肌对内环括约作用减弱,以及腹横肌弓状下缘收缩时不能靠拢腹股沟韧带,均诱发后天性腹股沟斜疝。

3.临床表现

(1)易复性疝:腹股沟区出现可复性肿块(即疝块),开始肿块较小,仅在患者站立、劳动行走、跑步、剧烈咳嗽或婴儿啼哭时出现,平卧或用手压时肿块可自行回纳,消失不见。一般无特殊不适症状,偶尔伴局部胀痛和牵涉痛。随着疾病发展,肿块可逐渐增大,自腹股沟下降至阴囊内或大阴唇,导致行走不便和影响劳动。肿块呈带蒂柄的梨形,上端狭小,下端宽大。肿块回纳后,用示指经阴囊皮肤伸入扩大的外环,嘱患者咳嗽,则指尖有冲击感。用手指紧压腹股沟管内环,嘱患者站立咳嗽,肿块并不出现,若移开手指,则可见肿块从腹股沟中点自外上方向内下方鼓出。疝内容物如为肠襻,则肿块柔软、表面光滑,叩之呈鼓音,回纳时,常先有阻力,一旦开始回纳,肿块即较快消失,并常在肠襻进入腹腔时发出咕噜声。疝内容物如为大网膜,则肿块坚韧无弹性,叩之呈浊音,回纳缓慢。

(2)难复性疝:除胀痛稍重外,难复性疝的主要特点是肿块不能完全回纳。

(3)嵌顿性疝:嵌顿性疝常发生在强体力劳动或排便等腹内压骤增时,表现为肿块突然增大,并伴有明显疼痛,平卧或用手推送肿块不能使之回纳。肿块紧张发硬,且伴有明显触痛。嵌顿的疝内容物如为大网膜时,局部疼痛常轻微;如为肠襻时,不但局部疼痛明显,还可伴有阵发性腹部绞痛、恶心、呕吐、便秘、腹胀等机械性肠梗阻的表现。疝一旦嵌顿,自行回纳的机会较小,症状会逐步加重,如不及时处理,将发展为绞窄性疝。

(4)绞窄性疝:绞窄性疝的临床症状多较严重,绞窄时间较长者,因疝内容物发生坏死、感染,侵及周围组织,患者可有畏寒、发热等全身毒血症反应。肠管因绞窄积脓破溃可形成肠瘘和急性化脓性腹膜炎等严重后果。

4.治疗

(1)非手术治疗

1)婴儿随着生长发育,腹肌逐渐强壮,本病有自愈的可能,可暂不进行手术,主张对一周岁以内的婴儿,先用棉线束带或绷带压迫腹股沟管内环,以防疝块的突出。

2)年老体弱或伴其他严重疾病不宜手术者,可佩戴疝带。方法是回纳疝内容物后,将疝带一端的软压垫对着疝环顶住,可阻止疝块突出。疝带可以白天佩戴,夜间除去。长期使用疝带可使疝囊颈经常受到摩擦变得肥厚、坚韧而增高嵌顿性疝的发病率,并有促使疝囊与疝内容物粘连的可能。

3)嵌顿性疝手法复位:发生嵌顿性疝时原则上应紧急手术,防止肠管坏死,但在下列少数情况下可进行手法复位。①如嵌顿时间较短(3～5 h),局部压痛不明显,无腹部压痛和腹膜刺激症状,尚未形成绞窄,尤其是小儿,因其疝环周围组织富于弹性,可以试行复位。②病史长的巨大疝者和腹壁缺损较大而疝环松弛者。复位方法:注射哌替啶以镇静、止痛、松弛腹肌,让患者取头低足高位,医生用手托起阴囊,将突出的疝块向外上方的腹股沟管做均匀缓慢、挤压式回纳,左手还可轻轻按摩嵌顿的疝环处以协助回纳。手法复位时,动作切忌粗暴,以免挤破肠管。回纳后,应反复严密观察 24 h,注意有无腹痛、腹肌紧张以及大便带血现象,观察肠梗阻是否得到解除。

(2)手术治疗

术前如有慢性咳嗽、排尿困难、便秘、腹腔积液、妊娠等腹内压增高情况,应先予以处理,否则,手术治疗时容易复发。手术方法有疝囊高位结扎术、疝修补术和疝成形术。

1)疝囊高位结扎术:在内环处显露斜疝囊颈,在斜疝囊颈根部用粗丝线做高位结扎或贯穿缝合术,随即切去疝囊。此手术没有修补腹股沟区的薄弱区,因此仅适用于婴幼儿。

2)疝修补术:疝修补术是治疗腹股沟斜疝最常见的手术。修补是在高位切断、结扎疝囊颈后的基础上进行的。修补包括内环修补和腹股沟管壁修补两个主要环节。

3)疝成形术:适用于巨型斜疝、复发性疝、腹股沟管后壁严重缺损、腹横腱膜弓完全萎缩。可用移植游离的自体阔筋膜、各种人工制品材料(如尼龙布、不锈钢丝网、钽丝网等)修补腹股沟管后壁。

(3)嵌顿性疝和绞窄性疝的处理原则:须紧急手术,以防疝内容物坏死并解除伴发的肠梗阻,术前做好必要的准备,如有脱水和电解质紊乱,应迅速补液或输血。手术的关键在于正确判断疝内容物的生命力,根据病情确定处理方法。如判定肠管尚未坏死,则可将其送回腹腔,按一般易复性疝处理。如嵌顿的肠襻较多,应特别警惕逆行性嵌顿的可能。绞窄的内容物若为大网膜,可予以切除。

(二)腹股沟直疝

腹股沟直疝(direct inguinal hernia)是指从腹壁下动脉内侧、经腹股沟三角区突出的腹股沟疝。其发病率较腹股沟斜疝为低,约占腹股沟疝的 5%,多见于老年男性,常为双侧发生。

1.解剖

直疝三角,也称腹股沟三角,是由腹壁下动脉构成外侧边,腹直肌外缘构成内侧边,腹股沟韧带构成底边的一个三角形区域。此处腹壁缺乏完整的腹肌覆盖,且腹横筋膜又比周围部分薄,是腹壁的一个薄弱区。腹股沟直疝即在此由后向前突出形成疝块。

2.病因

腹股沟直疝绝大多数属于后天性疝,原因是腹壁发育不健全,腹股沟三角区肌肉、筋膜薄弱。老年人因肌肉萎缩退化,使腹股沟管的间隙变得宽大,同时腹内斜肌、腹横肌和联合肌腱的支持保护作用减弱,当有慢性咳嗽、习惯性便秘或排尿困难导致腹内压增高时,腹腔内脏器逐渐向前推动而形成腹股沟直疝。

3.临床表现

腹股沟区出现易复性肿块,位于耻骨结节外上方,呈半球形,多无疼痛及其他不适。站立时,疝块即刻出现,平卧时消失。疝块不进入阴囊,由于直疝颈部宽大,极少嵌顿。回纳后可在腹股沟三角区直接扪及腹壁缺损,咳嗽时指尖有膨胀性冲击感。用手指在腹壁外紧压内环,让患者起立咳嗽,仍有疝块出现,可与斜疝鉴别。

4.治疗

直疝多采用手术治疗。加强腹内斜肌和腹横筋膜的抵抗力,以巩固腹股沟管的后壁。直疝的修补方法与斜疝的相似。可利用自身阔筋膜、腹直肌前鞘，以及尼龙布等材料，做填充缺损成形术。直疝属于继发性疝，术前须考虑其发病原因（如慢性咳嗽、前列腺肥大、便秘等），应予以处理。若不能控制或另伴有严重内脏疾病者，则不宜行手术，可使用疝带治疗。

三、其他腹外疝

（一）股疝

凡经股环、股管而自卵圆窝突出的疝，称为股疝（femoral hernia，）。其约占腹外疝的 5%。多见于中年以上的经产妇女，因女性骨盆较宽，加之妊娠期腹内压增高，是股疝发生的重要因素。

1.解剖

股管是腹股沟韧带内侧下方的一个漏斗形潜在性间隙，长 1.0～1.5 cm。股管有上、下两个口，上口为股环，呈椭圆形，直径约 1.25 cm，上覆盖有股环隔膜。股管下口是腹股沟韧带下方的卵圆窝，大隐静脉经此汇入股静脉。股管前壁是腹股沟韧带，后壁是耻骨梳韧带，内侧是陷窝韧带，外侧是股静脉。

2.病因

女性骨盆较宽，联合肌腱及陷窝韧带常发育不全或变薄，导致股环宽大松弛，加上腹内压增高的诱因，使下坠的腹腔内脏经股环进入股管，自卵圆窝突出，故女性多见。疝内容物多为小肠和大网膜。由于股管几乎是垂直向下的，疝内容物似直线状下坠，但一出卵圆窝后，却突转向前，形成一锐角。加之股环本身狭小，周围韧带坚韧，极易发生嵌顿和绞窄。

3.临床表现

易复性股疝的症状较轻，常不引起患者注意，尤其肥胖者更易被疏忽和漏诊。疝块通常不大，表现为卵圆窝处有一半球形隆起，通常像一枚核桃或鸡蛋。由于囊外有丰富的脂肪组织，平卧而回纳疝内容物后，有时疝块并不完全消失。因疝囊颈狭小，当咳嗽增加腹压时，局部咳嗽冲动感不明显，部分患者可在久站后感到患处胀痛、下坠不适。约半数的病例直到发生嵌顿，引起局部明显疼痛，出现阵发性或持续性加重的腹痛、恶心、呕吐、腹胀等急性肠梗阻症状时才来就诊。

4.治疗

股疝易嵌顿，又易发展为绞窄，一旦确诊应紧急采取手术治疗，最常见的手术方法是修补术。股疝较小或年老体弱者可采用经股部股疝修补术；股疝较大或嵌顿性股疝可采用经腹股沟疝修补术。

（二）切口疝

切口疝（incisional hernia）是指腹腔内脏自腹部手术切口瘢痕处突出的疝，最常发生于腹部纵形切口，发病率通常不足 1%。

1.病因

（1）解剖因素：除腹直肌外，腹壁各层肌肉及筋膜等组织的纤维为横向走行，纵行切口势必切断这些纤维；缝合该组织时，缝线容易在纤维间滑脱；已缝合的组织受肌肉的横向牵引力容易发生伤口撕裂。

（2）手术因素：切口处留置引流物过久、切口过长及切断的肋间神经过多、腹壁切口缝合不严密或缝合时强拉创缘可导致组织撕裂。

(3)切口愈合：切口严重感染形成瘢痕愈合，其组织较薄弱，不能承受腹内压力，致使腹内脏器组织从切口瘢痕处突出体表形成切口疝。

(4)腹内压增高：术后因剧烈咳嗽、腹胀、腹腔积液等原因导致腹内压增高，引起切口处筋膜、腹膜等裂开，仅皮肤、皮下组织愈合形成切口疝。

(5)其他：过度肥胖、营养不良、多次手术、腹壁组织缺损过多等均可形成切口疝。

2.临床表现及诊断

腹壁切口处逐渐隆起，有肿块出现，肿块小者直径为数厘米，大者直径可达 10～20 cm，甚至更大。通常在站立位或用力时更为明显，平卧休息时缩小或消失。有时可见到肠型或蠕动波，听到肠管的咕噜声。肿块复位后，多数可扪到腹肌裂开所形成的疝环边缘。较大的切口疝有腹部牵拉感，伴食欲减退、恶心、便秘、腹部隐痛等表现。多数切口疝无完整疝囊，疝内容物常与腹膜外腹壁组织粘连而成为难复性疝。切口疝的疝环一般比较宽大，很少发生嵌顿。

3.治疗

切口疝以手术修补为主。仅对于年迈体弱、不能耐受手术或者顽固性咳嗽不能控制者，可使用弹性绷带包扎。手术原则是切除切口瘢痕；显露疝环后，沿其边缘清楚地解剖出腹壁各层组织；回纳疝内容物后，在无张力的条件下拉拢疝环边缘，逐层缝合各层腹壁组织。

（三）脐疝

由脐环处突出的疝称为脐疝(umbilical hernia)，分为婴儿脐疝和成人脐疝两种。

1.病因

(1)婴儿脐疝：婴儿脐疝属于先天性疝。原因是脐部发育不全，脐环没有完全闭锁；脐部的瘢痕组织薄弱，不够坚固。在经常啼哭、便秘等腹内压增加的情况下，内脏从脐部突出。被盖物仅为瘢痕组织、皮下和皮肤。

(2)成人脐疝：成人脐疝较少见，多见于中年肥胖经产妇，与脐环处瘢痕组织变弱有关。在多次妊娠、慢性咳嗽、腹腔积液等腹内压增高时发病。疝内容物多为大网膜、小肠、结肠等。

2.临床表现

(1)婴儿脐疝：婴儿脐疝为易复性疝，很少嵌顿。当啼哭、站立和用劲时，脐部膨胀出疝块，一般直径为 1～2 cm，无其他症状，往往在洗澡、换衣时无意中发现。

(2)成人脐疝：脐部有半球形疝块，可回纳，常伴有消化不良、腹部不适和隐痛。因疝环较小，周围瘢痕组织较坚韧，容易发生嵌顿和绞窄。

3.治疗

(1)婴儿脐疝：大多数患儿可通过脐环的逐步收缩而在 1 岁内自愈。因此 2 岁前可采用非手术疗法：回纳疝内容物后，用一个大于脐环的外包纱布的硬币或小木块压住脐环，外用胶布固定。满 2 周岁、脐疝直径超过 1.5cm 者宜采用手术治疗。

(2)成人脐疝：嵌顿时应采用紧急手术。围绕脐部做一横行椭圆形切口，分离疝囊直至颈部，在疝囊颈部切断，将疝连同紧密粘连难以分离的大网膜和多余的皮肤一并切除。

4.护理评估

(1)健康史：了解患者的年龄、性别、职业，有无习惯性便秘、多次妊娠、大量腹腔积液、慢性咳嗽、排尿困难、婴儿经常啼哭及从事重体力劳动等腹内压增高的因素，既往有无手术切口愈合不良、切口感染史。

(2)身体状况：了解疝块的大小、部位、质地，有无疼痛，能否回纳及回纳的难易程度如何，有无肠梗阻及肠绞窄的征象,评估腹外疝的临床类型。

(3)心理、社会状况:了解患者有无因疝块反复突出影响工作或生活而带来的恐惧、焦虑情绪,了解患者对腹外疝及其预后的认知程度、家庭经济情况及对手术的反应等。

(4)康复状况:了解麻醉方法、手术方式及术中的情况;术后生命体征的变化和恢复状况,有无并发症;患者和家属是否得到有关疾病的健康指导。

5.护理诊断

(1)疼痛:与疝内容物嵌顿和绞窄、手术创伤有关。

(2)体液不足:与嵌顿性疝或绞窄性疝引起的肠梗阻有关。

(3)有疝内容物嵌顿或绞窄的危险:与腹内压突然增高有关。

(4)术后并发症:与术后处理不当,知识缺乏等有关。

(5)焦虑、恐惧:与对手术的担忧、缺乏对疾病和手术的了解有关。

(6)知识缺乏:与不懂腹外疝的相关知识有关。

6.护理目标

(1)疼痛缓解。

(2)水、电解质紊乱及酸碱紊乱得以纠正,保持平衡。

(3)消除腹内压增高的因素。

(4)预防并发症,一旦发生应及早处理。

(5)焦虑、恐惧心理有所缓解,情绪稳定。

(6)了解有关腹外疝形成和预防复发的相关知识。

7.护理措施

(1)术前护理

1)心理护理:做好患者和家属的解释、安慰工作,稳定情绪,减轻其焦虑心理;介绍腹外疝的病因和诱发因素等相关知识,耐心解释手术治疗的必要性和相对把握性,使患者充满信心,能积极配合治疗。

2)消除腹内压增高的因素:向患者说明使腹内压增高的因素存在会导致手术失败和疝复发。术前若有慢性咳嗽、习惯性便秘、排尿困难等腹内压增高的因素,必须先做相应的对症处理,待症状控制后再行手术。术前2周开始戒烟;注意防寒保暖,避免着凉感冒;多喝水,多吃蔬菜、水果等粗纤维饮食,保持大便通畅。

3)术前准备:积极做好备皮工作是防止切口感染、避免疝复发的重要措施。嘱咐患者沐浴,依据手术范围剔除会阴、阴囊部毛发,防止剃破皮肤。手术当日再次检查,若有皮肤破损应暂停手术。

4)灌肠、排尿:手术前一晚清洁灌肠,排除肠内粪便,防止术后腹胀和便秘;手术当日应嘱咐患者排尽尿液,防止术中伤及膀胱。

5)嵌顿性疝或绞窄性疝术前准备:术前可采用常规禁食、禁饮,胃肠减压,补液防止水、电解质平衡失调及酸碱平衡失调,抗感染等一系列措施。

(2)术后护理

1)体位:术后取平卧位,膝下垫一软枕,使膝关节、髋关节微屈,腹肌松弛,减少腹压和切口处张力,缓解伤口疼痛。次日可改为半卧位。

2)饮食:术后6~12 h麻醉反应消失,可进流质饮食,逐步改为半流质饮食、普食。行肠切除术患者术后应禁食,待肠功能恢复后才可进流质饮食,逐步改为半流质饮食等。

3)活动:术后患者不宜过早下床活动,一般在术后 3~5 d 可考虑下床,既可保证手术伤口愈合,又可防止疝的复发。

4)防治腹内压增高:注意保暖,防止受凉而引起咳嗽;嘱患者咳嗽时用手掌按压和保护伤口,减少腹内压增高对切口愈合不利的影响;及时处理便秘和尿潴留。

5)预防术后出血:术后切口部位常规压沙袋 12~24 h,减少渗血;使用丁字带或阴囊托托起阴囊,以利于静脉和淋巴液的回流,避免阴囊积血、积液,减轻水肿。密切观察伤口渗血、阴囊水肿的情况。若已形成阴囊血肿,应协助穿刺抽血,应用加压包扎、冰袋冷敷等方法处理。

6)切口护理:观察伤口敷料是否清洁干燥,有无渗血、渗液,避免大小便污染,注意切口有无红、肿、热、痛等症状;发现有感染迹象应及早予以抗生素对症处理。

8.护理评价

(1)疼痛是否得到有效缓解。

(2)水、电解质平衡紊乱及酸碱平衡紊乱是否恢复。

(3)心态是否平静,恐惧是否消除。

(4)伤后并发症是否得到预防或及时处理。

(5)是否知道康复期可能出现的问题及注意事项。

(6)腹内压增高的因素是否得到控制。

9.健康教育

(1)患者出院后注意休息,可进行一般性工作和活动,3 个月内应避免重体力劳动。

(2)保持大便通畅,多饮水,多吃蔬菜、水果,养成每日定时排便的习惯。

(3)预防和及时治疗使腹内压增高的疾病,如有疝的复发,应及早到医院就诊。

(邬　瑞)

第六节　肠梗阻

肠内容物不能正常运行或通过发生障碍时,称为肠梗阻(intestinal obstruction),它是外科常见的急腹症。其临床变化快,如发生绞窄性肠梗阻则病死率明显增高。

一、肠梗阻

(一)解剖生理

小肠分为十二指肠、空肠和回肠三部分,始于幽门,下接盲肠。成人全长 3~5 m。十二指肠呈"C"形,长约 25 cm,位置深且固定,空肠始于十二指肠悬韧带(Treitz 韧带)。小肠上段 2/5 为空肠,下段 3/5 为回肠,空肠和回肠通过扇形的小肠系膜固定于腹后壁,活动性大。小肠肠壁由内向外分为黏膜、黏膜下层、肌层和浆膜四层。空肠和回肠的血液供应来自肠系膜上动脉。肠系膜上动脉自腹主动脉分出,跨过十二指肠横部,进入小肠系膜根部,分出胰十二指肠下动脉、空回肠动脉、回结肠动脉、右结肠动脉及中结肠动脉,还分出 10~20 个小肠动脉支,各支吻合成动脉弓,到达肠壁。小肠静脉分布与动脉相似,集合成肠系膜上静脉,与脾静脉汇合成为门静脉干。小肠的淋巴管始于肠系膜的乳糜管,经肠系膜上淋巴结、腹腔淋巴结到达乳糜池。小肠受交感神经和副交感神经支配。交感神经兴奋使小肠蠕动减弱,血管收缩;副交感神经兴奋使肠蠕动增强,促进肠腺分泌。小肠的生理功能是消化和吸收。小肠黏膜腺体分泌含有多种酶的碱性肠液。食糜在小肠内分解为葡萄糖、氨基酸、脂肪酸后,即被小肠黏膜吸收。除食物外,胃液、胆汁、胰液,以及摄入的大量水、电解质、维生素也在小肠内被吸收进入血液循环。小肠被大量切除后或在小肠疾病(如肠梗阻、肠瘘等)发生时,可引起营养障碍和水、电解质紊乱及酸碱紊乱。小肠可分泌多种激素,如胃泌素、缩胆素、胃动素等。小肠还有重要的免疫功能,可分泌多种免疫球蛋白。

(二)分类

1.按病因分类

按病因分类肠梗阻可分为机械性肠梗阻、动力性肠梗阻和血运性肠梗阻三类。

(1)机械性肠梗阻:机械性肠梗阻最常见,是指由各种原因引起肠腔变窄、肠内容物通过障碍。常见原因如下:①肠腔堵塞,如蛔虫团、粪石、异物等堵塞;②肠腔受压,如粘连带压迫、肠外肿瘤压迫、腹外疝嵌顿等;③肠壁病变,如先天性闭锁狭窄、肠肿瘤、肠套叠等。

(2)动力性肠梗阻:动力性肠梗阻较少见,是指由于神经反射或毒素刺激引起肠壁肌肉运动紊乱,使肠蠕动丧失或肠管痉挛,以致肠内容物不能正常运行,但无器质性的肠腔狭窄。动力性肠梗阻分为麻痹性肠梗阻和痉挛性肠梗阻两类。①麻痹性肠梗阻:常见于腹腔内手术后、腹膜炎、低钾血症等;②痉挛性肠梗阻:可在急性肠炎、肠管功能紊乱或慢性铅中毒患者中发生,常为一过性障碍。

(3)血运性肠梗阻:血运性肠梗阻少见,是指由于肠系膜血管栓塞或血栓形成,使肠管血运障碍,继而发生肠麻痹,肠内容物不能正常向下运行。

2.按肠壁血供有无障碍分类

按肠壁血供有无障碍分类,肠梗阻可分为单纯性肠梗阻和绞窄性肠梗阻两类。

(1)单纯性肠梗阻:只有肠内容物通过受阻,而无肠壁血运障碍。

(2)绞窄性肠梗阻:发生肠梗阻的同时伴有肠壁血运障碍。

3.按梗阻部位分类

按梗阻部位分类,肠梗阻分为高位肠梗阻(发生于空肠上段)和低位肠梗阻(发生于回肠末端和结肠)。

4.按梗阻程度分类

按梗阻程度分类,肠梗阻分为完全性肠梗阻和不完全性肠梗阻。

5.按梗阻发展缓急分类

按梗阻发展缓急分类,肠梗阻分为急性肠梗阻和慢性肠梗阻

(三)病理与生理

肠梗阻可引起肠管局部和全身性的病理生理变化。

1.肠管局部变化

①单纯性肠梗阻一旦发生,梗阻以上肠蠕动增加,以克服肠内容物通过障碍;②梗阻以上的肠腔积气、积液使肠管膨胀;③梗阻发生后,梗阻近端肠腔内压力不断升高,导致肠壁血运障碍,出现静脉回流受阻,肠壁因充血、水肿呈暗红色;④随着肠壁血运障碍进一步发展,则出现动脉血运受阻,血栓形成,肠壁失去活力,肠管变成紫黑色,肠管可因缺血坏死而破溃、穿孔。

2.全身性变化

①液体丢失、电解质紊乱和酸碱失衡,是肠梗阻重要的病理生理变化。因大量消化液潴留于梗阻以上的肠腔内,不能被小肠吸收进入循环系统,加之呕吐、不能进食,造成严重脱水,导致血容量不足。体液丢失,常伴有电解质的紊乱。高位肠梗阻发生后因不能进食和频繁呕吐造成大量胃液丢失,引起低氯、低钾性碱中毒。低位肠梗阻发生时常伴有胆汁、胰液和肠液大量丢失,组织灌注不足,酸性代谢产物增加,易引起代谢性酸中毒;②全身感染和毒血症:肠腔内细菌快速繁殖并产生大量毒素,因肠壁通透性增加,细菌和毒素渗入腹腔引起严重的腹膜炎、毒血症和感染性休克,由于肠腔膨胀使膈肌上升,影响肺内气体交换,同时妨碍下腔静脉血液回流,导致呼吸和循环功能障碍。

(四)临床表现

1.症状

肠梗阻的共同症状是腹痛、呕吐、腹胀和肛门停止排便、排气。

(1)腹痛:单纯性机械性肠梗阻一般为阵发性绞痛,伴有肠鸣音和"气流"在腹部窜动感,这是由于梗阻以上肠管强烈蠕动所致。疼痛多位于腹中部,也可偏向于梗阻所在的部位。如腹痛间歇期逐渐缩短,变成持续性剧烈腹痛伴阵发性加剧,应考虑绞窄性肠梗阻的可能。麻痹性肠梗阻一般表现为持续性胀痛或不适。

(2)呕吐:早期呕吐常为发射性的,进食和饮水均可引起呕吐。根据梗阻部位不同,呕吐出现的时间和性质也不同。高位肠梗阻的呕吐出现早且频繁,呕吐物主要为胃液、十二指肠液和胆汁;低位肠梗阻的呕吐出现较晚且次数少,呕吐物常为带臭味的粪样物。如呕吐物呈血性或棕褐色,提示肠管有血运障碍。麻痹性肠梗阻的呕吐呈溢出性。

(3)腹胀:其程度与梗阻时间和部位有关。高位肠梗阻由于呕吐频繁,腹胀不明显;低位肠梗阻及麻痹性肠梗阻,腹胀明显,可遍及全腹。腹胀不对称是肠扭转等闭襻性肠梗阻的特点。

(4)肛门停止排便、排气:发生不完全性肠梗阻时可有少量排便,排气;发生完全性肠梗阻,特别是低位肠梗阻时,患者多不再排便、排气;但在梗阻早期,特别是高位肠梗阻时,因梗阻以下肠腔内残存粪便或气体,仍可由肛门排出。发生绞窄性肠梗阻时,可排出血性黏液便。

2.腹部体征

(1)望诊:单纯性机械性肠梗阻常可见腹胀、肠型及蠕动波,肠扭转时腹胀不对称,麻痹性肠梗阻时腹胀均匀。

(2)触诊:单纯性肠梗阻时腹壁软,可有轻度压痛但无腹膜刺激征;绞窄性肠梗阻时可有明显的压痛、反跳痛、腹肌紧张,有时可扪及痛性包块,常为绞窄的肠襻。

(3)叩诊:绞窄性肠梗阻时腹腔有渗液,可闻及移动性浊音。

(4)听诊:机械性肠梗阻时可闻及肠鸣音亢进,有气过水声或金属音;麻痹性肠梗阻时则肠鸣音减弱或消失。

3.全身表现

单纯性肠梗阻早期多无明显全身变化,单纯性肠梗阻晚期或绞窄性肠梗阻时,可表现唇干舌燥、眼窝凹陷、皮肤弹性减弱,可有少尿或无尿现象,严重时可出现脉搏细速、血压下降、四肢发凉等中毒和休克征象。

4.实验室检查

血红蛋白值及血细胞比容可因缺水、血液浓缩而升高,尿比重也升高。绞窄性肠梗阻时,可有明显的血白细胞计数及中性粒细胞增加,呕吐物或粪便检查见大量红细胞,粪便潜血试验呈阳性。电解质紊乱和酸碱紊乱时,可有血钠、血钾、血氯和血气分析的变化。

5.X 线检查

肠梗阻 4～6 h 后 X 线检查可见多个呈阶梯状的气液平面。空肠梗阻、胀气时,可见"鱼肋骨刺"状的环形黏膜纹。绞窄性肠梗阻时,可见孤立、突出、胀大的肠襻,不因时间而改变其位置。

(五)护理诊断

根据上述典型的临床表现,诊断肠梗阻并不困难,但必须辨明以下几个方面。

(1)是否有肠梗阻。

(2)是机械性肠梗阻还是动力性肠梗阻。

(3)是单纯性肠梗阻还是绞窄性肠梗阻。这点极为重要,因绞窄性肠梗阻必须及早进行手术,以避免严重后果。

(4)是高位肠梗阻还是低位肠梗阻。

(5)是完全性肠梗阻还是不完全性肠梗阻。

(6)根据肠梗阻不同类型的临床表现,参考年龄、病史、体征、X 线检查情况等分析原因。

(六)处理原则

矫正因肠梗阻引起的全身性的生理紊乱,并解除梗阻,恢复肠道功能。解除梗阻可分为非手术治疗和手术治疗两大类。

1.矫正全身性生理紊乱

矫正全身性生理紊乱的措施包括禁食、禁饮,胃肠减压,纠正水、电解质紊乱和酸碱紊乱,应用抗生素防治感染,采用镇静剂和解痉剂对症治疗等。

2.解除梗阻

(1)非手术治疗:主要适用于单纯性粘连性肠梗阻、麻痹性或痉挛性肠梗阻、蛔虫或粪块堵塞引起的肠梗阻、肠结核等炎症引起的不完全性肠梗阻、肠套叠早期等。非手术治疗除上述基础疗法外,还包括:口服或胃肠道灌注生植物油,采用中医中药、针刺治疗,肠套叠早期进行低压空气或钡剂灌肠检查等。在治疗过程中,应严密观察病情,如症状、体征不见好转或反而加重,应及时改为手术治疗。

(2)手术治疗:主要适用于各类绞窄性肠梗阻,肿瘤、先天性肠道畸形及非手术治疗无效的肠梗阻。手术方法应根据肠梗阻病因、性质、部位及患者全身情况而定。大体方法有:去除梗阻的原因、切除梗阻病灶、施行肠襻短路手术、采用肠造口或肠外置等。

二、常见的几种肠梗阻

(一)粘连性肠梗阻

粘连性肠梗阻是指肠襻间相互粘连或粘连带压迫肠管等所致的肠梗阻,在肠梗阻中发病率最高,占各类肠梗阻的 20%～40%。

1.病因

粘连性肠梗阻可分为先天性和后天性两种。先天性者可由胎粪性腹膜炎或发育异常引起,临床上较少见。

后天性者常由腹腔内手术、炎症、创伤、出血、异物堵塞等所致,临床上以上腹部手术后发生的粘连性肠梗阻最多见。

2.病理

有肠粘连不一定发生肠梗阻,只有当肠襻间粘连成团,致使部分肠管变窄或相互粘着影响肠管的正常蠕动,肠管因粘连牵扯扭折成锐角,或粘连带压迫肠管,肠襻套入粘连带构成的环孔,肠襻以粘连处为支点发生扭转等时才会发生肠梗阻。多为单纯性不完全性肠梗阻,但因粘连引起的肠扭转、内疝等则为闭襻性绞窄性肠梗阻。

3.护理诊断

患者多有腹腔手术、感染、创伤等病史,以往有慢性肠梗阻症状和多次急性发作者多为广泛粘连引起的肠梗阻;长期无症状,突然出现急性肠梗阻症状,腹痛较重,腹部有局限性压痛、反跳痛、肌紧张者,则应考虑粘连引起的绞窄性肠梗阻。

4.处理原则

一般采用非手术治疗,包括禁食、禁饮、胃肠减压、补液、解痉止痛。治疗期间严密观察患者,若症状加重,可能有绞窄的发生,应采取手术治疗。

(二)肠扭转

肠扭转是指一段肠襻沿其系膜长轴旋转而形成的闭襻性肠梗阻,因同时有肠系膜血管受压,故属于绞窄性肠梗阻。肠扭转多发生于小肠和乙状结肠。

1.病因

肠扭转的发生与下列三个因素有关。

(1)解剖因素:肠襻及其系膜过长,系膜根部附着处过窄或粘连收缩靠拢,这是肠扭转的解剖因素,肠腔内粘连带也可造成肠扭转的支点。

(2)物理因素:肠襻内容物重量增加,如饱餐后、肠管有较大的肿瘤、乙状结肠内有大量积存的粪便等,都是造成肠扭转的潜在因素。

(3)动力因素:肠管动力异常或体位的突然改变,使肠襻产生了不同步的运动,使已有轴心固定位置、且有一定重量的肠襻发生扭转。

2.护理诊断

患者呈急性绞窄性肠梗阻表现,发病急,腹痛剧烈,早期可出现休克。

(1)小肠扭转:小肠扭转发生于儿童者常为先天性肠旋转不良,急性小肠扭转常见于青壮年,在饱餐后剧烈运动时发生。表现为突然发作持续性伴阵发性剧烈腹部绞痛,多发生在脐周,常牵扯至腰背部。呕吐频繁,腹胀不明显。腹部可扪及有触痛的包块,为扩张的肠襻。腹部X线检查可见孤立、突出胀大的肠襻,不因时间而改变位置,另外,还可见空肠与回肠换位,或排列成多种形态的小跨度卷曲肠襻等特有的征象。

(2)乙状结肠扭转:乙状结肠扭转发病较缓慢,多见于慢性便秘、有腹痛腹胀发作史的男性老年人。主要表现为腹部持续胀痛,腹部逐渐隆起,呕吐不明显,无排便、排气,左侧腹部呈不对称高度膨隆。X线检查可见极度扩张的马蹄形双腔充气的乙状结肠襻;钡剂灌肠检查在梗阻部位可见钡影尖端呈"鸟嘴"形。

3.处理原则

肠扭转是一种严重的肠梗阻,在短时间内即可发生肠绞窄、坏死或穿孔,故应及时采取手术治疗。根据扭转肠管血运情况,手术方法有扭转复位术和肠切除术。

(三)肠套叠

一段肠管套入与其相连的肠腔内称为肠套叠。其发生原因与盲肠活动度过大、肠息肉、肿瘤及肠功能失调、肠蠕动异常有关。按发病缓急分为急性肠套叠和慢性肠套叠；按发生部位分为回盲部套叠、小肠套叠和结肠套叠。

1.病因

急性肠套叠见于 2 岁以内的儿童，其发生与食物性质的改变、肠功能失调所致肠蠕动异常有关。慢性肠套叠多见于成人，因肠腔内或肠壁上有病变，使肠蠕动的节律失调，近段肠管强有力的蠕动将病变连同肠管同时送入远段肠管中，故成人肠套叠多继发于肠息肉、肠肿瘤、肠憩室等。

2.护理诊断

肠套叠三大典型表现是腹痛、血便和腹部肿块。

（1）急性肠套叠：急性肠套叠是小儿肠梗阻的常见原因，约 80％ 发生于 2 岁以内的儿童，多为回肠末端套入结肠。临床表现为突然发作阵发性腹痛，患儿阵发哭闹不安，面色苍白、出汗，伴有呕吐和果酱样血便。右上腹部可扪及有压痛的腊肠样肿块，右下腹触诊有空虚感。钡剂灌肠检查，可见套叠远端受阻，呈"杯口"状阴影。

（2）慢性肠套叠：慢性肠套叠多见于成人，常呈不完全性肠梗阻，可表现为阵发性腹痛，症状较轻，便血较少见，常伴有可消散的腹部痛性包块。套叠部位常可自行复位，则症状消失。钡剂灌肠检查或结肠镜检查常可发现套叠部位或肠道病变存在。

3.处理原则

（1）急性肠套叠：早期可行灌肠复位。采用低压空气或钡剂灌肠检查，疗效可达 90％ 以上。若套叠部位不能复位，或复位后出现腹膜刺激征及全身情况恶化者，或病期已超过 48 h，疑有肠坏死；反复多次发作的复发性肠套叠应采取手术治疗。手术方法有手术复位和肠切除吻合术。

（2）慢性肠套叠：慢性肠套叠多属继发性，套叠部位的肠管有器质性病变，无论是否有肠坏死都要行肠切除吻合术。

三、肠梗阻患者的护理

（一）护理评估

1.术前评估

（1）健康史：询问患者的年龄、体质情况，既往有无腹腔内感染、手术、外伤史，有无蛔虫病史，有无腹外疝、腹腔内肿瘤、习惯性便秘史，有无过度劳累、饮食不当等诱因。

（2）身体状况：了解腹痛、腹胀、呕吐，肛门排便、排气症状出现的时间及动态变化；了解呕吐物、肛门排出物、胃肠减压抽出物的量和性质；了解腹部体征的变化，有无腹膜刺激征；观察生命体征，有无脱水、电解质紊乱及休克等征象。

（3）心理、社会状况：了解肠梗阻的急性发生是否引起患者和家属的焦虑和恐惧，以及患者和家属对疾病相关知识的了解程度。

2.术后评估

（1）手术情况：了解麻醉、手术方式及术中评估情况。

（2）康复状况：了解生命体征是否平稳，有无切口疼痛、恶心、呕吐、尿潴留等不适症状，腹腔引流液的量及性状，有无切口感染、腹腔内感染、出血和肠瘘等并发症的发生。

（3）心理、认知状况：了解患者和家属的心理状态，对术后护理的配合、饮食、活动及有关康复知识的掌握情况等。

（二）护理诊断

（1）体液不足：与禁食、呕吐、肠腔和（或）腹腔内积液、胃肠减压等因素有关。

（2）疼痛：与肠内容物不能正常向下运行、手术创伤有关。

（3）组织灌流不足：与肠梗阻致体液丧失有关。

（4）低效性呼吸型态：与腹腔胀气致膈肌太高有关。

（5）舒适的改变：与腹胀、恶心、呕吐及肠梗阻致腔内积气、积液有关。

（6）营养失调（低于机体需要量）：与摄入不足和机体能量消耗增加有关。

（7）术后潜在并发症：肠坏死、腹腔感染、休克、肠瘘等。

（8）焦虑、恐惧：与不了解疾病有关。

（三）护理目标

（1）水、电解质平衡及酸碱平衡得以维持。

（2）疼痛缓解或减轻。

（3）生命体征平稳，组织灌流充足。

（4）呼吸平稳，无不适现象。

（5）腹胀、呕吐等不适得到缓解。

（6）营养摄入充足。

（7）并发症得到及时预防、及时发现与处理。

（8）焦虑、恐惧心理有所缓解，情绪稳定。

（四）护理措施

1.非手术治疗的护理

（1）饮食：肠梗阻患者应禁食、禁饮；若梗阻缓解，患者腹痛、腹胀消失，肛门排便、排气12 h后，可进流食，但忌进易产气的甜食和牛奶，以免引起肠胀气。48 h后可进半流质饮食，3 d后进软食。

（2）胃肠减压：通过胃肠减压抽出胃肠内的积液和气体，可减轻腹胀，降低肠腔内压力，改善肠壁血运情况，有利于改善局部和全身状况。胃肠减压期间应观察、记录引流液的颜色、量及性状，若出现血性液，应考虑绞窄性肠梗阻的可能。

（3）体位：生命体征平稳后取半卧位，有利于呼吸和循环功能。

（4）输液：应严密观察并记录液体出入量，如呕吐量、胃肠减压量和尿量，结合电解质和血气分析结果合理安排输液种类和调节输液量。

（5）止痛：在确定无肠绞窄后，遵医嘱给予患者阿托品等抗胆碱类药物，以解除胃肠平滑肌的痉挛，缓解疼痛，但不可随意使用吗啡等止痛剂，以免掩盖病情。

（6）呕吐的护理：呕吐时患者应坐起或头偏向一侧，及时清除口腔内呕吐物，以免误吸引起吸入性肺炎和窒息。呕吐后漱口，保持口腔清洁，并记录呕吐物的量及性状。

（7）腹胀的护理：除胃肠减压外，还可采取腹部热敷、针刺双侧足三里穴等措施，如无绞窄性肠梗阻，可从胃管注入液体石蜡，以促进肠蠕动。

（8）应用抗生素：在梗阻近端的肠腔内细菌易繁殖并产生毒素，又由于除早期单纯性肠梗阻外，多数患者扩张肠管的毛细血管通透性增加，有细菌和毒素渗入腹腔的可能，因此对单纯性肠梗阻晚期、绞窄性肠梗阻以及拟行手术治疗的患者，均宜及时应用抗生素治疗，防止感染。

(9)实施保护治疗的特殊护理

1)对无肠绞窄的粘连性肠梗阻患者的特殊护理:通过胃管灌注中药(如复方大承气汤)或液体石蜡(20~30 mL)。中药应浓煎,每次100 mL左右,避免大量灌注后引起呕吐。灌注后须闭管1~2h。

2)小儿肠套叠的特殊护理:对小儿肠套叠患儿行空气灌肠检查、复位时,应先遵医嘱肌内注射镇静催眠药和解痉剂,使患儿入睡,避免其在检查和治疗时躁动,并解除肠痉挛。复位时协助医生将气囊肛管插入直肠内,复位后注意观察患儿有无腹膜刺激征及全身情况的变化。

3)粪石性肠梗阻的特殊护理:可经胃管注入液体石蜡或生植物油清洁灌肠,促进粪块排出。嘱患者多饮水,多吃蔬菜、水果,养成定时排便的习惯

4)蛔虫性肠梗阻的特殊护理:可经胃管注入液体石蜡或生植物油、中药驱蛔大承气汤,再经胃管注入氧气驱虫,用量为儿童每周岁80~100 mL,最大量不超过1 500 mL。注入时应缓慢,以免因突然胃胀不适或呃逆溢出。

(10)严密观察病情:定时测量体温、脉搏、呼吸、血压,并详细记录;严密观察患者的腹部症状、体征及全身情况。出现以下表现时,应考虑有肠绞窄:①腹痛发作急骤,开始即为持续性剧烈疼痛,或在阵发性加重期间仍有持续性疼痛,肠鸣音可不亢进,有时出现腰、背疼痛;②呕吐出现早、剧烈且为持续性;③病情发展迅速,早期出现休克,经抗休克治疗后改善不明显;④腹胀不对称,腹部可触及有压痛的包块;⑤有明显的腹膜刺激征;⑥呕吐物、胃肠减压抽出液、肛门排出物为血性,或腹部穿刺抽出血性液体;⑦经胃肠减压后腹胀减轻,但腹痛无明显减轻,经补液治疗后,脱水现象改善不明显;⑧腹部X线检查见孤立、突出胀大的肠襻,不因时间而改变位置。若有肠绞窄的可能,多需行急症手术治疗,应及时报告医生并做好术前准备。

2.术后护理

(1)观察病情变化:观察生命体征、腹部症状和体征的变化。注意腹痛、腹胀、呕吐及肛门排便、排气情况。

(2)体位:麻醉清醒、血压平稳后,患者宜取半坐卧位,有利于呼吸和循环,也有利于引流腹腔渗血和渗液。

(3)饮食与补液:在肠蠕动功能恢复之前,患者应禁饮、禁食,期间给予静脉补液,维持体液平衡,补充营养。待肠蠕动功能恢复并有肛门排气后,可开始进少量流质食物,如无不适,逐渐过渡到半流质食物或普食。

(4)活动:针对粘连性肠梗阻患者应鼓励其早期活动,如病情允许,宜早期下床活动,促进肠蠕动功能恢复,防止肠粘连。

(5)胃肠减压:在肠蠕动功能恢复前,继续保持有效的胃肠减压。待肠蠕动功能恢复,肛门排气后,可考虑拔除胃管。

(6)防治感染:遵医嘱继续应用抗生素。

(7)切口及引流口皮肤的护理:注意观察切口敷料是否清洁、干燥,是否被血液或渗液浸湿,切口及引流口皮肤有无红、肿、热、痛或糜烂。若发现问题,应报告医生,及时处理。

(8)腹腔引流管的护理:应妥善固定腹腔引流管,使其保持通畅,注意观察并记录引流液的量及性状。

(9)术后并发症的观察与护理:尤其是绞窄性肠梗阻术后,如出现腹部胀痛、持续发热、血中白细胞计数增高、腹壁切口处红肿,以及流出较多带有臭味的液体,应警惕腹腔内感染及肠

瘘发生的可能,应积极处理。

(五)护理评价

(1)水、电解质平衡及酸碱平衡是否恢复。

(2)疼痛是否缓解或减轻。

(3)生命体征是否平稳。

(4)感染是否发生,有无对症处理。

(六)健康教育

(1)注意饮食卫生,饭前、便后要洗手,减少肠道寄生虫病,正确使用驱虫药,避免暴饮暴食,多食易消化的饮食,少食刺激性食物。

(2)避免饭后剧烈运动,保持大便通畅,老年便秘者应及时服用缓泻剂。

(3)患者如出现腹痛、腹胀、肛门停止排便和排气等不适时,应及时就诊。

(邵 瑞)

第七节 阑尾炎

一、急性阑尾炎

急性阑尾炎(acute appendicitis)是外科常见病,是最多见的急腹症之一,多发生于青壮年,男性患病率高于女性。

(一)病因

1.阑尾管腔阻塞

阑尾管腔阻塞是急性阑尾炎最常见的病因。引起阻塞最常见的原因是淋巴滤泡的明显增生,约占 60%,多见于青壮年。粪石也是阻塞的原因之一,约占 35%。较少见的是由异物、炎性狭窄、食物残渣、蛔虫、肿瘤等引起的。阑尾管腔阻塞后阑尾黏膜仍继续分泌黏液,导致阑尾管腔内压力进一步上升,血运发生障碍,使阑尾炎症加剧。

2.细菌入侵

由于阑尾管腔阻塞,细菌繁殖,分泌内毒素和外毒素,黏膜上皮受损并形成溃疡,细菌穿透溃疡进入肌层。阑尾壁间质压力升高,动脉血流受阻,导致阑尾缺血,最终造成梗死和坏疽。致病菌多为肠道内的各种革兰阴性杆菌和厌氧菌。

(二)病理生理

1.急性单纯性阑尾炎

急性单纯性阑尾炎为轻型阑尾炎或病变早期。病变多只限于黏膜和黏膜下层,阑尾外观轻度肿胀,浆膜充血并失去正常光泽,表面有少量纤维素性渗出物。临床症状和体征均较轻。

2.急性化脓性阑尾炎

急性化脓性阑尾炎由急性单纯性阑尾炎发展而来。阑尾肿胀明显,浆膜高度充血,表面覆以纤维素性(脓性)渗出物。阑尾周围的腹腔内有稀薄脓液形成局限性腹膜炎。临床症状和体征较重。

3.坏疽性阑尾炎和穿孔性阑尾炎

坏疽性阑尾炎和穿孔性阑尾炎是重型阑尾炎。阑尾管壁坏死或部分坏死,呈暗紫色或黑色。阑尾腔内积脓,压力升高,阑尾壁出现血液循环障碍。多在阑尾根部和尖端穿孔,如未被包裹,感染继续扩散,可引起急性弥散性腹膜炎。

4.阑尾周围脓肿

如果急性阑尾炎化脓、坏疽或穿孔的过程进展较慢,大网膜可移至右下腹部,将阑尾包裹、粘连,形成炎性肿块或阑尾周围脓肿。急性阑尾炎的转归有:①炎症消退;②炎症局限化;③炎症扩散。

(三)临床表现

1.症状

(1)腹痛:腹痛常始于上腹,逐渐移向脐部,数小时(6～8 h)后转移并局限于右下腹。70%～80%的患者具有这种典型的转移性右下腹痛的特点。部分病例发病开始即出现右下腹痛。腹痛的性质和程度依阑尾炎的不同类型而有差异:单纯性阑尾炎表现为轻度隐痛;化脓性阑尾炎呈阵发性胀痛和剧痛;坏疽性阑尾炎则表现为持续性剧烈腹痛;穿孔性阑尾炎因阑尾腔内压力骤减,腹痛可暂时减轻,但出现腹膜炎后,腹痛又会持续加剧。不同位置的阑尾炎,其腹痛部位也略有区别。

(2)胃肠道症状:发病早期可有厌食、恶心、呕吐,但程度较轻。有的病例可发生腹泻。病情发展致弥散性腹膜炎时可引起麻痹性肠梗阻。

(3)全身表现:病变早期患者常乏力,炎症重时可出现中毒症状,心率加快,发热,体温达38 ℃左右。阑尾穿孔时体温可高达39 ℃。若发生门静脉炎可出现寒战、高热和轻度黄疸。

2.体征

急性阑尾炎患者进行腹部检查时,常出现的体征有腹部压痛、腹肌紧张和反跳痛等,这些直接的炎症的体征是诊断阑尾炎的主要依据。

(1)右下腹压痛:右下腹压痛是急性阑尾炎最常见的重要体征。压痛点常位于脐与右髂前上棘连线的中外 1/3 交界处(即麦氏点),也可随阑尾位置的变化而改变,但压痛点始终在一个固定位置上。

(2)腹膜刺激征:除了右下腹压痛外,还会出现反跳痛、腹肌紧张,这是壁腹膜受炎症刺激出现的防卫性反应,提示阑尾炎症加重,出现化脓、坏疽或穿孔等病理改变。

(3)腹部包块:化脓性阑尾炎合并阑尾周围组织及肠管的炎症时,大网膜、小肠及其系膜与阑尾可相互粘连形成团块;阑尾穿孔后所形成的局限性脓肿,均可在右下腹触到包块。炎性包块的特点是分界不太清楚,不能活动,伴有压痛和反跳痛。包块的出现表示感染已趋于局限化,发炎的阑尾已被大网膜等组织紧密包绕,此时不宜采取急诊手术。结肠充气试验、腰大肌试验、闭孔内肌试验及肛门直肠指诊等可作为辅助诊断的依据。

(四)辅助检查

1.实验室检查

大多数急性阑尾炎患者血常规检查有血白细胞计数和中性粒细胞比例的升高。血白细胞计数可高达$(10～20)\times10^9$/L,可发生核左移现象。尿常规检查一般无阳性发现。

2.影像学检查

腹部 X 线检查可见盲肠扩张和液气平面,B超检查有时可发现肿大的阑尾或脓肿,CT 检查可获得与 B 超检查相似的效果,尤其有助于阑尾周围脓肿的诊断,但这些特殊检查只在诊断不肯定时才选择应用。

(五)处理原则

根据患者典型的转移性右下腹痛病史,有右下腹固定压痛的体征,结合辅助检查血白细胞计数、中性粒细胞比例升高以及影像学检查的阳性结果确定诊断。急性阑尾炎的治疗方法包括非手术治疗和手术治疗。

1.非手术治疗

部分急性单纯性阑尾炎患者可经非手术治疗而痊愈。治疗措施包括禁食、补液、大剂量应用抗生素治疗,中药以清热、解毒、化瘀为主。若病情有发展趋势,应改为手术治疗。

2.手术治疗

绝大多数急性阑尾炎一经确诊,患者应早期施行阑尾切除术。如阑尾穿孔已被包裹,阑尾周围脓肿形成,病情较稳定者,应用抗生素治疗或联合中药治疗,以促进脓肿吸收消退,也可在超声引导下穿刺抽脓或置管引流。如脓肿扩大,无局限趋势,定位后应行手术切开引流。

二、特殊类型阑尾炎

一般成年人急性阑尾炎的诊断多无困难,早期治疗的效果非常好。如遇到婴幼儿、妊娠妇女、老年人以及艾滋病(AIDS)/HIV 感染患者患急性阑尾炎时,诊断和治疗均较困难,应当格外重视。

(一)新生儿急性阑尾炎

出生后新生儿阑尾呈漏斗状,不易发生由淋巴滤泡增生或者粪石所致的阑尾管腔阻塞,因此,新生儿急性阑尾炎很少见。又由于新生儿不能提供病史,其早期临床表现(如厌食、恶心、呕吐、腹泻和脱水等)无特征性,发热和血白细胞计数升高均不明显,因此诊断易于延迟,穿孔率可高达 85%,病死率也很高。诊断时应仔细检查右下腹压痛和腹胀等体征,并应早期采取手术治疗。

(二)小儿急性阑尾炎

小儿大网膜发育不全,不能起到足够的保护作用。患儿也不能清楚地提供病史。其临床特点如下:①病情发展较快且较重,最常见的主诉是全腹疼痛,早期即出现高热、呕吐等症状;②右下腹体征不明显、不典型,但有局部压痛和肌紧张,这是诊断小儿急性阑尾炎的重要依据;③穿孔发生早,穿孔率较高,并发症和病死率也较高。诊断小儿急性阑尾炎需仔细耐心,以取得患儿的信赖和配合,再经轻柔的体格检查,对比检查左、右下腹,仔细观察患儿对检查的反应,做出判断。治疗原则是早期采取手术治疗,并配合输液、纠正脱水、应用广谱抗生素等。

(三)妊娠期急性阑尾炎

妊娠期急性阑尾炎较常见。妊娠中期子宫增大较快,盲肠和阑尾被增大的子宫推挤向右上腹移位,压痛部位也随之升高。腹壁被抬高,发炎的阑尾刺激不到壁腹膜,所以使压痛、肌紧张和反跳痛均不明显;大网膜难以包裹炎症阑尾,腹膜炎不易被局限而易在上腹部扩散。这些因素给妊娠期急性阑尾炎的诊断增加了困难。B 超检查或 CT 检查可帮助诊断。炎症发展易导致流产或早产,威胁母子生命安全。治疗时,以阑尾切除术为主。开腹手术是最快捷和最安全的措施。妊娠后期的腹腔感染难以控制,故更应早期采取手术治疗。围手术期应加用黄体酮。手术切口的位置比非妊娠者的偏高,操作要轻柔,以减少对子宫的刺激。尽量不用腹腔引流。术后使用广谱抗生素。加强术后护理。临产期的急性阑尾炎如并发阑尾穿孔或全身感染症状严重时,可考虑经腹剖宫产术,同时切除病变阑尾。

(四)老年人急性阑尾炎

随着社会老龄人口的增多,老年人急性阑尾炎的患者数也相应增加。老年人对疼痛感觉迟钝,腹肌薄弱,防御功能减退,所以主诉不强烈,体征不典型,临床表现轻而病理改变却很重,体温和血白细胞计数升高均不明显,容易延误诊断和治疗。又由于老年人动脉硬化,阑尾动脉也会发生改变,易导致阑尾缺血坏死或穿孔。加之老年人常伴发心血管病、糖尿病、肾功能不全等,使病情更趋复杂和严重。早期手术的危险要比延迟手术的危险小得多,所以一经诊断应及时手术,同时要注意处理伴发的内科疾病。

(五)AIDS/HIV 感染患者的阑尾炎

其临床症状及体征与免疫功能正常者的相似,但不典型;此类患者血白细胞计数不升高,常被延误诊断和治疗。B超检查或 CT 检查有助于诊断。阑尾切除术是其主要的治疗方法,强调早期诊断并采取手术治疗,可获得较高的短期生存率,否则穿孔率较高。

三、慢性阑尾炎

慢性阑尾炎是指阑尾急性炎症消退后而遗留的阑尾慢性炎症病变,如管壁纤维结缔组织增生、管腔狭窄或闭塞、阑尾扭曲及周围组织粘连等。

(一)病因与病理

大多数慢性阑尾炎是由急性阑尾炎转变而来的,少数也可开始即呈慢性过程。其主要病变为阑尾壁不同程度的纤维化及慢性炎性细胞浸润。黏膜层和浆肌层可见以淋巴细胞和嗜酸性粒细胞浸润为主,替代了急性炎症时的多形核白细胞,还可见到阑尾管壁中有异物巨细胞。此外,阑尾因纤维组织增生,脂肪增多,管壁增厚,管腔狭窄且形状不规则,甚而闭塞。这些病变妨碍了阑尾的排空,压迫阑尾壁内神经而产生疼痛症状。多数慢性阑尾炎患者的阑尾腔内有粪石或者阑尾粘连,淋巴滤泡过度增生,使管腔变窄。

(二)临床表现及诊断

右下腹不明显或不规则隐痛是其主要的临床表现,偶有其他消化道症状,如排便次数增多或腹部饱胀感等。右下腹轻度压痛是其主要体征。反复(间歇)发作性阑尾炎曾有较明确的急性阑尾炎发作史,以后间歇性反复发作,但均属亚急性性质。发作时常有反射性胃部不适、腹胀、便秘等症状,比较肯定的为右下腹疼痛和局部压痛,并不严重。多次发作后,右下腹还可以扪及索状质硬的阑尾,触之即痛,因此临床上容易识别。至于无急性阑尾炎发作史者,由于病史不清,症状体征又不典型,诊断较难。患者往往有经常性右下腹绞痛性发作,疼痛程度不一,多数为隐痛,平时有较多的胃肠道疾病症状,如食欲缺乏、腹胀、进食后胃部不适、便秘或轻度腹泻等,均无特点。较多的和较集中的临床表现还是右下腹疼痛和压痛,涉及范围较广,但仍以阑尾点为中心。对于曾有急性阑尾炎发作史,以后症状、体征比较明显的反复(间歇)发作性阑尾炎患者,诊断并不困难,而对无急性阑尾炎发作史的慢性(梗阻性)阑尾炎患者,明确诊断是关键问题。钡剂灌肠检查帮助较大,最典型的是钡剂充盈阑尾,发现阑尾狭窄变细,形状不规则,间断充盈、扭曲、固定,并可扪及显影的阑尾有明显压痛。有时阑尾不充盈或仅部分充盈,局部有压痛,也可考虑为慢性阑尾炎表现。此外,阑尾充盈虽然正常,但排空延迟至 48 h 以上,也可作为诊断参考。

(三)处理原则

明确诊断后需手术切除阑尾,并行病理检查证实此诊断。慢性阑尾炎常粘连较重,手术操作应更细致。

四、阑尾炎患者的护理

(一)护理评估

1.健康史

了解患者既往病史,尤其注意有无急性阑尾炎发作史,了解有无与急性阑尾炎鉴别的其他器官病变,如胃十二指肠溃疡或穿孔、右侧输尿管结石、胆石症及妇产科疾病等。了解患者发病前是否有剧烈活动、不洁饮食等诱因。了解患者的年龄,成年女性应了解有无停经、妊娠等。

2.身体状况

了解患者发生腹痛的时间、部位、性质、程度及范围等,了解有无转移性右下腹痛、右下腹固定压痛、压痛性包块及腹膜刺激征等。了解患者的精神状态、饮食、活动及生命体征等改变,有无乏力、脉速、寒战、高热、黄疸及感染性休克等表现。查看血常规、尿常规检查结果,了解其他辅助检查结果,如腹部 X 线检查、B 超检查等。手术后需要了解麻醉和手术方式、术中情况、病变情况,对放置腹腔引流管的患者,应了解引流管放置的位置及作用。了解术后切口愈合情况、引流管是否通畅及引流液的颜色、性状及量等;有无并发症发生。患者对于术后康复知识的了解和掌握程度。

3.心理—社会状况

了解患者的心理状态,患者和家属对急性腹痛及阑尾炎的认知程度、心理承受能力及对手术的认知程度。了解妊娠期患者及其家属对胎儿风险的认知程度、心理承受能力及应对方式。了解家庭的经济承受能力。

(二)护理诊断

(1)疼痛:与阑尾炎症刺激及手术切口等有关。

(2)体温过高:与急性阑尾炎有关。

(3)体液不足:与呕吐、禁食、腹膜炎等有关。

(4)焦虑:与突然发病、缺乏术前准备及术后康复等相关知识有关。

(5)潜在并发症:手术前并发症,如急性腹膜炎、门静脉炎等;手术后并发症,如内出血、切口感染、粘连性肠梗阻、腹腔脓肿、切口疝、粪瘘等。

(三)护理目标

患者疼痛减轻,体温逐渐恢复正常,舒适感增加,发生并发症时能及时发现和得到妥善处理。

(四)护理措施

1.非手术治疗和手术前护理

(1)病情观察:加强巡视,观察患者的精神状态、生命体征、腹部症状和体征及血白细胞计数的变化。定时测量体温、脉搏、血压和呼吸;观察患者的腹部症状和体征,尤其注意腹痛的变化。患者体温一般低于 38 ℃,高热则提示阑尾穿孔;若患者腹痛加剧,出现腹膜刺激征,应及时通知医生。

(2)对症处理:疾病观察期间,患者酌情禁食或仅食流质饮食;按医嘱静脉输液,保持水、电解质平衡,应用抗生素控制感染。为减轻疼痛,患者可取右侧屈曲被动体位,屈曲可使腹肌松弛。禁服泻药及灌肠,以免肠蠕动加快,增高肠内压力,导致阑尾穿孔或炎症扩散。诊断未明确之前禁用镇静止痛剂(如吗啡等),以免掩盖病情。

(3)术前准备:做好血常规、尿常规、便常规、出凝血时间及肝、肾、心、肺功能等检查,清洁皮肤,遵医嘱行手术区备皮。做好药物过敏试验并记录。嘱患者术前禁食 12 h,禁水 4 h。按手术要求准备麻醉床、氧气及监护仪等用物。

(4)心理护理:在与患者和家属建立良好沟通的基础上,做好解释安慰工作,稳定患者的情绪,减轻其焦虑;向患者和家属介绍有关急性阑尾炎的知识,讲解手术的必要性和重要性,提高他们的认识,消除不必要的紧张和担忧,使其积极配合治疗和护理。

2.手术后护理

(1)一般护理

1)休息与活动:患者回病室后,应根据不同麻醉方式,选择适当卧位休息,全麻术后清醒、连续硬膜外麻醉的患者可取低枕平卧。6 h 后,血压、脉搏平稳者,改为半卧位,以利于呼吸和引流。鼓励患者术后在床上翻身、活动肢体,术后 24 h 可起床活动,促进肠蠕动恢复,防止肠粘连,同时可增进血液循环,加速伤口愈合。老年患者术后注意保暖,经常拍背帮助咳嗽,预防坠积性肺炎。

2)饮食护理:患者手术当天禁食,经静脉补液。术后第 1 天可进少量流质饮食,待肠蠕动恢复,逐步恢复经口饮食,在正常情况下,若进食后无不适,第 3～4 天可进易消化的普食。少数病情重的坏疽、穿孔性阑尾炎患者,术后饮食恢复较缓慢。

(2)病情观察:密切监测生命体征及病情变化,遵医嘱定时测量体温、脉搏、血压及呼吸,并准确记录;加强巡视,倾听患者的主诉,观察患者腹部体征的变化,尤其注意观察有无粘连性肠梗阻、腹腔感染或脓肿等术后并发症的表现,及时发现异常,通知医生并积极配合治疗。

(3)切口和引流管的护理:保持切口敷料清洁、干燥,及时更换由渗血、渗液污染的敷料;观察切口愈合情况,及时发现出血及切口感染的征象。对于腹腔引流的患者,应妥善固定引流管,防止其扭曲、受压,保持引流通畅;经常从近端至远端方向挤压引流管,防止因血块或脓液而堵塞;观察并记录引流液的量、颜色、性状等。当引流液量逐渐减少、颜色逐渐变淡至浆液性,且患者体温及血象正常时,可考虑拔管。

(4)用药护理:遵医嘱术后应用有效抗生素,控制感染,防止并发症发生。术后 3～5 d 禁用强泻剂和刺激性强的肥皂水灌肠,以免增加肠蠕动、而使阑尾残端结扎线脱落或缝合伤口裂开,如术后便秘可口服轻泻剂。

(5)并发症的预防和护理。

1)切口感染:切口感染是阑尾切除术后最常见的并发症,多见于化脓性或穿孔性急性阑尾炎,表现为术后 2～3 d 体温升高,切口胀痛或跳痛,局部红肿、压痛等,可先行试穿抽出脓液,或于波动处拆除缝线,排出脓液,放置引流,定期换药。手术中通过加强切口保护、彻底止血、消灭死腔等措施可预防切口感染。

2)粘连性肠梗阻:较常见的并发症。病情重者须行手术治疗。早期手术、早期离床活动可适当预防此并发症。

(五)护理评价

评估患者的疼痛程度是否减轻或消失,腹壁切口是否愈合;体温是否恢复到正常范围;焦虑程度是否缓解,情绪是否稳定;对阑尾炎的预防有无足够的了解。

(六)健康教育

(1)保持良好的饮食、卫生及生活习惯,餐后不做剧烈运动。

(2)及时治疗胃肠道炎症或其他疾病,预防慢性阑尾炎急性发作。

(3)术后早期下床活动,防止肠粘连甚至粘连性肠梗阻。

(4)阑尾周围脓肿者,告知患者 3 个月后再次住院行阑尾切除术。

(5)自我监测,发生腹痛或不适时及时就诊。

(邬　瑞)

第八节　直肠肛管疾病

一、肛裂

肛裂是指齿状线以下肛管皮肤全层裂开形成的小溃疡,多见于青壮年,好发于肛管后正中线。

(一)病因与病理

本病的确切病因尚未清楚,与多种因素有关。长期便秘、粪便干结、排便时机械性创伤是肛裂形成的直接原因。肛管外括约肌浅部在肛管后方形成的肛尾韧带伸缩性差、较为坚硬,由于肛管与直肠成角相连接,用力排便,肛管后壁承受压力最大,故肛管后正中线易被撕裂。

(二)临床表现

本病的典型症状是便痛、便秘、便血和溃疡裂隙。

1.便痛和便秘

便时干硬的粪便直接挤擦溃疡面和撑开裂口,造成剧烈疼痛,粪便排出后疼痛短暂缓解,经数分钟后由于括约肌反射性痉挛,引起较长时间的强烈疼痛,有的需用止痛剂方可缓解。因此肛裂患者恐惧排便,使便秘更加严重,形成恶性循环。

2.便血

血迹鲜红,黏附在粪便表面和手纸上,以量少、疼痛、干便时出现为特点。

3.溃疡裂隙

溃疡裂隙好发于弹性差、承受压力大的肛管后正中部位,少数在前正中线上,基底硬,呈灰白色,不易出血。裂口下方形成外痔样的袋状皮垂,称为"前哨痔"。肛裂、前哨痔与齿状线上相应肥大的乳头常同时并存,称为肛裂三联征。凡肛裂出现在侧方或为多发性,应考虑结核、溃疡性结肠炎、Crohn 病等。

(三)处理原则

若局部检查发现肛裂三联征,即可明确诊断。直肠指诊或肛门镜检查常引起疼痛,应慎用或在局部麻醉下进行。

1.非手术疗法

非手术疗法适用于刚形成不久的肛裂,目的是解除痉挛、消炎、促进溃疡裂隙愈合,包括多饮水、多活动、增加纤维素食物,必要时服润肠轻泻剂保持大便通畅,使用 0.02% 高锰酸钾液进行热水坐浴,创面涂 2% 利多卡因液止痛,或涂苯佐卡因、雷凡诺尔软膏消炎止痛等。

2.手术疗法

手术疗法适用于非手术治疗无效、经久不愈的陈旧性肛裂。手术方式可采用肛裂切除术或肛门内括约肌切断术。手术的治愈率高,但有导致肛门失禁的可能。

二、直肠肛管周围脓肿

直肠肛管周围脓肿是指直肠肛管组织内或其周围间隙内的感染发展成为脓肿,多数脓肿在穿破或切开后形成肛瘘,多见于青壮年。

(一)病因与病理

本病多数起源于直肠肛管壁内的感染,如肛隐窝炎,粪便内尖锐异物可损伤肠壁而引起感染,由于直肠肛管间隙内为脂肪疏松组织,一旦感染极易扩散,甚至可延及两侧。少数直肠肛管周围脓肿可继发于外伤、炎性病变或药物注射;肛周皮肤内的毛囊、皮脂腺感染,也可形成直肠肛管周围脓肿,最后也可形成肛瘘。本病发病过程可分为三个阶段:①肛隐窝炎阶段;②直肠肛管周围炎阶段;③脓肿阶段。

(二)临床表现

1.肛门周围脓肿

局部呈持续性跳痛,排便加重,脓肿表浅,全身症状不明显。初起时局部出现红肿、发硬、压痛,脓肿形成则波动明显,如未及时治疗,脓肿可自行从皮肤穿破,形成外瘘,或向肛窦引流,形成内瘘。

2.坐骨直肠窝脓肿

坐骨直肠窝脓肿较常见。脓肿较大、较深,症状较重,全身可发热、畏寒,局部呈持续性胀痛而逐渐加重为跳痛,排便可加重,有时出现排尿困难和里急后重感。检查肛周,病初无明显体征,以后出现红肿、压痛,直肠指诊可扪及柔软有波动、有压痛的肿块,穿刺可抽出脓液。

3.骨盆直肠窝脓肿

骨盆直肠窝脓肿位置较深,全身症状明显而局部症状轻,造成诊断上困难。有持续高热、头痛、恶心等,局部肛门有坠胀感,便意不尽,排尿不适等。检查肛周无异常发现,直肠指诊在直肠侧壁外可扪及隆起肿块或有波动感,可依靠穿刺抽脓明确诊断。

4.其他

如直肠后窝脓肿、直肠黏膜下脓肿等,由于位置较深,局部症状不明显,诊断较困难。患者有不同程度的全身感染症状以及局部坠胀感,常有便意等,脓肿大者可扪及压痛性肿块。

(三)处理原则

脓肿一旦确诊,多需手术切开引流。如感染未形成脓肿时,可采用非手术治疗:①应用抗生素等药物,根据病情选用 1~2 种抗生素或清热解毒、利湿的中药;②热水坐浴;③局部理疗;④口服缓泻剂以减轻患者排便时的疼痛。

三、肛瘘

肛门瘘管简称肛瘘,是指直肠肛管与肛门周围皮肤相通的肉芽肿性管道,由内口、瘘管和外口三部分组成。其内口位于齿状线附近,多为一个;外口位于肛门周围皮肤上,可为一个或多个,经久不愈或间歇性反复发作。肛瘘是常见的直肠肛管疾病之一,任何年龄都可发病,多见于青壮年男性。

(一)病因与病理

大部分肛瘘由直肠肛管周围脓肿引起,因此内口多在齿状线上肛窦处,脓肿自行破溃或切开引流处形成外口,位于肛周皮肤上。由于外口生长较快,脓肿常假性愈合,导致脓肿反复发作破溃或被切开,形成多个瘘管和外口,使单纯性肛瘘成为复杂性肛瘘。瘘管由反应性的致密纤维组织包绕,近管腔处为炎性肉芽组织,后期腔内可上皮化。结核、溃疡性结肠炎、Crohn病等特异性炎症及恶性肿瘤、肛管外伤感染等也可引起肛瘘,但较为少见。

根据肛瘘外口所在位置可分为外瘘和内瘘。外瘘至少有内、外两个瘘口:一个在肛门周围皮肤上,多数距肛门2~3 cm,称为外口;另一个在肠腔内,多数在齿状线处肛窦内,称为内口,少数内口在齿状线上方或直肠壁上。内瘘的内口与外瘘的相同,并无伤口,临床上所见90%为外瘘。按瘘管多少分为单纯性肛瘘和复杂性肛瘘,前者只有一个瘘管,后者可有多个瘘口和瘘管。按瘘管位置的高低分为低位瘘和高位瘘,瘘管位于直肠肛管环平面以下者称为低位瘘,在此平面以上者称为高位瘘。后者与治疗方法的选择有关。

(二)临床表现

患者多有直肠肛管周围脓肿破溃或被切开的病史,瘘管常有稀薄而带臭味的脓性分泌物流出。由于分泌物的慢性刺激,可引起肛门瘙痒、潮湿不适,甚至出现肛周湿疹。有时有气体或粪便经外口排出。瘘管常经久不愈,有时外口暂时封闭,数日后又发炎破溃流脓,或在别处穿破,出现新的外口。这样反复发作,可形成复杂性肛瘘。检查时在肛周可见到一个或多个瘘管外口,外口呈乳头状隆起,挤压时可有脓性分泌物流出,并可在皮下扪及一较硬的条索状物,手术前为了确定瘘管的方向和内口的部位,可用探针检查。

(三)处理原则

根据症状和体征可明确诊断。肛瘘不能自愈,只有行手术切开或切除,术中尽可能减少肛门括约肌损伤,以防肛门失禁。手术方式可采用肛瘘切开术、肛瘘切除术或肛瘘挂线疗法。

四、痔

痔又称痔疮、痔核、痔疾,是指直肠黏膜下和肛管皮肤下直肠静脉丛瘀血、扩张和屈曲而形成的柔软静脉团,并因此而引起出血、栓塞或团块脱出。痔是直肠肛管疾病中发生率最高的常见病,任何年龄都可发病,多发生于成年人,常影响生活和工作。

(一)病因与病理

本病的病因并不完全了解,可能与多种因素有关。

1.解剖学特点

站立或坐时,直肠、肛管处于最低位,静脉回流困难,加上直肠上、下静脉无瓣膜,壁薄、位置浅,静脉容易曲张。

2.习惯性

长时间排便用力,使直肠上、下静脉丛的内压持续性升高,逐渐破坏了静脉丛的支架组织(平滑肌和弹性纤维),而如厕时间长,可造成肛门部瘀血,均导致静脉更加曲张。

3.肛管黏膜滑动

当食物中缺乏纤维素或便秘较重时,肛管黏膜可随每次排便用力向下滑动,久之松弛隆起或脱出。

4.腹内压增高

腹内压增高见于妊娠、盆腔肿瘤、前列腺肥大,可导致直肠上、下静脉回流受阻。

5.其他

直肠下端和肛管的慢性感染,可损伤静脉丛的支架组织,而长期饮酒、喜食辛辣食物易导致局部充血,皆有助于痔的发生。

根据痔所在部位不同,痔可分为内痔、外痔和混合痔三类。内痔是直肠上静脉丛的曲张静脉团块,位于齿状线以上,由表面黏膜覆盖,常见于左侧、右前方、右后方三处。内痔分为四期:Ⅰ期为便时带血,痔块不脱出肛门外,仅肛镜检查可见;Ⅱ期为便时痔块脱出肛门外,便后自行回纳;Ⅲ期为排便时痔块脱出肛门外,不能自行回纳而需用手托回;Ⅳ期为痔块长期在肛门外,不能回纳或回纳后又立即脱出。外痔是直肠下静脉丛的曲张静脉团块,位于齿状线以下,表面由肛管皮肤所覆盖,常因静脉内血栓形成而突出在肛门口或肛门外。混合痔由直肠上、下静脉丛互相吻合,互相影响,痔块位于齿状线上下,表面同时由直肠黏膜和肛管皮肤所覆盖。

(二)临床表现

1.便血

无痛性、间歇性、便后有鲜红色血是其特点,也是内痔或混合痔早期常见的症状。便血多因粪便磨破黏膜或排粪用力过猛,引起扩张血管破裂出血。轻者多为大便或便纸上带血,继而滴血,重者为喷射状出血,便血数日后常可自行停止。便秘、粪便干硬、饮酒及食刺激性食物等都是出血的诱因。

2.痔块脱垂

痔块脱垂常是Ⅱ、Ⅲ、Ⅳ期内痔的症状,多先有便血后有痔块脱垂,因晚期痔块增大,逐渐与肌层分离,排便时被推出肛门外。轻者只在排便时脱垂,便后可自行回纳,重者需用手推回,更严重者是稍增加腹压痔块即脱出肛外,如咳嗽、行走等腹压稍增加时,痔块就能脱出,回纳困难,无法参加劳动。有少数患者自述痔块脱垂是首发症状。

3.疼痛

单纯性内痔无疼痛,少数有坠胀感,当内痔或混合痔脱出嵌顿时,在发病的最初1～3 d,患者疼痛剧烈,坐立不安,行动不便。

4.瘙痒

内痔晚期发生痔块脱垂及肛管括约肌松弛,常有分泌物流出,由于分泌物刺激,肛门周围往往有瘙痒不适,甚至出现皮肤湿疹,患者极为难受。局部卫生情况改善后,症状减轻或消失。

(三)处理原则

直肠指诊可以明确诊断。肛门镜检查可了解内痔、混合痔的痔块情况。对于有痔块脱出者,在蹲位或排便后可观察到痔块的大小、数目及部位。血栓性外痔表现为肛周红色或暗红色硬结,压痛明显。非手术疗法效果良好,主要应用注射疗法和胶圈套扎疗法,手术疗法只限于非手术治疗失败者。

1.非手术疗法

(1)一般疗法:适用于痔的初期和无症状静止期。主要措施有:改变不良排便习惯,保持大便通畅;肛管内纳入含有消炎、止痛的油膏或有润滑和收敛作用的栓剂;血栓性外痔可先局部热敷,再外敷消炎止痛膏,若疼痛缓解可不进行手术;在嵌顿性痔初期,清洗肛周后用手轻轻将脱出的痔块回纳,阻止其再脱出。

(2)注射疗法:适用于Ⅰ、Ⅱ期内痔,效果较好。将硬化剂注射于痔基底部的黏膜下层,产生无菌性炎症反应,组织纤维化使痔块萎缩。

(3)红外线凝固疗法:适用于Ⅰ、Ⅱ期内痔,它是能使蛋白凝固的硬化疗法。

(4)胶圈套扎疗法:适用于Ⅰ、Ⅱ、Ⅲ期内痔。将特制的0.2~0.3 cm宽的乳胶圈套在痔根部,使痔缺血坏死脱落,术后有继发出血的可能。

2.手术疗法

常用的手术有单纯性痔切除术、痔环形切除术和血栓性外痔剥离术。

五、直肠肛管疾病患者的护理

(一)护理评估

1.肛裂

(1)健康史:了解患者是否有长期便秘史。由于肛管与直肠成角相连接,排便时粪便冲击肛管后壁,后正中线承受压力最大;而粪便干结使肛管后壁压力增大,可造成肛管皮肤撕裂伤。

(2)身体状况:肛裂的主要表现为便痛、便秘、便血和溃疡裂隙,故应根据其表现来评估其身体状况。

(3)心理—社会状况:由于便痛和便血,给患者带来痛苦和不适,使其产生焦虑和恐惧心理。

2.直肠肛管周围脓肿

(1)健康史:询问患者是否有肛周瘙痒、刺痛、分泌物等肛窦炎、肛腺感染的临床表现,了解患者有无肛周软组织感染、损伤、内痔、肛裂、药物注射等病史。

(2)身体状况:直肠肛管周围脓肿所在部位的不同,病情程度有差异,身体状况改变也轻重不同。

(3)心理—社会状况:肛周疼痛使患者产生焦虑的心理,甚至精神萎靡。

3.肛瘘

(1)健康史:多与直肠肛管周围脓肿的发病和治疗过程有关,要仔细询问其相关的病史。了解患者有无结核分枝杆菌感染或肛门及周围组织损伤的情况。

(2)身体状况:肛瘘的主要表现为疼痛、瘘管排脓、发热、肛周瘙痒等,故应根据其表现来评估其身体状况。

(3)心理—社会状况:由于粪便流出臭味增大,患者不愿意走进人群,担心个人形象受损。病情反复,使患者灰心失望。

4.痔

(1)健康史:了解患者是否有肛门瘙痒、疼痛、分泌物等表现;了解是否有肛窦、肛腺慢性感染的病史,肛窦、肛腺慢性感染易导致直肠下部黏膜下静脉丛周围炎,静脉失去弹性而扩张;了解是否有长期饮酒、好食辛辣等刺激性食物史,这些食物可导致直肠下部黏膜下静脉丛扩张充血;了解是否有长期使腹内压增高的病史或职业因素,如长期的坐与立或便秘、前列腺增生、腹腔积液、妊娠和盆腔肿瘤等,导致直肠静脉丛血液回流障碍。

(2)身体状况:痔所在部位不同,病情程度不同,身体状况改变也轻重不同,故应根据痔的分期来评估患者的身体状况。

(3)心理—社会状况:病程迁延时间长,反复发作,给患者生活和工作带来痛苦和不适而产生焦虑和恐惧心理。

(二)护理诊断

(1)不舒适(如疼痛、肛周瘙痒等):与内痔嵌顿、血栓性外痔形成、肛裂、肛瘘或手术创伤等因素有关。

(2)排便异常(如便秘):与肛裂、痔等发作后惧怕排便疼痛、出血,饮水或纤维素摄入量不足等不良生活习惯,身体活动少及排便习惯等因素有关。

(3)排尿异常(如尿潴留):与麻醉方式、直肠肛周感染、骶麻后抑制排尿反射、切口疼痛、肛管内敷料填塞过多压迫尿道有关。

(4)知识缺乏:缺乏有关直肠肛管疾病的保健与治疗知识。

(5)潜在并发症:贫血、肛门狭窄、手术后出血、伤口感染、大便失禁、败血症等。

(四)护理目标

疼痛与不适消除或减轻;肛门部保持清洁;排便保持通畅;并发症能及时发现或治疗;能说出直肠肛管疾病的相关预防知识。

(五)护理措施

1.非手术治疗的护理

(1)预防便秘:指导患者多饮水,注意饮食清淡,多食富含纤维素的蔬菜、水果,忌食辛辣刺激性食物;养成每日定时排便的习惯,告知习惯性便秘者,轻症可每日服用适量的香蕉或蜂蜜,重症可用缓泻剂,如液体石蜡、酚酞等药物。粪便过于干燥有排便困难时,应及时灌肠通便。

(2)肛门坐浴:肛门坐浴是直肠肛管疾病常用的辅助治疗手段,能增进血液循环以促进炎症吸收,同时可缓解肛门括约肌痉挛以减轻疼痛,也可清除分泌物而起到良好的清洁消炎作用。坐浴时用一只较深、较大的盆具,清洗后盛 3 000 mL 冷却到 43 ℃~46 ℃的温水,嘱患者下蹲并使整个肛门会阴部浸泡在热水中,水温下降后可再加入热水,坐浴时间为 20~30 min,每日2~3 次。如肛门或其周围有暴露的伤口、Ⅲ 期内痔继发感染或肛窦发炎者,可用 0.02%高锰酸钾溶液或 0.1%苯扎溴铵溶液坐浴。对于年老体弱患者要搀扶其坐下或起身,以免跌倒。

(3)指导患者坚持保健活动:对长期站立或坐着工作的人,指导其坚持做保健操和肛门括约肌的舒缩活动,以促进盆腔静脉回流,促进肠蠕动和强化肛门括约肌功能。具体锻炼方法是取站、卧、坐、躺等任意姿势,有规律地做肛门括约肌舒缩活动,以产生盆底肌上提的感觉为佳。在收缩肛门括约肌时,大腿及腹部肌肉放松,每次肛门括约肌收缩时,持续缩紧肛门 3 s 以上,然后放松,连续锻炼 10~15 min,每日锻炼 3~4 次,坚持数日便有疗效。

(4)缓解疼痛:对有剧烈疼痛的患者,可于肛管内注入有消炎止痛作用的药膏或栓剂,或在肛门周围进行冷敷。对于肛裂患者可在溃疡面上涂消炎止痛的药膏(如苯唑卡因、依沙吖啶软膏等),以缓解疼痛,促进溃疡愈合。

(5)预防并发症:长期出血会导致贫血,指导患者正确使用肛门栓剂,遵医嘱用止血药;严重贫血时应输血,平时注意饮食营养;注意防止患者在排便或坐浴时因晕倒而受伤,必要时应有专人陪伴。

2.围手术期护理

(1)手术前护理

1)饮食:手术前 3 d 进少渣饮食,并口服缓泻剂或肠道杀菌剂,手术前 1 d 进流质饮食,手术当日早晨禁食。

2)肠道准备:手术前排空大便,手术前晚清洁灌肠,以减少肠道内粪便。患痔的患者行灌肠时,应轻轻插入肛管,以防损伤黏膜,引起出血。

3)皮肤准备:做好手术区皮肤准备,保持肛门皮肤清洁,已婚女性患者术前冲洗阴道。

(2)手术后护理

1)病情观察:应注意敷料染血情况,以及血压、脉搏变化。术后出血是最常见的并发症。有时出血积聚在直肠内可达数百毫升,患者有面色苍白、出冷汗、头昏、心慌、脉搏细速等内出血的表现,并有肛门坠胀痛和急迫排便感。大便时可排出大量鲜血和血块,严重者有可能发生失血性休克。对门诊术后患者最好留院观察一段时间,对住院患者应加强巡视,观察伤口敷料有无渗血,定时监测血压、脉搏。如有内出血的表现,应立即静脉快速输液,同时报告医生做出处理。此外,还应注意观察有无肛门失禁、切口感染等其他并发症。

2)一般护理:①饮食护理:直肠肛管疾病患者手术后一般不严格限制饮食,手术后第 1 天进流质饮食,2～3 d 内进少渣饮食;②体位:患者取平卧位或侧卧位,臀部垫气圈,以防伤口受压引起疼痛;③保持大便通畅:直肠肛管手术后一般不控制排便,但要保持大便通畅,并告诉患者有便意时尽快排便。痔手术后 2～3 d 可服阿片酊,以适当减少肠蠕动,还有控制排便的作用,手术后 3 d 内通过饮食管理等使患者尽量不解大便,以保证手术切口愈合良好。直肠肛管手术后一般在 7～10 d 内不进行灌肠。

3)疼痛护理:肛门对痛觉非常敏感,加上有止血纱条的压迫,术后患者常感疼痛,可按医嘱给予止痛剂。

4)换药与坐浴:直肠肛管手术后应保持局部清洁,肛门伤口要每日换药。因排便时伤口易被粪便污染,故便后应立即用温水坐浴,指导患者用 0.02% 高锰酸钾溶液 3 000 mL 坐浴,温度为 40 ℃～43 ℃,每日 2～3 次,每次 20 min。坐浴后再更换新的敷料。行肛瘘挂线疗法时每隔 3～5 d 应再次将橡皮筋拉紧、结扎,以免失效,一般 10～14 d 橡皮筋脱落。

3.心理护理

直肠肛管疾病的病程迁延时间长,反复发作时疼痛和便血或身体上散发出的异味,给患者生活和工作带来痛苦和不适而使其产生焦虑和恐惧心理,甚至精神萎靡。因而应给患者结合健康指导讲解疾病治疗的方法,及时消除其焦虑和恐惧心理。

4.直肠肛管检查的配合与护理

直肠肛管检查方法包括直肠指诊和内镜检查,应在专门的检查室中进行,必要时用屏风围起。检查前向患者说明检查的目的和注意事项,嘱患者排空大便或行灌肠;根据患者的年龄、体质和检查要求,选择适当的体位;准备好检查用品,包括指检手套、肛门镜、直肠镜、液体石蜡、照明光源及手纸等;检查时嘱患者放松肌肉,慢慢做深呼吸;协助检查者传递器械物品,对好光源;检查结束后将各种用物整理归位。肛门狭窄、肛周急性感染、肛裂及妇女月经期禁忌内镜检查。直肠肛管检查的基本体位有 4 种。①侧卧位:向左侧卧,左下肢髋关节、膝关节微屈,右下肢髋关节、膝关节屈曲各约 90°,此体位适用于年老体弱的患者;②膝胸位:患者呈屈膝伏卧跪于检查床上,两肘关节屈曲,头部伏于枕头上,此体位适用于较短时间的检查;③截石位:此体位常用于手术治疗;④蹲位:患者下蹲,用力增强腹压,此体位适用于检查内痔脱出或直肠脱垂。此外,还有弯腰前俯位。

直肠肛管检查的记录:在发现直肠肛管内的病变时,先写明何种体位,再用时钟定位法记录病变的部位。如检查时取膝胸位,则以肛门后正中点处为 12 点,前方为 6 点;截石位时定位点与此相反。

(六)护理评价

了解患者的疼痛与不适是否减轻,排便是否保持通畅,尿潴留有无缓解,是否发生感染等。

(七)健康教育

1.保持大便通畅

直肠肛管疾病常与排便不畅有关,应保持大便通畅。养成每日定时排便的习惯;在排便时避免读书看报,避免延长蹲坐的时间,否则易造成肛管持续下坠,局部静脉的扩张与瘀血;鼓励患者多饮水,多吃蔬菜、水果等含粗纤维的食物,避免辛辣、刺激性食物;不宜饮烈性酒;告知习惯性便秘者,轻症可每日服用适量蜂蜜,重症可用缓泻剂,如液体石蜡、酚酞等药物;粪便过于干结有排便困难者,应及时灌肠通便。

2.适当活动

鼓励年老体弱的患者进行适当的活动,对长期站立或坐着工作的人,指导其坚持做保健操和肛门括约肌的舒缩活动,以促进盆腔静脉回流,促进肠蠕动和肛门括约肌功能。具体锻炼方法:可取站、卧、坐、躺等任意姿势;做肛门括约肌舒缩活动,以产生盆底肌上提的感觉为佳;在收缩肛门括约肌时,大腿及腹部肌肉放松。每次肛门括约肌收缩时,持续缩紧肛门 3 s 以上,然后放松,连续活动 10～15 min,每日锻炼 3～4 次,坚持数日便有疗效。

(邬 瑞)

第九节 胃 癌

一、病因

胃癌的病因尚未完全清楚,但目前认为与下列因素有关。

1.地域环境及饮食生活因素

胃癌发病有明显的地域性差别,在我国西北及东部沿海地区胃癌发病率比南方地区明显为高。长期食用盐腌、烟熏、碳烤食品的人群中胃远端癌发病率高,与食品中的亚硝酸盐、真菌毒素、多环芳烃化合物等致癌物或前致癌物含量高有关。

2.癌前病变

癌前病变指一些使胃癌发病危险性增高的良性胃疾病和病理改变。胃癌的癌前病变有慢性萎缩性胃炎、胃息肉及胃部分切除后的残胃。这些病变常伴有不同程度的长期慢性炎症过程、胃黏膜肠上皮化生或非典型增生。癌前病变本身不具备恶性特征,是交界性的病理变化。胃黏膜上皮的异型增生属于癌前病变,根据异型程度可分为轻、中、重三度。重度异型增生易发展成胃癌。

3.幽门螺杆菌

幽门螺杆菌(Hp)感染是引发胃癌的主要因素之一。我国胃癌高发区人群 Hp 感染率高,在 60％以上。Hp 能促使硝酸盐转化成亚硝酸盐及亚硝胺而致癌;Hp 感染引起胃黏膜慢性炎症并通过加速黏膜上皮细胞的过度增殖导致畸变致癌;Hp 的毒性产物可能具有促癌作用。

4.遗传和基因

遗传与分子生物学研究表明,与胃癌患者有血缘关系的亲属其胃癌发病率比对照组高 4 倍。

二、主要护理诊断/问题

1.恐惧/焦虑

恐惧/焦虑与患者对癌症的恐惧,担心治疗效果及预后有关。

2.急性疼痛

急性疼痛与手术切口有关。

3.营养失调

低于机体需要量与摄入不足及消耗增加有关。

4.潜在并发症

潜在并发症:出血、十二指肠残端破裂、吻合口瘘、消化道梗阻、倾倒综合征等。

三、护理目标

(1)患者恐惧/焦虑减轻。

(2)患者疼痛缓解或消失。

(3)患者营养状况得到改善。

(4)患者的并发症得到预防、及时发现并得到控制。

四、护理措施

(一)术前护理

1.心理护理

关心、了解患者,告知有关疾病和手术的知识,围术期的配合,解释患者的各种疑问。胃癌患者对癌症有很大恐惧,担忧治疗效果及预后,应根据患者的个体情况提供信息,增强其信心,消除消极悲观情绪,使患者能积极配合治疗和护理。

2.饮食

择期手术患者饮食应少量多餐,给予高蛋白、高热量、富含维生素、低脂肪、少渣易消化的食物。对不能进食者,应遵医嘱予以静脉输液,补充足够的热量,改善患者的营养状态,提高对手术的耐受性。

3.胃肠道准备

术前 3 d 给患者口服肠道不吸收的抗生素,必要时清洁肠道。对有幽门梗阻的患者,给予禁食及胃肠减压,术前 3 d 起用温生理盐水洗胃,以减轻胃黏膜水肿。

(二)术后护理

1.病情观察

密切观察生命体征,同时观察患者的神志、肤色、尿量、切口渗血情况。

2.体位

全麻清醒前给予去枕平卧位,头偏向一侧。全麻清醒血压平稳后取半卧位,有利于呼吸和循环,可减轻腹部切口张力,减轻疼痛,利于引流。

3.禁食、胃肠减压

术后早期禁食、胃肠减压可减少胃内积气积液,利于吻合口的愈合。

4.营养治疗

(1)肠外营养治疗:遵医嘱给予患者肠外营养治疗,改善患者营养状况,促进切口愈合。

(2)肠内营养治疗:术后早期经空肠喂养管输入肠内营养液,可维护肠道屏障功能,促进肠功能早期恢复,增强机体免疫功能,促进切口愈合,改善患者全身营养状况。根据患者情况制订个性化的营养治疗方案。肠内营养的护理要点:①妥善固定喂养管,避免扭曲、受压、折叠、脱出;②保持喂养管通畅,每次输注营养液前后用生理盐水或温开水 20～30 mL 冲管,输注过程中每 4 h 冲管一次;③控制营养液的温度、速度、浓度,温度以接近体温为宜,过低会导致腹泻,过高会灼伤肠道黏膜,速度宜先慢后快;④观察有无并发症的发生。

(3)饮食:少量多餐,开始时每日 5～6 餐,以后逐渐减少进餐次数并增加每次进餐量,逐渐恢复正常饮食。忌食生、冷、硬和刺激性食物。全胃切除术后开始宜进少量、清淡的全流质饮食,避免发生不适。

五、护理评价

通过治疗与护理,患者是否:①恐惧/焦虑缓解或减轻;②疼痛缓解或减轻;③营养状况得到改善;④并发症得到预防、及时发现和处理。

（杨　攀）

第十节　急性化脓性腹膜炎

由化脓性细菌包括需氧菌和厌氧菌或两者混合引起的腹膜急性炎症就是急性化脓性腹膜炎。累及整个腹腔的急性化脓性腹膜炎称为急性弥散性腹膜炎,常见病因为继发性腹膜炎和原发性腹膜炎。多见于儿童,常伴有营养不良或抵抗力下降。

一、临床表现

1.症状

腹膜炎症状依病因而有不同。由空腔脏器破裂、穿孔引起者,发病较突然;因阑尾炎等引起者多先有原发病症状,以后才逐渐出现腹膜炎表现。

(1)腹痛是最主要的临床表现,为全腹痛,以原发部位病灶最为明显。

(2)腹胀导致肠麻痹,肠腔内积血、积液之后,以全腹胀为主。

(3)胃肠道反应:最初系腹膜受刺激引起的反射性恶心、呕吐。并发麻痹性肠梗阻时,可发生持续性呕吐。

(4)感染中毒症状:患者多有高热、脉快、气促、大汗,甚或出现感染性休克,常伴水、电解质及酸碱平衡紊乱的表现。

2.体征

患者多呈急性病容,常取仰卧位,双下肢屈曲,不喜动。腹部拒按,体征随腹膜炎的轻重、早晚和原发病因而有所变化。

（1）视诊：腹胀明显，腹式呼吸减弱或消失。

（2）触诊：腹部压痛、反跳痛、腹肌紧张是腹膜炎的标志性体征，称为腹膜刺激征。以原发病灶处最明显。胃肠、胆囊穿孔时可呈"板状腹"。

（3）叩诊：因胃肠胀气而呈鼓音；胃肠穿孔时，胃肠内气体移至膈下，可使肝浊音界缩小或消失；腹腔内积液较多时，移动性浊音呈阳性。

（4）听诊：肠鸣音减弱或消失，系肠麻痹所致。

二、辅助检查

（1）血生化检查：有脱水、电解质及酸碱平衡紊乱的表现。

（2）实验室检查：血白细胞计数和中性粒细胞均显著增高。但在严重感染病例，血白细胞计数可能下降，不过中性粒细胞比例总是升高的，并可出现中毒颗粒。

（3）腹部 X 线检查：可见大小肠普遍胀气或多个液气平面的肠麻痹征象。

（4）CT 检查：可发现多种腹膜炎表现，如腹腔积液、积气及腹膜增厚。

三、治疗原则

1.非手术治疗

适用于病情较轻，病程超过 24 h，且腹部体征已减轻或炎症有局限化趋势的原发性腹膜炎。

（1）体位：半卧位，使渗出液积聚于盆腔，以减轻中毒症状，利于引流，同时促使膈肌下移，减轻腹胀对呼吸和循环的影响；休克患者取平卧位或休克卧位。

（2）禁食：胃肠减压，减轻腹胀，改善胃、肠壁的血液循环，促进胃肠功能恢复。

（3）纠正水、电解质紊乱：合理补液，维持出入量平衡，病情严重者可输入血浆、清蛋白或全血以纠正低蛋白血症和贫血，合并休克时给予抗休克治疗。

（4）合理使用抗生素：根据细菌培养及药物敏感试验结果选择用药。

（5）营养支持：长期禁食时，可经肠外途径补给人体所需的营养素。

（6）镇静镇痛：已确诊的患者可用哌替啶类镇痛药，减轻患者痛苦和恐惧，诊断不明或观察期间，暂不用镇痛药物，以免掩盖病情。

（7）吸氧：提高氧分压，以保证重要脏器及组织的需氧。

2.手术治疗

（1）适应证：①非手术治疗 6~8 h 后腹膜炎症状不缓解或反而加重者；②严重腹膜炎，如胃肠穿孔，绞窄性肠梗阻等；③腹腔内炎症较重，出现严重的肠麻痹或中毒症状，或合并休克；④腹膜炎病因不明，且无局限趋势者。

（2）手术原则：包括探查和确定病因，处理原发病灶，彻底清理腹腔，充分引流等。

（3）术后处理：继续禁食，胃肠减压、补液，应用抗生素和营养支持治疗，保证引流管通畅，密切观察病情变化，防治并发症。

四、护理评估

1.术前评估

（1）健康史：了解患者的年龄、性别、职业等一般资料。了解既往病史，尤其注意有无胃、十二指肠溃疡病史及慢性阑尾炎、胆囊炎发作史，有无其他腹腔内器官疾病和手术史；有无腹部外伤史。对于儿童应注意近期有无呼吸道、泌尿道感染病史、营养不良或其他导致抵抗力下降的情况。

（2）身体状况。①腹部症状和体征：了解腹痛发生的时间、部位、性质、程度、范围及伴随症状等，若有呕吐，了解呕吐物的性状；注意有无腹部压痛、反跳痛、肌紧张及其部位、程度和范围；检查有无肠鸣音减弱或消失，有无移动性浊音。②全身情况：检查患者精神状态、生命体征的改变以及饮食和活动情况，尤其注意这些指标的动态变化及趋势；了解有无感染性中毒反应，如寒战、高热、脉速、呼吸浅快、面色苍白或口唇发绀等；有无水、电解质及酸碱平衡失调的表现；有无休克现象，如口干、肢端发冷、血压下降或神志恍惚等。

（3）心理—社会状况：了解患者的心理反应，有无焦虑、恐惧等表现。评估患者对本病的认知程度和心理承受能力，评估其对医院环境的适应情况和治疗的合作情况。了解家属及亲友的态度、经济承受能力等。

2.术后评估

评估麻醉方式、手术类型，腹腔内炎症情况，原发病变类型，重点了解腹腔引流管放置情况，如引流管的作用、部位、引流通畅程度、引流液性状等，皮肤及切口愈合情况等。

五、护理诊断

（1）急性疼痛与壁腹膜受炎症刺激有关。

（2）体温过高与腹膜炎毒素吸收有关。

（3）体液不足与呕吐和禁食、水及胃肠减压、腹膜广泛渗出、发热等因素有关。

（4）营养失调，低于机体需要量与禁饮食及机体能量消耗过多等因素有关。

（5）舒适度改变与腹膜炎症刺激、毒素吸收有关。

（6）焦虑或恐惧与病情严重、躯体不适、担心术后康复及预后等有关。

（7）潜在并发症：感染性休克、切口感染、腹腔脓肿、粘连性肠梗阻等。

六、护理措施

1.非手术治疗护理/术前护理

（1）心理护理：做好患者及其家属的解释工作，稳定患者情绪，减轻焦虑。介绍有关腹膜炎的疾病知识，提高其认识，并配合治疗和护理，帮助其勇敢面对疾病，尽快适应患者角色，增加战胜疾病的信心和勇气。

（2）对症护理：无休克情况下，患者取半卧位，利于改善呼吸、循环和炎症局限，给予禁食，胃肠减压，减轻胃肠道内积气、积液，减轻腹胀等不适，尽量减少搬动和按压腹部，以减轻疼痛。高热患者，给予物理降温。

（3）密切观察病情变化：定时测量生命体征，必要时监测尿量、记录 24 h 液体出入量，加强巡视，多询问患者主诉，观察腹部症状与体征的变化，注意治疗前后对比，动态观察。

（4）禁食、胃肠减压：胃肠道穿孔患者必须禁食，并留置胃管持续胃肠减压。其目的是：①抽出胃肠道内容物和气体；②减少消化道内容物继续流入腹腔；③减少胃肠内积气、积液；④改善胃肠壁的血运；⑤有利于炎症的局限和吸收；⑥促进胃肠道恢复蠕动。

（5）用药护理：迅速建立静脉输液通道，遵医嘱补液，合理应用抗生素，纠正水、电解质及酸碱失衡，必要时输血、血浆，维持有效循环血量。

（6）术前准备：做好手术区皮肤准备，交叉配血配合术中用。

2.术后护理

(1)一般护理:术后患者取平卧位,全麻未苏醒者头偏向一侧,以防呕吐物误吸,保持呼吸道通畅,遵医嘱吸氧,正确连接各引流装置,有多根腹腔引流管时,贴上标签标明各管位置,以免混淆。鼓励患者多翻身、多活动、预防肠粘连。密切观察生命体征,腹部症状和体征的变化,如有异常及时通知医师配合处理。

(2)饮食护理:术后继续禁食,胃肠减压,肠蠕动恢复后拔除胃管,逐渐恢复经口饮食,从流质、半流质、软食过渡到普食,禁食期间做好口腔护理,每日2次。

(3)用药护理:遵医嘱合理补液,纠正水电解质、酸碱失衡,给予肠内外营养支持,提高防御能力,继续应用有效抗生素,进一步控制腹腔内感染。

(4)腹腔脓肿、切口感染等并发症的预防和护理

1)合理使用抗生素:根据脓液细菌培养和药物敏感试验结果,选用有效抗生素。待患者全身情况改善,临床感染症状消失后,可停用抗生素。

2)保证有效引流:①引流管需贴标签标明名称、引流部位等;②正确连接并妥善固定各引流装置、引流管,防止脱出、折曲或受压;③观察引流通畅情况,挤捏引流管以防血块或脓痂堵塞,预防腹腔内残余感染,对行低负压引流者需根据引流液抽吸的情况及时调整负压,维持有效引流;④及时观察腹腔引流情况,准确记录引流液的量、颜色和性状;⑤一般当引流量小于10 mL/d,且引流液非脓性、患者无发热、无腹胀、血白细胞计数恢复正常时,可考虑拔除腹腔引流管。

3)切口护理:观察切口敷料是否干燥,有渗血或渗液时及时更换敷料;观察切口愈合情况,及早发现切口感染征象。

七、健康教育

1.观察变化

教会患者注意腹部症状和体征的变化。

2.疾病知识

提供疾病护理、治疗知识,向患者说明非手术期间禁食、胃肠减压、半卧位的重要性。

3.饮食

解释腹部手术后肠功能恢复的规律,讲解术后饮食从流质开始逐步过渡到半流—软食—普食的知识,鼓励其循序渐进、少量多餐,进食富含蛋白质、热量和维生素的食物,促进机体恢复和切口愈合。

4.休息与活动

注意休息,体力恢复后尽早下床活动,促进肠功能恢复,防止术后肠粘连。解释术后早期活动的重要性,鼓励患者卧床期间进行床上翻身活动,视病情和患者体力可坐于床边和早期下床走动,促进肠功能恢复,防止术后肠粘连,促进术后康复。

5.随访

术后定期门诊随访。若出现腹胀、腹痛、恶心、呕吐或原有消化系统症状加重时,应立即就诊。

(史娟英)

第九章　神经外科护理

第一节　颅内压增高

颅内压增高是指颅脑疾病致颅腔内容物体积增加或颅腔容积缩小,超过颅腔可代偿容量,导致颅内压持续升高,成人在 200 mmH$_2$O(1.96 kPa)、儿童在 100 mmH$_2$O(0.98 kPa)以上,并出现头痛、呕吐及视盘水肿"三主征"者。其原因可分为三类,一是颅腔内容物体积增加,如脑体积增加、脑脊液增多及脑血流量增加等;二是颅内占位性病变,如颅内肿瘤、颅内出血和血肿等;三是颅内空间或颅腔容积缩小,如先天性畸形和大片凹陷性骨折。颅内压增高的临床表现除"三主征"外,还有意识障碍、生命体征变化、复视及猝倒等。婴幼儿还可见头皮静脉怒张、前囟饱满、颅缝增宽及头颅叩诊呈"破壶音"等。此外,还可出现胃肠功能紊乱、消化道出血及神经源性肺水肿等并发症。颅内压增高的处理原则:对症治疗和处理原发病,后者是治疗的根本方法。颅内占位性病变需行病变切除术、脑积水行脑脊液分流术、颅内血肿行血肿清除术、颅内脓肿应用抗菌药物和清除脓肿等。

一、护理评估

(一)术前评估

1.健康史

(1)个人情况:患者的年龄、性别、性格及职业等。

(2)既往史:①既往有无颅脑损伤、脑肿瘤、脑脓肿、颅内血肿、颅内炎症、脑积水、狭颅症及颅底凹陷症等疾病;②有无呼吸道梗阻、癫痫发作、用力排便、剧烈咳嗽、情绪激动及发热等诱因,有无高血压病、高血脂、动脉粥样硬化、糖尿病、冠心病、房颤、尿毒症、毒血症及酸碱平衡失调等病史,是否吸烟、饮酒;③患者是否接受过治疗以及治疗效果等。

(3)用药史:患者有无长期服用抗血小板的药物。

2.身体状况

(1)头痛的部位、性质、程度、持续时间、疼痛规律、诱因及加重因素。

(2)呕吐的性质、程度、诱因及伴随症状。

(3)有无视力、视野障碍,瞳孔大小、形状,对光反射有无改变。

(4)生命体征的变化特点;有无意识障碍、偏瘫及失语。

(5)有无水电解质紊乱、营养不良、呕血、黑便、呼吸困难及高热等并发症。

(6)婴幼儿是否出现头皮静脉怒张、囟门饱满、颅缝变宽及头颅叩诊呈"破壶音"等。

(7)实验室和影像学检查有哪些异常发现。

3.心理社会状况

(1)有无烦躁不安、焦虑等心理反应,是否担心颅内压增高的预后。

(2)患者和家属是否知晓颅内压增高的治疗方法。

（二）术后评估

（1）麻醉、手术类型，术中情况。

（2）患者的生命体征、瞳孔、意识状态、神经系统症状和体征、伤口及引流情况，判断颅内压变化情况。

（3）有无颅内出血、脑疝等并发症的发生。

二、常见护理诊断/问题

1.疼痛

疼痛与颅内压增高有关。

2.有脑组织灌注无效的危险

脑组织灌注无效与颅内压增高导致的脑灌流量下降有关。

3.有体液不足的危险

体液不足与颅内压增高引起的剧烈呕吐及应用脱水剂有关。

4.潜在并发症

潜在并发症包括脑疝。

三、护理目标

（1）患者主诉头痛减轻，舒适感增强。

（2）脑组织血灌注正常，未因颅内压增高造成脑组织进一步损害。

（3）体液维持平衡，无脱水的症状和体征。

（4）未发生脑疝，或出现脑疝征象时能被及时发现与处理。

四、护理措施

（一）非手术治疗的护理

1.体位

抬高床头 $15°\sim30°$，以利于颅内静脉血回流，减轻脑水肿；昏迷患者侧卧位，便于排出呼吸道分泌物。

2.吸氧

持续或间断给氧，改善脑缺氧状况，降低 $PaCO_2$，收缩脑血管，降低脑血流量以降低颅内压。

3.饮食与补液

意识清醒者给予普通饮食，但应限制钠盐摄入，每日不超过 5 g 为宜；禁食者行静脉补液，成人补液量每天控制在 1 500～2 000 mL，保持 24 h 尿量不少于 600 mL。

4.病情观察

（1）意识状态：根据意识障碍程度、持续时间及演变过程分析病情变化。

（2）生命体征：注意呼吸节律和深度、脉搏快慢和强弱及血压与脉压的变化。血压上升、脉搏缓慢有力、呼吸深而慢，同时有进行性意识障碍，是颅内压增高所致的代偿性改变。注意：若出现库欣反应，即血压升高、心跳和脉搏缓慢、呼吸节律减慢，提示颅内压升高。

（3）瞳孔变化：正常情况下双侧瞳孔等大、等圆，在自然光线下直径 2～4 mm，直接、间接对光反射灵敏。若先出现一侧瞳孔变小，对光反射迟钝，同侧瞳孔逐渐散大，直接和间接对光反射消失，双侧瞳孔散大固定，对光反射消失，提示患者出现小脑幕切迹疝。

（4）观察"三主征"：观察头痛的部位、性质、程度、持续时间、疼痛规律、避免诱因及加重因素；呕吐的量、颜色、性质、诱因及伴随症状；视盘水肿的程度。

（5）监测颅内压：成人的正常颅内压为 70～200 mmH$_2$O，儿童为 50～100 mmH$_2$O。常用监测方法分为有创和无创两大类型。有创颅内压监测可通过颅骨钻孔脑室穿刺置管，导管的另一端与体外传感器和监护仪连接，描记颅内压力曲线。无创颅内压监测是通过视网膜静脉压监测颅内压，或闪光视觉诱发，或经颅多普勒超声检查监测颅内压力。无创颅内压监测尚处于临床试用阶段，其精确度和稳定性仍然无法判断，故临床不推荐使用。注意：行有创颅内压监测时应严格遵守无菌原则，预防感染，监护时间不宜超过两周。躁动者适当使用镇静药，保证监测结果的准确性。

5.脱水治疗的护理

定时、定量给予脱水剂。适用于颅内压增高但暂时尚未查明原因，或虽已查明原因，但仍需要非手术治疗者。若患者意识清楚，颅内压增高较轻，先选用口服药物。若有意识障碍或颅内压增高较重者，则选用静脉或肌内注射药物。

（1）口服药物：氢氯噻嗪 25～50 mg，每日 3 次；乙酰唑胺 250 mg，每日 3 次；氨苯蝶啶 50 mg，每日 3 次；呋塞米 20～40 mg，每日 3 次；50%甘油盐水溶液 60 mL，每日 2～4 次。

（2）注射制剂：①20%甘露醇快速滴注，滴注后血浆渗透压迅速提高，可使脑组织和脑脊液的部分水分进入血液，达到降低颅内压的目的，成人每次 250 mL，15～30 min 内快速输完，滴注后 10～20 min 颅内压开始下降，约维持 4～6 h，每日 2～4 次，快速静脉滴注甘露醇时应警惕出现急性左心衰竭，特别是儿童、老人及心功能不全者；②甘油果糖注射液 250 mL，每天 1～2 次；③呋塞米 20～40 mg，静脉注射或肌内注射，每日 1～2 次，临床上同时使用 20%甘露醇和呋塞米时，应交替使用；④人血白蛋白 50 mL，每天 1～2 次。注意：水、电解质紊乱是脱水治疗后最常见的并发症，应观察患者有无脱水征象，监测电解质浓度，记录患者 24 h 出入量。停药前应逐渐减量或延长给药间隔，防止颅内压反跳现象。

6.激素治疗的护理

糖皮质激素可以改善毛细血管通透性，减少血管内电解质、胶体的外渗，以减轻脑水肿。遵医嘱给予糖皮质激素，常用地塞米松 5～10 mg 静脉或肌内注射，每日 2～3 次。用药期间应观察有无应激性溃疡、继发感染等不良反应。

7.过度换气的护理

过度换气能排除体内的 CO$_2$，减少脑血流量。PaCO$_2$ 每下降 1 mmHg，脑血流量将递减 2%，从而降低颅内压。过度换气治疗期间定时进行动脉血气分析，维持患者 PaO$_2$ 于 90～100 mmHg（12～13.33 kPa）、PaCO$_2$ 于 25～30 mmHg（3.33～4.0 kPa）水平。过度换气的时间不超过 24 h，避免脑血流量减少，加重脑缺氧。

8.防止颅内压骤然升高

情绪激动、呼吸道梗阻、剧烈咳嗽、便秘、癫痫发作等均可使颅内压增高，诱发脑疝，应加以预防。

（1）保持安静：卧床休息，安心休养，坐起时勿用力过猛。尽量减少搬运患者，急需搬运时动作要轻，头部相对固定。限制患者家属探视，避免情绪激动，以免颅内压骤然升高。

（2）保持呼吸道通畅：安置适当卧位，防止颈部过屈、过伸或扭曲；及时清除呼吸道分泌物和呕吐物;有舌根后坠者可托起下颌或放置口咽通气管,口咽通气管必须使用边带固定,定时清洗;意识不清或咳痰困难者,配合医生尽早行气管切开;定时为患者翻身拍背,防止肺部并发症发生。

(3)避免剧烈咳嗽:预防和及时治疗呼吸道感染。

(4)防止便秘:鼓励患者多食蔬菜和水果,促进肠蠕动;已发生便秘者切勿用力屏气排便,可用开塞露、缓泻剂或行低压小剂量灌肠,但禁忌高压灌肠。

(5)控制癫痫:任何部位的脑损伤均可引起癫痫,以大脑皮层运动区受损多见。早期癫痫发作的原因是颅内血肿、脑挫裂伤及蛛网膜下隙出血等,晚期癫痫发作主要由脑内瘢痕、脑萎缩、异物及感染等引起。①观察先兆:观察是否有癫痫发作的先兆,及时通知医生处理。②处理发作:癫痫发作时将患者头偏向一侧,迅速解开衣扣,以软物垫塞在上下齿之间,以防咬伤舌,遵医嘱立即给予地西泮缓慢静脉注射,并注意观察患者呼吸,防止呼吸抑制;吸氧并保持呼吸道通畅;注意:肢体抽搐时保护大关节,切忌强行按压肢体,以防脱臼和骨折;使用床栏保护患者,防止坠床。③预防:指导患者按时、按量服用抗癫痫药物;保持病房安静,减少对患者的刺激。④病情记录:详细记录发作过程,意识、瞳孔的变化,以及抽搐部位、持续和间隔时间等。

(6)躁动的处理:积极寻找引起躁动的原因,避免盲目使用镇静药。不可强制约束,以免患者挣扎使颅内压增高。

(二)手术治疗的护理

1.术前准备

协助做好术前检查;术前 1 d 备皮、配血,术前晚常规禁食禁水;急诊手术者应即刻禁饮、禁食;协助术前手术部位定位。

2.术后护理

(1)体位:①全麻清醒前,去枕仰卧,头偏向一侧,意识清醒、血压平稳后抬高床头15°～30°;②幕上开颅者应卧向健侧,避免切口受压;③幕下开颅者早期头下垫一软枕,保持头、枕、肩在一条水平线上,防止颈部扭曲;④经口鼻蝶窦入路者取半卧位,后组脑神经受损、吞咽功能障碍者取侧卧位;⑤体积较大的肿瘤切除术后,因颅腔留有较大空隙,24～48 h 内手术部位应保持高位,以免突然翻动患者致大脑上静脉撕裂、硬脑膜下出血或脑干功能衰竭,注意:搬动患者或翻身时,应有人扶持头部,使头颈成一直线,防止头颈部过度扭曲或震动。

(2)病情观察:持续多功能心电监测,密切观察患者的意识、生命体征、瞳孔变化及四肢的肌力。

(3)保持呼吸道通畅:及时清除呼吸道分泌物并给予氧气吸入,定时协助患者翻身、拍背,防止呕吐物误吸引起窒息和呼吸道感染。痰液黏稠不易排出者给予雾化吸入,必要时协助医生行支气管镜吸痰或气管切开,并做好气管切开的护理。

(4)补液与营养:意识清醒者术后无恶心、呕吐,可进流质饮食,进食前进行患者吞咽功能评估,第 2、3 天给半流质饮食,逐步过渡到普通饮食。有恶心、呕吐或消化道出血时,术后可禁食1～2 d,给予静脉补液,成人补液量每天应控制在 1 500～2 000 mL。术后长期昏迷者,应做胃或空肠造瘘行肠内营养,必要时肠外营养辅助。

(5)引流管的护理

1)脑室引流管的护理。①安置引流管:妥善固定引流管和引流瓶(袋),使引流管开口高于侧脑室平面 10～15 cm,搬动患者时将引流管暂时夹闭,防止脑脊液逆流引起颅内感染;若引流管不慎脱出,不能自行安置,应立即通知医生处理。②控制引流速度和量:正常脑脊液每日分泌 400～500 mL,故早期应适当抬高引流瓶(袋)的位置,以减慢流速,每日引流量以不超过 500 mL 为宜,待颅内压力平衡后再降低引流瓶(袋);颅内感染患者脑脊液分泌增多,引流量增加。③保持引流通畅:引流管不可折叠和受压,适当限制患者头部活动范围,头部活动和翻身时避免牵拉引流管;若引流管内不断有脑脊液流出、管内的液面随患者呼吸、脉搏上下波动,表明引流管通畅;若引流管内无脑脊液流出,应查明原因;引流不畅的原因有:引流管过细,被凝血块、破碎脑组织堵塞;引流管放置过深,盘旋于创腔内;引流管的侧孔贴附于脑组织;或者脑组织水肿、颅内血肿,压迫包裹引流管或颅内压过低,应针对以上原因配合医生对症处理。④观察并记录脑脊液的颜色、量及性状:正常脑脊液无色、透明、无沉渣;术后 1～2 d 脑脊液可略呈血性,以后转为橙黄色;若脑脊液中有大量血液、颜色逐渐加深,常提示脑室内出血;若脑脊液混浊呈毛玻璃状或有絮状物,提示有颅内感染。⑤拔管:一般放置 3～4 d,应尽早拔管;拔管前行 CT 检查,并试行抬高引流瓶(袋)或夹闭引流管 24 h,若出现颅内压增高的临床表现,立即放低引流瓶(袋)或开放夹闭的引流管,并告知医生;拔管时应先夹闭引流管,以免管内液体逆流进入脑室内引起感染。

2)硬脑膜外引流管的护理:开颅术后在颅骨与硬脑膜之间放置引流管,引流血性液体,防止形成硬脑膜外血肿。①安置引流管:引流管的高度与血肿腔处于同一水平或低于切口;②保持引流通畅,并观察、记录引流液的颜色、量及性状,硬脑膜外引流排液通常在术后 6～12 h 停止;③拔管:术后 24～48 h 可拔管。

3)硬脑膜下引流管的护理:慢性硬脑膜下血肿行颅骨钻孔冲洗引流术,术后放置硬脑膜下引流管,利于冲洗和引流。①安置引流管:妥善固定引流管和引流瓶(袋),引流瓶(袋)应低于创腔 30 cm;②保持引流通畅,观察并记录引流液的颜色、量及性状;③拔管:术后 3 d 行 CT 检查,证实血肿消失后拔管。

(6)头痛护理:切口疼痛多发生于术后 24 h 内,给予一般止痛药物即可;颅内压增高引起头痛多发生在术后 2～4 d 脑水肿高峰期,常为搏动性头痛,严重时有呕吐、烦躁不安、意识障碍、生命体征改变及肢体肌力下降。应遵医嘱给予脱水药、糖皮质激素等降低颅内压;血性脑脊液刺激脑膜引起头痛,应配合医生行腰椎穿刺引流血性脑脊液。头痛者可给予镇痛药,但应忌用吗啡或哌替啶等药物,以防止抑制呼吸中枢。

(三)术后并发症的观察与护理

1.颅内出血

观察:出血是术后最危险的并发症,多发生在术后 24～48 h 内。大脑半球术后出血常有幕上血肿或小脑幕切迹疝的表现;颅后窝术后出血具有幕下血肿的特点,常有呼吸抑制甚至枕骨大孔疝征象;脑室内出血可有高热、抽搐、昏迷及生命体征紊乱。

护理:一旦发现患者有颅内出血迹象,应配合医生行 CT 检查,若幕上血肿量>20 mL,幕下血肿量>10 mL,应做好再次手术的准备。

2.感染

观察:包括切口感染、肺部感染、脑膜脑炎及泌尿系感染等。表现为术后 3～4 d 外科热消退后再次出现高热,或术后体温持续升高,伴头痛、呕吐、意识障碍,甚至出现谵妄和抽搐,脑膜刺激征阳性。

护理:预防感染的护理措施是严格遵循无菌原则,加强营养和基础护理,一旦出现感染,应遵医嘱使用抗菌药物。

3.上消化道出血

观察：手术可引起应激性胃黏膜糜烂、溃疡、出血。

护理：一旦发生，应遵医嘱给予禁食、持续胃肠减压、输液、输血、静脉注射止血药，必要时胃内注入止血药物。

4.中枢性高热

观察：下丘脑、脑干及上颈髓病变和损害致体温调节中枢功能紊乱，出现高热达 40 ℃ 以上，偶有体温过低，多出现于术后 12～48 h。

护理：一般物理降温效果差，可持续使用冰毯和冰帽降温，持续监测患者腋温；患者体温 38 ℃ 以下，停止使用冰毯和冰帽降温。

5.癫痫发作

观察：多发生在术后 2～4 d 脑水肿高峰期，当脑水肿消退、脑循环改善后，癫痫常可自愈。

护理：对皮层运动区及其附近区域手术的患者，术前术后常规给予抗癫痫药物预防。

五、健康教育

1.知识宣教

向患者和家属讲解颅内压增高的相关知识、原因及症状，指导患者避免颅内压增高因素，如便秘、剧烈咳嗽、发热、呼吸道梗阻及癫痫发作等。

2.功能锻炼

术后遵医嘱坚持功能锻炼，以减少或减轻并发症和后遗症。

3.预防癫痫

遵医嘱规律服用抗癫痫药物，不可随意停药或改变药物剂量。遵医嘱定期监测血药浓度，在医生指导下调整药物。

4.按时复诊

遵医嘱按时复诊，行 CT 或 MRI 检查，若再次出现颅内压增高的症状或原有症状加重，应立即复诊。

六、护理评价

(1)患者头痛是否减轻，舒适感有无增强。

(2)患者脑组织是否获得正常血流灌注、未发生脑死亡。

(3)患者生命体征是否平稳，未出现脱水的症状和体征。

(4)患者是否发生脑疝，出现脑疝征象时能否被及时发现和处理。

（田　莉）

第二节　颅骨损伤

颅骨受暴力作用后出现结构改变称为颅骨损伤，即颅骨骨折。按部位分为颅盖骨折和颅底骨折；按形态分为线形骨折和凹陷骨折。颅盖骨折以线形骨折多见，表现为局部压痛和肿胀,常伴局部骨膜下血肿。颅底骨折多为颅盖骨折延伸到颅底,或由强烈的间接暴力作用于颅底所致,常为线形骨折。颅底骨折按发生部位分为颅前窝、颅中窝及颅后窝骨折,主要表现为皮下或黏膜下瘀斑、脑脊液外漏及神经损伤。辅助检查以 CT 常用。颅盖单纯线形骨折或较轻的凹陷骨折,不需要特殊处理;凹陷骨折合并脑损伤或引起相应神经功能障碍时,应手术治疗;若骨折压迫视神经,应尽早手术减压。治疗颅底骨折的重点是预防颅内感染。

一、常见护理诊断/问题

1.有感染的危险

感染与脑脊液外漏有关。

2.潜在并发症

潜在并发症包括颅内出血、颅内压增高。

二、护理措施

(一)现场急救

1.病情判断

迅速判断患者是否合并其他损伤,如头皮损伤、骨折等。

2.转运

患者凡怀疑有脊柱、颈髓损伤者,搬运前先固定。保持呼吸道通畅,头部两侧应用物品固定,防止头部摇动。转运时要密切观察病情。

(二)非手术治疗的护理

1.病情观察

密切观察患者的意识、生命体征、瞳孔及肢体活动情况等;观察有无感染征象。

2.脑脊液外漏的护理

(1)脑脊液漏的判断:若患者鼻腔、外耳道流出淡红色液体,应考虑脑脊液漏。①将液体滴于白色滤纸上,若血迹外周有月晕样淡红色浸渍圈,则为脑脊液漏;②鼻孔流出的脑脊液糖定量检测在 1.9 mmol/L 以上者;③脑脊液干后不结痂;④嘱患者低头、屏气或双侧颈静脉加压使颅内压升高,可见液体流出加速;⑤有时脑脊液可经耳咽管流至咽部被患者咽下,因此,要询问患者是否经常有腥味液体流至咽部。

(2)体位:颅底骨折合并脑脊液漏者,抬高床头 30°,取患侧卧位,维持至脑脊液漏停止后 3～5 d。若脑脊液外漏多,应取平卧位,头稍抬高,防止颅内压过低。出现颅内低压综合征应卧位,尽量少站位。

(3)观察:在鼻前庭或外耳道口放置干棉球吸附漏出的脑脊液,棉球渗湿后随时更换,记录 24 h 浸湿的棉球数,估计脑脊液外漏量。

(4)预防颅内感染:①保持外耳道、鼻腔及口腔的清洁,每日清洁、消毒 2 次,清洁时棉球不可过湿,也不可堵塞外耳道,避免液体逆流进颅内,劝告患者不要挖耳和抠鼻;②告知患者避免用力咳嗽、打喷嚏、擤鼻涕及用力排便,以免颅内压骤然升降导致气颅或脑脊液逆流;③禁止向耳或鼻腔内滴药、冲洗及填塞,脑脊液鼻漏者不可经鼻腔吸痰、放置鼻胃管及经鼻导管给氧等,急性期禁忌腰穿;④遵医嘱应用抗菌药物和破伤风抗毒素。绝大多数脑脊液漏,漏口会在伤后 1～2 周内自行愈合,如超过 1 个月仍未停止,应配合医生行手术修补硬脑膜。

3.并发症的观察与护理

颅骨骨折者可合并脑挫裂伤和颅内血肿,也可因继发性脑水肿导致颅内压增高,因此,应密切观察患者的意识、生命体征、瞳孔及肢体活动情况等,有利于及时发现颅内压增高和脑疝的早期征象。

4.合并脑神经损伤的护理

(1)视神经损伤:卧床休息,勿单独活动;加强训练,促进视力和视野的改善;勿用手揉眼和按压眼球;尽量不看书、不写字,使双眼得到充分休息;定期到医院检查视力、视野;家属应细心照顾患者。

(2)面神经损伤:患侧眼睛无法闭合或闭合不全,白天应戴太阳镜或眼罩保护,夜间睡觉可用干净湿纱布覆盖;不用手揉眼睛,感觉眼睛干燥时,白天用眼药水,晚间用眼药膏;吞咽功能障碍者,要避免误吸,进食后应清除口腔内残留物,保持口腔清洁。

(3)嗅神经损伤:一般不会影响日常工作和学习,积极进行原发病治疗和康复。

5.颅内低压综合征的观察及处理

若脑脊液外漏过多,可引起颅内压过低而致颅内血管扩张,出现剧烈头痛、呕吐、眩晕、厌食、脉搏细弱、血压偏低及反应迟钝等表现。头痛在立位时加重,卧位时缓解。应遵医嘱补充大量水分以缓解症状。

(三)手术治疗的护理

1.术前护理

协助术前检查;术前1 d备皮、配血,术前晚常规禁食禁水;急诊手术立即禁饮、禁食。

2.术后护理

(1)伤口观察和护理:观察伤口有无渗血、渗液,若有应及时通知医生更换敷料。

(2)病情观察:密切观察患者的意识、生命体征、瞳孔及肢体活动情况等,有利于及时发现颅内压增高及脑疝的早期迹象。视神经减压术后应观察患者的视力、视野,观察有无视物模糊、视力下降及视野缺损的表现。

三、健康教育

(1)尽量减少引起颅内压骤然升高的因素,如剧烈咳嗽、便秘、情绪激动等。

(2)颅骨缺损者应避免碰撞缺损部位,以免损伤脑组织。嘱咐患者伤后半年行颅骨缺损修补术。

(田　莉)

第三节　头皮损伤

头皮损伤是直接外力作用后出现的头皮血肿、头皮裂伤及头皮撕脱伤。头皮血肿为头皮受钝性打击或碰撞后,造成头皮血管破裂,形成血肿,头皮仍保持完整。按血肿出现的层次分为皮下血肿、帽状腱膜下血肿及骨膜下血肿。皮下血肿一般体积小、张力高、压痛明显;帽状腱膜下血肿出血易蔓延;骨膜下血肿常以骨缝为界局限于某一颅骨范围内,张力高,波动不明显。

头皮裂伤多因锐器或钝器造成,出血较多,可出现失血性休克。头皮撕脱伤多因发辫受机械力牵拉,使大块头皮自帽状腱膜下层或连同骨膜一起被撕脱所致,可出现失血性或疼痛性休克。辅助检查以 CT 常用。头皮损伤的处理原则包括局部止血、抗感染、清创缝合、头皮再植等。

一、常见护理诊断/问题

1.急性疼痛

急性疼痛与头皮血肿有关。

2.潜在并发症

潜在并发症包括感染、失血性休克。

二、护理措施

(一)现场急救

1.加压包扎止血

头皮裂伤和头皮撕脱者,现场需用无菌敷料或清洁布单或衣物加压包扎止血。

2.妥善保护

撕脱下来的头皮用无菌敷料或清洁布单包裹,装入塑料袋内,隔水放置于有冰块的容器中,随患者一起送往医院,争取清创后行头皮再植。

(二)术前护理

1.头皮血肿的护理

早期冷敷,减轻出血和疼痛;24～48 h 后改用热敷,以促进血肿吸收。较大血肿难以吸收,协助医生行血肿穿刺抽吸和加压包扎。注意:嘱患者勿用力搓揉,避免出血加重。伴有颅骨骨折的骨膜下血肿不宜强力加压包扎,防止血液从骨折缝流入颅内,引起硬脑膜外血肿。

2.预防感染

遵医嘱常规使用抗菌药物和破伤风抗毒素。

3.病情观察

(1)硬脑膜外血肿征象:密切观察患者的生命体征、瞳孔、意识状况以及神经系统症状和体征,及早发现颅骨骨折和脑损伤。若患者出现意识障碍加重、一侧瞳孔散大、对侧肢体瘫痪等,提示有硬脑膜外血肿发生,应立即通知医生,及时行 CT 检查确诊。

(2)感染征象:观察伤口有无渗血、渗液及红肿热痛等感染征象,如有,早期留取伤口分泌物标本,送细菌培养加药物敏感试验。

(3)休克征象:观察患者有无面色苍白、皮肤湿冷、脉搏细速及血压下降等休克症状。一旦发生,及时做好抗休克护理。

(4)争取 24 h 内清创缝合,遵医嘱使用抗菌药物和破伤风抗毒素,并观察有无颅骨骨折或脑损伤。

(三)术后护理

1.伤口护理

保持伤口敷料干燥、固定,如有渗出或污染,及时更换。

2.病情观察

密切观察患者的生命体征、意识、瞳孔及神经系统症状和体征。

三、健康教育

(1)注意休息,避免过度劳累。

(2)限制烟酒和辛辣刺激的食物。

(3)遵医嘱继续服用抗菌药物、止血药及止痛药物。

(4)如头痛剧烈、频繁呕吐或原有症状加重,应及时就诊。

(5)形象受损者,可暂时戴帽子或假发修饰,必要时行美容手术。

(田　莉)

第四节　脑损伤

脑损伤指脑膜、脑组织、脑血管及脑神经的损伤。可分为原发性和继发性两类。前者指外力直接作用于头部时立即出现的脑损伤,病变不再继续加重,有脑震荡、脑挫裂伤及原发性脑干损伤等;后者指头部受伤一段时间后出现的脑损伤,主要有脑水肿和颅内血肿。颅内血肿是脑损伤中最多见、最严重、却又是可逆的继发性病变。根据血肿的来源和部位分为硬脑膜外血肿、硬脑膜下血肿及脑内血肿。根据血肿引起颅内压增高和早期脑疝症状所需时间分为急性、亚急性及慢性型。脑损伤的主要临床表现有意识障碍、局灶症状和体征、颅内压增高及脑疝等。辅助检查以 CT 为主。主要处理原则包括非手术治疗、脑挫裂伤灶清除术、减压术及血肿清除术。

一、护理评估

(一)术前评估

1.受伤史

了解受伤过程,如暴力大小、方向、性质、速度。初步判断是颅伤、脑伤或复合损伤;同时应了解现场急救、转送情况及患者既往健康状况。

2.身体状况

(1)有无颅内压增高和脑疝症状。

(2)有无意识障碍,程度如何,持续时间多长。

(3)生命体征变化特点,是否出现库欣反应,即血压升高、心跳和脉搏缓慢、呼吸节律紊乱及体温升高的变化。

(4)神经系统体征的变化特点。

(5)影像学检查提示有无脑损伤及其程度。

3.心理—社会状况

(1)观察患者和家属的心理反应,有无焦虑、绝望等,是否担心脑损伤的预后。

(2)家庭社会支持如何。

(二)术后评估

(1)评估患者的生命体征、瞳孔、意识状态、神经系统症状和体征、伤口及引流情况。

(2)有无颅内出血、颅内压增高、脑疝、蛛网膜下隙出血及癫痫等并发症发生。

二、常见护理诊断/问题

1. 意识障碍

意识障碍与脑损伤、颅内压增高有关。

2. 清理呼吸道无效

清理呼吸道无效与脑损伤后意识障碍有关。

3. 有失用综合征的危险

失用综合征与意识障碍、肢体瘫痪、长期卧床等有关。

4. 潜在并发症

潜在并发症包括颅内压增高、脑疝、蛛网膜下隙出血及癫痫发作等。

三、护理目标

(1)患者意识逐渐恢复,意识障碍期间生理需求得到满足。

(2)患者呼吸道通畅,呼吸平稳,未发生缺氧和误吸。

(3)患者未发生或发生最低限度的失用综合征。

(4)患者未发生并发症,或并发症被及时发现和处理。

四、护理措施

(一)现场急救

1. 加压包扎

止血伴有头皮裂伤者,现场应使用无菌敷料或清洁布单或衣物加压包扎止血。

2. 保护外露脑组织

开放性脑损伤,脑组织从伤口膨出时,外露的脑组织用消毒纱布卷保护,再用纱布架空包扎,避免脑组织受压。对插入颅腔的致伤物不可贸然触动或拔除,以免引起颅内大出血。

(二)非手术治疗的护理

脑震荡不需要特殊处理,脑挫裂伤及原发性脑损伤以非手术治疗为主。

1. 判断脑损伤类型

意识障碍的程度可反映脑损伤的类型和程度。

(1)脑震荡:伤后立即出现短暂意识障碍,一般不超过 30 min,清醒后大多不能回忆受伤时乃至伤前一段时间的情况,临床上称为逆行性遗忘。

(2)脑挫裂伤:患者伤后立即出现昏迷,绝大多数超过半小时,持续数小时、数日不等,严重者可长期持续昏迷。

(3)原发性脑干损伤:常出现持续昏迷。

(4)硬脑膜外血肿:一是损伤较轻,伤后无原发昏迷,颅内血肿形成后,颅内压增高,导致脑疝,出现意识障碍;二是损伤略重者,出现典型的"中间清醒期",即伤后有短暂的意识障碍,随后完全清醒,随后因血肿形成,颅内压增高,导致脑疝,出现意识障碍;三是损伤较重者,伤后持续昏迷,随硬膜外血肿的形成,昏迷进行性加重。

(5)急性和亚急性硬脑膜下血肿:症状类似硬脑膜外血肿,脑实质损伤较重,原发昏迷时间长,少有"中间清醒期"。

(6)脑内血肿以进行性加重的意识障碍为主。

2.保持呼吸道通畅

（1）体位：意识清醒者床头抬高 15°～30°，以利于颅内静脉血回流。昏迷或吞咽功能障碍者取侧卧位。

（2）床旁备吸引器，及时清除呼吸道分泌物和呕吐物。呕吐时头转向一侧，避免误吸。

（3）呼吸道管理：深昏迷者应托起下颌或放置口咽通气管，以防舌后坠阻碍呼吸；必要时行气管插管或气管切开，使用呼吸机辅助呼吸。保持室内适宜的温度和湿度，湿化气道，利于排痰。

（4）预防感染：遵医嘱使用抗菌药物和破伤风抗毒素。

3.营养支持

早期行肠外营养；肠蠕动恢复良好、无消化道出血者可行肠内营养；昏迷患者采取鼻胃管或鼻肠管进食。注意：患者肌张力增高或癫痫发作时，应预防肠内营养液反流引起误吸。

4.病情观察

（1）意识：见颅内压增高的相关内容。

（2）体温：伤后早期可出现中等程度发热，为吸收热；若脑干或间脑损伤致体温调节紊乱，可出现体温不升或中枢性高热；伤后高热多系视丘下部或脑干损伤；伤后数日体温升高，提示有继发性感染。

（3）脉搏、呼吸、血压：若伤后出现库欣反应，则提示急性颅内压增高，应警惕颅内血肿或脑疝；若患者突然发生呼吸心跳停止，应怀疑枕骨大孔疝；若闭合性脑损伤出现休克者，应考虑有无内脏出血等。

（4）瞳孔变化：伤后立即出现一侧瞳孔散大，考虑原发性动眼神经损伤；伤后一侧瞳孔先缩小，继之进行性散大，同时对侧肢体瘫痪和意识障碍，提示中脑受压和小脑幕切迹上疝；双侧瞳孔散大、对光反射消失、眼球固定伴深昏迷或去脑强直，多为原发性脑干损伤或枕骨大孔疝或临终表现；双侧瞳孔大小形状多变、对光反射消失、伴眼球分离或异位，多为中脑损伤所致；眼球不能外展且有复视者，多为展神经受损；眼球震颤常见于小脑或脑干损伤。注意：观察瞳孔时应注意某些药物的不良反应。

（5）锥体束征：伤后立即出现一侧上下肢运动障碍，多为对侧大脑皮质运动区损伤所致。伤后一段时间出现的一侧肢体运动障碍且进行性加重，同时伴有意识障碍和瞳孔变化，多为幕上血肿引起的小脑幕切迹疝使中脑受压、锥体束受损所致。

（6）其他：观察有无颅内压增高的表现以及脑脊液漏。

5.症状护理

躁动患者应适当约束，同时应积极查找原因，如膀胱过度充盈、排便反射、颅内压增高、缺氧、冷、热及饥饿等均可引起躁动。不可盲目使用镇静剂，以免掩盖病情，也不可强制性约束，以免患者挣扎导致颅内压进一步增高。患者躁动情况改变常提示病情有变化。高热者给予降温护理。昏迷者按昏迷患者护理。

6.并发症的观察与护理

（1）颅内压增高和脑疝：见颅内压增高的相关内容。

（2）暴露性角膜炎：眼睑闭合不全者，角膜涂眼药膏保护；对不需要随时观察瞳孔者，可用纱布遮盖上眼睑，必要时行眼睑缝合术。

（3）失用综合征：保持患者肢体于功能位，防止足下垂。每日进行 2～3 次四肢关节的被动活动和肌肉按摩，以防止或减轻关节挛缩和肌肉萎缩。

（4）蛛网膜下隙出血：因血性脑脊液刺激，患者可出现头痛、发热及颈项强直等表现。应遵医嘱给予解热镇痛药物对症处理。必要时可行腰椎穿刺放出脑脊液，减轻血性脑脊液的刺激，缓解临床症状。有明显颅内压增高者禁忌做腰椎穿刺，以免诱发脑疝。

（5）外伤性癫痫：见颅内压增高的相关内容。

（三）手术治疗的护理

脑挫裂伤、原发性脑干损伤，当非手术治疗无效、颅内压持续增高并出现脑疝迹象时，应行脑减压术或局部病灶清除术。各种急性颅内血肿，一经确诊，应立即行开颅血肿清除术并彻底止血。慢性硬脑膜下血肿，多采用颅骨钻孔术，术中置管冲洗清除血肿。开放性脑损伤争取在6～8 h内行清创术。

1.术前准备

按常规准备，紧急手术者快速做好术前准备。

2.术后护理

（1）伤口观察及护理：观察伤口有无渗血、渗液，若有应及时通知医生更换敷料。

（2）病情观察：密切观察患者的意识、生命体征、瞳孔及肢体活动情况等，有利于及时发现颅内压增高及脑疝的早期迹象。

五、健康教育

1.树立信心

轻型脑损伤者应鼓励其尽早自理生活和恢复活动。

2.功能锻炼

脑损伤遗留的语言、运动或智力障碍在伤后1～2年内有可能部分恢复，应与患者及其家属及时沟通，给予适当的解释和安慰，鼓励患者保持乐观情绪，提高患者的自信心，主动参与社交活动。同时制订康复计划，进行功能训练，以改善生活自理能力和社会适应能力。

3.癫痫的自我护理

有癫痫并发症者外出活动时要避免刺激，保持情绪稳定。癫痫发作较频繁者，外出活动时最好有家属陪伴，随身携带抗癫痫药物，家属有处理发作的能力，以保证安全。遵医嘱长期服用抗癫痫药物，不能随意停药或减药。长期服用抗癫痫药物者，应定期监测血药浓度，以便及时调整抗癫痫药物的剂量，预防药物中毒。当癫痫发作消除或脑电图好转时，由医生指导停药或减药。应避免重体力劳动或用脑过度，避免高空作业和驾驶车辆。3～6个月复查肝功能，必要时辅以保肝药物，避免抗癫痫药物损伤肝脏。长期服用抗癫痫药物者，必须注意观察患者的心理状态。

4.双眼的护理

眼睑闭合不全者，遵医嘱按时滴眼药水，外出时戴墨镜或眼罩保护；夜间睡觉时可用干净湿手帕覆盖或涂眼膏，以免眼睛干燥。

5.按时复诊

遵医嘱定时复诊，行 CT 检查。若原有症状加重，应及时就诊。

六、护理评价

（1）患者意识是否恢复，意识障碍期间生理需求是否得到满足。

(2)患者呼吸道是否通畅,呼吸是否平稳,有无缺氧和误吸的征象。

(3)患者是否发生失用综合征。

(4)患者是否出现并发症,或出现并发症时能否被及时发现和处理。

(田　莉)

第五节　颅内肿瘤

颅内肿瘤又称脑瘤,包括胶质瘤、脑膜瘤、听神经瘤、原发中枢神经系统淋巴瘤、生殖细胞肿瘤、颅咽管瘤、垂体腺瘤、表皮样囊肿及转移性肿瘤等。分为原发性和继发性两类。原发性颅内肿瘤指发生于神经上皮、脑膜及垂体等颅内组织的肿瘤,其中近半数是恶性肿瘤;继发性颅内肿瘤多来自肺、乳腺、甲状腺及消化道等部位。颅内肿瘤的病因尚不清楚,其临床表现因肿瘤的组织生物学特性和原发部位不同而异,主要表现为颅内压增高和局灶症状,如意识障碍、癫痫及进行性运动和感觉障碍等。

CT 或 MRI 检查是诊断颅内肿瘤的首选方法。治疗原则主要以手术切除肿瘤为主,辅以放疗和化疗。

一、护理评估

(一)术前评估

1. 健康史

(1)个人情况:患者的年龄、性别、性格,是否有吸烟和饮酒等不良生活习惯。

(2)既往史:既往有无颅脑损伤和病毒感染史;是否有电离辐射和非电离辐射的暴露史;有无恶性肿瘤家族史。

2. 身体状况

(1)有无颅内压增高和脑疝的临床表现。

(2)有无癫痫发作、肌肉抽搐、偏瘫、失语及感觉障碍等。

(3)有无视力和视野改变、原发性视神经萎缩及内分泌功能紊乱等。

(4)有无眩晕、耳鸣、进行性听力减退及平衡障碍等。

(5)影像学检查有哪些异常发现,实验室检查是否提示激素分泌异常。

3. 心理－社会状况

(1)患者和家属是否了解颅内肿瘤的治疗方法,是否担心颅内肿瘤的预后。

(2)患者的家庭社会支持情况如何。

(二)术后评估

(1)麻醉、手术方式,术中情况。

(2)评估患者的生命体征、瞳孔、意识状态、神经系统症状和体征、伤口及引流情况。

(3)有无颅内出血、颅内压增高、脑疝、尿崩症、电解质紊乱及视力、视野障碍等并发症的发生。

二、常见护理诊断/问题

1.自理缺陷

自理缺陷与视力减退、视野缺损、肢体功能障碍、颅内压增高有关。

2.潜在并发症

潜在并发症包括颅内出血、颅内压增高、脑疝、尿崩症、电解质紊乱及视力视野障碍等。

三、护理目标

(1)患者自理能力逐渐恢复,或自理能力缺失得到满足。

(2)患者未发生并发症,或并发症被及时发现与处理。

四、护理措施

(一)术前护理

1.安全护理

(1)有精神症状、癫痫大发作、视野缺损、视力减退、肌张力下降、共济失调及幻觉者,术前应留陪护并根据患者情况采取恰当的安全措施,如使用床栏、保持地面干燥、物品放在患者容易取到的位置等。

(2)偏瘫和感觉障碍者,常规给予床栏保护,必要时约束四肢,避免患者发生坠床、跌倒、压疮及烫伤等不良事件。

2.术前准备

协助做好术前检查和术前手术部位定位。若行经鼻蝶入路蝶鞍区肿瘤切除术,术前应练习张口呼吸,术前 3 d 起,用氯霉素或泰利必妥(氧氟沙星)滴鼻液滴鼻,预防感染,术前 1 d 剪鼻毛。

(二)术后护理

1.病情观察

(1)密切观察患者的生命体征、意识状态、瞳孔及四肢肌力等。

(2)观察患者有无感觉障碍、运动障碍、精神障碍、癫痫发作、视力下降及视野缺损等。

(3)经鼻蝶入路蝶鞍区肿瘤切除,术后应注意观察患者鼻腔填塞纱条位置,若脱出,不可自行塞回,应通知医生处理;观察纱条渗血、渗液情况,及早发现有无脑脊液鼻漏。

2.体位

(1)全麻清醒前,取去枕仰卧位,头偏向一侧。意识清醒、血压平稳后抬高床头 15°～30°。

(2)幕上开颅者应健侧卧位,避免切口受压。

(3)幕下开颅者早期头部可枕水垫。

(4)经口鼻蝶窦入路术后取平卧位,若无脑脊液漏,2～3 d 可取半卧位。

(5)后组脑神经受损、吞咽功能障碍者取侧卧位。

(6)体积较大的肿瘤切除,术后 24～48 h 内手术部位应保持高位,避免突然翻动患者致大脑上静脉撕裂、硬脑膜下出血或脑干功能衰竭。注意:搬动患者或翻身时,应有人扶持头部,使头颈成一直线,防止头颈部过度扭曲或振动。

3.饮食与补液

(1)意识清醒者,术后第 1 天可进流质饮食,第 2、3 天给半流质饮食,逐步过渡到普通饮食;进食前需进行吞咽功能评估。

(2)术后有恶心、呕吐或消化道出血时,可禁食 1～2 d,给予静脉补液,成人补液量每天应控制在 1 500～2 000 mL。

(3)术后若无后组脑神经损伤,可分次少量缓慢进食流质,无呛咳后再逐渐过渡到普食。

(4)术后若有后组脑神经损伤,应给予鼻饲流质。

(5)术后长期昏迷者,应做胃或空肠造瘘行肠内营养,必要时肠外营养辅助。

(三)术后并发症的观察与护理

1.颅内出血

颅内出血是术后最危险的并发症,多发生在术后 24～48 h 内。

观察:大脑半球术后出血常有幕上血肿或颞叶钩回疝的表现,早期患者出现颅内压增高的表现,意识障碍程度加深,由清醒变为模糊,脑疝侧瞳孔先缩小,对光反射迟钝,同时出现对侧肢体肌力减弱,病理征阳性;颅后窝术后出血具有幕下血肿的特点,常有呼吸抑制甚至枕骨大孔疝征象;脑室内出血可有高热、抽搐、昏迷及生命体征紊乱。

护理:一旦发现患者有颅内出血迹象,应及时通知医生,行 CT 检查,若幕上血肿量>20 mL,幕下血肿量>10 mL,应做好再次手术准备。

2.颅内压增高和脑疝

术后 2～4 d 是脑水肿的高发期。

观察:若患者出现头痛、呕吐及视盘水肿"三主征",血压升高、心跳和脉搏缓慢、呼吸节律紊乱及体温升高库欣反应,意识状态和瞳孔出现变化时,须警惕出现颅内压增高甚至脑疝。

护理:一旦发生颅内压增高和脑疝,应及时通知医生,遵医嘱进行脱水和激素治疗,并给予抬高床头 15°～30°、吸氧等处理。

3.尿崩症

尿崩症多发生于鞍上手术后,如垂体瘤和颅咽管瘤。

观察:严密观察尿量、尿比重,准确记录 24 h 出入量和每小时尿量。若患者每小时尿量大于 250 mL 或 24 h 尿量大于 4 000 mL,尿比重低于 1.005,排除进食、进饮、使用脱水药物,则提示患者出现尿崩。

护理:若出现尿崩症,遵医嘱给予垂体后叶素皮下注射,或去氨加压素口服或静脉注射;保证患者出入量的平衡,同时监测血电解质浓度。

4.电解质紊乱

电解质紊乱常见低钠、低钾、低氯、高钠、高钾及高氯,多发生于鞍区手术后,如垂体瘤和颅咽管瘤。

观察:密切观察电解质紊乱的临床表现。警惕有无因尿钠、氯排出过多导致的"脑性耗盐综合征"。

护理:高钠者鼓励其多饮白开水以促进钠离子排出,输液中尽量不用含钠溶媒;低钠者,进食含钠高的食物,按医嘱及时补充高渗氯化钠;水分过度潴留必须严格限制水的摄入。

5.脑脊液漏

观察:伤口、鼻及外耳道等处敷料是否干燥,有无脑脊液漏。

护理:经鼻蝶入路蝶鞍区肿瘤切除术后,应避免剧烈咳嗽,以防脑脊液漏;若出现脑脊液漏,应做好相应护理。

6.垂体功能低下

垂体功能低下多发生于鞍区手术后,如垂体瘤和颅咽管瘤。

观察:术后应密切观察患者有无乏力、倦怠、精神萎靡等垂体功能低下的表现。病情严重者甚至会出现垂体危象,表现为严重虚弱无力、恶心及呕吐,高热(体温＞40 ℃)、低温(体温＜30 ℃)、低血糖、低血压及水中毒等。

护理:严密观察病情,发现异常及时通知医生,遵医嘱行激素替代治疗。出现垂体危象时,立即遵医嘱静脉输入50%的葡萄糖溶液40～60 mL,抢救低血糖和失水,继而静脉滴注氢化可的松100～200 mg加入5%葡萄糖盐水100～250 mL,输注4～6 h,输液速度不宜过快,同时观察患者有无心悸、心跳加快、出冷汗等症状。有循环衰竭者,按休克护理,有水中毒者加强利尿。

7.视力、视野障碍

视力、视野障碍为垂体腺瘤和颅咽管瘤术后常见的并发症。

观察:表现为双眼视力障碍或视野缩小。

护理:找出视力障碍的原因,住院期间专人陪护,使用床栏防护,防止坠床;保持病房地面干燥、清洁,防止滑倒和摔伤。

8.脑神经损伤

颅后窝肿瘤术后常见并发症,如听神经瘤、三叉神经瘤等。

观察:患侧眼睑闭合程度、面部感觉、口角是否歪斜、吞咽功能评估。

护理:眼睑闭合不全者,给予眼药水滴眼及眼药膏外涂交替使用,并使用无菌眼部敷料包扎;吞咽功能障碍者吸痰用物放置床边备用,患者进食速度宜慢,呛咳严重者留胃管鼻饲食物;同时保证患者口腔清洁。

9.脑积水

术后早期出现脑积水,提示脑室被肿瘤阻塞未得到解决或出血造成脑室系统梗阻;术后晚期出现脑积水,多因脑室系统肿瘤复发或继发性蛛网膜炎致脑脊液吸收障碍。

观察:术后早期患者表现为头痛、呕吐、精神淡漠及反应迟钝等,以上症状多为隐匿性,且缓慢加重。侧脑室穿刺颅内压正常或轻度升高。

护理:重视患者和家属的主诉,结合患者的综合情况,如腰椎穿刺颅内压结果,分析病情变化。做好脑室穿刺外引流术、或脑室腹腔分流术前准备。

10.切口或颅内感染

切口或颅内感染也是颅后窝肿瘤术后常见的并发症。

观察:观察患者的体温、头部伤口皮肤及敷料情况。

护理:发热患者每天至少监测体温4次,排除其他管道感染,结合脑脊液检查结果、头部伤口敷料渗液情况及切口周围是否有压痛、积液等情况,分析患者发热原因。

五、健康教育

1.心理指导

鼓励患者保持积极向上、乐观的心态。

2.休息与活动

适当休息,注意劳逸结合,出院后可进行适当的体育锻炼,如太极拳、瑜伽及慢走等。

3. 合理饮食

多摄取高热量、高蛋白、低脂及富含纤维素和维生素饮食,如牛肉、鱼肉、香菇、木耳及紫菜等。限制烟酒、浓茶、咖啡及辛辣刺激性食物。

4. 用药指导

遵医嘱用药,不可自行停药、改换药物及增减药量,尤其是抗癫痫、抗感染、脱水及激素药物,以免加重病情。

5. 疾病康复指导

加强肢体功能锻炼,并注意安全护理,避免意外伤害。①肢体瘫痪:应保持肢体功能位,防止足下垂,瘫痪肢体各关节做被动运动,练习行走,防止肌肉萎缩;②感觉障碍:禁用热水袋以防烫伤;③听力障碍:尽量不单独外出,必要时配备助听器,随身携带纸笔;④视力障碍:注意防止跌倒、坠床;⑤后组脑神经受损者:避免食用过硬、不易嚼碎或易致误吸的食物,不要用吸管进食或饮水,以免误入气管引起呛咳和窒息,进食时取坐位或半坐位,出现呛咳时,患者应弯曲颈、腰,身体前倾,下颌抵向前胸,以防止残渣侵入气管,食物的温度应低于 40 ℃;⑥神经功能缺损或肢体功能障碍者,进行高压氧、针灸、理疗及按摩等辅助治疗。

6. 自我监测

如出现头痛、呕吐、抽搐、不明原因持续高热、肢体乏力及视力下降等症状加重时应及时就诊。

7. 按时复诊

遵医嘱按时复诊,行 CT 或 MRI 检查,垂体腺瘤和颅咽管瘤术后应遵医嘱复查电解质浓度。

六、护理评价

(1)患者自理能力是否逐渐恢复,自理能力缺失者需求是否得到满足。

(2)患者有无发生并发症或并发症是否被及时发现和处理。

(田　莉)

第六节　脑血管病

脑血管病指脑部血管或与脑部血管相关的颈部血管发生病变,引起颅内血液循环障碍、脑组织受损的一组疾病,具有发病率高、致残率高、死亡率高及复发率高的特点。脑血管病按性质可分为缺血性脑血管病和出血性脑血管病,前者约占 85%,主要原因是动脉粥样硬化,临床可表现为短暂性脑缺血发作、可逆性缺血性神经功能障碍、进展性卒中或完全卒中;后者由于血管破裂,血液溢出,压迫脑组织,患者常表现出颅内压增高和意识障碍,常见的疾病有颅内动脉瘤、颅内动静脉畸形及高血压脑出血。脑血管病的辅助检查包括脑血管造影、CT、CTA 及MRI 等;处理原则包括非手术治疗、动脉瘤夹闭术、动静脉畸形切除术、血肿清除术及介入栓塞术等。

一、常见护理诊断/问题

1.意识障碍

意识障碍与颅内血液循环障碍、脑组织受损有关。

2.潜在并发症

潜在并发症包括脑血管痉挛、脑梗死、脑神经损伤等。

二、护理措施

（一）非手术治疗的护理

1.病情观察

（1）密切监测生命体征，观察意识和瞳孔、肌力和肌张力变化情况。

（2）血压监测是高血压脑出血患者的护理重点，血压在 180/100 mmHg 以内，原则上不行药物降压处理。

（3）有高血压病史者，血压下降幅度应控制在基础血压的 15%～20% 以内。进行药物降压应避免血压下降过快过低，引起脑灌注不足。

（4）颅内动脉瘤破裂出血者，预防再出血，保持血压在 120～130/70～80 mmHg 范围或降低原血压基础的 20%～30% 为宜，观察是否有脑缺血症状。

2.卧位与休息

（1）根据患者肢体瘫痪情况，选取健肢卧位。

（2）抬高床头 15°～30°，以利于颅内静脉血回流，减轻脑水肿。

（3）颅内动脉瘤的患者须绝对卧床休息 4 周，避免各种不良刺激引起再出血，如用力排便、咳嗽及情绪激动。

（4）昏迷患者头偏向健侧，利于排出呼吸道分泌物。

3.保持呼吸道通畅

吸氧，协助患者翻身、拍背，及时清除呼吸道分泌物，痰液黏稠不易排出者给予雾化吸入。

4.安全护理

感觉障碍者忌用热水袋，防止烫伤；步态不稳的患者，使用适当的助行器，教会患者正确移动躯体的方法；躁动者使用床栏保护，必要时给予保护性约束，防止坠床受伤。

（二）手术治疗的护理

1.术前准备

协助完善术前检查；协助术前手术部位定位；介入手术前 1～2 d 让患者练习在床上大小便；术前记录患者肌力和足背动脉搏动情况，作为术后观察对照，便于早期判断并发症的发生。

2.术后护理

（1）动脉瘤夹闭术：①病情观察，密切观察生命体征、神经系统症状及对侧肢体活动情况；②控制高血压，围术期控制血压是为了防止术后发生高灌注综合征，长期降压治疗是为了防止卒中，术后 24～48 h 血压常有波动，收缩压保持在 120～160 mmHg，舒张压保持在 60～90 mmHg；③控制高血糖，定时测量血糖值，血糖超过 11 mmol/L 时，遵医嘱给予胰岛素治疗。

（2）介入手术：①病情观察及护理，密切观察双侧足背动脉搏动、皮肤温度、颜色，询问患者有无下肢疼痛和麻木的现象；②伤口护理，动脉鞘管拔出后，局部伤口加压包扎 8～10 h，穿刺侧肢体伸直，24 h 制动，不可弯曲，严密观察穿刺部位有无渗血、瘀斑及血肿；③用药护理：术后遵医嘱使用抗凝药物，用药期间观察手术切口、注射部位、牙龈及消化道有无出血。

（三）术后并发症的观察与护理

1. 脑神经损伤

观察：出现口角下垂、流涎、吞咽困难、声音嘶哑及咳嗽困难时，应考虑脑神经损伤。

护理：术后严格禁食禁饮，观察无呛咳或吞咽困难后再给予流质饮食、半流质饮食。

2. 脑血管痉挛

观察：手术刺激脑血管易诱发脑血管痉挛，表现为一过性神经功能障碍，如头痛、短暂意识障碍、肢体麻木、瘫痪及失语等。

护理：术后常用尼莫地平预防和治疗脑血管痉挛。尼莫地平为酒精溶媒，使用前要询问患者有无酒精过敏史，输入时应控制速度，观察血压变化，防止出现低血压引起脑组织灌注不足，用药时建议经中心静脉导管输入，避光使用。

3. 脑梗死

脑梗死因术后血栓形成或血管栓塞引起。

观察：若患者出现一侧肢体无力、偏瘫、失语甚至意识障碍，应考虑有脑梗死。

护理：嘱患者绝对卧床休息，遵医嘱给予扩血管、扩容、溶栓治疗。常用肝素预防脑梗死。

三、健康教育

1. 活动与休息

指导患者注意休息，避免情绪激动和剧烈运动，防止再次出血。

2. 饮食

多食蔬菜、水果，保持大便通畅。高血压脑出血者应进低盐（低于 5 g/d）、低脂肪、低热量、低胆固醇的食物。吞咽功能障碍者进食时应抬高床头，进食速度应慢，防止呛咳或误吸。

3. 药物指导

高血压病患者应根据医嘱按时服药，将血压控制在适当水平，切忌突然停药，忌血压忽高忽低。如有头痛、低钾血症及心动过缓等不良反应时，及时就医。服用降血脂药物者，定期监测血脂水平。

4. 功能锻炼

早期进行康复训练，教会患者自我护理，尽早、最大限度恢复其生活自理和工作能力，早日回归社会；肢体瘫痪者，保持肢体的良肢位，由被动锻炼到主动锻炼；失语者，教患者锻炼发声，从简单到复杂，由字到词组，再到句子；认知功能障碍者，应进行记忆力、注意力、感知力的训练。

5. 日常生活能力训练

指导和训练患者的日常生活能力，包括起居、穿衣、进食、洗漱等能力的训练。指导偏瘫患者穿衣时先穿患侧，后穿健侧；脱衣时先脱健侧，后脱患侧。

（田　莉）

第十章　骨科护理

第一节　肱骨干骨折

一、概述

肱骨干骨折系指肱骨外科颈以下2 cm到肱骨髁上2 cm之间的骨折,好发于骨干中部,上部最少。肱骨中下1/3骨折易合并桡神经损伤,下1/3骨折易发生骨不连。

(一)病因

大多数发生于30岁以下的青年。直接暴力是造成肱骨干骨折的常见原因,如打击伤、机械挤压伤等,骨折多在肱骨中上段,呈横断骨折或粉碎骨折或开放性骨折。间接暴力如摔倒时手或肘部着地,骨折多发生在肱骨的中下部,多为斜形或螺旋骨折,骨折断端易刺插入肌肉而影响复位。旋转暴力如投手榴弹、掰手腕等引起者多可引起螺旋骨折,典型损伤多发生在中下1/3交界处。

(二)骨折分型

肱骨干骨折的分型没有被广泛地认同,1987年Muller提出AO/ASIF骨折分类,这种分类既能够了解骨折的严重程度,也为治疗方法的选择、疗效评定提供了一个共同标准。

1.A简单骨折

A_1螺旋形骨折,A_2斜形≥30°骨折,A_3横形≤30°骨折。

2.B楔形骨折

B_1螺旋楔形骨折,B_2斜楔形骨折,B_3粉碎楔形骨折。

3.C复杂骨折

C_1螺旋粉碎骨折,C_2多段骨折,C_3不规则粉碎骨折。

(三)临床表现

肱骨干骨折的患者外伤后见局部肿胀、疼痛、成角畸形、异常活动和骨擦音。无移位的肱骨干骨折局部往往无异常活动和明显的疼痛,骨折合并桡神经损伤可出现垂腕,手掌指关节不能伸直,拇指不能伸展和手背、虎口区感觉减退或消失。

(四)诊断

侧位X线片可显示骨折的部位和类型。X线片内应包括肩关节及肘关节,以排除关节内的骨折及脱位。由于肱骨干骨折系高能撞击所致,有时会伴其他部位损伤,因此须检查全身情况,警惕软组织损伤的可能,还应常规检查上肢神经功能及肱动脉有无损伤。病理性骨折的患者,应行CT或MRI检查,以便进一步了解病变的性质和范围。

(五)治疗

1.非手术治疗

绝大部分肱骨干骨折经过非手术治疗可获得满意的结果,应根据患者的情况、骨折类型、移位的程度选择合适的治疗方法。

(1)手法复位、小夹板固定:适用于肱骨干各种类型的骨折。一般在局麻下或臂丛麻醉下进行,因夹板只固定局部,上下关节均可活动,不但保证了肩肘关节的功能,而且使骨折对位稳定,骨折愈合快。

(2)功能位支具:其主要原理是通过对软组织的压力使骨折复位。这种方法能使肩肘关节有最大限度的活动度。功能位支具主要由提前预制好的前壳和后壳组成,并用带缠绕,支具近段接近肩峰外侧,束带缠绕上臂至腋下内侧,远端应避开内外髁,以利于肘关节活动。支架至少维持8周。对于严重软组织损伤或有骨缺损的患者不宜使用。

2.手术治疗

手术治疗适用于开放性肱骨干骨折、肱骨干骨折合并血管损伤、肱骨干多段骨折、断端嵌入软组织难以达到功能复位者、双侧肱骨干骨折、肱骨干骨折合并桡神经损伤病理性骨折、多发性创伤的肱骨干骨折。方法有切开复位钢板及螺钉内固定、外固定支架固定及髓内针内固定等。术后以长臂石膏托固定,麻醉消退后练习手腕关节活动。伤口拆线后改用上臂夹板外固定,逐渐加大肩、肘、腕及手关节活动至骨折愈合。

二、护理

(一)术前护理及非手术治疗的护理

(1)心理护理:肱骨干骨折,特别是伴有桡神经损伤时,患肢伸腕伸指功能障碍,皮肤感觉减退,患者心理压力大,易产生悲观情绪。应向患者介绍神经损伤修复的特殊性,告知神经将按1 mm/d的速度由近端向远端生长,治疗周期长。短期内症状改善不明显,使患者有充分思想准备,以预防不良情绪的产生。关注患者感觉和运动恢复的微小变化,并以此激励患者,使其看到希望。

(2)饮食:给予高蛋白、高热量、高维生素、含钙丰富的饮食,以利于骨折愈合。

(3)闭合复位后行石膏或夹板外固定6~8周,对门诊患者应发给患者石膏治疗注意事项卡及复查时间,并向患者说明固定的目的是为了维持复位,避免畸形愈合,影响患肢功能,引起患者的重视并自觉保护。

(4)"U"形石膏托固定时可平卧,患侧肢体用软枕垫起,保持复位后骨折端不移动,悬垂石膏固定时只能取坐位或半卧位,以维持其下垂牵引作用。但下垂位或过度牵引,易引起骨折端分离,特别是中下1/3处横行骨折,其骨折远端血供差,可导致骨折延迟愈合或不愈合,需引起注意。

(5)皮肤护理:桡神经损伤后,引起支配区域皮肤营养改变,使皮肤萎缩干燥,弹性下降,容易受伤,而且损伤后伤口易形成溃疡。预防:①每日用温水擦洗患肢,保持清洁,促进血液循环;②定时变换体位,避免皮肤受压引起压疮;③禁用热水袋,防止烫伤。

(6)评估石膏固定或夹板固定是否有效,指导患者抬高患肢高于心脏水平,减轻肿胀,保持石膏托外观清洁、干燥,防止受潮石膏变形或断裂。

(7)观察夹板或石膏固定松紧度是否适宜,患肢远端皮肤颜色、温度、感觉、运动、肿胀情况,如出现患肢发绀、肿胀、疼痛、麻木,应及时报告医生处理。

(8)伴有桡神经损伤者,观察神经功能恢复情况,恢复的初始时间越早,其恢复越快,效果越好。

（9）肱骨干骨折的复位要求较其他部位骨折低，遗留 20°以内的向前成角和 30°以内的向外成角畸形并不能影响功能。斜形骨折愈合即使有缩短 2.5 cm，也不会发现明显的异常，应向患者及其家属讲解这些知识，减轻心理负担。

（10）需手术治疗时，完善术前各项化验、检查及准备工作，应用颈腕吊带制动，减轻疼痛和骨折移位。

（二）术后护理

1．术后卧位

内固定术后，以半卧位为宜，平卧位时可于患肢下垫一软枕，使之与躯体平行，以促进血液回流，减轻肿胀。局部麻醉患者可下地活动，患肢用颈腕吊带制动。

2．病情观察

（1）夹板或石膏固定者，观察伤口及患肢的血运、渗血情况，及时更换敷料，观察引流液量、颜色，保持引流管通畅。如出现患肢发绀、肿胀、剧痛等应立即报告医生处理。

（2）伴有桡神经损伤者，应观察其感觉和运动功能恢复情况。通过检查汗腺功能，可了解自主神经恢复情况。

（3）如骨折后远端皮肤苍白、皮温低，且摸不到动脉搏动，在排除夹板或石膏固定过紧的因素外，应考虑有肱动脉损伤的可能。如前臂肿胀严重，皮肤发绀、湿冷，则可能有肱静脉损伤。

出现上述情况应及时报告医生处理。

3．疼痛的护理

（1）找出引起疼痛的原因，手术切口疼痛在术后 3 d 内较剧烈，以后逐日递减。组织缺血引起的疼痛，表现为剧烈疼痛且呈进行性，肢体远端有缺血体征。手术 3 d 后，如疼痛呈进行性加重或搏动性疼痛，伴皮肤红肿、热，伤口有脓腋渗出或有臭味，则多为继发感染引起。

（2）手术切口疼痛可用镇痛药；缺血性疼痛须及时解除压迫，松解外固定物。如发生骨筋膜室综合征须及时切开减压；发现感染时报告医生处理伤口，并应用有效抗生素。

（3）移动患者时，对损伤部位要重点托扶保护，缓慢移至舒适体位，以免引起或加重疼痛。

4．生活护理

因一侧肢体固定，给患者带来了极大的不便，故需合理安排患者的生活，教会患者生活自理的方法，确保患者固定期间的生活需求。固定期间如感觉固定物松动，要通知医生给予及时处理，以免影响固定的效果。

5．功能锻炼

（1）早期：1 周内做患肢上臂肌肉主动舒缩活动，以加强两骨折端在纵轴上的挤压力，做握拳、伸指、屈腕、伸腕及主动耸肩动作 10～20 次，练习强度和频率以不感到疼痛和疲劳为主。禁止做上臂旋转运动，防止再移位。伴有桡神经损伤者，安装伸指及伸腕弹性牵引装置，使屈肌群能经常被动伸展。

（2）中期：第 2～3 周开始练习肩、肘关节活动。

1）悬吊患肢：站立位上体向健侧侧屈，前倾 30°。患肢在三角巾胸前悬吊带支持下，自由下垂 10～20 s，做 5～10 次。

2）伸屈肩、肘关节：健侧手握住患侧腕部，使患肢向前伸展，再屈肘，后伸上臂。

3）旋转肩、肘关节：身体向前倾斜，屈肘 90°，使上臂与地面垂直，以健手握患侧腕部，做画圆圈动作。

4)双臂上举:两手置于胸前,十指相扣,屈肘45°,用健肢带动患肢,先使肘屈曲120°,逐渐双上臂同时上举,再慢慢放回原处。

(3)后期:4周后全面练习肩关节活动。

1)外展、外旋运动(举臂摸头):用患侧手触摸头顶后逐渐向对侧移动,去触摸对侧耳朵及枕部。

2)外展、内旋、后伸运动(反臂摸腰):将患侧手置于背后,然后用健侧手托扶患侧手去触摸健侧肩胛骨(肩内旋),用患侧手指背侧触摸腰部(后伸运动)。

3)肩关节环转:如画圆圈,向前弯腰,使上臂自然下垂,顺时针在水平面圆圈活动上肢。

4)双臂轮转(划船动作):此法练习可使肩、肘、腰、腿、颈部均得到锻炼。

5)手爬墙练习。

6)外固定解除后,逐步达到生活自理,帮助患者不断提高生理自理能力。

6.并发症的观察和护理

(1)桡神经损伤:肱骨中段骨折容易合并桡神经损伤。手法整复可能伤及桡神经。应观察上肢指端血供和皮肤温度及感觉情况,如有麻木、感觉异常及时对症处理。

(2)血管痉挛的可能:行神经修复和血管重建术后,可能出现血管痉挛。护理措施如下。

1)避免一切不良刺激,严格卧床休息,石膏固定患肢2周。患肢保暖,保持室温25 ℃左右,不在患肢测量血压。镇痛,禁止吸烟。

2)1周内应用扩血管抗凝药,保持血管的扩张状态。

3)密切观察患肢血液循环的变化,检查皮肤颜色、温度、毛细血管回流反应、肿胀或干瘪、伤口渗血等。

(3)肱动脉、肱静脉的损伤:上臂的主要动静脉是肱动脉、肱静脉,外伤后易引起肱动脉、肱静脉的损伤。观察患侧上肢远端有无缺血、肿胀、无脉、扩张性血肿、血胸以及压迫性臂丛神经等症状。如有损伤,积极做好术前准备。

(4)延迟愈合或不愈合:Foster等认为骨折4个月未愈合为延迟愈合,8个月未愈合为不愈合。

三、健康教育

1.饮食

多食高蛋白、高维生素、含钙丰富的饮食。

2.体位

对桡神经损伤后行外固定者,应确保外固定的稳定,以保持神经断端于松弛状态,有利于恢复。悬吊石膏固定的患者2周内不能平卧,只能取坐位,睡眠时取半卧位,应向患者讲解这种体位的治疗意义,取得合作。

3.心理

肱骨干骨折伴有桡神经损伤时,患肢伸腕、伸指动作障碍,短期内症状改善不明显,治疗周期长,患者心理压力大,易产生急躁悲观的情绪。可介绍治疗措施,如口服营养神经药物并配合理疗1~2个月;介绍成功病例,鼓励患者树立战胜疾病的信心,主动配合治疗。

4.继续功能锻炼

骨折4周内,严禁做上臂旋转活动,外固定解除后逐步达到生活自理。

5.复查指征及时间

"U"形石膏固定的患者,在肿胀消退后,石膏固定会松动,应及时来医院复诊。悬吊石膏固定 2 周后来医院更换长臂石膏托,维持固定 6 周左右再拆除石膏。术后定期复查 X 线片,了解骨折移位或愈合情况。伴有桡神经损伤者,定期复查肌电图,了解神经功能恢复情况。

(杨　芳)

第二节　尺桡骨干双骨折

一、概述

前臂由桡、尺两骨组成,两者借助环状韧带、骨间膜、下尺桡韧带及三角纤维软骨相连,构成上尺桡关节、前臂骨间膜及下尺桡关节,对前臂的旋转及稳定起重要作用。尺桡骨干双骨折为前臂骨折中多见的一种,患者多为幼儿和青少年。

(一)病因

1.直接暴力

直接暴力如打击、重物砸伤和压轧伤,这些暴力直接作用在前臂上,两骨骨折线多在同一平面发生,可呈横断、粉碎或多节段骨折。枪击伤通常合并严重的神经和软组织损伤。

2.间接暴力

大部分骨折起因于跌落伤,作用力由腕沿桡骨上传,在桡骨中或上 1/3 处发生横骨折或短斜骨折,可有重叠移位。同时暴力通过骨间膜斜行向远侧传导至尺骨,造成较近位的尺骨骨折。

3.机器绞伤

骨折多为多段粉碎,常合并肘、腕及肱骨骨折,并有严重的软组织损伤包括皮肤、肌肉、肌腱及神经血管损伤。

(二)骨折分型

前臂双骨折通常依照骨折水平、方式、移位程度、是否有多段骨缺损,以及是否开放或闭合而被分型。

(三)临床表现

成人无移位的前臂双骨干骨折较少见,患者伤后前臂肿胀、疼痛、畸形,前臂和手的活动受限,可出现短缩和成角畸形。前臂局部有显著压痛,骨折有移位时可触及骨折端并感知骨擦音和异常活动。骨擦音和异常活动不必特意检查,因这种检查会给患者造成痛苦,有可能造成额外的软组织损伤。

(四)诊断

尺桡骨骨折的诊断多可依靠以上的临床检查而确定,但骨折的详细特点应依靠 X 线检查。X 线片应拍摄正侧两个位置,并包括肘关节和腕关节,既能避免遗漏上下尺桡关节的合并损伤,又能借此判断桡骨骨折近端的旋转位置,以利之后的手法整复。另外应详细检查桡神经、正中神经及尺神经运动感觉功能,在检查肿胀情况之外也应该检查前臂的血管状态,如前臂肿胀且张力较大时,应警惕骨筋膜室综合征可能发生或正在发生。

明确是否有上或下尺桡关节损伤对治疗和预后有重要意义,因为有效的治疗要求骨折和关节损伤是作为一个整体被治疗的。判断下尺桡关节脱位或半脱位的程度最好由 CT 评估。

进行下尺桡关节 CT 检查时,应包括手腕对比并指定前臂位置。

(五)治疗

尺桡骨骨折的治疗较为复杂,除治疗骨折外,还应注意骨筋膜室综合征的发生和治疗。

1.非手术治疗

非手术治疗即手法闭合复位,石膏或夹板外固定。

非手术治疗主要适用于间接暴力如跌伤时手掌支撑传导暴力所致的尺桡骨骨折。骨折移位通常有一定的规律,即:桡骨骨折线偏高,多处于桡骨结节下方,骨折线为横断或小斜面,尺骨骨折线偏低,通常位于尺骨中段,骨折线多呈斜形。骨折对位满意后,用中立位夹板或屈肘90°长臂石膏固定。对于夹板或石膏固定患者应抬高患肢。注意手的温度、颜色和感觉。密切观察,警惕骨筋膜室综合征的发生。在固定的最初 4 周内每周应用 X 线检查。如果骨折移位,应行手术治疗。

2.手术治疗

对软组织损伤较重的开放骨折、桡尺骨骨干多处骨折,以及难以手法复位或难以外固定的骨折,应行切开复位内固定术。手术最好在损伤开始的 24～48 h 内进行。

二、护理

(一)术前护理

1.心理护理

由于前臂具有旋转功能,骨折后患肢手的协调性及灵活性丧失,给生活带来极大不便,患者易产生焦虑和烦躁情绪。应向患者做好安抚工作,并协助生活料理。

2.饮食

给予高蛋白、高维生素、高钙饮食,促进生长发育及骨质愈合。

2.固定体位

无论是石膏固定还是夹板固定,患肢必须保持在肘关节屈曲 90°,前臂中立位,此时骨间隙最大,骨周围肌肉及上下骨间膜及斜索均处于等张位,有利于骨折的稳定,是理想的固定体位。

4.运动指导

患肢抬高位,以促进静脉回流,减轻肿胀,严密观察末端血供、运动及感觉功能,同时指导患者做手掌的伸手、握拳运动。

5.保持有效固定

注意石膏或夹板有无松动和移位等情况。

6.术前检查

完善术前的各项化验和检查。

(二)术后护理

1.疼痛护理

抬高患肢,有利于静脉血液回流,减轻肿胀。

2.石膏护理

对有石膏固定者,患肢摆放应舒适,并注意石膏护理,保持石膏外观清洁、干燥,密切观察指端皮温、色泽、感觉及运动功能。

3.引流液护理

有伤口引流者,应保持引流通畅,观察引流液的量、颜色、性状,并记录引流量。

4.锻炼指导

待麻醉恢复后,固定牢固者可指导其功能锻炼。

(1)早、中期:在复位固定后即开始,2周内可练习上臂、前臂肌肉的收缩活动。

1)第1天,用力握拳,充分屈伸手指,对指、对掌等动作。站立位前臂用三角巾悬吊于胸前,做肩前、后,左、右摆动及水平方向的转圈运动。

2)第4天,用健肢帮助患肢做肩上举、侧上举及后伸动作。

3)第7天,增加患肢肩部主动屈、伸、内收、外展运动,手指的抗阻力练习,可以捏橡皮泥、拉橡皮筋或弹簧等。

4)第15天,增加肱二头肌等长收缩练习,用橡皮筋带做抗阻及肩前屈、后伸、外展、内收运动。3周内,禁忌做前臂旋转活动,以免干扰骨折的固定,影响骨折的愈合。

5)第30天,增加肱三头肌等长收缩练习,做用手推墙的动作,使两骨折端之间产生纵轴向挤压力。

(2)后期:从骨折基本愈合,外固定除去后开始。

1)第1 d,做肩、肘、腕与指关节的主动活动,用橡皮筋做阻力的肩屈、伸、外展、内收运动,阻力置于肘以上部位。手指的抗阻练习有提握力器、拉橡皮筋等。

2)第4 d,增加肱二头肌抗阻肌力练习,做等长、等张、等速收缩练习。

3)第8 d,增加前臂旋前和旋后的主动练习、助力练习,肱三头肌与腕屈、伸肌群的抗阻肌力练习。有肩关节功能障碍时,做肩关节外旋与内旋的牵引、腕关节屈与伸的牵引。

4)第12 d,增加前臂旋前、旋后的肌力练习,可用等长、等张、等速收缩练习等方法。

5)还可以增加作业练习,如捏橡皮泥、玩积木、洗漱、进餐、穿脱衣服、上厕所、洗浴等练习,以训练手的灵活性和协调性。

5.并发症的观察和护理

(1)骨筋膜室综合征:由于前臂高度肿胀或外固定包扎过紧,或组织肿胀加剧以后造成相对过紧导致骨筋膜室综合征。应密切观察患肢情况,如出现患肢持续性剧烈疼痛,皮肤苍白,皮温升高,肿胀明显,感觉麻痹,不能活动,被动伸指时疼痛加剧,动脉搏动减弱或消失,应立即拆除一切外固定,行切开减压,并给予消肿治疗。

(2)前臂缺血性肌挛缩:由于肢体高度肿胀或外固定包扎过紧,未及时处理导致。应仔细观察分级。

1)轻度:仅手指轻度屈曲,腕掌屈时,手指可近于伸直,屈指肌力4级,无正中神经损伤症状,手内在肌无麻痹。

2)中度:腕、指均有屈曲挛缩,但尚有屈曲活动,肌力3级,正中神经功能部分丧失。

3)重度:严重垂腕屈指畸形,肌力2级,正中神经功能丧失。

依分级不同,对症治疗亦有所区别。

1)轻度:松解屈指肌的挛缩,腕、指固定于伸直位。

2）中度：残存健康肌肉较多，可清除坏死组织，并行神经松解，近端腕骨切除或短缩尺桡骨。

3）重度：残存健康肌肉较少，切除坏死肌肉以较健康的屈腕或伸腕肌代替，正中神经纤维化行神经移植，如无可替代肌肉可用背阔肌移位或带神经血管的游离肌肉移植修复屈指功能。

（3）交叉愈合（尺桡骨间骨性连接）：多发生于尺桡骨同一平面的双骨折骨间膜破裂，骨折端血肿相沟通，机化成骨。观察骨折端有无血肿，应及时通知医生抽除血肿并加压包扎。治疗：如已交叉愈合切除新生骨，立即功能锻炼或尺桡骨间植入筋膜条防止再骨化。

（4）骨不连（假关节形成）：多种因素引起（骨折固定不稳定、局部骨萎缩、骨折术后感染），治疗一般采用钢板内固定，松质骨植骨。

三、健康教育

1.休息与体位

行长臂石膏托固定后，卧床时头肩部抬高，患肢垫枕与躯干平行，离床活动时，患肘用三角巾悬吊于胸前。

2.饮食

宜高蛋白、高热量、含钙丰富且易消化的饮食，多饮水、多食蔬菜及水果。

3.强调功能锻炼的意义

前臂具有旋转功能，骨折后会造成患肢手的灵活性和协调性丧失，给生活带来极大的不便，应耐心向患者做好解释工作，强调功能锻炼对恢复的重要影响，克服焦虑和烦躁情绪，调动主观能动性，积极配合治疗和护理。

4.功能锻炼

进行功能锻炼，要有充分思想准备，持之以恒，最大限度恢复患肢功能。固定后 2 周内可进行前臂和上臂肌肉的收缩活动，如握拳、屈伸手指，2 周后局部肿胀消退，可进行肩、肘、腕诸关节活动，频率和范围逐渐增加。

3 周内避免前臂的旋前旋后动作，4 周后可进行前臂旋转活动，6～10 周拆除外固定，可做各关节全面的功能锻炼。

5.复查指征及复查的时间

石膏固定期间患肢如出现肢端麻木、疼痛、感觉异常，应及时回院复查。在骨折后 1 个月、3 个月、6 个月复查 X 线片，了解骨折愈合情况，及时调整固定，防止畸形愈合。

（杨　芳）

第三节　桡骨远端骨折

一、概述

桡骨远端骨折在上肢骨折中最常见，发病率随年龄增大而增加。根据骨折部位和移位方向不同常见有克雷（Colles）骨折、史密斯（Smith）骨折、巴通（Barton）骨折。

（一）克雷(Colles)骨折

Colles 骨折系指发生于桡骨远端 2～3 cm 范围的松质骨骨折,且向背侧移位者,可累及桡腕关节或下尺桡关节。此类骨折为人体最常见骨折之一,多发生于中老年女性。青少年因骨骺未闭合易发生骨骺分离骨折。

1.病因

Colles 骨折多为间接暴力引起,跌倒时肘关节伸展,前臂旋前,腕关节背伸,手掌着地所致。应力作用到桡骨远端,使骨折远端向背侧及桡侧移位。

2.临床表现

伤后腕关节明显肿胀、疼痛、常可波及前臂之下 1/3,腕部可出现餐叉状畸形或枪刺样畸形。桡骨远端有压痛,腕关节及前臂旋转运动和手指活动因疼痛而受限。如系粉碎骨折,可有骨擦音。

3.诊断

X 线片可以确诊及明确移位方向和程度。典型的 X 线片:为桡骨远端骨折块向背侧和桡侧移位,骨折块向掌侧成角,桡骨短缩,桡骨远端骨折块旋后。

4.治疗

无移位的 Colles 骨折不需整复,直接夹板或石膏固定。对移位骨折先整复再石膏或夹板固定。对于骨折累及关节面、骨折粉碎者,肘关节屈曲 90°,前臂中立位石膏托固定 4～6 周。

对于闭合复位失败及不稳定骨折,绝大多数均采用闭合复位内固定及外固定治疗。

（二）史密斯(Smith)骨折

Smith 骨折好发部位与 Colles 骨折一样,但所致畸形与其骨折相反,是骨折远端向掌侧移位合并下尺桡关节脱位的桡骨远端骨折,故也称之为反 Colles 骨折。

1.病因

Smith 骨折多为跌倒时腕背侧着地,腕关节突然掌屈所致。Thomas、Flandream 和 Sweeney 等认为前臂旋后,手掌伸展跌倒更易引起此类骨折。

2.分型

按骨折线形态 Smith 骨折分为三型。

(1)Ⅰ型:关节外骨折,骨折线为横型,自背侧到掌侧,未波及关节面。骨折远端连同腕骨向掌侧移位,向背侧成角。

(2)Ⅱ型:骨折线斜行,自背侧关节面的边缘斜向近侧和掌侧,不累及关节面。骨折远端连同腕骨一并向掌侧及近侧移位。

(3)Ⅲ型:关节内骨折,桡骨远端掌侧边缘骨折,骨折线斜行达关节面,骨折远端连同腕骨向掌侧及近侧移位,腕关节脱位。

3.临床表现

伤后腕关节明显肿胀、疼痛、腕部活动受限,症状与 Colles 骨折相似。腕部畸形与 Colles 骨折相反,骨折远端向掌侧移位腕呈屈曲状。桡骨远端关节面向掌侧倾斜,骨折近端向背侧突出。

4.诊断

拍腕关节正侧位 X 线片,可明确诊断。典型的 X 线片为桡骨远端骨折连同腕骨向掌侧和近侧移位。

5.治疗

可在臂丛神经阻滞下行闭合复位。此种骨折整复较易,但维持整复位置较困难。整复后用短臂前后石膏托固定腕于轻度背伸位,前臂于旋转中立位 2 周,再改为腕关节中立位固定 2周。对骨折位置极不稳定,或整复后再次移位的骨折,可考虑行切开复位,用小型"T"字钢板螺丝钉作内固定,或用托状钢板作内固定。

(三)巴通(Barton)骨折

按 Barton 观点将桡骨远端背侧骨折、掌侧缘骨折,合并关节半脱位或脱位者通称为 Barton 骨折。

1.病因

巴通骨折多为间接暴力引起,常见于跌倒时腕背伸而前臂旋前,腕骨冲击桡骨远端关节面掌侧造成骨折。

2.临床表现

腕部肿胀,以桡骨远端背侧为主,畸形似 Colles 骨折,压痛明显,腕关节活动受限,可有骨擦感。

3.诊断

X 线片多可明确诊断。侧位 X 线片上可见骨折位于桡骨远端背侧,包括关节面的 1/3,多向背侧及远侧移位,腕关节呈背侧半脱位状态。

4.治疗

手法复位不易保持对位,常需手术复位固定。

二、护理

(一)术前护理及非手术治疗的护理

(1)心理护理:因骨折固定而限制了手的活动,给生活带来不便,患者易产生焦虑和烦躁心理。应主动关心、体贴他们,帮助其完成部分自理活动。

(2)饮食:宜高蛋白、高热量、含钙丰富、易消化饮食,多饮水、多食蔬菜和水果,防止便秘。

(3)骨折经整复固定后,不可随意移动位置,维持有效的固定。注意维持远端骨折段掌屈尺偏位。夹板和石膏固定松紧适宜。特别是肿胀高峰期和肿胀消退后,应随时加以调整,过紧影响患肢的血液循环,过松起不到固定的作用。

(4)石膏或夹板固定的患者,卧位时将患肢垫高,以利淋巴回流和静脉回流,减轻肿胀。离床活动时用三角巾将患肢悬挂于胸前,勿下垂或随步行而甩动,以免造成复位的骨折再移位。

(5)密切观察患肢血液循环情况,如出现手腕部肿胀和疼痛明显,手指感觉麻木,皮肤颜色发绀发青,皮温降低,末梢循环充盈不足等情况应立刻处理。

(6)固定后即可练习伸屈掌指关节活动,对老年患者应嘱其尽早活动肩肘关节,以免发生关节僵硬等并发症。

(7)对无移位的骨折或有移位的骨折经整复后,预约患者定期门诊复查。

(8)对复位困难或复位后不能维持其位置者,积极完善术前的准备工作。

(二)术后护理

1.体位与固定

患肢前臂石膏托固定,平卧时以软枕抬高于心脏水平 10 cm,以促进静脉血回流,减轻肿胀。离床活动时用三角巾或前臂吊带悬挂于胸前。

2.密切观察

密切观察伤口和患肢指端血液供应情况、皮肤颜色、运动、感觉、肿胀情况,如有异常及时通知医生对症处理。

3.功能锻炼

(1)术后病情允许,即应进行手指屈伸和握拳活动,肩部悬挂位摆动练习及肘关节活动。

(2)术后2~3 d,进行肩关节、肘关节主动运动,手指屈伸、对指对掌主动练习,逐步增加动作幅度与用力程度,尽可能多进行健侧肢体的抗阻练习,以促进血液循环。

(3)术后2周起,患者手握拳做屈腕肌静力性收缩练习,幅度由小到大,用力强度由小到大。

(4)第3周起,增加屈指、对指、对掌的抗阻练习,可捏橡皮泥或拉橡皮筋,开始做腕关节主动练习,如腕关节的医疗体操练习。

(5)拆除固定后开始腕部的屈、伸主动练习,腕屈曲抗阻练习。

(6)3~4 d后,增加前臂旋前、旋后练习,两手相对进行腕关节屈、伸练习和手掌平放于桌面向下用力做腕关节背伸抗阻练习。

(7)1周后增加前臂旋转抗阻练习和腕背伸活动。

(8)10 d后增加前臂旋前活动。

(9)2周后增加前臂旋后活动。

4.并发症的观察和护理

(1)腕管综合征:早期多为骨折未复位所致,较厚钢板内固定也可发生。应尽早复位并严密观察,如有异常及时切开减张。

(2)急性骨萎缩:萎缩的典型症状是疼痛和血管舒缩紊乱所致的皮肤改变,晚期可致手指肿胀,关节僵硬。一旦发生,治疗十分困难,应以预防为主。骨折后,早期应抬高患肢,加强功能锻炼。当出现疼痛、皮温升高或降低,多汗或脱毛等症状时,可进行对症处理,同时加强皮肤护理,防止溃疡形成。还可做理疗,必要时进行交感神经封闭。

(3)手指血运障碍:常因石膏包扎过紧所致。观察指端血运、感觉情况,如有指端肤色变深、麻木,应及时松开过紧的石膏。

(4)骨折畸形愈合:长尺短桡、前倾角变负为常见畸形。解剖复位和牢固内固定可避免发生。石膏固定于功能位,防止松动和移位。

(5)关节功能障碍:未及时进行功能锻炼。无论采取何种固定方式,均应进行功能锻炼,预防关节功能障碍。

(6)拇长伸肌腱断裂:多由骨折导致腱鞘不光滑所致。

三、健康教育

(1)饮食:多食高蛋白、高热量、含钙丰富、易消化的饮食,多食蔬菜水果。

(2)保持正确体位,维持有效的固定。

(3)向患者介绍疾病相关知识,桡骨下端为松质骨,血液供应丰富,但Colles骨折靠近腕关节,愈合不好易影响腕关节的功能,应给予重视。

(4)做好心理护理,因骨折后固定限制了手的活动,生活不能自理,应体谅患者心情并给予鼓励和安慰,主动耐心、细心、关心体贴患者,以帮助患者完成部分和全部自理活动。

(5)向患者介绍功能锻炼的方法及注意点,由于远侧骨折段常向背侧和桡侧移位,因此,2周内不能做腕背伸和桡偏活动,以防复位后的再移位,2周后进行腕关节活动,逐渐做前臂旋转活动。

(6)复查指征和时间:当患者皮肤发绀或苍白、感觉异常、肿胀麻木,应及时来院就诊,如患者的石膏固定是维持在掌屈尺偏位,则自固定之日算起,2～3周来复诊,更换石膏托固定于功能位,再过2～3周拆除石膏。骨折后1个月、3个月、6个月来医院复查X线片,了解骨折愈合情况,以便早期发现异常,及时调整石膏固定,避免畸形愈合。

(杨　芳)

第四节　股骨颈骨折

一、概述

股骨颈骨折是老年人常见的骨折,随着人均寿命的逐年增长,其发病率逐年增加,约占全身所有骨折的5%。女性发生率高于男性。

(一)病因

骨质疏松是引起股骨颈骨折的重要因素,由于老年人多有不同程度的骨质疏松,而女性由于生理代谢的原因骨质疏松发生较早,活动相对较男性少,故即使创伤较轻微受伤不重,也会发生骨折。骨质疏松的程度对于骨折的粉碎情况(特别是股骨颈后外侧粉碎)及内固定的牢固与否有直接影响。年轻人股骨颈骨折多为严重创伤所致,造成股骨颈骨折的暴力多较大,暴力沿股骨干直接向上传导,常伴软组织损伤,骨折也常发生粉碎。

(二)骨折分型

1.根据骨折发生机制分型

(1)外展型骨折:股骨颈外展型骨折是在股骨干急骤外展及内收肌的牵引下发生的。股骨头多在外展位。骨折线自内下斜向外上。骨折多比较稳定,是无移位的线状骨折或移位很少的嵌插骨折。关节囊血运破坏较少,愈合率较高,预后较好。

(2)内收型骨折:股骨颈内收型骨折是在股骨干急骤内收及外展肌群(臀中肌、臀小肌)牵引下发生的。股骨头呈内收,或先内收以后因远骨折端向上移位时牵拉而外展。骨折线自内上斜向外下。骨折断端极少嵌插。骨折远段因外展肌群收缩牵引多向上移位,又因下肢重量而外旋,故关节囊血运破坏较大。因而愈合率比外展型骨折低,股骨头坏死率较高。

2.按骨折移位程度分型

(1)不完全骨折:股骨颈有部分骨质连续,骨折线没有穿过整个股骨颈,骨折无移位,骨折近端血供好,骨折容易愈合。

(2)无移位完全骨折:股骨颈虽完全断裂,但对位良好,骨折近端血供较好,骨折仍易愈合。

(3)部分移位骨折:骨折近端血供破坏较严重,骨折愈合较困难。

(4)完全移位骨折:骨折近端血供严重破坏,容易发生延迟愈合、不愈合或股骨头缺血性坏死。

(三)临床表现

患者有跌倒病史。伤后患侧髋部疼痛。外展骨折伤后尚可行走,但伴有因疼痛而造成的跛行。内收骨折者的髋痛明显,不能站立,患肢呈典型的短缩、外展、外旋畸形,大转子上移超过 Nelaton 线,Bryant 三角底边缩短。局部有压痛,并有轴向叩痛。

(四)诊断

常规拍患侧髋关节正侧位 X 线片,可了解骨折类型。而磁共振对早期确诊骨折的类型、骨折粉碎的程度及是否存在骨质疏松非常有意义。

(五)治疗

应根据患者年龄、活动情况、骨骼密度,其他疾病、预期寿命和依从性来决定治疗的方案。目前对股骨颈骨折的治疗主要包括三大类:保守治疗、复位加内固定、髋关节置换术。

1.非手术治疗

非手术治疗适用于身体一般情况很差,难以接受手术治疗者。可采用中轴和侧方牵引治疗 3 周后下床活动,接着患肢避免负重数月,或闭合复位石膏制动以改善治疗效果。但是不管是牵引还是闭合复位后期都有不可接受的畸形和不愈合表现。

2.手术治疗

股骨颈骨折患者多为老年人,体质较差,且伴有其他器官慢性疾病,如有手术可能,应尽量早期手术治疗,使患者可以早期起床活动,减少长期卧床并发症的发生。

(1)闭合复位穿针外固定。

(2)切开复位加内固定:如果骨折闭合复位两次后仍不能达到满意的对位,则必须考虑切开复位。

(3)人工髋关节置换术:随着假体技术的日益发展,股骨头置换术和髋关节置换术在股骨颈骨折中的应用日趋广泛。假体置换克服了骨折不愈合、股骨头坏死等问题,允许患者早期下床活动,降低了并发症的发生,缩短了治疗时间,提高了患者的生活质量。

二、护理

(一)非手术治疗及术前护理

1.心理护理

老年人意外致伤,常常自责,顾虑手术效果,担忧骨折预后,易产生焦虑、恐惧心理。应给予耐心的开导,介绍骨折的特殊性及治疗方法,并给予悉心的照顾,以减轻或消除心理问题。

2.饮食

宜高蛋白、高维生素、高钙、粗纤维及果胶成分丰富的食物,品种多样,色、香、味俱全,且易消化,以适合老年骨折患者。

3.体位

(1)必须向患者及其家属说明保持正确体位是治疗骨折的重要措施之一,以取得配合。

(2)平卧硬板床,指导与协助患者维持患肢于外展 30°中立位:患肢置于软枕或布朗架上,行牵引维持之,并穿丁字鞋防外旋;忌外旋、内收,以免重复受伤机制而加重骨折移位;不侧卧;尽量避免搬动髋部,如若搬动,需平托髋部与肢体。

(3)在调整牵引、松开皮套检查足跟及内外踝等部位有无压疮时,或去手术室的途中,均应妥善牵拉以固定肢体；复查 X 线片尽量在床旁，以防骨折移位加重。

4.维持有效牵引

患肢做皮牵引或骨钉牵引时，应使患肢与牵引力在同一轴线上，勿将被子压在绳索或患脚上，牵引重量为体质量的 1/10～1/7；不能随意增减重量，若牵引量过小，不能达到复位与固定的目的；若牵引量过大，可发生移位。牵引时间 8～12 周。有时牵引 5～7 d，使局部肌肉放松，为行内固定手术做准备。

5.密切观察病情变化

(1)老年人生理功能退化，常合并有内脏器官的损害。由于创伤的刺激，可诱发应激性溃疡或加重心脏病、高血压、糖尿病，发生脑血管意外，所以应多巡视，尤其是夜间。若患者出现头痛、头晕、四肢麻木、表情异常、健肢活动障碍、心前区疼痛、脉搏细速、血压下降、腹部不适、呕血、便血等症状，及时报告医生紧急处理。

(2)观察患肢血液循环的变化，包括患肢的颜色、温度、肿胀程度、感觉等，如发现患肢苍白、厥冷、发绀、疼痛、感觉减退及麻木，应通知医生及时处理。

6.预防长期卧床的并发症

股骨颈骨折非手术治疗卧床时间长，因患肢疼痛又不敢活动，易发生肺炎、泌尿系统感染、压疮及下肢静脉血栓形成等。因此，要鼓励患者深呼吸、咳嗽，预防呼吸系统的感染；督促患者多饮水，保持会阴部清洁，预防泌尿系统感染；骨骼突出易受压部位垫以棉垫、海绵垫、气圈等，勤翻身、定时按摩，防止压疮。骨折复位后，即可进行股四头肌收缩和足趾及踝关节屈伸等功能锻炼。也可给予肌肉按摩，促进静脉血液回流，预防患肢肿胀，防止下肢静脉血栓形成。

7.功能锻炼

非手术治疗的患者，骨折复位后，早期即可在床上做扩胸运动，患肢股四头肌等长收缩活动，踝关节的背屈、跖屈运动和足趾的屈伸运动。肌肉收缩推动髌骨时，如固定不动，说明锻炼方法正确。牵引 4～6 周后，可以去掉牵引做直腿抬高运动，练习 7～10 d 后，如果下肢肌力良好，3 个月后可扶拐杖下地行走，6 个月后，弃拐下床活动直至骨折愈合。

(二)术后护理

1.体位

术后患肢仍为外展中立位，不盘腿，不侧卧，仰卧时在两大腿之间置软枕或三角形厚垫。

不同的治疗方法，有不同的护理要求。各类手术的特殊要求如下。

(1)加压螺钉内固定术：术后 2 d 可坐起，2 周后坐轮椅下床活动。3～4 周可扶双拐下地，患肢不负重，防跌倒(开始下床活动时，须有人在旁扶持)。6 个月后去拐，患肢负重。

(2)移植骨瓣和血管束术：术后 4 周内保持平卧位，禁止坐起，以防髋关节活动度过大，造成移植的骨瓣和血管束脱落。4～6 周后，帮助患者坐起并扶拐下床做不负重活动。3 个月后复查 X 线片，酌情由轻到重负重行走。

(3)人工股骨头、髋关节置换术：向患者说明正确的卧姿与搬动是减少潜在并发症——脱位的重要措施，帮助其提高认识，并予以详细的指导，以避免置换的关节外旋和内收而致脱位。①置患者于智能按摩床垫上，以减少翻身；②使用简易接尿器以免移动髋关节；③放置便盆时从健侧置盆，以保护患侧；④侧卧时，仰向健侧，并在两腿之间置三角形厚垫或大枕头，也可使用辅助侧卧位的抱枕，使髋关节术后的患者能够在自己随意变换体位时而不发生脱位(若患肢髋关节内旋内收、屈曲＞90°就有发生脱位的危险)；⑤坐姿：双下肢不交叉，坐凳时让术肢自然下垂,不坐低椅;⑥不屈身向前拾起物件。一旦发生脱位,立即制动,以减轻疼痛和防止发生血管、神经损伤;然后进行牵引、手法复位乃至再次手术。

2. 并发症的观察与护理

(1)出血:行植骨、人工假体置换术后,由于手术创面大,且需切除部分骨质,老年人血管脆性增加、凝血功能低下,易致切口渗血,应严密观察局部和全身情况。①了解术中情况,尤其是出血量;②术后 24 h 内患肢局部制动,以免加重出血,严密观察切口出血量(尤其是术后 6 h 内),注意切口敷料有无渗血迹象及引流液的颜色、量,确保引流管不受压,不扭曲,以防积血残留在关节内;③观察与监测神志、瞳孔、脉搏、呼吸、血压、尿量每小时 1 次,有条件者使用床旁监护仪,警惕失血性休克。

(2)切口感染:多发生于术后近期,少数于术后数年发生深部感染,后果严重,甚至需取出置换的假体,因此要高度重视。①术前:严格备皮,切口局部皮肤有炎症、破损需治愈后再手术,加强营养,配合医生对患者进行全身检查并积极治疗糖尿病及牙龈炎、气管炎等感染灶,遵医嘱预防性地应用抗生素;②术中严格遵守无菌技术操作;③术后充分引流,常用负压吸引,其目的在于引流关节内残留的渗血、渗液,以免局部血液瘀滞,引起感染;④识别感染迹象:关节置换术后患者体温变化的曲线可呈"双峰"特征,即在术后 1～3 d 为第一高峰,平均 38.0 ℃,此后体温逐渐下降,术后 5 d 达最低,平均 37.0 ℃,此后体温又逐渐升高,术后 8～10 d 为第二高峰,平均 37.5 ℃,初步认为造成此现象的原因是吸收热(手术伤口的组织分解产物,如血液、组织液、渗出液等被吸收而引起的发热)和异物热(金属假体、骨水泥、聚乙烯等磨损碎屑等异物引起的发热),当体温出现"双峰"特征时,给予解释,避免患者焦虑和滥用抗生素。

(3)血栓形成有肺栓塞、静脉栓塞、动脉栓塞。肺栓塞可能发生于人工髋关节术术中或术后 24 h 内,虽然少见,但来势凶猛,是由于手术中髓内压骤升,导致脂肪滴进入静脉所致;静脉栓塞,尤其是深静脉栓塞,人工关节置换术后的发生率较高;动脉栓塞的可能性较小。血栓重在预防:①穿高弹力袜(长度从足部到大腿根部);②妥善固定、制动术肢;③遵医嘱预防性使用低分子肝素钙、右旋糖酐;④严密观察生命体征、意识状态和皮肤黏膜情况,警惕肺栓塞形成;⑤经常观察术肢血液循环状况。当肢体疼痛进行性加重,被动牵拉指(趾)可引起疼痛,严重时、肢体坏死,为动脉栓塞;肢体明显肿胀,严重时肢端坏死则为静脉栓塞。

3. 功能锻炼

一般手术患者的功能锻炼在前面内容已提到,在此着重介绍髋关节置换术后的功能锻炼。

(1)术后 1 d:可做深呼吸,进行健肢和上肢练习,做患肢肌肉收缩,进行股四头肌等长收缩和踝关节屈伸,收缩与放松的时间均为 5 s,每组 20～30 次,每日 2～3 组。

(2)术后 2～3 d:继续进行以上练习。拔除伤口引流管后,拍片复查显示髋关节位置良好,可协助患者在床上坐起,摇起床头 30°～45°,2 次/天。

(3)术后 3 d:继续做患肢肌力训练,在医生的允许下增加髋部屈曲练习。患者仰卧伸腿位,收缩股四头肌,缓缓将患肢足跟向臀部滑动,使髋屈曲,足尖保持向前,注意防止髋内收、内旋,屈曲角度不宜过大(<90°),以免引起髋部疼痛和脱位。保持髋部屈曲 5 s 后回到原位,放松 5 s,每组 20 次,每日 2～3 组。

(4)术后 4 d:继续患肢肌力训练。患者用双手支撑床坐起,屈曲健肢,伸直患肢,移动躯体至床边。

护士在患侧协助,一手托住患肢的足跟部,另一手托起患侧的腋窝部,随着患者移动而移动,使患肢保持轻度外展中立位。协助患者站立时,嘱患者患肢向前伸直,用健肢着地,双手用力撑住助行器挺髋站起。患者坐下前,腿部应接触床边。注意安全,防止意外发生。

(5)术后5 d:继续患肢肌力训练和器械练习。护士要督促患者在助行器协助下做站立位练习,包括外展和屈曲髋关节。

患者健肢直立,缓慢将患肢向身体侧方抬起,然后放松,使患肢回到身体中线。做此动作时要保持下肢完全伸直,膝关节及足趾向外。屈曲髋关节时,从身体前方慢慢抬起膝关节,注意勿使膝关节高过髋关节,小腿垂直于地面,胸部勿向前弯曲。指导患者在助行器的协助下练习行走:患者双手撑住助行器,先迈健肢,身体稍向前倾,将助行器推向前方,用手撑住助行器,将患肢移至健肢旁;重复该动作,使患者向前行走,逐步增加步行距离。在进行步行锻炼时,根据患者关节假体的固定方式决定患肢负重程度(骨水泥固定的假体可以完全负重;生物型固定方式则根据手术情况而定,可部分负重;而行翻修手术的患者则完全不能负重)。在练习过程中,患者双手扶好助行器,以防摔倒。

(6)术后6 d到出院:继续患肢肌力、器械和步行训练。在患者可以耐受的情况下,加强髋部活动度的练习,如在做髋关节外展的同时做屈曲和伸展活动、增加练习强度和活动时间,逐步恢复髋关节功能。

三、健康教育

(1)讲解疾病有关知识,对老年人外伤后诉髋部疼痛且活动受限者,均应想到股骨颈骨折的可能性,应拍 X 线片证实。如当时未能显示骨折,而临床仍有怀疑者,应嘱患者卧床休息,2 周后再行 X 线片检查,如确有骨折,此时由于骨折局部的吸收,则骨折线清晰可见。

(2)告诉患者皮牵引、骨牵引的目的是使髋关节周围组织松弛,为手术创造条件。牵引时,应注意使躯干、骨盆、患肢处于同一轴线,重量不可随意加减,不要触碰牵引针,冬季牵引肢体应注意保暖,防止湿冷。

(3)告诉患者在床上自行躯体移动的方法:两臂屈曲、双肘关节支撑,健侧下肢屈曲,支撑、抬高臀背部,以便于卧床排尿、排便。

(4)向患者及其家属强调患肢保持外展中立位是治疗骨折的重要措施之一,以取得配合。内固定术后或全髋关节置换术后要特别注意防止患肢内收、外旋,否则,可使钉子脱出或髋关节脱位。穿丁字鞋是为了防止外旋,两腿之间放枕头是防止内收,术后 2 周内禁止侧卧向患侧翻身。

(5)卧床治疗时间较长,应保持愉快心境,积极配合治疗护理,促进康复。

(6)出院指导:由于髋关节置换术后需防止脱位、感染,假体松动、下陷等并发症,为确保疗效,延长人工关节使用年限,特作如下指导。

1)保持患肢外展中立位,防止外旋,以免脱位。

2)饮食宜清淡易消化,多食含钙丰富的食物,防止骨质疏松,促进骨折愈合。

3)继续功能锻炼,避免增加关节负荷的运动,如体质量增加、长时间的行走和跑步等。

4)日常生活中洗澡用淋浴而不用浴缸,如厕用坐式而不用蹲式。不要做盘腿的动作,不坐矮椅或沙发,不要弯腰拾物,禁止爬坡。

5)预防关节感染,局部出现红、肿、痛及不适,应及时复诊;在做其他手术前(包括牙科治疗)均应告诉医生曾接受了关节置换术,以便预防用抗生素。平时注意增强体质,防止感冒。

积极治疗咽喉炎、扁桃体炎。

6)基于人工关节经长时间磨损会松动,必须遵医嘱定期复诊,完全康复后,每年复诊1次。

（杨　芳）

第五节　股骨干骨折

一、概述

股骨干骨折是指股骨转子下 2 cm 至股骨髁上 2 cm 之间范围的骨折。好发于青少年,10岁以下发病儿童约占总数的一半。股骨干是全身最粗管状骨,强度最高,周围有丰厚的肌肉,以内收肌群力量最大,所以容易形成向外成角畸形。股动、静脉走行于内收肌管,股骨干下1/3骨折时容易遭受损伤。

（一）病因

1.直接暴力

交通事故是主要致伤原因,工农业外伤、生活外伤和运动外伤次之。以粉碎型及横型骨折常见。打击或火器伤所致骨折周围软组织损伤重,出血多,闭合骨折的内出血量即可达到500～1 000 mL,可并发休克。

2.间接暴力

间接暴力多为坠落伤所致,斜骨折或螺旋骨折常见,少年儿童可发生嵌插骨折或不全骨折。

（二）骨折分型

按骨折的部位可分 3 型。

1.股骨干上 1/3 骨折

因髂腰肌、臀中肌及外旋肌牵拉,近端骨折片屈曲、外展、外旋。因内收肌群、股四头肌群后侧肌群作用,远端骨折并内收并向后上方移位。

2.股骨干中 1/3 骨折

由于同时受部分内收肌群作用,近端骨折片除前屈外旋外无其他方向特殊移位,远端骨折片由于内外及后侧面肌群牵拉而往往有较明显重叠移位,并易向外成角。

3.股骨干中下 1/3 骨折

远位骨折片受腓肠肌牵拉向后倾斜移位,可损伤腘窝部血管和神经。

（三）临床表现

股骨干骨折多由严重的暴力引起,骨折后出现大腿剧烈疼痛、肿胀、畸形,及肢体活动受限,不能站立。由于股骨干周围有丰富的肌肉,在其后侧有股深动脉支通过,骨折后会大量出血,容易出现休克。在股骨下 1/3 骨折,骨折远端由于腓肠肌的牵拉及肢体的作用而向后方移位,可能损伤腘动、静脉和胫神经、腓总神经,所以应常规检查肢体远端的感觉、运动功能和末梢血液循环状况。

（四）诊断

(1)X 线片:包括髋、膝关节的股骨全长正、侧位 X 线片,可明确诊断并排除股骨颈骨折。

（2）骨折常由高能暴力引起，应注意身体其他部位是否合并有损伤。

（3）股骨干骨折后，局部形成血肿，髓腔开放，周围静脉破裂。在搬运时髓内脂肪很容易进入破裂的静脉。

因此，在骨折的早期，要进行血气监测，高度警惕脂肪栓塞综合征的发生。

（五）治疗

为了减轻疼痛，防止软组织进一步损伤，在急诊处理患肢可暂时用夹板固定。治疗应尽可能达到较好的对位和对线，防止旋转和成角。

1.非手术治疗

（1）悬吊皮牵引：一般 3 岁以内的儿童，可采用垂直悬吊牵引。将双下肢用皮牵引向上悬吊，通过滑轮，使臀部悬离床面约 10 cm，依靠体质量做对抗牵引。牵引持续 4～5 周。

（2）骨牵引：对于 4 岁以上儿童及成人均可采用骨牵引。在牵引时定时进行 X 线检查，了解骨折的复位情况，并对牵引的重量及方向进行相应的调整。儿童可牵引 4～6 周，成人则需要 8～12 周。

2.手术治疗

对于不稳定性骨折、非手术治疗失败、伴有多发损伤、伴有股动脉损伤需要修补者、不能耐受长期卧床者、病理性骨折，目前多主张手术治疗。其中股骨干上、中 1/3 横骨折，可用交锁髓内钉固定，优点是可防止短缩或成角畸形；中、下段骨折为防止发生内翻畸形或钢板断裂，可选择加压钢板固定；陈旧性骨折应行骨折端植骨；对于严重的开放损伤骨折，感染后骨折不连的患者可采用外固定器治疗。

二、护理

（一）非手术治疗及术前护理

1.急救的护理

（1）因股骨干骨折多由强大的暴力所致，如高处坠落、车祸、枪击、重物打击等，骨折的同时常伴有严重的软组织损伤、大量出血、内脏损伤等，常可危及生命。应详细了解病史，进行必要的检查，全面了解病情，有的放矢地护理。创伤早期应注意有无颅脑、内脏损伤及休克的发生并详细记录；密切观察患者的神志、瞳孔、脉搏、呼吸、血压、腹部症状和体征以及失血征象，发现异常情况立即通知医生，并做出相应处理。

（2）肢体情况：观察患肢末梢血液循环、感觉和运动情况，尤其对于股骨下 1/3 骨折的患者，应注意有无刺伤或压迫腘动脉、静脉和神经征象。开放性损伤者，观察伤口包扎止血的效果。

2.心理护理

由于股骨干骨折多由强大的暴力所致，骨折时常伴有严重软组织损伤，大量出血、内脏损伤、颅脑损伤等可危及生命安全，患者多恐惧不安，应稳定患者的情绪，配合医生采取有效的抢救措施。

3.饮食护理

指导患者进食高蛋白、高钙、高维生素、高纤维素饮食，补充营养，增加机体抵抗力。需急诊手术者则禁食。

4.体位

向患者及其家属解释保持正确体位的重要性，以取得配合。用低软枕抬高患肢，指导与协助患者维持患肢于外展中立位,可用外展夹板固定,患足穿防旋鞋。卧床期间可坐起,但不能盘腿、患侧卧位及负重。6 周后,在夹板和双拐的保护下,可下地练习行走。骨折愈合后,患肢才能负重。

5.儿童股骨干骨折的护理

(1)患儿的心理护理:在心理护理上,儿童和成人有明显的不同,护士要根据患儿的年龄特点,增加护理的计划性,同时尽量减少侵袭性操作。4～6 岁的儿童害怕和家长分离,应要求家长全天陪护。6 岁以上的患儿往往担心影响学习,担心自己会变成残疾。因此,应鼓励患儿与同学及老师联系,允许患儿的同学来探视。用形象、简单、易懂的语言,让患儿(指 6～14 岁)明白此手术的优点,如手术操作简单,固定可靠,创伤小,骨膜剥离少,可早期进行功能锻炼,具有骨折愈合快、并发症少等优点,可尽早回到学校。

术后患儿有不同程度的焦虑、情绪不稳定、胆怯、哭闹、躁动。所以,责任护士要随时与患儿交谈,观察患儿的情绪和活动,评估患儿的心理情况,配合 4～5 岁患儿的父母,用温和的语言激发孩子的好胜心理,同时用非语言的沟通方式(如抚摸、搂抱等)安慰患儿的情绪。6～8 岁的患儿,个性与自我意识已基本形成,希望引起别人的注意,喜欢得到别人的关怀。根据这一特点,护士应多给他们一些关注,采取一定的说话技巧,利用适当的批评、较多表扬的方式,使他们以愉快的心情配合功能锻炼。对 9～14 岁的患儿,护士应因势利导,鼓励患儿建立信心,早日康复。

(2)家长的心理护理:患儿家长均有不同程度的紧张,表现为过多的关注和焦虑。他们担心孩子疼痛,害怕孩子术后不愈合,以后留有残疾等,所以对患儿百般呵护、事事代劳。所以,要告知家长:他们的态度、行为对孩子的心理、行为有着十分重要的影响;尤其是对恐惧和紧张的患儿,家长的态度往往起着决定性的作用。故护士不仅要评估患儿的心理,更要评估家长的心理情况,了解家长的心理反应,理解同情家长,通过解释、安慰等方法消除家长的心理障碍;减少家长的负面心理对患儿的影响,使患儿在家长的呵护下早日康复。

(3)功能锻炼

1)炎性期(1～7 d):术后第 2 天开始,患儿以卧床为主不负重,指导患儿练习股四头肌的等长收缩。练习方法:患肢伸直绷紧足尖,收缩每次 3～5 min 后放松,反复练习数十次,3～4 次/天,同时,练习踝关节的背伸,避免足下垂。开始功能锻炼时,强度以让患儿感到疼痛但又可以忍受为宜。蹬床尾 2 次/天,5～10 分钟/次。

2)骨痂形成期(7～28 d):在骨痂形成期,患儿要从不负重行走,逐渐过渡到部分负重行走。让患儿用患肢轻踩一下人体秤,使人体秤的指针指在 5 kg 左右,让患儿反复感受此时患肢所承受的力量。然后让患儿扶拐在床边站立 5～10 min,患肢所承受的力量约 5 kg 左右,以后逐渐延长时间。患儿开始行走时,指导患儿掌握正确的行走方法:患肢前伸,重心前移,单拐行走时,拐的支撑与患肢应是一致的。

3)骨痂成熟期(4～6 周):继续部分负重训练。由部分负重过渡到完全负重,直至患肢负重的重量相当于自身的体质量,在此阶段,一般患儿都回家继续功能锻炼。因此,让家长掌握以后的注意事项,做好出院指导,与家长共同制订锻炼计划就显得尤为重要。告知患儿家长具体锻炼方法是:单腿逐渐负重,直至患肢单腿站立能够负担全身重量后,即可逐渐弃拐,并向家长强调术后 2 、4 、6 周要准时来院复查,经 X 线片证实已有连续骨痂形成时,在医生的指导下方可释放轴向应力。

6.小儿悬吊牵引的护理

儿童垂直悬吊牵引时应经常检查两足的血液循环和感觉有无异常,以防止并发症,因为牵引带容易向上移动而压迫腘窝处血管,严重时可产生小腿的缺血性挛缩;压迫足踝部,可出现皮肤破损、溃疡。因此,要密切观察被牵引肢体的血运,随时触摸患儿足部的温度及足背动脉的搏动,观察足趾的颜色,注意倾听小儿主诉,遇到小儿无故哭闹时要仔细查找原因,调整牵引带,预防血液循环障碍及皮肤破损。悬吊牵引时臀部必须离开床面,以产生反牵引力。两腿的牵引重量要相等,一般用 3～4 kg 的重量牵引。不能随意增、减牵引重量,以免导致过度牵引或达不到牵引效果。在牵引过程中,要定时测量肢体长度和进行床旁 X 线检查,了解牵引重量是否合适。

7.成人骨钉牵引的护理

(1)保持有效的牵引:抬高床尾,以产生反牵引力;注意牵引力的方向应和股骨干纵轴成一直线,牵引绳上不能有任何外力作用,牵引锤悬空,不能触地,也不能靠在床架上,患足勿蹬在床栏上。牵引的重量不可随意增减。重量过小,不利于骨折复位或畸形矫正,重量过大,可导致过度牵引,造成骨折不愈合。

(2)定期测量下肢的长度和力线,以免造成过度牵引和骨端旋转。

(3)注意骨牵引针是否有移位,若有移动,应消毒后调整,针眼处应每日用乙醇消毒。

(4)随时注意肢端血液循环:包括皮肤颜色、皮肤温度、足背动脉搏动、毛细血管充盈情况、足趾活动情况以及患者的主诉,如有疼痛、麻木的感觉等,及时报告医生并做相应处理。

(5)预防腓总神经损伤:在膝外侧腓骨头处垫以纱布或棉垫,防止腓总神经受压;经常检查足背伸肌的功能,询问患者有无异常感觉,以便及时处理。

(6)因长期卧床,骶尾部易受压而发生压疮。应在受压部位垫以气圈、水波垫,定时按摩受压部位皮肤。保持床铺干燥、清洁,排尿、排便后会阴都要擦洗干净。鼓励患者利用牵引架拉手抬起身体,使局部减轻压力。足跟要悬空,不可使托马斯带压迫足跟或跟腱,避免压疮。

8.功能锻炼

(1)伤后疼痛减轻后,即可开始练习股四头肌的等长收缩,以促进局部血液循环,防止肌肉粘连。同时,应随时被动活动髌骨,防止关节面粘连,还应练习踝关节和足部其他小关节活动。

(2)尽量伸直膝关节。

(3)去除牵引或外固定后,全面锻炼关节和肌肉,再下地行走。开始时患肢不能负重,需扶拐杖并注意保护以防跌伤,待适应下地行走后,再逐渐负重。

(二)术后护理

1.饮食

鼓励进食促进骨折愈合的饮食,如排骨汤、牛奶、鸡蛋等。

2.体位

抬高患肢(同术前)。

3.病情观察

监测生命体征、患肢及伤口局部情况。

4.功能锻炼

方法参见术前护理。

三、健康教育

（1）向患者介绍疾病有关知识，股骨干骨折常采用保守疗法，因为大腿周围的肌肉丰富，不适于石膏固定，因此多采用牵引疗法。对于成年人需要做骨牵引，老人及小儿一般做皮牵引。

（2）向家长解释，3岁以内的小儿股骨干骨折必须行双腿悬吊牵引，一条腿骨折，健腿也要上牵引。

（3）强调维持正确牵引体位的重要性及保持有效牵引的方法。牵引时小儿的臀部必须离开床面，才能起到牵引的作用。

（4）小儿的活动量很大，在卧床牵引期间仍不断活动身体，有时扭转吊着的双腿，从仰卧位翻转成俯卧位，家长应在旁守护，防止意外。特别是骨折后期，随着疼痛减轻，活动也越来越大，有时要加以约束。

（5）因为小儿是仰卧位，吃喝很不方便。家长喂食时，勿将饼干、馒头渣落到小儿身体背后。应保持床铺清洁、干燥，尿、粪浸湿的床单要告之医务人员，以便及时更换。

（6）告知维持牵引的时间。小儿骨折愈合较快，一般4～6周可解除牵引，在床上活动，患肢不能负重。

（7）告诫患者畸形愈合的危害，取得患者的合作。成人骨钉牵引时，要保持患肢外展中立位。自己不可随意减轻牵引重量。

（8）由于股骨干骨折后的愈合及重塑时间延长，因此需较长时间扶拐锻炼。扶拐方法的正确与否与发生继发性畸形、再损伤，甚至臂丛神经损伤等有密切关系。因此，应教会患者正确使用双拐。

（9）出院指导：1个月后可以拆掉石膏后下地，但患肢不负重，3个月后参阅X线片骨折愈合后患肢可负重。其他事项同"股骨颈骨折"出院指导，2～3个月后行X线片复查。若骨折已骨性愈合，可酌情使用单拐而后弃拐行走。

（杨　芳）

第六节　髋臼骨折

一、概述

髋臼虽为骨盆的一部分，但髋臼的致伤机制、诊断和治疗等方面又有其特点，故又将髋臼与骨盆损伤分别论述。

髋臼由髂骨、坐骨和耻骨组成，Letournel和Judet提出二柱概念。髋臼分为前柱、后柱和臼顶，前柱（髂耻柱）包括髂嵴前部，髋臼前下1/3（髋臼前壁）及耻骨；后柱（髂坐柱）包括坐骨大切迹前下与髋臼后下1/3（髋臼后壁）和坐骨。臼顶偏前，口向外下，与股骨头构成髋关节。

髋臼内侧壁称为四边形区。坐骨神经和臀上血管神经位于髂骨后下部和坐骨大切迹。

（一）病因

髋臼骨折大多是高能量暴力通过股骨颈传导所致，常有明确的外伤史。髋臼骨折是骨盆创伤的重要组成部分。其损伤类型通常取决于股骨头与髋臼接触的位置。大腿屈曲内旋位致伤易产生后柱损伤，外旋伸展位致伤易产生前柱损伤。

(二)骨折分类

1. Letournel 和 Judet 分类

Letournel 和 Judet 分类是目前应用最广泛的髋臼骨折分类。

(1)简单骨折:简单骨折为一个壁、柱的孤立骨折或横断骨折。包括后壁骨折、后柱骨折、前壁骨折、前柱骨折、横断骨折。

(2)复杂骨折:复杂骨折为几种简单骨折的结合。包括后柱伴后壁骨折、横断伴后壁骨折、T 型骨折、前柱伴后半横行骨折、双柱骨折。

2. AO 分型

(1)A 型:骨折仅波及髋臼一个柱,另一柱保持完整。A_1:各种类型的后壁骨折;A_2:各种类型的后柱骨折;A_3:前壁和前柱骨折。

(2)B 型:其特点是髋臼横断骨折,髋臼顶仍保持与完整的髂骨成一体。B_1:横断骨折和横断骨折加后壁骨折;B_2:各种类型的 T 型骨折;B_3:前壁或前柱骨折加上后半侧横行骨折。

(3)C 型:骨折波及前、后两柱。特点是所有关节内骨折块均与完整髂骨块不再相连。C_1:前柱骨折线累及髂骨嵴;C_2:前柱骨折线累及髂骨前缘;C_3:骨折线波及骶髂关节。

(三)临床表现

高能暴力所导致的髋臼骨折多见于青壮年,对于老年患者,相对低能量损伤也可导致髋臼骨折。临床上髋臼骨折早期可表现为患侧髋部肿胀疼痛,活动障碍,下肢强迫体位,不能站立或行走。

(四)诊断

1. 体格检查

根据患者的受伤情况进行全身系统检查,检查的重点除了髋臼骨折之外,还应注意有无同侧肢体骨折或血管神经损伤。

2. X 线诊断

X 线诊断应包括骨盆前后位骨盆平片、髂骨斜位和闭孔斜位像,以便于显示髋臼的骨折特征,还有助于对骨盆环的完整性做出判断。

3. CT 扫描

CT 扫描能够显示更多的骨折细节,避免遗漏某些细微骨折。

4. CT 三维重建

CT 三维重建能提供一个立体、直观的三维骨盆图像,有助于髋臼骨折的分类及手术方案的确定,可清晰显示一些特殊部位的骨折,如臼顶、髋臼内壁等骨折。

(五)治疗

1. 非手术治疗

目前认为,对无移位或轻度移位的髋臼骨折,行卧床,患侧股骨髁上牵引,6~8 周后去除牵引,扶双拐下地活动并逐渐负重,直至完全承重去拐行走。

非手术治疗指征如下。

(1)无移位或轻微移位(移位≤3 mm 的骨折)。

（2）骨折移位明显,但移位在负重顶区以外如低位横行骨折或低位前柱骨折。

（3）移位双柱骨折继发性匹配,通常粉碎的双柱骨折块围绕股骨头形成一个移位的继发匹配的髋臼。

（4）单纯后壁骨折＜髋臼 40%,应力试验稳定。

2.手术治疗

如果患者的全身情况可以耐受手术,应尽快采取切开复位内固定。手术治疗的目的是恢复关节面的平整,头臼的匹配,恢复关节的稳定性。

手术适应证如下。

（1）髋臼负重顶骨折,骨折移位＞3 mm。

（2）髋臼内有小碎骨块,头臼不匹配。

（3）股骨头后脱位伴后壁骨折,髋关节不稳定。

（4）横断骨折伴髋关节后脱位。

（5）后壁骨折伴坐骨神经损伤。

（6）伴同侧股骨颈骨折或股骨干骨折。

二、护理

（一）非手术治疗及术前护理

1.牵引护理

为了减轻疼痛和股骨头对髋臼挤压,急诊闭合复位后予患肢皮牵引制动,重量 6～8 kg,牵引时保持患肢外展 15°～30°中立位,维持有效牵引,不随意增减牵引的重量,定时检查牵引带的松紧、位置,受压皮肤有无红肿、水泡,骨突出处垫以棉垫,定时按摩受压部位,观察肢端皮温、颜色和足背伸活动,防止牵引带下滑卡压膝部、踝部,影响患肢血液循环。

2.常见并发伤的观察及护理

（1）脑外伤的观察及护理:髋臼骨折多数由高能量创伤引起,患者入院时常合并有脑外伤,如头皮外伤、轻度颅底骨折、颅内血肿等,须经 CT 检查,排除手术指征。严密监测患者生命体征、神志、意识、瞳孔变化,及有无头痛、呕吐症状,观察鼻腔、耳道有无出流血、流液,保持局部清洁,禁忌填塞,防止颅内感染。

（2）尿道损伤的护理:髋臼骨折时软组织的严重牵拉容易使尿道撕裂或骨折片挫伤尿道。主要表现为尿道口流血,排尿困难,会阴部肿胀。

当确诊尿道损伤时,迅速给予留置导尿,解决排尿困难,减轻局部肿胀,以利尿道修复,操作时避免动作粗暴,以免加重尿道损伤。观察尿液的颜色、性质、量,保持引流通畅,每日用 0.5%PVP-I 棉球擦洗尿道口 2 次,更换尿袋 1 次。嘱患者多饮水,每日尿量维持在 2 000 mL以上,保持会阴部清洁,预防尿道感染。

（3）胸部损伤的观察和护理:多数由高能量创伤引起的髋臼骨折,入院时患者常合并有胸部损伤。①由于胸部受挤压,可发生创伤性窒息,应紧急排除呼吸道血块、分泌物或异物,建立人工气道,保证供氧;②出血性休克的抢救,应迅速建立两条静脉通路或深静脉穿刺行 CVP 血流动力学监测,生命体征、血氧饱和度监测,指导输液,纠正休克;③对有张力性气胸、血气胸情况及时做胸闭式引流,解除心肺受压,并观察引流液性状、颜色、量,如置管后一次引出 1 000～1 500 mL 以上的血量或每小时血性引流液超过 200 mL,连续 3 h,有剖胸探查指征,紧急做好术前准备;④有连枷胸、反常呼吸严重时伴有低氧血症者,对活动的胸壁进行肋骨牵引固定术,或加压固定包扎,减少反常呼吸,及早采用气管插管,使用机械通气,纠正低氧血症,并行血气监测与血氧饱和度监测;⑤如遇胸部开放性损伤,伤口与外界交通,应立即封闭伤口,使开放性伤变为闭合性伤,置胸腔闭式引流,再清创(较大缺损者须先行气管插管),修复缺损,遇有心脏挫伤及心功能不全者及严重肺挫伤者,最好用 Swan-Ganz 导管进行床旁血流动力学监测。

3.心理护理

髋臼骨折多因意外事故所致,严重的创伤使患者遭受巨大的身心痛苦,并为手术的成败及愈后担心,表现焦虑、恐惧的心理。予以主动安慰患者,耐心解释有关的疾病知识,说明手术治疗的重要性和一般过程,介绍手术成功的病例,增强患者对手术治疗的信心。协助床上进食、大小便,及时更换体位,促进患者舒适,解除后顾之忧,使患者在整个治疗过程中保持最佳的心理状态,积极主动配合治疗护理。

4.体位护理

髋臼骨折患者由于害怕疼痛或担心骨折移位,大多不肯配合翻身。为了预防长时间卧床可能带来的各种并发症,患者入院后给予平卧于气垫床,以适当减少翻身次数,翻身前向患者做好充分解释,指导深呼吸放松肌肉,采用健侧卧位与平卧位交替卧位,避免患侧卧位,防止骨折处受压,每2~3 h 更换1次,翻身时动作轻、柔、稳。

怀疑有骨盆环不稳定患者,采用抬臀法,即在患者的髋部垫上90 cm×45 cm 浴巾,由两人各站病床两侧抓住浴巾四角,一致用力托起臀部,使身体略离床面后垫上38 cm×48 cm 凉液垫,每2~3 h 更换1次,乘机按摩尾骶部皮肤,既可缓解局部皮肤受压,又避免了受压皮肤受温热潮湿的刺激。

5.患者指导

正确指导床上大小便,嘱患者使用便盆时不可随意抬高床头或取坐位,采用两人抬臀后在患者腰骶部垫以5 cm 厚软枕,再放置便盆,操作方便,患者乐于接受。

6.手术患者指导

需手术者,向患者言明手术重要性、基本原理、术后注意事项及功能锻炼的目的,并向患者介绍此类疾病术后顺利康复的病例,使患者消除各种不良心理因素,树立信心,积极配合治疗与护理。

7.术前指导

术前指导患者床上训练大小便,避免术后不适应而留置尿管,增加感染的机会。并告知患者术后需较长时间平卧位,以防术后体位不适而增加痛苦。

8.术前准备

手术日准备一张有牵引架的病床,以利于患者术后功能锻炼。床边备齐抢救物品,如监护仪、吸引器、氧气等。

(二)术后护理

1.体位

患者返回病房后,取平卧位,患肢置30°外展中立位,皮牵引制动,防止患肢外旋内收,小腿处垫一软枕,防止足跟处压疮,也有利于患肢肿胀消退。

2.生命体征监测

术后48 h 内伤口用腹带加压包扎,严密观察生命体症变化,及时记录,床边多功能监护仪监护,每 30 min 监测 1 次血压、脉搏、氧饱和度,正确记录引流量,及时观察伤口敷料有无渗血、渗液,如患者早期出现烦躁、打哈欠、出汗、脉搏快速、尿量减少等血容量不足症状,或伤口大量渗血、每小时引流液大于 100 mL 等情况及时汇报医生,警惕低血容量性休克发生。

3. 腹部症状观察

由于术中腹膜牵拉、腹股沟皮神经损伤、骨折后长时间卧床等原因,几乎所有患者术后均有一定程度腹胀。除了术前常规禁食禁饮以外,术前晚给予 0.1% ~ 0.2% 肥皂水 500 mL 不保留灌肠,能起到清洁肠道,促进肠蠕动,有效预防术后便秘、肠梗阻的发生。术后当天给予禁食,第 2 天开始进半流质饮食,少量多餐,避免胀气和不消化食物,注意观察肛门排气及有无腹胀加重情况,协助左、右侧卧位,每 2 h 更换 1 次,并予腹部顺时针按摩,每次 10 min,2 次/天。肠鸣音减弱,出现腹胀,予留置胃管,胃肠减压,肛管排气后症状可缓解。

4. 并发症观察及护理

(1)切口感染:术后切口加压包扎,1 周内密切监测体温、血常规变化,观察切口敷料有无渗血、渗液,局部有无肿胀、压痛及皮下波动感,保持切口敷料清洁干燥,负压引流管通畅,每 2 h 挤压 1 次,特别是后路髂窝处引流管,更要防止折叠、受压,避免引流不畅造成皮下积液,最终导致切口感染。协助定时更换卧位,防止局部切口受压过久影响血供。术后 3 d 指导患者进食高蛋白、高热量、富含维生素饮食,增强机体的抵抗力,促进切口愈合。

(2)坐骨神经损伤:术前损伤的原因多为脱位的骨折块挫伤,术后主要指医源性损伤。主要表现为不同程度足下垂,伸趾肌力下降,足背伸力减弱等。术后注意观察患肢有无麻木及足背伸活动情况,给予穿丁字鞋固定,患肢摆放中立位,防止外旋造成腓总神经受压迫。膝部给以垫软枕,使膝关节屈曲大于 60°,避免对损伤神经的过度牵拉。早期指导患者做足背伸、跖屈功能锻炼,口服或肌内注射弥可保营养神经。

(3)深静脉血栓形成:髋臼骨折后长时间卧床导致下肢静脉血流淤滞,创伤损伤血管壁,术中失血使血液呈高凝状态,易发生下肢深静脉血栓,首发症状多为患肢肿胀、疼痛。术后予抬高患肢 30°,以利静脉血液回流,每日测量比较腿周长,观察患肢肿胀、疼痛程度、皮肤颜色、温度、感觉及肢端动脉搏动情况,6 h 后指导患者做踝关节背伸和屈曲运动及股四头肌的静止性收缩锻炼,2 次/天,每次 10 min,定时按摩小腿肌肉及足部,以清除静脉血的淤滞。有下肢静脉血栓形成危险者,术前 3 d 及术后 7 d 内常规予低分子肝素 0.4 mL 皮下注射,1 次/天,加强出凝血时间、凝血酶原时间监测,术后使用充气式下肢静脉泵治疗,2 次/天,每次 30 min,并注意有无突然呼吸困难、胸痛、咳嗽等症状,警惕肺栓塞的发生。腓静脉血栓形成早期,予以改善微循环、溶栓、活血治疗,症状可好转。

5. 功能锻炼

(1)术后早期(术后第 1 周):术后 24 h 开始指导患者进行股四头肌等长收缩锻炼、踝关节跖屈背伸锻炼,以促进患肢血循环,减轻肌肉萎缩,预防深静脉血栓形成。

(2)关节活动适应期:第 2 周开始利用牵引架进行床上髋、膝关节屈伸活动锻炼,也可采用下肢功能锻炼器(CPM)进行持续被动关节活动,以利髋臼骨折的修复。护士要根据术中情况及个体差异指导患者适量进行锻炼,及时认真听取患者主诉,掌握患者的心理动态变化,说明此期功能锻炼的重要性,保证按期进行。同时配合股四头肌的等长收缩锻炼及抬臀练习。

(3)部分主动锻炼期:术后 2 周伤口拆线,说明出院后继续逐步加强功能锻炼。术后 6 周X 线复查,若骨折线模糊,嘱继续加大功能锻炼的强度,进行屈髋、外展肌群的锻炼,并逐渐加大外展活动度。协助患者坐卧，进行双髋关节屈曲、膝关节屈伸锻炼。

（4）准备下床期：术后 8～10 周，X 线复查示骨折线进一步模糊，可指导患者扶双拐行走，遵循免负重—部分负重—全部负重循序渐进的原则。避免或减少发生骨关节炎和股骨头坏死等并发症。

三、健康教育

（一）正确体位健康教育

牵引、手术后患者均应平卧，患肢外展 30°中立位（外展位可使患侧臀肌处于松弛状态，有利于切口愈合），两腿之间垫一软枕，禁忌髋关节内收、内旋，以防髋关节后脱位。腘窝下垫软枕使膝关节屈曲 20°～30°，避免膝关节疼痛、僵硬发生。

（二）牵引健康教育

髋臼骨折内固定手术后也需下肢持续牵引 2 周，在牵引时告知患者维持正确的牵引位置的重要性，嘱患者及其家属不可随意减少或增加牵引重量，如牵引绷带松散、脱落或牵引肢体出现疼痛、麻木等情况，及时告知医护人员处理。

（三）引流管注意事项教育

告知患者保持引流管通畅的重要性，嘱其在翻身、功能锻炼时避免引流管折叠、扭曲、脱落，引流袋放置应低于切口 30～50 cm，如为负压引流器，指导家属保持引流器负压状态，确保引流效能。有异常应及时向医护人员反映，以便及时处理，避免手术部位感染及异位性骨化的发生。

（四）功能锻炼

（1）肌力锻炼：与患者讲解肌力锻炼能促进患肢血循环，减轻肌肉萎缩，预防深静脉血栓形成等。

（2）关节功能锻炼：髋、膝关节的伸屈、踝关节的背伸对行走和负重有重要作用，在髋臼骨折中特别是伸髋、伸膝对行走最为重要，因此，应教会患者伸髋、伸膝、屈髋、屈膝运动方式。

（3）坐、站、行走健康教育：教会患者用双手支撑缓慢坐起使髋关节屈曲＜90°，下床前，先移至健侧床边，利用双手力量将患腿自然垂于床边，健腿先离床并使足跟着地，利用助行器或双手支撑力挺患髋站立，站立 5～10 min 后扶拐杖平地行走，此时医护人员应首先示范、讲解动作要领：双手撑住拐杖，先迈健肢，重心放在健肢上，身体稍向前倾，将患肢移至健肢旁，重复该动作。

（杨　芳）

第七节　颈椎病

一、概述

颈椎病是指颈椎间盘退变本身及其继发性的一系列病理改变，如椎节失稳、松动；髓核突出或脱出；骨刺形成；韧带肥厚和继发的椎管狭窄等，刺激或压迫了邻近的神经根、脊髓椎动脉及颈部交感神经等组织，并引起各种各样症状和体征的综合征。

二、临床表现

1.神经根型颈椎病

神经根型颈椎病较多见,因单侧或双侧脊神经根受压所引起。主要表现为颈枕部或颈肩部疼痛或麻木,呈持续性或阵发性向上肢及手指放射传导,伴有针刺样麻木感,亦会出现上肢肌肉萎缩、发沉、酸痛无力、动作不灵活等现象。

2.脊髓型颈椎病

脊髓型颈椎病少见,但症状严重,因颈脊髓受刺激压迫或脊髓动脉血管受到刺激压迫后,脊髓血液供应不足,导致脊髓功能障碍。典型症状表现为:进行性四肢麻木、无力、僵硬、活动不灵活,行走踩棉花感,甚至四肢瘫痪,胸部或腹部束带感,大小便困难或失禁。

3.交感型颈椎病

由于颈部交感神经受到刺激或压迫,表现为头痛、头晕,伴有恶心呕吐、视物不清、视力下降、瞳孔扩大或缩小、听力下降、发音障碍,也可出现心前区疼痛、血压升高、心动过速、心律失常等复杂表现。

4.椎动脉型颈椎病

颈部椎动脉受到刺激或压迫,引起椎动脉供血不足症状。表现为偏头痛,耳鸣、听力减退及耳聋、眩晕,记忆力减退、视力减退、模糊及复视,发音不清及嘶哑等,短期内可恢复,也可出现猝然摔倒等表现。

5.食管压迫型颈椎病

早期吞咽硬质食物时有困难感及进食后胸骨烧灼刺痛感,逐渐发展至进软食与流质饮食时的哽噎感及吞咽困难。

三、辅助检查

1.体格检查

颈部活动受限,生理曲度减弱或消失,压顶试验和臂丛神经牵拉试验阳性,膝反射及跟腱反射亢进,Hoffmann 征及 Babinski 征阳性。

2.影像学检查

X 线可显示椎间隙狭窄,椎间孔变窄,曲度变直或不稳,椎体后缘增生等。CT、MRI 能显示有无骨刺、颈椎后纵韧带骨化、黄韧带钙化以及脊髓及神经根压迫的程度,可显示脊髓有无变形;还可以显示术后脊髓神经根减压情况,以及瘢痕、血肿等压迫因素存在的情况。

四、治疗原则

(一)非手术治疗

早期阶段有效的治疗手段。

(1)避免有害体位,如长时间低头。睡眠时保持睡枕的合适高度。

(2)颈椎牵引及制动,正确佩戴颈托。

(3)按摩、推拿疗法;理疗、封闭、针灸及药物外敷等疗法。

(二)手术治疗

1.适应证

(1)明显脊髓、神经根、椎动脉损害,经非手术治疗无效。

(2)原有颈椎病患者,外伤或其他因素致症状突然加重。

(3)急性颈椎间盘突出症非手术治疗无效。

2.禁忌证

(1)肝脏、心脏等重要脏器有严重疾病,患者不能耐受者。

(2)颈部皮肤有感染、破溃等疾病者。

(3)四肢关节僵硬,肌肉明显萎缩,手术无法改善生活质量者。

3.常见手术方式

(1)颈前路人工椎间盘置换术。

(2)颈前路椎间盘切除内固定植骨融合术。

(3)颈前路椎体次全切内固定植骨融合术。

(4)颈后路单开门(双开门)椎管扩大成形术。

五、常见护理诊断/问题

1.疼痛

疼痛与椎间盘突出压迫和刺激神经根以及手术创伤有关。

2.自理能力缺陷

自理能力缺陷与疾病所致的压迫症状、体征及术后卧床有关。

3.焦虑

焦虑与担心术后康复程度有关。

4.潜在并发症

血肿、术后出血、感染、肺部感染等。

六、护理措施

(一)术前护理

1.体位训练

前路手术练习仰卧位,将枕头放置在肩背部,头向后仰,颈部呈过伸位,每日 2～3 次,每次 15～30 min,逐渐达到每日 2～3 h。后路手术患者应练习俯卧位及深呼吸以减少呼吸道受阻的危险,入院后即开始进行俯卧位训练,方法:胸下垫枕头 20～30 cm,开始每次 10～30 min,每日 2～3 次,逐渐延长至每日 2～3 h。

2.气管推移训练

保持上身直立,颈部中立位。并拢四指,将气管向左或右推(手术切口在右侧气管向左推,切口在左侧气管向右推),推移过程中患者可能出现反射性咳嗽、恶心、头晕等症状,嘱患者休息后继续,逐渐增加推移的时间和强度。此训练应循序渐进,最终达到推移气管 30～40 min 为宜。

3.呼吸功能锻炼

术前指导患者练习深呼吸,例如吹气球、爬楼梯以及使用呼吸功能锻炼仪等,增加肺活量。指导患者戒烟,鼓励咳嗽、咳痰,必要时使用超声雾化吸入。

4.物品准备

沙袋,薄枕,前路手术需备气管切开包。

5.皮肤准备

前路手术男患者需剃须,后路手术需剃头,范围由枕后至肩胛部。

6.心理护理

由于颈椎病伴有进行性肢体活动功能障碍,而且手术部位节段较高,容易发生高位截瘫或死亡,患者存在高度紧张和情绪不安,因此责任护士应了解患者病情,掌握情绪变化,关心鼓励患者,向患者及其家属介绍疾病相关知识、治疗方案及手术必要性和预后,列举成功病例,消除患者顾虑,增强患者信心,配合治疗和护理。

(二)术后护理

1.监测生命体征

监测血压、脉搏、呼吸、血氧饱和度的变化,给予低流量吸氧,保持呼吸道通畅,注意观察前路手术患者的呼吸频率和节律,警惕有无血肿压迫气道,或出现喉头水肿导致呼吸困难。同时观察患者神志、面色、口唇颜色、尿量的变化。

2.脊髓神经功能的观察

由于手术的牵拉及周围血肿的压迫均可造成脊髓及神经的损伤,密切观察患者有无出现声音嘶哑、四肢感觉运动障碍、大小便功能障碍,及时发现并处理。

3.体位护理

手术后返病室,由医生固定颈肩部,护士托肩、臀保持脊柱水平位搬动患者至病床。患者使用薄枕,颈部两侧使用沙袋固定制动。翻身时注意保持头、颈和躯干在同一平面,维持颈部相对稳定。

4.呼吸道观察

由于手术过程中对咽喉和气管的牵拉以及插管的刺激,术后可能出现痰多、咽部不适、吞咽和呼吸困难。指导患者进行正确有效的咳嗽,术后第二天遵医嘱抬高床头30°,协助咳痰,痰液黏稠不易咳出、喉头水肿的患者可遵医嘱给予雾化吸入,每日2~3次,以稀释痰液,减轻水肿。

5.伤口引流的观察及护理

保持伤口负压引流的通畅、安全,防止引流管扭曲、折叠,检查引流管有无脱出,同时观察引流液的性质、颜色、量并准确记录,判断有无出血,若引流量多且呈淡红色,考虑脑脊液漏的发生,及时报告医师进行处理。

6.疼痛的护理

术后除手术创伤外,咽部亦会出现疼痛等症状,使用数字分级法对患者进行评估,除给予患者提供安静舒适的环境外,做好心理护理,同时根据医嘱使用止痛药,并指导患者服用润喉片以减轻患者咽部症状,尽量解除疼痛给患者造成的痛苦。

7.饮食指导

术后6 h可以饮水,肠蠕动恢复后可从流食—半流食—普食逐渐过渡。保证患者高热量、高蛋白质、高维生素、粗纤维素食物,增强患者体质,促进机体康复。

8.并发症的预防及护理

前路术后观察伤口周围及颈部是否肿胀,呼吸是否困难,面部有无青紫,以及时发现血肿,床旁常规备气管切开包,以备急需。动态观察四肢感觉运动变化,并与术前对比,询问患者有无头晕及枕后疼痛等不适,及时发现硬膜外血肿表现。同时注意压疮、泌尿系感染、血栓的发生,并做好相关预防。

七、健康指导

1.功能锻炼

患者在颈部制动的同时应尽早进行四肢功能锻炼。术后第一天,指导患者进行功能锻炼。双下肢直腿抬高至30°左右并保持5～10 s,两腿交替进行,增强股四头肌力量;还应指导患者进行双足跖屈背伸运动,预防下肢静脉血栓形成。上肢除活动肩、肘关节外还可锻炼手指活动,如握拳、系扣子;若患者手部肌力减退,可应用握力器进行锻炼。坐起后可锻炼颈肩部肌肉:双手交叉至枕后向前用力,头颈向后对抗用力。上身直立,头颈部保持不动,双肩向后向上用力收缩肌肉5～10 s后放松,每日2～3次,每次5～10 min。

2.颈托的使用

术后卧床2～3 d后,可佩戴颈部支具下床活动,支具佩戴时要前片压住后片并妥善固定,松紧适中。注意保护皮肤。患者出院后遵医嘱佩戴支具3～6个月。

3.下床指导

患者先侧卧,佩戴好支具以保护颈椎,然后逐渐将身体离开床面,同时双足下垂坐起,适应片刻,无头晕眼花等不适再站立行走,避免长时间卧床后突然站立引起直立性低血压而跌倒。

4.出院指导

定期复查;伤口出现红肿热痛等异常时及时就诊;坚持四肢功能锻炼,劳逸结合,活动休息根据自身实际情况,同时使头部相对于躯干的位置保持正直。

(杨　芳)

第八节　脊柱侧凸

一、概述

脊柱侧凸(scoliosis)是指脊柱的一个或数个节段向侧方弯曲,并伴有椎体旋转的三维脊柱畸形。

国际脊柱侧凸研究学会(SRS)将脊柱侧凸定义为:应用Cobb法测量站立正位X线片的脊柱侧方弯曲,如角度大于10°,为脊柱侧凸。脊柱畸形最基本分类分为脊柱侧凸、前凸和后凸畸形。正常的脊柱有4个生理弯曲,如Cobb角度大于10°,为脊柱侧凸。

二、临床表现

(1)胸腰背部的疼痛。

(2)脊柱侧弯畸形,剃刀背畸形。

(3)双肩及两侧髂前上棘不等高,胸廓不对称。

(4)骨盆倾斜。

(5)内脏压迫症状,例如循环系统表现心脏移位,心功能受限,肺活量减少,消化系统受压而致消化不良、食欲减退,神经系统方面可产生神经根性疼痛及脊髓麻痹症。

三、辅助检查

1.体格检查

充分暴露脊柱,观察皮肤有无异常情况,如咖啡斑、毛发或凹陷;检查乳房、胸廓是否对称等。

2.实验室检查

除常规检查外,强直性脊柱炎患者查血 HLA B-27,阳性率高达 90％以上。

3.心肺功能检查

超声心动图、肺功能等。

4.X 线

正位像可显示脊柱侧凸类型,侧位像从脊柱的矢状面测量脊柱侧凸的程度。

5.CT

CT 作为脊柱外科常规检查,显示椎体结构及椎管受压情况。

6.MRI

MRI 可清楚显示椎管内异常。

7.脊髓造影

通过椎管内的显影定位病变部位及发现椎管内其他异常。

四、治疗原则

(一)非手术治疗

患者年龄较小,Cobb 角＜40°可采用支具疗法等保守治疗,目的是预防或矫正畸形,稳定脊柱,减轻或消除神经压迫症状。

(二)手术治疗

1.目的

矫正畸形,预防畸形的进展;同时改善外观和心肺功能。

2.适应证

(1)脊柱生长大部分完成,并且脊柱畸形未发展到严重程度。

(2)非手术治疗后侧凸继续发展者。

(3)Cobb 角＞40°。

(4)严重影响心肺功能者等。

(三)手术方式

(1)后路脊柱矫形融合内固定术。

(2)多阶段脊柱截骨矫形植骨融合内固定术。

(3)前路松解＋后路脊柱矫形融合内固定术。

五、常见护理诊断/问题

1.焦虑

焦虑与手术有关。

2.清理呼吸道低效

清理呼吸道低效与肺功能低下、伤口疼痛等有关。

3.疼痛

疼痛与手术创伤有关。

4.腹胀

腹胀与术中脊髓神经牵拉有关。

5.躯体移动障碍

躯体移动障碍与手术后切口疼痛有关。

6.自理能力缺陷

自理能力缺陷与术后卧床有关。

7.潜在并发症

脊髓水肿、肺部感染等。

六、护理措施

(一)术前护理

1.呼吸功能锻炼

脊柱侧凸的患者多伴有严重的胸廓畸形和肺功能不同程度的降低,术前加强呼吸功能锻炼,可减少术后肺部并发症的发生。

(1)吹气球练习或爬楼梯锻炼。

(2)深呼吸练习:指导患者尽可能地深吸气然后屏住,再慢慢呼出。

(3)有效咳嗽练习:指导患者上身稍前倾,吸气末腹肌收缩,胸膜腔内压急剧上升时咳嗽。

(4)呼吸功能训练仪的使用。

2.心理护理

脊柱侧凸患者大多为青少年,由于身体畸形他们感到自卑,有受歧视感,从而少言寡语。但患者内心是渴望手术后能够得到矫正,同时又对手术和术后带来的疼痛产生恐惧,因此,护理人员针对患者及其家属的心理问题,通过语言以及肢体动作等增加其信任感,同时讲解脊柱侧凸的相关知识,介绍成功病例,指导手术前后的功能锻炼,解除患者及其家属的担忧,提前做到心中有数,使其能够积极配合治疗和护理。

(二)术后护理

1.生命体征监测

脊柱矫形手术创伤大,出血多,易发生血容量不足,因此需密切观察生命体征的变化,准确记录出入量,每 15 min 巡视一次,如患者出现意识差,表情淡漠,嗜睡,主诉口渴,皮肤黏膜干燥,弹性差,脉率>100 次/分钟,同时尿少,尿色深,血压有下降趋势,警惕低血容量性休克的发生,立即通知医生处理,做好抗休克的准备。

2.脊髓神经功能观察

手术中脊髓被牵拉,以及术后脊髓水肿、出血或硬膜外血肿压迫脊髓等,均可造成脊髓损伤,患者可出现双下肢感觉、运动障碍,大小便功能障碍,严重者甚至瘫痪。因此全麻清醒后,立即观察双下肢肌肉力量、运动恢复情况及感觉情况,如有活动障碍、下肢麻木、感觉减弱等,应立即报告医生。早期发现神经功能异常非常重要。

3.伤口引流的观察

保持伤口负压引流的通畅、安全,妥善固定,防止引流管扭曲、折叠。检查引流管有无脱出,同时观察引流液的性质、颜色、量并准确记录,判断有无出血,血红蛋白<90 g/L 时,立即通知医生,遵医嘱给予输血、补液等对症处理;若 24 h 引流液少于 50 mL,可根据情况拔除引流管。

4.疼痛的护理

脊柱矫形手术较复杂,时间长,切口大,术后麻醉作用一旦消失,一些细小动作都可能加剧伤口的疼痛,患者出现不敢翻身,睡眠质量差,造成极大痛苦。因此,护士应对疼痛的性质、强度和程度进行评估,遵医嘱给予止痛药,使用止疼泵,定时协助患者轴线翻身增加舒适度,指导患者做些放松动作,如听音乐、观看 DVD 等转移注意力。

5.胃肠道的护理

由于手术的牵拉和畸形的过度矫正,患者术后可能会因肠麻痹出现恶心呕吐等胃肠道的反应,遵医嘱给予药物治疗。指导患者肛门排气,胃肠功能完全恢复后再逐渐进食,禁食奶类、豆类、含糖高的产气食物,多食粗纤维食物,如芹菜、香蕉、苹果等。如出现腹胀,指导患者按摩腹部、热敷或药物治疗,必要时给予肛管排气、胃肠减压等方法。

6.潜在并发症

(1)肺部并发症:包括肺不张、肺炎、血气胸等。术后由于伤口疼痛,患者主动咳嗽减少,不敢做深呼吸等动作,因此术后应指导患者进行有效咳嗽、咳痰,定时给予轴线翻身、拍背,及时清理呼吸道分泌物,遵医嘱给予雾化吸入,稀释痰液,促进痰液及时排出;必要时吸痰,保证呼吸道通畅。若患者出现血压下降、呼吸困难,血氧饱和度降低等症状,拍胸片诊断血气胸,遵医嘱胸腔闭式引流。胸腔闭式引流瓶放置于床旁低于身体水平位置,防止逆流,保持管路通畅,防止扭曲、打折;观察引流瓶水柱随呼吸波动情况,指导患者深呼吸、咳嗽,利于胸腔积液的排出,预防肺不张;倾倒引流液或转运患者时,需用两把止血钳夹住引流管;若出现引流水柱波动不畅,及时通知医生处理。

(2)肠系膜上动脉综合征:肠系膜上动脉压迫十二指肠,发生梗阻、胃肠液反流。临床出现恶心、腹胀、上腹部疼痛及间歇性呕吐等。一旦发生需禁食、胃肠减压,必要时行手术探查。

(3)脑脊液漏:观察引流液的性质、颜色、量,若引流量多且呈淡红色,同时患者伴有头痛、恶心、呕吐等症状,考虑脑脊液漏的发生。遵医嘱给予患者去枕平卧,必要时头低脚高位,观察伤口敷料有无渗出,及时通知医生换药。

7.健康指导

(1)功能锻炼:麻醉消退后即刻指导患者进行踝、膝关节的主动屈伸;第 2 天可指导患者进行直腿抬高锻炼,促进血液循环,增加肌肉力量,防止神经根粘连。具体方法:膝关节尽量伸直,足背背伸,抬至足跟距离床面约 10 cm 处,坚持 10~15 s 后休息,每组 10~15 次,双下肢交替进行,每日 3~4 组。

(2)饮食指导:术后 6 h 可以饮水,肠蠕动恢复后可从流食—半流食—普食逐渐过渡。肠蠕动未完全恢复前禁食产气多的豆类、奶类、甜食类食物。由于手术出血较多,鼓励患者高热量、高蛋白质、高维生素、粗纤维素食物,同时增加猪肝、大枣、绿色蔬菜等,增强患者体质,促进康复。

(3)支具的使用:患者下床活动佩戴支具,要求大小合适,松紧适宜。指导患者穿棉质衣服保护皮肤,并且防止汗液等浸湿支具内衬;着力部位用棉垫垫上,防止压疮;支具前片压于后片,松紧度以患者自觉不影响正常呼吸为宜。根据患者生长发育情况定期更换合适支具。

(4)下床指导:起床时,先将身体沿轴线翻向一侧,靠近床边,用对侧上肢支撑床铺,使上半身保持平直起床,同时双下肢垂于床边。

坐起后没有头晕眼花等不适后,在床旁站立,逐渐增加活动量,避免长时间卧床后突然站立引起直立性低血压而跌倒。

(5)出院指导:定期遵医嘱复查;伤口出现红肿热痛等异常时及时就诊;日常生活中活动时遵医嘱佩戴支具3~6个月,根据生长发育情况更换合适支具;坐位时两脚平踏地面,背部平靠椅背,臀部坐满整个座椅,坐具高矮适宜,捡东西时尽量保持胸腰背部平直,下蹲时弯曲膝部代替弯腰,物体尽量靠近身体,高处取物时用矮凳垫高,勿踮脚尖取物;6个月内,减少身体负重,渐进式增加活动量,避免剧烈运动。

(杨　芳)

第九节　腰椎间盘突出症

一、概述

腰椎间盘突出症(lumbar intervertebral disc herniation,LDH)亦称髓核突出(脱出)或腰椎间盘纤维环破裂症,主要是由于腰椎间盘各部分(髓核、纤维环及软骨)尤其是髓核有不同程度的退行性改变后,在外界因素的作用下,椎间盘的纤维环破裂,髓核组织从破裂之处突出(脱出)导致脊神经根、脊髓等遭受刺激或压迫,从而产生腰部疼痛。多见于青壮年,男性多于女性。

二、病因

1.腰椎间盘的退行性改变

长期慢性积累性劳损导致腰椎间盘退行性改变,腰椎间盘纤维环变性,髓核脱水、张力降低,遇到外力或椎间盘压力突然增高,可使纤维环破裂,髓核突出。

2.外伤

例如弯腰搬重物时腰部的超荷负重以及各种形式的腰扭伤等,均可使椎间盘在瞬间髓核受压张力超过了纤维环的应力,造成纤维环破裂,髓核从破裂部突出。

3.职业

例如驾驶员长期处于坐位和颠簸状态,从事重体力劳动者和举重运动员过度负荷等,造成椎间盘内压力增大。

4.其他

遗传因素、腰骶先天异常、腰椎间盘压力突然升高等。

三、流行病学

腰椎间盘突出症为临床上最常见的疾患之一,占下腰痛患者的 $10\%\sim15\%$,男性与女性之比是 $(7\sim12):1$,多见于青壮年,虽然腰椎各节段均可发生,但以第 $4\sim5$ 腰椎最为多见。

四、临床表现

1.腰痛

持续性腰背部钝痛多见,有些也会表现腰背部痉挛性剧痛。

2.下肢放射痛

下肢放射痛表现为腰部至大腿及小腿后侧的放射性疼痛或麻木感,甚至可放射到足跟和足趾。

3.间歇性跛行

间歇性跛行表现为行走约百米,严重时数十米后,出现一侧或双侧腰腿酸痛,下肢麻木无力,休息后症状缓解或消失,继续行走症状再次出现。

4.马尾神经症状

主要表现为会阴部麻木和刺痛感,排便和排尿困难。

5.腰椎姿势异常

腰痛引起的反射性肌肉痉挛,致使腰椎生理前凸变小、完全消失,甚至变为后凸。

五、辅助检查

1.影像学检查

影像学检查包括腰椎正侧位、斜位片,CT、MRI 等,肌电图检查,脊髓造影等对腰椎间盘突出症有一定的诊断意义。

2.体格检查

患者步态异常,甚至跛行,直腿抬高试验和加强试验阳性。

六、治疗原则

(一)非手术治疗

发病初期症状较轻者,或全身及局部情况不宜手术者可保守治疗。包括卧硬板床,辅以理疗及按摩,佩戴支具,以及牵引、封闭等。

(二)手术治疗

1.适应证

(1)非手术治疗无效或复发,症状严重影响生活的患者。

(2)神经损伤症状明显,甚至恶化,疑有椎间盘纤维环完全破裂、髓核碎片突出至椎管者。

(3)出现大小便功能障碍的患者。

(4)合并腰椎管狭窄症或腰椎滑脱患者。

2.手术方法

(1)全椎板切除髓核摘除术:适合椎间盘突出合并有椎管狭窄、椎间盘向两侧突出、中央型巨大突出以及游离椎间盘突出。此术式减压充分。

(2)半椎板切除髓核摘除术:适合于单纯椎间盘向一侧突出者。术中切除椎间盘突出侧的椎板和黄韧带。

(3)显微外科腰椎间盘摘除术:适合于单纯腰椎间盘突出。此手术损伤较小,但应选择好适应证。

(4)经皮腰椎间盘切除术:适用于单纯腰椎间盘突出。此术式需术者经过专门训练,熟悉镜下操作。同时严格掌握适应证,不可滥用。

(5)人工椎间盘置换术:是近年来临床开展的术式。人工椎间盘设计基本分为两类,一类是替代全部或部分纤维环和髓核,另一类仅置换髓核。其手术适应证尚存在争议。

七、常见护理诊断/问题

1.疼痛

疼痛与椎间盘突出压迫和刺激神经根以及手术创伤有关。

2.躯体移动障碍

躯体移动障碍与疼痛和疾病有关。

3.潜在并发症

脑脊液漏、感染、DVT等。

八、护理措施

(一)术前护理

1.呼吸功能锻炼

术前指导患者练习深呼吸、吹气球、爬楼梯以及使用呼吸功能锻炼仪等,增加肺活量,防止术后肺部并发症的发生。同时指导患者戒烟,鼓励其咳嗽咳痰,必要时使用超声雾化吸入。

2.体位训练

术前指导患者床上练习俯卧位,全身肌肉放松,呼吸平稳,每日 2~4 次,时间逐渐延长至每日 3~4 h。术前指导患者练习床上大小便,防止术后卧床期间发生尿潴留或便秘。

3.心理护理

腰椎间盘突出症的患者病程较长,易反复发作,生活及工作中造成负担,因此护士应多与患者沟通,了解患者的心理状态,耐心讲解疾病的病因、临床症状及体征,常规辅助检查以及手术方式、方法及预后,介绍成功病例,增加患者对手术的信心,主动接受治疗和护理。同时加强亲人的关怀和鼓励。

(二)术后护理

1.生命体征监测

监测血压、脉搏、呼吸、血氧饱和度的变化,给予低流量吸氧。保持呼吸道通畅,同时观察患者神志、面色、口唇颜色、有无痰鸣音;每日监测体温 4 次,术后 3 d 体温可升高至 38.5 ℃左右,与术后吸收热有关,若体温持续 39 ℃左右数天,应警惕术后感染的可能,及时通知医生。

2.脊髓神经功能的观察

由于手术的牵拉及周围血肿的压迫均可造成脊髓及神经的损伤,术后应密切观察双下肢神经功能恢复情况,同时观察双下肢有无肿胀、皮温是否正常,术前症状有无改善或加重,必要时遵医嘱给予激素治疗以减轻神经根水肿。

3.体位护理

术后平卧 4~6 h,以减轻切口疼痛和术后出血。之后可以轴线翻身每 2 h 一次,翻身时保持脊柱平直,勿屈曲扭转。

4.伤口引流的观察及护理

保持伤口负压引流的通畅、安全,妥善固定,防止引流管扭曲、折叠。检查引流管有无脱出,同时观察引流液的性质、颜色、量并准确记录,判断有无出血;若引流量多且呈淡红色,同时患者伴有头痛、恶心等症状,考虑脑脊液漏的发生,及时报告医师进行处理。若 24 h 引流液少于 50 mL,可根据情况拔除引流管。

5. 疼痛的护理

由于手术创伤大,术后可以使用由麻醉师准备的患者自控式止痛泵(PCA)。对患者使用数字分级法(NRS)进行评估,给予患者提供安静舒适的环境,以及转移其注意力的同时做好心理护理,必要时根据医嘱使用止痛药,减轻患者疼痛症状。

6. 腹胀

由于术后卧床导致肠蠕动减慢,加之 PCA 的不良反应等,均可能导致腹胀。指导患者深呼吸,腹部按摩,床上加强功能锻炼,禁食产气多的豆类、奶类、甜食类食物,必要时遵医嘱给予灌肠、肛管排气或服用药物促进肠蠕动。

7. 饮食指导

术后 6 h 可以饮水,肠蠕动恢复后可从流食—半流食—普食逐渐过渡。肠蠕动未完全恢复前禁食产气多的豆类、奶类、甜食类食物。保证患者高热量、高蛋白质、高维生素、粗纤维素食物,增强患者体质,促进康复。

8. 健康指导

(1)直腿抬高锻炼:促进血液循环,增加肌肉力量,防止神经根粘连。具体方法:膝关节尽量伸直,足背背伸,抬至足跟距离床面约 10 cm 处,坚持 10～15 s 后休息,每组 10～15 次,双下肢交替进行,每日 3～4 组。

(2)支具的使用:患者下床活动佩戴支具,要求大小合适,松紧适宜。指导患者穿棉质衣服保护皮肤,并且防止汗液等浸湿支具内衬;支具前片压于后片,松紧度以患者自觉不影响正常呼吸为宜。

(3)下床指导:起床时,先将身体沿轴线翻向一侧,靠近床边,用对侧上肢支撑床铺,使上半身保持平直起床,同时双下肢垂于床边。坐起后没有头晕眼花等不适后再下地行走,避免长时间卧床后突然站立引起直立性低血压而跌倒。

(4)出院指导:定期复查;伤口出现红肿热痛等异常时及时就诊;日常生活中活动时佩戴支具,坐位时两脚平踏地面,背部平靠椅背,臀部坐满整个座椅,捡东西时尽量保持腰背部平直,下蹲时弯曲膝部代替弯腰,禁止脊柱弯曲、扭转、提重物等活动或劳动。

(杨　芳)

第十节　胸椎管狭窄

一、概述

因发育异常或椎间盘退变、椎体及关节突增生、后纵韧带骨化、黄韧带肥厚或外伤等因素造成胸椎管狭窄及神经根管狭窄而引起的脊髓或脊神经受压的综合征,称胸椎管狭窄症,较腰椎管狭窄、颈椎管狭窄少见,多见于中年男性。

二、病因

1.慢性退行性病变

黄韧带骨化、后纵韧带骨化、小关节肥大、硬膜增厚、硬膜外间隙消失等。

2.累积性劳损

反复的损伤、修复，导致黄韧带骨化。

3.代谢异常

氟、磷的代谢与黄韧带骨化的关系，但尚不明确。

4.其他

其他病因有炎症，遗传性因素，继发于某些疾病，如强直性脊柱炎后期等。

按病因分为先天性胸椎管狭窄和获得性胸椎管狭窄。按受累节段分为以下几型。

(1)单椎关节型：椎管狭窄病理改变局限于一个椎节及关节突。

(2)多椎关节型：椎管狭窄病理改变累及连续的多个椎节。

(3)跳跃型：椎管狭窄病理改变常累及多个椎节，但不连续，两处狭窄之间至少有一个正常节段。

(4)后纵韧带骨化型：可是单一节段，也可是多个节段，以后纵韧带骨化压迫为主。

(5)伴椎间盘突出型：可能伴有外伤史，突出的胸椎间盘压迫脊髓。

三、临床表现

(1)早期症状不典型，呈多样化。表现双下肢麻木，步态不稳。

(2)大多数患者出现间歇性跛行。

(3)腰背部疼痛，伴有胸腹部束带感，严重出现呼吸困难。

四、辅助检查

1.体格检查

患者行走缓慢，呈蹒跚步态；脊柱偶有侧弯；病损节段以下感觉减退或消失；下肢肌张力增高，肌力下降；浅反射消失，深反射亢进；胸椎压痛明显，有棘突叩击痛并有放射痛。

2.脊柱 X 线

脊柱 X 线可提示骨质疏松，椎体边缘骨质破坏，椎间盘钙化，关节间隙变窄，胸椎黄韧带骨化和胸椎后纵韧带骨化。

3.CT

CT 可清晰显示骨性椎管及骨化韧带的结构；CT 造影（CTM）可准确地显示脊髓压迫的情况，缺点是需要多节段地进行横断扫而且是有创性检查。

4.MRI

MRI 清楚显示胸椎病变及部位、病因、压迫程度、脊髓损害情况；病变椎体的破坏程度以及与周围组织的关系；确定神经受压迫的范围。

是确诊胸椎管狭窄最为有效的辅助检查。

5.脊髓造影

脊髓造影可以帮助定位和诊断。

五、治疗原则

1.非手术治疗

对于急性期或是病情突然加剧者需绝对卧床休息;脊柱稳定性受到影响可使用胸腰椎支具;对于疼痛患者可口服镇痛药、外敷镇痛消炎药,亦可选择理疗等保守治疗方法。

2.手术治疗

症状明显、非手术治疗无效,特别是神经压迫症状明显者。

六、常见护理诊断/问题

1.疼痛

疼痛与疾病本身以及手术创伤有关。

2.有外伤的危险

外伤与疼痛及截瘫等症状有关。

3.潜在并发症

脑脊液漏、硬膜外血肿、DVT等。

七、护理措施

(一)术前护理

1.呼吸功能锻炼

指导患者练习深呼吸、吹气球、爬楼梯以及使用呼吸功能锻炼仪等,增加肺的通气功能,增加肺活量,防止术后肺部并发症的发生。

同时指导患者戒烟,鼓励其咳嗽咳痰,必要时使用超声雾化吸入。

2.心理护理

胸椎管狭窄患者病程复杂,常合并截瘫,生活质量下降,患者更容易产生紧张、恐惧等心理。护士应主动与患者交谈,主动倾听,让他们把自己内心想法表达出来,向其解释有关胸椎管狭窄的知识、手术方案以及术后注意事项,减轻患者的心理负担,以乐观积极的态度积极配合治疗和护理。

(二)术后护理

1.生命体征监测

监测血压、脉搏、呼吸、血氧饱和度的变化,低流量吸氧。保持呼吸道通畅,同时观察患者神志、面色、口唇颜色、有无痰鸣音;每日监测体温4次,术后3d体温可升高至38.5℃左右,与术后吸收热有关,若体温持续39℃左右数天,应警惕术后感染的可能,及时通知医生。

2.脊髓神经功能的观察

由于术中的牵拉可造成脊髓及神经根的损伤,易导致双下肢麻木、疼痛、活动障碍及大小便异常等神经系统症状。术后应密切观察双下肢肌肉力量、运动恢复情况及感觉,做好护理记录,及时与医生沟通,给予相应处理。

3.伤口引流的观察及护理

保持伤口负压引流的通畅、安全,妥善固定,防止引流管扭曲、折叠。检查引流管有无脱出,同时观察引流液的性质、颜色、量并准确记录,判断有无出血;若24h引流液少于50mL,可根据情况拔除引流管。

4.疼痛

由于手术创伤大,术后可以使用 PCA。对患者使用数字分级法(NRS)进行评估,给予患者提供安静舒适的环境以及转移其注意力的同时做好心理护理,必要时根据医嘱使用止痛药,减轻患者疼痛症状。

5.体位护理

术后平卧 4～6 h,以减轻切口疼痛和术后出血。如恶心呕吐,头可偏向一侧,防止呕吐物反流引起窒息。之后可以轴线翻身每 2 h 一次,翻身时保持脊柱平直,勿屈曲、扭转。

6.潜在并发症

(1)脑脊液漏:观察引流液的性质、颜色、量,若引流量多且呈淡红色,同时患者伴有头痛、恶心呕吐等症状,考虑脑脊液漏的发生。遵医嘱给予患者去枕平卧,必要时头低脚高位,观察伤口敷料有无渗出,及时通知医生换药。

(2)压疮:由于胸椎管狭窄患者病程较长,术后卧床时间长,加之部分患者体质量大,同时伴有截瘫者,注意观察患者皮肤情况,定时协助轴线翻身,每 2 h 一次,避免局部皮肤长期受压产生压疮,可以使用压疮垫、压疮膜保护,对于截瘫患者,注意翻身时保持双下肢功能位,增加患者舒适感。同时增加患者营养。

(3)下肢深静脉血栓形成:鼓励患者尽早进行踝关节屈伸练习以及双下肢直腿抬高运动,促进下肢静脉血液回流,必要时遵医嘱使用抗血栓弹力袜,血液循环驱动治疗以及抗凝药物预防血栓的发生。若出现下肢肿胀,患者主诉疼痛等不适时,需做双下肢彩超,一旦确诊血栓形成,注意观察下肢皮温、肿胀情况、足背动脉搏动情况等,同时监测生命体征,遵医嘱用药,防止肺栓塞的发生。

7.健康指导

(1)功能锻炼

1)踝、膝关节的主动屈伸:麻醉消退后即刻指导患者进行。

2)直腿抬高锻炼:促进血液循环,增加肌肉力量,防止神经根粘连。具体方法:膝关节尽量伸直,足背跖屈,抬至足跟距离床面约 10 cm 处,坚持 10～15 s 后休息,每组 10～15 次,双下肢交替进行,每日 3～4 组。

(2)支具的使用:患者下床活动佩戴支具,要求大小合适,松紧适宜。指导患者穿棉质衣服保护皮肤,并且防止汗液等浸湿支具内衬;支具前片压于后片,松紧度以患者自觉不影响正常呼吸为宜。

(3)下床指导:起床时,先将身体沿轴线翻向一侧,靠近床边,用对侧上肢支撑床铺,使上半身保持平直起床,同时双下肢垂于床边。坐起后没有头晕眼花等不适后再下地行走,避免长时间卧床后突然站立引起直立性低血压而跌倒。

(4)出院指导

1)定期复查:伤口出现红肿热痛等异常时及时就诊。

2)日常生活中活动时佩戴支具,坐位时两脚平踏地面,背部平靠椅背,臀部坐满整个座椅,坐具高矮适宜,捡东西时尽量保持胸腰背部平直,下蹲时弯曲膝部代替弯腰;禁止脊柱弯曲、扭转、提重物等活动或劳动。

(杨　芳)

第十一节　前交叉韧带重建术的护理

一、概述

前交叉韧带损伤是最常见而严重的运动创伤之一，前交叉韧带撕裂引起膝关节不稳，治疗不当将引起膝关节功能严重障碍。由于损伤暴力较大，常合并其他主要结构损伤，诊断、处理不当将会延误治疗，同时由于前交叉韧带的力学功能日益得到重视，以及损伤后造成的功能性不稳定，造成膝关节不能满足日常生活和运动的需要，并可导致膝关节一系列后遗病变，因此应该行手术治疗，重建韧带及其功能。前交叉韧带损伤的修复重建一直是骨科和运动创伤领域的重要研究课题。

二、病因

前交叉韧带断裂的主要原因是运动损伤，约占 70% 以上。

患者数最多的项目是篮球和足球，此外，在从事柔道摔跤和田径的专业运动员中，和在爱好滑雪、羽毛球、排球运动的普通人中，前交叉韧带断裂比较多见。非运动损伤，包括交通伤、生产生活意外伤，约占 27%。

三、临床表现

（一）好发群体

25 岁以内的专业运动员，18～35 岁的非运动员；男性发生率约为女性的 2 倍，但运动员中女性发生率高于男性；一些特殊职业如军人、舞蹈演员和杂技演员发生率高于一般人群。

（二）疾病症状

新鲜和陈旧性的前交叉韧带断裂在临床表现上有所不同。

1. 新鲜前交叉韧带断裂主要表现

（1）韧带撕裂时伴有撕裂声和关节错动感，关节内出血，导致关节肿胀、疼痛，多数不能继续从事原来的运动，甚至伸直和过屈活动受限。

（2）查体时浮髌试验阳性，Lachman 检查松弛、无抵抗。

（3）膝关节核磁检查提示关节内积血，前交叉韧带肿胀或连续性中断，可以看到残端，股骨髁间窝外侧壁或股骨外髁后方和相对应的胫骨平台骨挫伤表现。

2. 陈旧性前交叉韧带断裂主要表现

（1）关节松弛不稳，患者在运动中有膝关节错动感或无力感，不能急停急转，不能用患腿单腿支撑。

（2）运动中膝关节容易反复扭伤、疼痛，造成半月板损伤后甚至出现反复交锁。

（3）查体：Lachman 检查松弛无抵抗，前抽屉试验阳性。

（4）膝关节核磁检查提示：前交叉韧带连续性中断，可以看到残端，股骨外髁和胫骨平台骨挫伤表现。

时间过久的，韧带的形态消失，出现骨质增生表现。

（5）KT 1 000、KT 2 000 关节测量仪可以定量检查膝关节前向移位的程度，与健侧相比移动大于 3 mm 以上。

四、常见护理诊断/问题

1.疼痛

疼痛与关节积液、游离体、伤口有关。

2.焦虑

焦虑与担心手术预后有关。

3.躯体移动障碍

躯体移动障碍与行走疼痛、关节肿胀、术后关节活动受限有关。

4.潜在并发症

下肢深静脉血栓形成、感染等。

五、护理措施

(一)术前护理

1.术前准备

(1)全面了解患者各系统功能状态,年龄较大、体质较弱者给予全身支持疗法;合并高血压、糖尿病、心脏病、肺功能不良者应待症状控制后再施行手术。

(2)皮肤准备:按膝关节手术范围准备,术前一日备皮,清洁手术区。仔细观察术区皮肤情况,有擦伤或水疱及时通知医生。

(3)肠道准备:按全麻进行。

2.心理护理

意外创伤或膝关节疾病使患者承受着精神和肉体上的痛苦,当了解手术能恢复关节功能、解除痛苦后,多数患者都愿意尽快手术。但由于术后可能发生一些并发症,患者存在顾虑和恐惧心理。

针对患者存在的心理问题,以信任和尊重的方式与患者及其家属进行交谈,说明手术的方法、目的和术后效果,消除患者的心理负担,使其在平静的心理状态下接受手术,主动配合手术和术后康复治疗,提高手术成功率。

(二)术后护理

1.生命体征监测

手术一般采用全麻,患者回病房后,置患者于平卧位,吸氧,观察监测患者血压、脉搏、呼吸的变化。

2.体位

患者术毕回病房,平卧 6 h,双下肢伸直位。患肢可能会有一个长腿石膏,在石膏下垫软枕,保持膝关节放松。保留伤口引流通畅,准确记录引流量。

3.患肢感觉活动观察

观察患肢感觉及运动功能,有些患者术后有止血带综合征,遵医嘱使用营养神经药物,向患者解释患肢麻木的原因,消除患者的紧张情绪。

4.健康指导

(1)制订康复计划:膝关节是人体负重最大的关节,活动范围大,患者对生活质量要求高,对膝关节镜手术后的患者,术后的康复治疗与手术同等重要。一个设计完美、实施成功的术后康复计划是膝关节达到良好功能恢复的必要条件。交叉韧带重建术后患者康复治疗计划较复杂，需要认真与患者沟通，共同制订康复计划，严格按照计划循序渐进地进行功能康复。

（2）术后当日：术后当天，当患者麻醉清醒后，即可以指导患者进行足趾的活动及踝泵运动。目的是使下肢肌肉收缩，挤压腓肠肌，防止下肢深静脉血栓，减轻下肢肿胀。

（3）术后第 1 天：在术后当天的基础上，指导患者进行股四头肌等长收缩练习。股四头肌的作用对于下肢来说至关重要，下肢的很多动作都要靠股四头肌的力量才能完成。因此，术后需要尽早地对股四头肌进行康复功能训练。

具体的练习方法：患者仰卧位，下肢伸直，足尖朝上，用力绷紧大腿与小腿肌肉，并将膝部下压，持续 5～10 s，然后放松，重复 20～30 次，每日 3 次。每次依患者耐受情况增加运动量。患者刚开始练习的时候不容易找到肌肉收缩的感觉，可以让患者将手放在股四头肌的位置，当患者收缩肌肉的时候，如果股四头肌变硬，说明锻炼是有效的。

（4）术后第 2 天：在术后当天即术后第一天的功能锻炼的基础上，进行直腿抬高训练，目的是保持与提高下肢股四头肌肌力。

基本方法：患者仰卧位，伸膝后抬腿至足跟离床 15 cm，保持 5～10 s，然后慢慢放下，放松腿部肌肉。再重复以上动作 20 遍，每日 2～3 次。

5. 前后交叉韧带重建

术后要佩戴可拆卸支具或铰链式支具 6～12 周，至少需要佩戴 4 周，因为韧带需要 3 周时间才能达到初步愈合。3 周后逐渐开始锻炼膝关节的活动度。

（杨　芳）

第十二节　血友病关节炎

一、概述

血友病（haemophilia）为一组遗传性凝血功能障碍的出血性疾病，其共同的特征是活性凝血活酶生成障碍，凝血时间延长，终身具有轻微创伤后出血倾向，重症患者没有明显外伤也可发生自发性出血。血友病关节炎（hemophilicarthritis，HA）是指因关节内出血，血友病患者关节受到侵蚀，致关节肿胀、强直，甚至畸形的一种关节疾病，是血友病最常见的并发症之一。血友病关节炎可累及全身各大关节，但以累及膝关节（70%）最为常见；其他依次为肘关节（65%）、踝关节（64%）、髋关节（22%）、肩关节（14%）及腕关节（6%）。

二、病因

血友病关节炎是血友病患者关节腔频繁出血引起软骨退行性变和滑膜炎症，继而关节出现纤维化损害，导致关节挛缩、关节变形及关节炎，并依次出现肌肉萎缩、运动受限、骨质疏松和残疾。

三、临床表现

Armold 于 1977 年根据临床及 X 线片表现将血友病关节炎分为 5 期。

1. Ⅰ期

X线显示骨骼正常,可见关节积血或关节周围软组织出血所致软组织肿胀阴影。

2. Ⅱ期

与亚急性关节炎相似,出现骨质疏松,尤以骨骺部显著,关节间隙正常,无骨囊肿改变。

3. Ⅲ期

关节破坏明显,关节软骨仍保留完整,软骨间隙无明显狭窄,偶可见与关节相通的软骨下囊腔,膝关节髁间窝和尺骨滑车切迹多变宽。

4. Ⅳ期

关节软骨破坏,间隙变窄,与Ⅲ期相比更显著。

5. Ⅴ期

关节间隙消失,骨骺扩大,关节结构破坏。

四、辅助检查

1. 实验室检查

血友病患者血管壁和血小板功能正常,因此出血时间(BT)正常。患者有正常的纤维蛋白原和因子Ⅱ、Ⅶ、Ⅴ活性,因此凝血酶原时间(PT)正常。但是有功能的凝血因子Ⅷ活性或Ⅸ缺乏,是内源性凝血系统的试验异常。诊断必须基于体外凝血活性的筛选试验,部分凝血活酶时间(APTT或KPTT)或凝血活酶生成时间(比格斯氏TGT)。若BT、PT、TT(凝血酶时间)都正常而APTT延长,则进一步测定血浆FⅧ:C或FⅨ水平。FⅧ:C存在于正常及硫酸钡或氢氧化铝吸附的新鲜血浆中,但不存在于血清;FⅨ存在于正常血清而不存在于吸附血浆中,因此若APTT(KPTT)或比格斯氏TGT可被正常吸附血浆纠正而不被正常血清纠正,则可定性诊断为甲型血友病;若异常比格斯氏TGT可被正常血清纠正而不被吸附血浆纠正,则可定性诊断为乙型血友病。实验室检查才能确诊血友病,最主要的是筛选试验。

2. X线检查

膝关节负重正、侧位X线片;下肢髋、膝、踝关节全长X线;判断血友病性膝关节炎病理变化情况,分期;骨骼畸形、骨赘增生;股骨干、胫骨干生理弯曲角度;股骨干机械轴与下肢力线角度;胫骨髁截骨后倾角度;骨骼缺损的预计;人工关节的测量。

五、治疗原则

血友病关节炎的治疗要综合考虑多种因素,包括患者关节炎所处的时期、关节受累程度、疼痛、活动度、抗血友病因子的需求量、激素及镇痛药用量等。

(一)凝血因子的替代补充治疗

早期血友病患者,补充所缺乏的凝血因子,减少关节内出血,延缓血友病关节炎的进展。由于凝血因子价格昂贵,一般来说连续预防性补充凝血因子较难实现。目前多采取凝血因子的替代补充治疗,以控制急性关节内出血或大的组织出血。理想的因子水平应保持在正常水平的25%～50%,持续5～10 d。

关节腔内或肌内出血时需早期补充缺乏的因子,在血中因子Ⅷ水平达正常人5%～15%,数小时后,出血即停止。因子Ⅷ的半衰期为12 h,在这种情况下,多次小剂量输入补充比单次大剂量好,以每8 h给1次比较合理。因子Ⅸ半衰期为18 h,以每12 h给药比较合理。目前可供补充的制剂有下列几种。

1.新鲜冰冻血浆

新鲜冰冻血浆含有正常人血浆的全部成分,包括稳定和不稳定因子、纤维蛋白原、各种蛋白质等,多种凝血因子缺乏时使用效果较好。输注新鲜冰冻血浆的剂量为 $10\sim15$ mL/kg 时,凝血因子可提高至正常人的 25%,并有止血功能。但是,凝血因子严重不足时输注血浆不能达到单一凝血因子的有效浓度。

2.冻干人凝血因子Ⅷ浓缩剂

每毫升冻干人凝血因子Ⅷ含量为 $3\sim5$ U,为正常人血浆的 $4\sim6$ 倍,使用后血浓度可达正常人 60%～80%,是最为理想的补充剂。

(二)滑膜切除术

血友病性关节滑膜炎阶段,持续的滑膜炎或反复的关节腔内出血,经 $3\sim6$ 个月保守治疗无效,可考虑外科干预,清除炎性滑膜,尽可能保持关节活动度,避免关节软骨的进一步破坏。

(三)人工全膝关节置换术

关节置换术不仅可以消除疼痛、改善功能,而且可以彻底切除出血的滑膜,减少关节出血的机会,挽救关节功能。

1.适应证

导致关节功能丧失的严重的关节疼痛,并且这种疼痛经正规内科治疗无效。单纯的关节屈伸障碍或屈曲挛缩不是适应证。

2.禁忌证

关节强直、近期有感染病史、长期吸毒成瘾、FⅧ抗体阳性。

六、常见护理诊断/问题

1.疼痛

疼痛与组织出血、手术切除、牵拉组织有关。

2.部分自理能力缺陷

部分自理能力缺陷与手术、关节畸形有关。

3.躯体移动功能障碍

躯体移动功能障碍与术后切口疼痛有关。

4.焦虑

焦虑与对手术效果有顾虑有关。

5.潜在并发症

出血、感染、假体松动、下肢深静脉血栓形成等。

七、护理措施

(一)术前护理

1.预试验

预试验也称凝血因子补充预试验。是血友病关节炎患者手术成功与否及术后能否进行功能锻炼最重要的一项内容。预试验的具体方法如下:按 80%～100% 水平输注,输注后即刻、0.5 h、1 h、2 h、6 h、8 h、12 h、24 h 对凝血因子活性水平进行监测。待各项结果回报后请血液内科会诊,帮助制订患者围术期凝血因子替代方案。

因为IX因子与VIII因子比较,半衰期更长,因此,对于甲型和乙型血友病患者的治疗方案不同。

2.充分的术前准备

凝血因子和血液制品。血友病患者进行手术最大的风险就在于出血及其带来的一系列并发症,因此术前必须进行充分的准备,以达到围术期接近正常的凝血功能,最大限度减少出血的风险,通过凝血因子替代治疗可以达到这一目标。当患者做完预试验后,可以估算围术期患者需要冻干人凝血因子VIII(甲型血友病患者)或凝血酶原复合物(乙型血友病患者)的用量。术前与药房沟通,保证有充足的凝血因子替代治疗物后方可为患者安排手术。

此外,尽管进行了合理的替代治疗,围术期出血的风险依然存在,特别是在产生凝血因子抑制物的情况下。因此术前准备充分的血液制品,包括红细胞悬液和新鲜冰冻血浆非常重要。一旦发生严重的出血并发症,及时而足量地补充血液制品对于保证患者的生命安全和手术成功是非常关键的。

3.备皮

目前骨科备皮的方法是采用备皮刀进行备皮。但是,血友病患者极易发生出血,出血后不易止血。如果备皮刀刮破皮肤,不仅造成出血,而且容易发生伤口感染。血友病性关节炎的患者手术部位均在关节处,更容易发生刮破现象。所以,对于血友病关节炎的患者,建议遵医嘱不备皮或采用脱毛膏备皮。术前仔细检查手术区域皮肤情况,确定拟切口部位无红、肿、硬结、皮下出血点、瘀斑等。

4.心理护理

血友病是一种遗传性疾病,起病早、病程长,给患者及家庭造成极大的痛苦。随着血友病关节炎的进展,患者逐渐出现关节畸形、功能障碍及行走困难等,加之反复出血使用凝血因子带来的沉重经济负担,使得患者在思想上受到很大打击,心理负担过重,从而出现焦虑、不安、烦躁等情绪,甚至有的患者悲观厌世、拒绝治疗。

而由于血友病是遗传疾病,患者的家属,尤其是患者的母亲,除了担心手术效果外,对患者还有内疚情绪。医护人员要根据他们不同的心理需求提供心理疏导。向患者说明凝血因子替代治疗方案、手术方案及围术期注意事项等,患者只有充分了解这些信息,才能更好地配合医生进行手术治疗,从而达到最佳的手术效果。

5.术晨补充凝血因子

遵医嘱术前半小时输注首剂凝血因子,以保证手术的顺利进行。补充凝血因子原则:首剂足量,替代治疗应进行到伤口完全愈合,输注时密切观察有无变态反应发生,注意严格无菌操作。

(二)术后护理

1.发热的护理

由于血友病患者反复揉摩局部易导致皮下出血,术后发热时禁用乙醇擦浴。向患者解释术后发热多属于吸收热,不必紧张,嘱其多饮水。必要时,遵医嘱给予患者药物降温,避免物理降温。

2.疼痛护理

患者主诉患肢疼痛时,应警惕是否有关节内出血,及时请示主管医生判断患者是否存在关节内出血,如伤口渗血颜色新鲜,切口张力较大,浮髌征(＋),则应怀疑关节内出血,在无菌条件下行关节腔抽液后加压包扎,以降低关节腔压力,缓解疼痛,有助于减轻积血对关节软骨和骨质的破坏。

护士应及时、主动评估患者疼痛,教会患者非药物镇痛方法,讲解药物镇痛的作用及不良反应,指导患者功能锻炼时疼痛的控制方法等。

3. 伤口护理

密切观察伤口引流及渗血情况。敷料有渗血时,及时通知医生换药,必要时加压包扎,警惕有关节内出血及活动性出血的情况。引流管长度应适宜并妥善固定。引流液过少而患者主诉局部胀痛时应考虑引流不畅,需及时查找原因。

4. 功能锻炼

功能锻炼是血友病关节炎患者术后的护理重点也是难点,血友病关节炎患者肌肉、骨骼长期失用,肌肉萎缩、骨质强度差,功能锻炼要求缓慢、持续、循序渐进。早期以 CPM 被动锻炼为主,主动与被动相结合,使萎缩的肌肉和疏松的骨骼逐步康复。早期功能锻炼要求在凝血因子输注后 6 h 内进行,活动度及运动强度增加最好在输注后 2～3 h 内进行。功能锻炼需根据患者的耐受及出血风险情况,随时动态调整。

如果患者膝关节伸直受限,遵医嘱使用皮牵引,协助保持患肢的伸直位,目的是保证患者下地活动时步态的正常。患者使用皮牵引期间,护士注意皮牵引及皮肤的护理。

5. 出血的预防

尽量避免有创注射、治疗。护士操作时动作轻柔,尽量口服给药。必须注射时应注意缓慢注射,注射后局部压迫 5～10 min,禁止揉摩。观察患者有无其他部位的出血、肌肉疼痛、麻木症状,如有出血要及时报告医生处理。注意观察患者大小便颜色、性状,有无腹部不适,及时发现消化系统及泌尿系统出血。

6. 下肢深静脉血栓形成的预防

对于甲型血友病的患者,围术期补充的是冻干人凝血因子Ⅷ,且并不是全程全量的,所以,患者还是表现为出血倾向。

对于乙型血友病的患者,围术期补充的是人凝血酶原复合物。如果剂量选择不准确,患者有形成血栓的风险。所以,护士对于乙型血友病的患者应该遵医嘱进行血栓的三阶梯预防。

7. 健康教育

(1)无症状期患者可参加不易受伤的活动或工作,发现出血症状及时就医。

(2)功能锻炼指导:给予患者可量化的指标,并嘱家属一起监护和督促患者完成。日常活动应避免膝关节过度负重,以减轻膝关节磨损机会,应避免以下运动,如蹲马步、爬山、上下楼梯、跑步、提重物、走远路。提重物以推车代替手提,上下楼梯多用扶手。

(3)对辅助工具(助行器、拐杖等)的安全使用进行指导。

(4)指导患者离院后如出现任何不适均应及时来院复查,以免造成不良后果。

(杨　芳)

第十三节　骨肿瘤

一、骨软骨瘤的护理

(一)概述

骨软骨瘤(osteochondroma)是一种常见的、软骨源型的良性肿瘤,是位于骨表面的骨性突起物,顶面有软骨帽,中间有髓腔。多见于青少年,随机体发育而增大,当骨骺线闭合后,其生长也停止。

占良性骨肿瘤的40%以上,在良性骨肿瘤中发病率位居第一。骨软骨瘤有单发性和多发性两种。单发性约占90%。

(二)病因

单发性骨软骨瘤无遗传性。多发性骨软骨瘤也称遗传性软骨发育不良,是一种骨骼发育异常,在骨骼上可形成大小不等的骨隆起,是常染色体显性遗传性疾病,大多数患者有家族遗传史。

(三)临床表现

1.肿块

通常肿瘤生长缓慢,没有症状,偶尔发现无痛性骨性肿块。

2.疼痛

一般无明显疼痛和压痛。若肿瘤靠近血管、神经、肌腱、关节或肿瘤较大时,可引起相应的压迫症状。

3.功能障碍

肿瘤较小时不出现明显的症状和体征,肿瘤大者常因合并肢体短缩和弯曲畸形,影响关节功能。

(四)辅助检查

1.X线检查

特点为骨骺或干骺端向外突出的骨性突起,从骨骺端向同骨的骨干方向生长,形状不一,如杵状、棒状、蘑菇状、菜花状、广基底的平台状。在肿瘤的顶端有软骨覆盖,称为软骨帽盖,帽盖小且有规则点状钙化,分界清楚的为良性生长。帽盖大且厚,边界不清楚,有不规则不完全的钙化,应考虑恶性变。

2.CT检查

瘤顶部有圆形或菜花状不规则的高密度影,为软骨帽内的钙化所致,无钙化的软骨帽表现为低密度透亮带。

3.磁共振(MRI)

MRI可显示肿瘤周边的滑囊改变。

(五)治疗原则

对没有症状的骨软骨瘤,不一定需要做切除手术,对有明显症状者,则应考虑予以切除。在切除骨软骨瘤时,应包括肿瘤基底部周围的正常骨组织及纤维包膜、软骨帽,一并完整切除,否则容易复发。

若骨软骨瘤迅速增大,并有疼痛者,应考虑有恶变倾向,应尽早做彻底切除。

(六)常见护理诊断/问题

1.疼痛

疼痛与肿瘤压迫周围组织有关。

2.部分生活自理能力缺陷

部分生活自理能力缺陷与术后肢体移动困难有关。

3.躯体移动障碍

躯体移动障碍与术后伤口及疼痛限制活动有关。

(七)护理措施

1.术前护理

(1)知识宣教:向患者解释疾病的基础知识,告知患者最终的诊断需要通过术后的病理检查结果确认。

(2)术前准备:向患者介绍术前检查的意义,争取患者配合。完善各项检查,如血尿常规、生化检验、心电图、胸片等,以便医生全面评估患者病情。责任护士对患者进行宣教时,需告知患者接受血液生化检查前应禁食禁水8 h以上,接受心电图检查前需静坐20 min。

(3)心理护理:给予患者安慰和心理支持,使患者情绪稳定,积极配合治疗,乐观地对待疾病,积极与患者家属进行沟通,做好患者的思想工作,使患者保持良好的心态。

2.术后护理

(1)疼痛护理:告知患者疼痛时尽可能减少走动,抬高患肢休息,并学会利用放松技巧,如听音乐、看书、打游戏等转移注意力,以减轻疼痛,如果上述方法均无效,遵医嘱合理采用三阶梯止痛法镇痛。

(2)伤口护理:术后医生会根据患者伤口情况给予换药。术后3 d内尽可能抬高患肢,避免患肢肿胀,有利于减轻疼痛。避免伤口接触水,以免感染。

(3)心理护理:在为患者做治疗的同时,多与患者进行沟通,耐心倾听患者主诉。针对患者的年龄特点,应尽可能为青少年患者提供学习的时间和环境,鼓励其自学以减少对学习的影响。另外,可以安排年龄相仿的患者住在同一病室,鼓励他们共同学习、共同交流关于疾病治疗的心得体会,共同战胜疾病。

(4)健康指导:术后第1天,患者如无明显不适,可下地行走,恢复日常生活。告知患者术后正常活动不会引起伤口愈合不良。2周后切口基本愈合,可以拆线。出院后1个月、3个月、半年、1年门诊复查。

二、骨肉瘤的护理

(一)概述

骨肉瘤(osteosarcoma)是一种最常见的恶性骨肿瘤,特点是肿瘤产生骨样基质。存在多种亚型和继发性骨肉瘤。好发于青少年,好发部位为股骨远端、胫骨近端和肱骨近端的干骺端。常形成梭形瘤体,可累及骨膜、骨皮质及髓腔,病灶切面呈鱼肉状,棕红或灰白色。

(二)病因

病因及高危因素不明,可能与外伤、环境因素、放射性物质及遗传因素等相关。

(三)流行病学

男性发病率略高于女性。第1个发病年龄高峰在11~20岁,第2个发病年龄高峰在65

岁左右,在青少年中,发病部位多见于儿童骨骼生长快的部位,如股骨远端和胫骨近端,以膝关节周围多见,其次为肱骨、颌骨、腓骨和桡骨,也可发生在中轴骨,如骨盆,但较为少见。

(四)临床表现

1.疼痛

疼痛为早期出现的症状。开始为隐痛,逐步发展为持续性剧痛,夜间严重。因疼痛症状有时会与儿童生长期的骨骼生长痛相混淆,故有时会延误诊治时机。

2.肿胀

肿胀开始轻微,以后逐渐增加。

3.局部表现

患处皮肤发亮,表面静脉怒张,皮温升高。

4.其他

如果肿瘤体积较大并邻近关节,可影响关节功能。患者可因疾病导致焦虑、抑郁,睡眠不佳,精神萎靡,食欲减退,体质量减轻,体温升高,等等。

(五)辅助检查

1.实验室检查

碱性磷酸酶(ALP)、红细胞沉降率(ESR)升高,贫血。

2.X线检查

随着影像学的迅速发展,已有多种方法用于骨肉瘤的辅助诊断,但普通 X 线检查仍然是骨肉瘤的重要诊断手段。早期 X 线表现隐蔽,但均有变化。由于肿瘤产生的骨组织量的不同,X 线表现也是多样的。肿瘤可穿破骨皮质浸入软组织产生大小不等的肿块。骨膜反应可出现 Codman 三角或日光放射状改变。

3.活组织检查

活组织检查即病理学检查,可明确诊断,是明确诊断的金标准。

4.其他

CT 检查、MRI 检查、骨扫描。

(六)治疗原则

1.手术治疗

(1)截肢术:1980 年以前,截肢术是骨肉瘤最主要的手术方法。近年来,随着术前术后辅助化疗的联合应用,使得骨肉瘤患者生存率显著升高,同时随着医学模式的改变,患者也更多关注生存质量的提高,因此截肢术越来越少使用。

(2)保肢手术:保肢术不仅使患者保留了肢体,并且使多数患者获得了较好的关节活动功能,明显提高了患者的生活质量。

2.化疗

自从 1972 年 Jaffe 首先报告应用大剂量甲氨蝶呤化疗治疗骨肉瘤以来,骨肉瘤患者的存活率不断提高,尤其使用新辅助化疗以来,5 年生存率已达 $60\%\sim80\%$。联合化疗,即由几种不同药物组合进行化疗,包括甲氨蝶呤、阿霉素、异环磷酰胺、长春新碱和顺铂等。

3.综合治疗方案

术前新辅助化疗+手术+术后辅助化疗。目前,通过新辅助化疗结合手术治疗的综合治疗方法,使骨肉瘤患者 5 年生存率提升到 60% 以上。

（七）常见护理诊断/问题

1.疼痛

疼痛与肿瘤、手术伤口有关。

2.部分生活自理能力缺陷

部分生活自理能力缺陷与术后卧床、肢体活动障碍有关。

3.焦虑/恐惧

焦虑/恐惧与担心手术、预后功能恢复及手术费用有关。

4.自我形象紊乱

自我形象紊乱与化疗不良反应导致脱发有关。

5.潜在并发症

并发症有感染。

（八）护理措施

1.术前护理

（1）术前准备：①完善各项术前宣教，完善各项术前检查，配血，备皮；②协助患者去除义齿、饰物、隐形眼镜等，采用两种身份识别的方法核对患者、药物、摄片等；③准备好麻醉床、心电监护仪、吸氧装置等。

（2）心理护理：肿瘤患者多存在焦虑、恐惧的心理情绪，加之很多患者为青少年，家长也同样承受很大的心理负担，担心预后及生存率等。另外，手术及治疗费用较大，更加重了患者及其家属的负面情绪。护士要针对患者的不同情况，做好疾病宣教，与患者及其家属进行沟通，安抚患者情绪，缓解紧张不安心理，建立战胜疾病的信心。

2.术后护理

（1）观察及评估：术后患者返回病室，护士需及时评估患者的意识状态、生命体征、引流管、伤口情况、患侧肢体的感觉活动情况等。

（2）体位：根据麻醉要求选择体位。术后患侧肢体原则上取患肢抬高位。

（3）引流管的护理。①伤口引流管的护理：妥善固定，引流装置位置不要高于切口，倾倒引流液及更换引流装置时，需要严格遵循无菌操作原则，防止逆行性感染，保持引流通畅，避免折叠扭曲，准确观察和记录引流液的量、颜色、性质，若短时间内从引流管引流出大量血性引流液（200 mL/h），需要及时通知医生进行处理，当引流量小于 50 mL/d，就可考虑拔除引流管；②导尿管的护理：妥善固定，保持引流通畅，避免导管扭曲、受压，正确记录引流尿液的量、颜色、性质，更换集尿袋时严格遵循无菌原则，避免感染，对开始进食的患者，鼓励多饮水，预防泌尿系统感染，每日进行会阴冲洗，一般经过夹闭训练后，遵医嘱拔除留置导尿管，拔管后需要鼓励患者多饮水。

（4）疼痛的护理：术后出现切口疼痛是正常现象，疼痛所导致的负性生理反应和情绪反应不利于患者的术后康复。因此，疼痛无须忍受，可遵医嘱正确使用止痛药。

一般术后 3 d 内，遵医嘱予以静脉使用止痛药物，然后根据患者的实际情况给予口服止痛药物。患者在术后功能锻炼过程中若出现疼痛时，为保证锻炼效果，可于锻炼开始前半小时给予患者适量止痛药物。使用止痛药时必须做到规律性用药，如果等到明显疼痛时再用药，常不能达到最佳止痛效果。

（5）预防下肢深静脉血栓：鼓励患者正确进行功能锻炼，督促患者多饮水，遵医嘱正确使用抗凝药物,如低分子肝素等,定期监测凝血功能。

(6)营养支持:恶性骨肿瘤消耗大,晚期常出现恶病质,因此应加强饮食管理,保证营养物质的摄入,增强患者抵抗力。给予高热量、高蛋白、高维生素饮食,如患者食欲差,化疗导致恶心呕吐时,可遵医嘱经静脉给予营养补充,如脂肪乳氨基酸(17)葡萄糖(11%)注射液(卡文)、人血清蛋白等,或口服肠内营养液,如肠内营养混悬液(TPF)(能全力)、肠内营养粉剂(TP)(安素)等。

(7)生活护理:由于患者生活自理能力不同程度下降,因此护理人员应满足患者的日常生活所需,做好基础护理。此外,肿瘤部位不能按摩和用力挤压,不能热敷和理疗,不能涂抹油剂和药膏,不能随便使用中药外敷。活动时要注意保护,以免造成病理性骨折。

(8)保证患者睡眠与休息:白天应鼓励患者安排适当的活动,如借助轮椅或助行器在室外活动一段时间。夜晚尽量保证一个安静舒适的病室环境,各项护理操作尽量集中进行,开关门及走动、说话时尽量要轻。睡前鼓励患者喝一杯牛奶,暗化病室,不要做容易使人兴奋的活动,放松心情,疼痛者给予止痛药物,使患者能更好地休息。

(9)化疗护理:即化疗过程中静脉通路的护理。随着医疗技术的发展和提高,现在可使用经外周置入中心静脉导管(PICC)和植入式静脉输液港(PORT)取代外周静脉置管。这两种静脉通路可以避免反复静脉穿刺所致的机械性静脉炎或化疗药物外渗所致的化学性静脉炎与组织坏死,减轻患者痛苦且更加安全。护士应在输液前评估穿刺部位及其周围皮肤情况,如有异常应查明原因,必要时通知医生,待确认无碍时方可使用。否则,须重新建立其他静脉通路。输液过程中,护士应定时巡视,评估输液侧肢体及穿刺部位情况,发生异常立即停止输液,查明原因。输液结束后,用生理盐水和肝素盐水封管。PICC 每周换药 2 次,PORT 穿刺针保留7 d。

(10)健康指导。①切口管理:避免伤口接触水,以免发生感染,建议患者穿着柔软宽松的衣物,减少刺激;②保护患侧肢体:术后早期避免患肢负重,正确应用助行器;③定期随访:术后1 个月、3 个月、半年、1 年门诊随访;④坚持功能锻炼;⑤因广泛切除肿瘤会导致关节周围软组织和韧带损伤,故患者术后会不同程度出现生活自理能力缺陷,护士应认真倾听患者主诉,将日常用品及呼叫器置于患者手边,定期巡视患者,满足患者日常生活所需,另外,患者多数为学生,经历手术和化疗后,患者会盼望早日回归校园生活,应鼓励患者根据自身体力状况,逐渐恢复学习,鉴于患侧肢体活动能力的恢复仍需持续较长时间,所以应避免体育活动,以后可根据具体情况逐渐恢复。

(杨　芳)

第十四节　骨盆骨折

一、病因

骨盆骨折多因直接暴力挤压骨盆所致。主要是由于交通事故和高处坠落引起。

二、分类

1. 按骨折位置与数量分类

（1）骨盆边缘撕脱性骨折：由于肌肉猛烈收缩而造成骨盆边缘肌肉附着点撕脱性骨折，骨盆环不受影响。

（2）骶尾骨骨折：包括骶骨骨折和尾骨骨折，后者通常于坐地时发生。

（3）骨盆环单处骨折：包括髂骨骨折、闭孔环处骨折、轻度耻骨联合分离。

（4）骨盆环双处骨折伴骨盆变形：包括双侧耻骨上、下支骨折；耻骨上、下支骨折合并耻骨联合分离、合并骶髂关节脱位或髂骨骨折；髂骨骨折合并骶髂关节脱位；耻骨联合分离合并骶髂关节脱位等。

2. 按暴力的方向分类

（1）暴力来自侧方（LC 骨折）：侧方的挤压力量，可以使骨盆的前后部结构和骨盆底部韧带发生一系列损伤。

（2）暴力来自前方（APC 骨折），可分为 3 类。①APC-Ⅰ型：耻骨联合分离；②APC-Ⅱ型：包括耻骨联合分离，骶结节和骶棘韧带断裂，骶髂关节轻度分离；③APC-Ⅲ型：耻骨联合分离，骶结节及骶棘韧带断裂，骶髂关节前、后方韧带均断裂，骶髂关节分离。

三、临床表现

1. 症状

患者髋部肿胀、疼痛，不敢坐起或站立。多合并严重的复合伤，休克常见，若为开放性损伤，病情更重，病死率较高。

2. 体征

（1）骨盆分离试验与挤压试验阳性：检查者双手交叉撑开两髂嵴，使骨折的骨盆前环产生分离，若出现疼痛即为骨盆分离试验阳性；检查者用双手挤压患者的两侧髂嵴，伤处出现疼痛为骨盆挤压试验阳性。

（2）肢体长度不对称：测胸骨剑突与两髂前上棘之间的距离，因骨折向上移位的一侧长度较短。还可测量脐孔与两侧内踝尖端的距离。

（3）会阴部瘀斑：是耻骨和坐骨骨折特有的体征。

四、主要护理诊断/问题

1. 外周组织灌注无效

外周组织灌注无效与骨盆损伤、出血有关。

2. 潜在并发症

失血性休克、腹腔内脏损伤、膀胱损伤、尿道损伤、直肠损伤或神经损伤等。

五、护理措施

1. 急救处理

先抢救生命、处理危及生命的并发症，对休克患者进行抗休克治疗，然后处理骨折。

2. 并发症的观察和护理

骨盆骨折多伴有严重并发症，如腹膜后血肿、腹腔内脏损伤、膀胱或后尿道损伤、直肠损伤和神经损伤。

这些并发症常比骨折本身更为严重，应重点观察和护理。

（1）腹膜后血肿：骨盆各骨主要为松质骨，邻近又有许多动脉和静脉丛，血液循环丰富。骨折后周围血管破裂，巨大血肿可沿腹膜后疏松结缔组织间隙蔓延至肾区或膈下，患者可有腹膜刺激症状。大出血可导致患者失血性休克，甚至迅速死亡。护士应严密观察生命体征和意识情况，立即建立 2～3 条静脉通路，遵医嘱输血输液，补充血容量。若经抗休克治疗效果不佳，应配合医生做好手术准备。

（2）腹腔内脏损伤：肝、脾、肾等实质脏器损伤，可出现腹痛与失血性休克；胃肠道的空腔脏器损伤破裂，可表现为急性弥散性腹膜炎。护士应严密观察患者的生命体征和意识情况，观察有无腹痛、腹胀或腹膜刺激征等表现，及时发现，并对症处理。

（3）膀胱或后尿道损伤：尿道的损伤较多见。观察患者有无血尿、无尿或急性腹膜炎等表现，及时发现及时处理。尿道损伤需行修补术，留置导尿管 2 周。注意保持引流管固定、通畅并记录引流液情况，每日进行会阴护理，防止逆行感染，必要时行膀胱冲洗。

（4）直肠损伤：较少见。发生在腹膜反折以上的直肠破裂可引起弥散性腹膜炎；在反折以下，可发生直肠周围感染。嘱患者严格禁食，遵医嘱补液及应用抗生素。由于行直肠修补术时需做临时的结肠造瘘口，还应做好造瘘口护理。

（5）神经损伤：主要是腰骶神经丛和坐骨神经损伤。注意观察患者是否有括约肌功能障碍，下肢某些部位感觉减退或消失，肌肉萎缩无力或瘫痪等表现，发现异常及时报告医生。

3.骨盆兜带悬吊牵引护理

选择宽度适宜的骨盆兜带，悬吊高度以臀部抬离床面 5 cm 为宜，不要随意移动，保持兜带平整，排便时尽量避免污染。此法依靠骨盆挤压合拢的力量，使分离的耻骨联合复位。

4.体位

卧床期间，髂前上、下棘撕脱性骨折可取髋、膝屈曲位；坐骨结节撕脱骨折者应取大腿伸直、外旋位。协助患者更换体位，待骨折愈合后才可患侧卧位。

5.功能锻炼

进行牵引治疗的患者，12 周后可以负重。长期卧床患者，应练习深呼吸和有效咳嗽，进行肢体肌肉等长舒缩活动，可以下床后，使用拐杖或助行器，以减轻骨盆负重。

六、护理评价

通过一系列的治疗和护理，患者是否：①维持正常的组织灌注，末梢动脉搏动有力；②失血性休克、腹腔内脏器损伤、膀胱或尿道损伤、直肠损伤或神经损伤等并发症能得到及时有效处理。

（任海霞）

第十一章　重症医学科护理

第一节　急性呼吸窘迫综合征

急性呼吸窘迫综合征(acute respiratory distress syndrome,ARDS)是指由各种肺内、外的强烈致病因素导致的急性呼吸衰竭,临床以进行性的呼吸困难和难以纠正的低氧血症为特征。因 ARDS 病变发展迅速,机体不能够很好地代偿,如不及时抢救,会危及患者生命。由于近年来该病发病率明显增加,故 ARDS 已成为 ICU 中较常见且治疗比较困难的疾病。

一、病因

ARDS 的病因甚多,如严重休克、严重创伤、骨折导致的脂肪栓塞、严重感染(特别是革兰阴性杆菌脓毒症所致的感染性休克)、吸入刺激性气体(如氯气中毒)和氧中毒、溺水、大量输血、DIC、妊娠高血压综合征、急性胰腺炎或麻醉品中毒等。

目前多数学者认为,本病的发病机制主要是肺毛细血管内皮细胞受损、通透性增加和肺表面活性物质减少。

毛细血管内皮细胞受损主要与肺内炎症细胞(多核白细胞、单核细胞、巨噬细胞)的积聚和激活后增加毛细血管内皮细胞的通透性有关,而活化的多核白细胞释放出一系列损害毛细血管内皮细胞和肺组织的毒性介质,如氧自由基、多种蛋白酶、花生四烯酸代谢产物白三烯、前列腺素和血栓素。由于肺毛细血管膜的损伤,通透性增加而发生肺水肿。

二、临床表现

除原发病如外伤、感染、中毒等相应症状和体征外,主要表现为突发性、进行性呼吸窘迫、气促、发绀,常伴有烦躁、焦虑表情、出汗等。其呼吸窘迫的特点不能用通常的吸氧疗法使之改善,亦不能用其他原发心肺疾病(如气胸、肺气肿、肺不张、肺炎、心力衰竭)解释。早期体征可无异常,或仅闻双肺干啰音、哮鸣音,后期可闻及水泡音,或管状呼吸音。胸部 X 线片早期可无异常,或呈轻度肺间质改变,表现为边缘模糊的肺纹理增多,继之出现斑片状,以至融合成大片状浸润阴影,大片阴影中可见支气管充气征。

三、诊断要点

(1)有相应的原发病或诱因。

(2)急性起病,出现呼吸困难或窘迫。

(3)氧合障碍,$PaO_2/FiO_2 < 200$ mmHg(26.7 kPa);若 $PaO_2/FiO_2 < 300$ mmHg(40.0 kPa),则考虑急性肺损伤(ALI)。

(4)X 线胸片示两肺浸润阴影。

(5)肺动脉楔压≤18 mmHg(2.40 kPa),或临床上能排除心源性肺水肿。

四、护理

(一)护理评估

1.健康史

ARDS 患者以往并无心肺病史,常在严重创伤、感染等机体严重应激基础上突然发病。因此在损伤、感染、休克等疾病过程中,要密切观察患者呼吸情况。但是有心肺病史者,会更易发生 ARDS。护士应仔细了解病史,充分掌握 ARDS 的病因或危险因素,以便在护理工作中能及时采取预防措施。

2.身体状况

ARDS 的共性病理基础是肺泡毛细血管膜损伤,因肺通气、换气障碍,患者表现呼吸困难或窘迫及严重缺氧。呼吸困难使呼吸功能消耗加大,又会加重营养不良及水、电解质和酸碱平衡紊乱。在护理过程中,注意掌握病情发展的严重程度。

(1)初期患者突然出现呼吸加快,有呼吸窘迫感,肺部听诊无啰音,X 线检查无变化;PaO_2 下降,一般吸氧不能缓解。

(2)进展期患者明显呼吸困难、发绀,意识障碍,体温升高,有支气管呼吸音和细湿啰音;X 线片可见网状阴影,并渐呈斑点状浸润,也可融合成片;$PaCO_2$ 更低,出现呼吸性和代谢性酸中毒;此时行气管插管并以机械通气支持,才能缓解缺氧症状。

(3)末期患者呈深昏迷,心律失常;PaO_2 继续下降,酸中毒继续加重。PaO_2 降到 25 mmHg(3.33 kPa),$PaCO_2$ 升至 55 mmHg(7.33 kPa),提示呼吸衰竭已达临终状态;此期心跳停止,行心肺脑复苏也很少奏效。

3.心理状态

突然的意外事故、感染的日趋加重,会给患者造成一定的心理打击或压力,表现有情绪低落、焦虑、恐惧等。在 ARDS 初期患者甚至可能有绝望的心理反应。

(二)护理诊断与合作性问题

(1)潜在并发症:MODS 与 ARDS 导致的器官功能障碍有关。

(2)潜在并发症:感染与呼吸功能受损、肺水肿、全身抵抗力降低或某些治疗护理操作等有关。

(3)焦虑、恐惧或绝望:与意外创伤或病情加重等因素有关。

(三)护理措施

1.原发疾病预防及治疗

针对引起 ARDS 的病因,应及时进行预防性干预,例如对于创伤感染及休克患者,首先要积极采取措施防治休克、积极治疗原发病,治疗中还要避免吸入高浓度氧、避免输液过量及输入较多量的库血等;对大手术患者,术前要检查肺功能,术后加强基础护理,采用雾化吸入,鼓励深呼吸和排痰,预防呼吸道和肺部感染。

2.氧疗

发生急性呼吸衰竭,应及时补充高浓度氧或纯氧以缓解缺氧。纠正缺氧是保护重要器官和生命抢救成功的关键,但要注意吸氧浓度和持续时间,以避免长时期高浓度给氧引起的氧中毒。通常,如果能控制吸入纯氧时间<5 h、吸入 80%氧的时间<24 h 或吸入氧的浓度<50%(长期使用),不会导致氧中毒。

氧中毒会导致急性肺损伤和 ARDS,其发生机制可能与吸入高浓度氧后氧自由基生成增多有关。

3. 机械通气

ARDS 患者严重缺氧,当单纯吸氧不能提高 ARDS 患者的血氧分压时,须及早采用呼吸机进行机械辅助呼吸。目前较常使用的通气方式是在常规的容量控制下加呼气末正压通气(positive end expiratory pressure,PEEP),即呼吸机在吸气相产生正压,在呼气相仍保持气道压力高于大气压,以增加功能残气量,防止肺泡萎陷,促进肺泡气体中氧向血液弥散,提高血氧分压。但是 PEEP 可使静脉回心血量减少,并使肺泡压增加而导致肺气压伤和心脏循环负担加重等。气压伤更常见于通气潮气量超过 15 mL/kg 或高 PEEP 时,所以 ARDS 患者机械通气,遵循应"三低一高"原则:低潮气量、低气道压、低 PEEP 和适度偏高的二氧化碳分压。

4. 肾上腺糖皮质激素的应用

糖皮质激素具有以下作用:保护毛细血管内皮细胞;防止血白细胞、血小板聚集黏附管壁,形成微血栓;减少白三烯、前列腺素和血栓素等的生成与释放;保护肺 II 型细胞分泌表面活性物质;抗炎和促进肺间质液体吸收;缓解支气管痉挛及抑制后期肺纤维化。其使用原则为早期、大剂量和短程治疗。如地塞米松 20~30 mg,一日 2~3 次,连用 2 d。若有效,继续使用数天即停药,一般用 3~7 d。

5. 维持血容量与控制肺水肿

对 ARDS 患者应及时输液支持循环,但须避免输液过量或过快而加重肺水肿。输液时应观察记录尿量,并在中心静脉压(最好测肺动脉楔压等)监测下进行。酌情使用利尿剂,配合选用心血管药物、肝素或肾上腺皮质激素等。护理上做好配合,及时正确执行用药医嘱。

6. 抗感染

保持呼吸道通畅;正确选用有效抗生素;护理操作时须严格执行无菌原则。

7. 营养支持

ARDS 患者处于高代谢状态,往往营养缺乏,应维持足够的能量供应,避免代谢功能和电解质紊乱。必要时少量、多次输新鲜血液或清蛋白,提高机体的抗病能力。

8. 心理护理

根据患者病情实际,做好解释、安慰等心理护理工作。

(李 雪)

第二节 急性肾衰竭

急性肾衰竭(acute renal failure,ARF)是指某些原因造成肾损害,使其泌尿功能急剧降低,代谢产物潴留而导致体内水与电解质代谢紊乱、酸碱平衡失调和氮质血症的临床综合征。ARF 主要表现为少尿(尿量<400 mL/d)或无尿(尿量<100 mL/d)、氮质血症、高钾血症和代谢性酸中毒。有少数患者尿量并不减少(可>800 mL/d),但仍有氮质血症,此即"非少尿型"急性肾衰竭,常见于手术和创伤后,易被忽略。ARF 一旦发生,应积极地采用一切有效方法维持患者的生命,直至肾损害的病理改变痊愈为止。治疗原则是保护肾功能,纠正水、电解质紊乱和酸碱平衡失调,控制氮质血症和防治感染等并发症。

一、病因

ARF 发生前有某种严重的疾病过程,在临床上应及时评估引发 ARF 的危险因素。可能导致 ARF 的高危因素(病因)一般分为三大类:肾前性、肾实质性和肾后性。

1.肾前性 ARF

肾本身无原发性损害,由于创伤、休克等原因引起血容量不足、循环衰竭,使肾的血液灌流量减少,肾长时间处于缺血缺氧状态,最终导致肾功能损害。

2.肾实质性 ARF

各种原因直接或间接所致肾实质性损害。常见原因:一是肾疾患,如急性肾小球肾炎、急性肾大血管病变、急性间质性肾炎、慢性肾脏疾病的发展;二是肾中毒,如重金属、药物、杀虫剂及蛇毒等所导致的急性肾小管坏死;严重挤压伤时肌红蛋白释放和误型输血导致的溶血反应血红蛋白释放,都可使蛋白在肾小管内凝固,引起肾小管堵塞或坏死;三是肾前性或肾后性因素长时间不能消除,亦可造成功能性的 ARF 转为器质性的 ARF。但肾性 ARF 常见的主要原因是肾缺血或肾中毒。

3.肾后性 ARF

从肾到尿道任何部位的尿路梗阻,都可能引起肾后性 ARF,但主要见于膀胱以上部位。常见原因有双侧输尿管结石堵塞、盆腔肿瘤压迫、膀胱颈及前列腺部梗阻性疾病或盆腔手术误扎输尿管等。在肾后性 ARF 的早期并无肾实质的器质性损害,若能及时解除梗阻,可使肾功能很快恢复。

二、临床表现

ARF 对机体造成的影响主要是代谢产物的蓄积和内环境的紊乱,极易导致生命危险。临床上按病程发展分为少尿或无尿期、多尿期和恢复期。

(一)少尿或无尿期

由于肾小球滤过率下降、肾小管阻塞及原尿由坏死的肾小管漏回间质等因素引起。此期持续时间为 7~14 d,有时可超过 2 周或更长。时间越长预后越差,少尿或无尿期超过 1 个月以上,肾功能不全常难以恢复。其主要表现如下。

1.尿的改变

尿的改变表现为量和质的改变。少尿或无尿,24 h 尿量少于 400 mL 或 100 mL;低比重尿,由于肾小管上皮重吸收功能障碍,使尿比重降低(尿比重不超过 1.015,多固定在 1.010 左右);由于肾小球滤过功能障碍和肾小管上皮坏死脱落,尿中可含有蛋白及红、白细胞和管型等成分。

2.水中毒

主要原因是肾衰竭发生后由于早期识别困难,入量未能控制好和肾泌尿功能急剧降低,体内分解代谢增强以致内生水增多等原因,使水在体内潴留,细胞外液稀释低渗,由于体内钠总量减少不明显,故称为稀释性低钠血症。细胞外液低渗使水进入细胞内而引起细胞水肿,严重者出现肺水肿和脑水肿。肺水肿表现为呼吸困难及肺部湿啰音;脑水肿则有头痛、头晕、恶心、呕吐、嗜睡、昏迷等神经系统症状。水中毒是 ARF 早期常见死因之一。

3.高钾血症

高钾血症是少尿期最严重的并发症,血钾急剧上升是 ARF 常见的死因。引起高钾血症的原因有:①尿量显著减少,使尿钾排出减少;②组织损伤、细胞分解代谢增强、缺氧、酸中毒等因素均可促使钾从细胞内向细胞外转移;③摄入含钾食物、药物或大量输入库血,等等。

当血钾升高至 $6\sim6.5$ mmol/L 时,即可出现心跳缓慢、心律失常及心电图 T 波高尖、QRS 间期延长、P 波下降等异常改变。如不及时处理,则可导致心搏骤停而危及患者生命。

4.其他电解质紊乱

水的入量过多,补液中无钠盐或组织钠泵失灵,部分钠离子进入细胞内造成血钠降低,可导致稀释性低钠血症;若起病前呕吐、腹泻或大面积烧伤等使盐分丧失过多,则导致缺钠性低钠血症;由于磷不能从肾排出而大部分改由肠道排泄,并在肠道中与钙结合形成不溶解的磷酸钙,影响钙的吸收而引起高磷血症和低钙血症。镁与钾在 ARF 时呈平行改变,肾排镁减少即可引起高镁血症;一般情况下,血镁升高至 3 mmol/L 时,也可产生嗜睡、肌无力等神经肌肉症状。

5.代谢性酸中毒

由于肾小球滤过功能降低,使酸性代谢产物排出减少,加上肾小管排 H^+ 泌氨和保存 HCO_3^- 的能力下降等因素所致。患者表现为呼吸深快、呼气中带有酮味、恶心呕吐、面色潮红、脉搏细速,严重时出现休克或昏迷。

6.氮质血症

肾功能障碍后,蛋白代谢的产物不能排出,含氮物质在体内蓄积(如 BUN,Cr)称为氮质血症,其增高速度与体内蛋白分解状态有关。如同时伴有发热、感染、损伤,则蛋白分解代谢增加,血中尿素氮(BUN)、肌酐(Cr)升高更快,预后更差。氮质血症时,血内其他毒性物质如酚类、胍类等亦增高,称为尿毒症。患者可出现恶心、呕吐、头痛、烦躁、抽搐、乏力、意识模糊或昏迷等症状。由于尿素分子颗粒很小,可以自由地通过毛细血管和血脑屏障,因此氮质血症还促进和加重了组织、细胞水肿。血中 BUN、Cr 上升越快,表示病情越重,预后越差。

7.其他

其他尚有心血管系统表现、贫血及出血倾向等。

(1)心血管系统表现:①高血压,与肾缺血、肾素分泌增加及水过多引起容量负荷增大有关,约 1/3 患者于疾病进程中发生轻、中度高血压,严重时发生高血压脑病;②心力衰竭,主要由体液潴留所致,高血压、严重心律失常和酸中毒也可促使心力衰竭发生;③心律失常,高血钾对心肌细胞有毒性作用,可诱发各种心律失常,严重者心室颤动、心搏骤停。

(2)贫血:部分急性肾衰竭患者可有贫血,发生原因为:氮质血症导致红细胞水肿,使其脆性增加,破坏增多;肾功能障碍使促红细胞生成素减少,骨髓的造血受抑制。贫血程度与原发病因、病程长短、有无出血并发症等有密切关系。

(3)出血倾向:出血倾向与血小板减少、凝血因子减少、毛细血管通透性增强等有关,可导致皮下、黏膜、牙龈和消化道出血。

(二)多尿期

尿量逐渐增多为其特征,每日超过 400 mL 时,即表示进入多尿期。此期每日尿量可高达至 3 000 mL 以上,甚至更多。这是因为肾小球滤过率开始增加,而肾小管修复较为缓慢,重吸收水钠功能仍然低下,尿量多而尿比重仍低。多尿初期是少尿期的延续,此时虽然尿量增多,仍然存在高分解代谢状态,所以氮质血症仍然存在,尿比重偏低,患者未脱离危险。

多尿后期因大量水和电解质排出,可出现脱水、低钾血症和低钠血症等新的水电解质失衡;但是,如果此期水的入量控制不好,早期水中毒可以持续存在。本期易并发各种感染。新的水电解质失衡和继发感染是多尿期患者死亡的主要原因。

多尿期患者体质量明显减轻,营养失调,全身无力,贫血,稍动即感气促。多尿期一般持续1~2周。此期患者肾功能仍然很差,极易并发感染,绝不可放松警惕。

(三)恢复期

恢复期指肾功能恢复或基本恢复正常,尿量逐渐恢复正常,大多数患者体力有所改善。由于肾小管功能恢复正常需要较长时间,因而在恢复的早期,尿的浓缩和尿素等物质的清除功能仍不完全正常。

此期常需数月至1年。绝大多数患者肾功能可完全恢复,部分患者可能进展为慢性肾功能不全。肾功能的恢复与少尿期的长短及患者年龄等因素有关,在护理评估时应注意少尿期越长,年龄越大,肾功能越差的特点。

三、实验室检查

1.血液检查

少尿期可有轻、中度贫血。血清肌酐每日升高44.2~88.4 μmol/L(0.5~1.0 mg/dL),血尿素氮每日升高3.6~10.7 mmol/L(10~30 mg/dL),血清钾浓度可大于5.5 mmol/L,血气分析提示代谢性酸中毒,可有低钠、低钙、高磷血症。

2.尿液检查

尿液外观多混浊,尿蛋白多为+~++,可见肾小管上皮细胞、上皮细胞管型、颗粒管型、少许红、白细胞等。尿比重降低且固定,多在1.015以下,尿渗透浓度低于350 mmol/L,尿与血渗透压浓度之比低于1:1。尿钠增高,多在40~60 mmol/L,尿肌酐与血肌酐之比常低于10,钠滤过排泄分数大于1(即尿钠、血钠之比/尿肌酐、血肌酐之比×100)。肾衰竭指数(尿钠浓度与尿肌酐、血肌酐比值之比)常大于2。

四、护理

(一)护理诊断与合作性问题

1.排尿异常

少尿或无尿与ARF有关。

2.潜在并发症

潜在并发症主要有肺水肿、脑水肿、心律失常、心搏骤停、泌尿系统感染、ARDS、MODS等,与肾泌尿功能障碍有关。

3.体液过多

水中毒与肾泌尿功能障碍有关。

4.有感染的危险

感染与免疫力降低有关。

5.焦虑、恐惧或预感性悲哀

焦虑、恐惧或预感性悲哀与肾功能障碍、病程较长等因素有关。

6.知识缺乏

患者缺乏疾病的相关知识和康复保健知识。

(二)护理措施

1.心理护理

因 ARF 是一种临床综合征,绝大多数由严重创伤、感染、中毒、溶血等引起,患者可有不同程度的心理及情绪变化,如急躁、抑郁等。当肾功能障碍出现一系列表现时,患者心情紧张、焦虑或恐惧;若肾功能长久不能恢复,病情迁延不愈,常使患者意志消沉、悲观或绝望等。鼓励患者说出自己的顾虑和焦虑,并有针对性地给予解释;耐心地向患者介绍病房的环境、主管护士,消除患者的紧张情绪;请基本康复的 ARF 患者介绍治疗经过,以增加患者康复信心,减轻或消除悲观、绝望情绪;向患者及其家属宣传 ARF 的基本知识,以取得各方面的积极配合。

2.少尿或无尿期护理

(1)饮食管理:原则上为高热量、高维生素、低蛋白饮食,禁止含钾食物。高热量饮食可减少内源性蛋白质的分解,有利于肾组织的再生和修复。热量供应以糖为主,每日至少供给热量 5 020～6 280 kJ(1 200～1 500 kcal)。可给予适量的脂肪乳剂及必需氨基酸制剂,同时补充各种维生素。少尿早期(3 d 内)机体分解代谢亢进,限制蛋白质摄入;少尿 3～4 d 后,组织分解代谢减慢,可进食少量蛋白质(<20 g/d),选择高生物效价的动物蛋白为主。进行透析治疗者,适当追加蛋白质的补充。对不能进食的患者,可行全胃肠外营养。限制饮食中钾和钠的含量,以免加重高钾血症和水潴留。

(2)控制水入量:观察尿量,准确记录 24 h 的出入量,监测血电解质,制订补液计划。补液原则为"量出为入,宁少勿多"以防摄入水过多。可参考下列公式:每天补液量＝显性失水＋不显性失水－内生水。

例如某成年患者前一天尿量为 400 mL,估计不显性失水(即经呼吸道和皮肤的正常丢失) 850 mL、内生水 300 mL 时,则当日的补液量＝400＋850－300＝950 mL。如有其他方面显性或不显性失水(如大汗、发热、气管切开、呕吐等)应按实际丢失量增加补液量。如符合下列条件,说明 ARF 患者水的入量控制比较恰当:①体质量较前一日减轻 0.5 kg;②血钠超过 130 mmol/L;③中心静脉压在正常范围;④无肺水肿、脑水肿及循环衰竭等表现。

(3)高钾血症:高钾血症可引起严重心律失常,危及患者的生命。护理时,应严格禁止含钾饮食摄入;勿输保存过久的库血;供给足够的热能;彻底清创;控制感染,以减少组织分解和钾的释放。由于高钾血症是临床危急情况,紧急情况时处理如下:①10％葡萄糖酸钙 20～40 mL 静脉注射,以对抗钾离子对心肌的抑制作用;②补碱,促进钾离子向细胞内转移,如 11.2％乳酸钠 40～200 mL 静脉注射,伴代谢性酸中毒者可予 5％NaHCO$_3$ 溶液 250 mL 静脉滴注;③促进合成代谢,静脉内滴注葡萄糖和胰岛素,使糖原合成增多,从而促进细胞外液中的钾进入细胞内;④排出体内的钾离子,使用钠型阳离子交换树脂,如聚苯乙烯磺酸钠,口服或灌肠,使钠和钾在肠内进行交换,钾即可随树脂排出体外;严重高钾血症最有效的处理方法是透析,以血液透析为佳。

(4)低钠血症:限制水的摄入;定期监测血钠水平,维持血钠在 130 mmol/L 以上,以免血钠骤然变化而出现神经功能紊乱。

(5)高血磷与低钙血症:低钙血症的症状多被酸中毒掩盖,在纠正酸中毒时若出现手足抽搐要想到低钙血症。一般可用 10％葡萄糖酸钙 10～20 mL 静脉注射,或将葡萄糖酸钙加入葡萄糖溶液中静脉缓滴。注意控制含磷食物的摄入。

(6)代谢性酸中毒的护理:在少尿早期,如能补充足够热量,减少体内组织分解,一般代谢性酸中毒并不严重。而在创伤、感染等分解代谢旺盛的情况下,酸中毒比较明显。应定期监测血 pH 及碳酸氢根离子浓度等实验室指标的变化。当动脉血 pH<7.25 或 CO_2CP<13 mmol/L 时,应补充碱剂,既可纠正酸中毒,亦可使钾离子进入细胞,有利于降低血钾浓度。

(7)防治感染:感染也是 ARF 主要并发症及致死原因之一,一般多发生在肺、泌尿系统、伤口及血液系统。在护理 ARF 患者时,应注意病房环境清洁,做好消毒隔离;严格遵守无菌操作原则;尽量减少不必要的留置管道;发生感染要根据细菌培养及药物敏感试验选用合适的抗菌药物。使用抗生素时应考虑药物的肾毒性作用和半衰期延长的问题。如氯霉素、青霉素、林可霉素以及米孢类抗生素可按常规剂量使用;氨基糖苷类、多黏菌素 E 必须减量;四环素族、新霉素、磺胺类、甲氧苄胺嘧啶等则禁忌使用。

(8)透析疗法的护理:ARF 患者,血尿素氮>25 mmol/L、血肌酐>442 μmol/L 或血钾>6.5 mmol/L,水中毒经一般措施不能改善,酸中毒经补碱而难以纠正者,均应进行透析治疗。常用透析疗法有血液透析和腹膜透析两种。

3. 多尿期护理

多尿期患者并未脱离危险,体内各种紊乱依然存在,故一般仍要按少尿期常规护理。

(1)控制液体入量:因多尿期尿量逐日增多,大多是少尿期滞留在体内的液体,液体入量不能按"量出为入,宁少勿多"的原则计算,多尿初期补液量以出量的 1/3 或 1/2 为宜。

(2)低钠、低钾血症的护理:多尿期因有大量的钠和钾排出,可造成低钠血症、低钾血症,故应注意每日血电解质的测定结果遵医嘱补充钠和钾。

(3)预防感染:多尿期患者极易继发感染,须继续使用抗生素,保持皮肤清洁,做好患者的口腔护理,注意消毒隔离以防交叉感染。

(4)营养支持:加强营养,注意蛋白质的摄入,纠正贫血,提高患者抵抗力。

4. 恢复期护理

此期较长,约 1 年。遵医嘱给高热量、高维生素、富含蛋白质易消化的饮食,积极补充营养,促进肾功能恢复;要避免各种对肾有害的因素,如疲劳、创伤、感染、妊娠及对肾有毒的药物等。

5. 出院康复指导

主要目的是保护肾功能,促进康复。具体要求是:①尽可能让家属参与护理,以便掌握护理知识,出院后可做部分家庭护理工作;②向患者及其家属进行 ARF 科普知识的宣传教育;③注意增加营养,适当参加劳动,避免过度劳累;④避免一切对肾有害的因素;⑤育龄妇女一年内不要妊娠;⑤定期复查。

6. 预防

ARF 一旦发生,对人体危害极大,必须及早采取预防措施:①对休克患者应及时补充血容量,尽量避免使用致肾血管收缩的升压药,持续少尿时可用呋塞米(速尿)、甘露醇等利尿剂;②对创伤患者或大手术前的患者,应充分纠正水、电解质失调,扩充血容量;③对术中、术后出现少尿时也应利尿,以保护肾功能,慎用或不用对肾有损害的药物,及时解除尿路梗阻;④对溶血及挤压伤患者,应尽早用碱剂经静脉碱化尿液,以防止血红蛋白或肌红蛋白凝固堵塞肾小管。

(李　雪)

第三节　弥散性血管内凝血

弥散性血管内凝血(disseminated intravascular coagulation,DIC)是某些致病因子所致的凝血功能障碍综合征,其病理特征是微循环内广泛性的微血栓形成,全身皮肤黏膜和内脏出血,受累器官发生栓塞与梗死。

一、常见病因

1.感染性疾病

感染是 DIC 最常见的原因。感染可使血管内皮细胞损伤,激活凝血因子 XII,启动内源性凝血系统;又能使血小板损伤,促进血小板聚集和释放血小板第 3 因子,加速凝血酶原的激活而促进凝血。

2.产科意外及妇科疾病

DIC 可见于羊水栓塞、前置胎盘、胎盘早期剥离、死胎潴留、感染性流产、先兆子痫、妊娠毒血症、葡萄胎、剖宫产、子宫破裂、绒毛膜上皮癌等。羊水栓塞是最常见导致 DIC 的产科意外。

3.恶性肿瘤

恶性肿瘤可见于前列腺、肺、乳腺、胃、胰腺、胆囊、结肠、卵巢、膀胱、肝、食管及肾脏肿瘤;还可见于平滑肌肉瘤、黑色素瘤、血管内皮细胞瘤及神经母细胞瘤等,已广泛转移者易诱发 DIC。

各种类型的白血病均可诱发 DIC,其中以急性早幼粒细胞白血病诱发 DIC 较多见,该型白血病尤其在化疗后肿瘤细胞大量溶破,释放出大量组织因子发生 DIC,发生率为 37%~65%,出血病死率为 9%~12%。

4.外科手术及创伤

大手术、大面积烧伤、挤压综合征、骨折、毒蛇咬伤、脑组织创伤、器官移植排斥反应等。

5.内科与儿科疾病

(1)心血管系统疾病:各种原因引起的休克、恶性高血压、持续性低血压、肺梗死、巨大血管瘤、主动脉瘤、青紫型先天性心脏病、克山病、肺源性心脏病、特发性肺动脉高压、非细菌性血栓性心内膜炎、低血氧及低灌注血症、心肌梗死等。

(2)消化道疾病:急性坏死性胰腺炎、急性出血性坏死性小肠炎、急性肝衰竭、晚期肝硬化等。

(3)肾病:急性肾小管坏死与肾皮质坏死、肾病综合征、狼疮性肾炎等。

(4)免疫性疾病:溶血性输血反应、输液反应、药物过敏反应、系统性红斑狼疮、多发性大动脉炎、急性血管炎、系统性硬皮病等。

(5)内分泌系统疾病:糖尿病酮症酸中毒、库欣综合征、甲状旁腺功能亢进等。

(6)中毒性疾病:急性一氧化碳中毒、乳酸性酸中毒、静脉脂肪栓塞、夜间阵发性血红蛋白尿等。

(7)儿科疾病:新生儿败血症、严重呼吸窘迫综合征、溶血性尿毒症综合征、新生儿窒息、新生儿硬肿症等。

二、临床表现

DIC 的临床表现与其原发病、临床类型以及所处的发展阶段有密切关系,症状及体征的出现均是病理生理变化的直接结果。由于 DIC 的原发病多而危重,故 DIC 的临床表现常为原发病的症状和体征所掩盖。有的 DIC 患者除原发病症状体征外,可以无明显 DIC 特异表现。另外,DIC 的病理发展过程可呈跳跃式改变,临床表现变异性大,所以对 DIC 的临床表现应仔细观察,充分认识。

1.高凝期

最早的征兆往往是护士在抽血取化验标本时发现血液不易抽出、血易凝固,严重患者皮肤上出现瘀点或紫斑。微血栓栓塞可发生在全身各脏器,较常见的有肾、肺、肾上腺和皮肤,亦可见于胃肠道、肝、脑、胰与心等。

栓塞症状取决于受累脏器与受累程度。如肾受累可发生蛋白尿、少尿、无尿;肺受累表现为呼吸困难;肝受累表现为黄疸与肝功能损害;肾上腺受累可引起休克;皮肤黏膜微血栓表现为血栓性坏死;消化道受累可发生恶心、呕吐或消化道出血等;脑组织受累发生神志模糊、嗜睡、昏迷;静脉受累可发生动静脉血栓栓塞的表现。

2.消耗性低凝血期

患者多以出血为主,全身各个部位均可发生,但以皮肤、胃肠道、口鼻黏膜、创口及注射部位多见。

3.继发性纤维蛋白溶解期

出现严重且广泛的出血和渗血、休克,甚至 MODS。皮肤、黏膜呈现紫癜、瘀斑甚至血肿,并可见消化道、泌尿生殖道等部位出血。严重者可延及胸腔、心包或呼吸道出血,关节腔出血,注射部位或手术创口渗血不止。颅内出血是 DIC 致死的主要原因之一。

三、诊断

DIC 的诊断必须符合以下三方面的条件方可确诊:①有引起 DIC 的病因;②存在 DIC 临床表现;③实验室诊断依据。

(1)临床表现存在易引起 DIC 的基础疾病,并有下列两项以上的临床表现:①多发性出血倾向;②不易用原发病解释的微循环衰竭或休克;③多发性微血管栓塞的症状和体征,如皮肤、皮下、黏膜栓塞坏死及早期出现的肾、肺、脑等脏器功能不全。

(2)实验室检查血小板$<100×10^9$/L,凝血酶原时间缩短或延长 3 s 以上,血浆纤维蛋白原<1.5 g/L,3P 试验(血浆鱼精蛋白副凝试验)阳性。

四、护理

(一)护理诊断与合作性问题

1.组织灌注障碍

组织灌注障碍与微血管广泛凝血有关。

2.有广泛出血的危险

有广泛出血的危险与 DIC 有关。

3.潜在并发症

潜在并发症包括休克、ARDS、颅内出血、MODS 等。

（二）护理措施

1.密切监视病情

定期监测生命体征、氧饱和度，注意意识状态的变化，记录 24 h 尿量。观察皮肤色泽、温度和末梢感觉，有无器官栓塞的症状和体征。协助做好各种辅助检查。

2.绝对卧床

绝对卧床休息，保持呼吸道通畅，持续吸氧，以改善组织缺氧状况及避免脑出血发生。

3.注意有无出血症状

如皮肤出血点、瘀点瘀斑及黏膜出血、消化道和泌尿道出血，以及从静脉输液部位、引流部位和伤口渗血等，发现出血立即通知医生。

4.预防出血

尽量避免肌肉注射；静脉注射部位适当加压；口腔护理或吸痰时，动作要轻，避免损伤口腔黏膜和呼吸道黏膜；在渗血部位加压包扎，用动脉留置管或大静脉通路抽取血标本，避免多处穿刺采样。

5.抗凝疗法护理

对 DIC 处于高凝期的患者应及早进行抗凝治疗，常用药物有肝素、双嘧达莫（潘生丁）和低分子右旋糖酐（亦可预防性使用）。治疗 DIC 的肝素剂量必须根据患者的临床情况充分个体化。给药途径通常分为皮下和静脉两种。静脉给药常采用持续静注的方法，剂量为每日 $100\sim200$ mg。皮下给药常采用小剂量的方法，如 $25\sim50$ mg/h，每 8 h 至 12 h 1 次。

使用肝素的护理要点如下：①用药前要先测定凝血时间，用药后 2 h 再次测定凝血时间，如凝血时间短于 12 min，提示肝素剂量不足，若超过 30 min 则提示过量，凝血时间在 20 min 左右表示肝素剂量合适；②注意过敏反应的发生，轻者出现荨麻疹、鼻炎和流泪，重者可引起支气管痉挛、过敏性休克；③肝素使用过量可引起消化道、泌尿系、胸腔或颅内出血，部分患者可发生严重出血，若大出血不止，则须用等量的鱼精蛋白拮抗，注射鱼精蛋白速度不宜太快，以免抑制心肌引起血压下降、心动过缓和呼吸困难。

6.抗纤溶疗法护理

常用药有 6-氨基己酸、氨甲苯酸等。适用于以继发纤溶亢进为主的 DIC 晚期患者。DIC 早期禁用。

抗纤溶药物可加重组织缺血、缺氧，在少尿、休克时可使病情恶化。由于 DIC 早期和晚期在临床上很难分开，所以也有人主张在肝素治疗的基础上加用抗纤溶药物，然后再输血或补充凝血因子治疗。

7.各种并发症

DIC 患者易出现各种各样的并发症，它们多与出血或血栓形成有关，应注意早期发现并协助处理。

（1）与出血有关的并发症：①颅内出血是一种严重的出血性并发症，临床表现为头痛、运动或感觉功能丧失、意识改变及瞳孔对光反应改变；②消化道出血可出现腹痛、腹胀、呕吐、低容量血症以及大便、呕吐物潜血阳性或显性出血；③皮肤出血则表现为瘀点、瘀斑。

（2）与血栓形成有关的并发症：①微循环内血栓的形成可引起缺血性病变，最常见的是脑血管缺血，表现为意识水平的改变、感觉异常、视觉障碍或运动乏力，胃肠道缺血引起肠管坏死，导致剧烈腹痛、肠鸣音消失及呕吐；②肾血管床内微血栓形成会影响肾功能，在持续低血压或休克存在时,可出现肾功能衰竭;③深静脉血栓形成会引起灾难性的并发症——肺栓塞,出现过度通气、咯血、胸痛、发绀、低血压及患者极度恐慌等表现。

（李　雪）

第四节　急性肝衰竭

急性肝衰竭是指在原来无肝脏基础性疾病而短时间内发生大量肝细胞坏死及严重肝功能损害,并引起肝性脑病的一组严重临床综合征。

一、临床特点

急性肝衰竭患者既往常无肝病史,起病急、进展快、并发症多、病死率高。起病后机体多脏器受累,临床表现复杂,一般有高热、频繁呕吐、明显肝臭、黄疸加重进展迅速和意识改变,其中以神经精神症状最为突出。

二、治疗原则

肝衰竭的治疗原则为主要采取综合疗法,加强支持治疗,抑制肝细胞坏死和促进肝细胞再生,防治各种并发症。

1.一般支持疗法

患者应绝对卧床休息,密切观察生命体征、神志、瞳孔、尿量、肝功能、血液生化、凝血酶原时间及凝血酶原活动度的变化。给予高热量、低脂、适量蛋白质饮食,补充多种维生素。可给予静脉补充葡萄糖、脂肪乳、清蛋白、新鲜血浆加强营养支持。新鲜血浆可补充凝血因子,有利于防治出血、腹腔积液、脑水肿、感染等。

2.抗肝细胞坏死、促进肝细胞再生疗法

目前应用广泛的是肝细胞生长因子,它具有刺激肝细胞 DNA 合成,促进肝细胞再生,保护肝细胞膜,抗肝纤维化等作用。

3.人工肝支持系统

应用人工肝支持系统,旨在清除患者血中的毒性物质,争取延长其生存时间,让残存的肝细胞迅速再生,逐渐代偿丧失的肝功能,渡过难关,最终达到恢复。常用的方法有血浆置换、血液灌流、胆红素吸附等。

4.并发症的处理

肝衰竭常见的并发症有肝性脑病、脑水肿、肾衰竭、出血等。有肝性脑病时应给予低蛋白饮食,口服乳果糖清理肠道;有脑水肿时给予甘露醇脱水;肝肾综合征时纠正低血容量,选用多巴胺扩张肾血管、利尿,避免使用对肾脏有损害的药物;防止出血,根据出血的部位与原因给予相应处理。

三、护理措施

（一）主要护理问题

（1）活动无耐力：与肝功能减退有关。

（2）营养缺乏：与肝功能减退引起食欲减退有关。

（3）有感染的危险：与机体抵抗力降低、侵入性操作有关。

（4）恐惧：与担心疾病发展等有关。

（5）有皮肤受损的危险：与长期卧床、凝血功能障碍等有关。

（6）潜在并发症：肝性脑病、出血、肾衰竭。

（二）常规护理

患者应绝对卧床休息，给予高糖、低脂、富含维生素、适量蛋白质（25 g/d）、易消化的饮食。有腹腔积液者限制钠盐的摄入，有肝性脑病者可予鼻饲流质饮食，根据病因采取相应的隔离措施。

（三）专科护理

1. 预防感染

感染常是促进病情恶化的常见诱因，环境卫生和饮食卫生都应严格要求，所有医源性操作要严格掌握适应证和遵守操作规程。注意观察体温、血常规及各器官感染的表现，常见的感染部位是口腔、肺部、腹腔、肠道等，可出现相应的症状和体征，应注意观察，并做好口腔护理，定时翻身，清除呼吸道分泌物，防止口腔和肺部感染。发生感染后遵医嘱使用抗菌药物。

2. 重视清洁肠道，保持大便通畅

消化不良、肠蠕动减弱、便秘等都可增加肠腔毒素的吸收，不利于肝病的恢复，特别是革兰阴性杆菌内毒素经肠吸收可诱发上消化道出血、肝肾综合征和弥散性血管内凝血。一般患者可通过调整饮食，如多食蔬菜、喝菜汤、暂时减少蛋白质摄入量、口服乳酸杆菌或双歧杆菌等微生态制剂解决。便秘可用温生理盐水加适量醋保留灌肠，也可口服乳果糖。

3. 做好心理护理和生活护理

安排环境舒适的病房，合理的生活制度。随时了解患者的心理活动，及时与之交谈，讲解有关疾病的知识，起到疏导、抚慰和鼓励的作用。做好皮肤的护理，满足患者生活上的需要，确保其身心得到充分休息。

（四）病情观察

（1）严密观察生命体征：如体温、脉搏、呼吸、血压及神志、瞳孔、尿量的变化，必要时给予心电监护。及时发现和处理肝性脑病、肝肾综合征、脑水肿等。

（2）及时发现和纠正出血倾向：保持口腔、鼻腔和皮肤的清洁，不用手挖鼻，不用牙签剔牙，延长注射部位压迫时间，仔细观察出血部位、性质、程度以及有关症状、体征，并及时准确记录，及时取血、查血型并配血备用，有消化道出血时按消化道出血护理。

（3）观察患者有无性格和行为的改变，定向力和计算力有无下降，神志情况，及时发现肝性脑病先兆，并通知医生，及时去除诱因和给予治疗。

（五）健康指导

（1）注意用药安全，尤其是在使用含有对乙酰氨基酚、氟烷等成分的药物时一定要严格按照医嘱，避免药物中毒。

（2）注意饮食安全，不要食用不熟悉的蕈类，严防蕈中毒。

（3）及时治疗病毒性肝炎、疱疹病毒感染以及腺病毒感染等疾患，预防病毒性急性肝衰竭的发生。

（4）禁烟、戒酒，避免暴饮暴食等加重肝脏负担的活动。

（李　雪）

第十二章　精神科护理

第一节　癔　症

一、概念

癔症（hysteria）又称歇斯底里，系由于明显的心理因素，如生活事件、内心冲突或强烈的情绪体验、暗示或自我暗示等引起的一组病症。疾病的发生、症状和病程与患者的病前性格特征有关。临床主要表现为感觉障碍、运动障碍或意识改变状态等而缺乏相应的器质性病变基础。其症状表现可具有做作、夸大或富有情感色彩等特点，有时可由暗示诱发，也可由暗示而消失。有反复发作的倾向。

癔症的患病率报告不一。普通人群患病率为 3.55%。国外有关统计资料显示，居民中患病率女性为 3%～6%，男性罕见。近年来流行病学资料显示，发病率有下降的趋势，原因不明。多数学者认为文化落后地区发病率较高。首发年龄以 20～30 岁最多，40 岁以后初发者少见。

二、病因与发病机制

1. 心理因素

常见的心理因素为家庭、工作、人际关系等，往往使患者感到委屈、气愤、羞愧、窘迫、悲伤、恐惧等。这些精神刺激均可直接致病，或成为第 1 次发病的诱因，患者对此具有强烈的创伤性体验。部分患者在多次发病后可无明显诱发因素，而可能通过触景生情、联想或自我暗示而发病。

2. 遗传因素

Ljungberg（1957）曾研究 281 例癔症患者的一级亲属，发现男性患病率为 2.4%，女性为 6.4%，高于一般居民的患病率。但 Slater（1961）进行的孪生子研究不支持遗传的假说，因为在单卵双生子（MZ）中未见相同的发病者。

3. 性格特征

国内外许多学者并不强调性格特征是癔症的发病基础。但一般认为具有癔症性格特征的人，在精神因素的影响下，较易发生癔症。癔症的症状、疾病过程与病前性格有一定关系。通常认为癔症性格特征如下。

（1）情感丰富：情感鲜明强烈但极不稳定，往往容易从一个极端走向另一个极端。对事物判断完全凭一时情感冲动，常随情感的变化而变化。

（2）暗示性高：癔症患者具有高度暗示性。暗示是指在某种环境气氛和情感的基础上，对外界某种影响和观念易于接受。如癔症患者在医生言语诱导下进入催眠状态。另外，易对自身感觉或某种观念无条件地接受，称自我暗示。

（3）自我中心：即处处吸引他人对自己的注意。爱炫耀自己，甚至不惜当众表演。富有夸张、表演色彩,目的在于博得人们的同情和重视。

（4）富于幻想：系在情感的基础上,想象丰富、生动、活泼,给人以难以分辨现实与虚幻的印象。可有幻想性说谎现象。

（5）喜掩饰。

4. 器质性因素

某些神经系统器质性病变时,可伴有癔症发作。往往是躯体疾病为癔症提供了发病的条件,使脑器质性疾病与癔症同时存在,如癫痫患者常同时有癔症发作。

5. 社会文化因素

社会文化因素的影响主要表现在癔症的发病形式及临床症状。

三、临床表现

多数急性起病,病情发展迅速,临床表现复杂多样,归纳起来可分为下述 3 类。

（一）癔症性精神障碍

癔症性精神障碍又称分离性障碍,是癔症较常见的类型,包括意识障碍、情感暴发、癔症性遗忘、癔症性假性痴呆、癔症性精神病、分离性身份识别障碍。

（二）癔症性躯体障碍

癔症性躯体障碍又称转换性障碍,表现为运动障碍与感觉障碍,其特点是多种检查均不能发现神经系统和内脏器官有相应的器质性损害。

（三）癔症的特殊表现形式

流行性癔症或癔症的集体发作是癔症的特殊形式。多发生在共同生活、经历和观念基本相似的人群中,起初为一人发病,周围目睹者受到感应,在暗示和自我暗示下相继出现类似症状,短时内爆发流行。这种发作一般历时短暂,女性较多见。症状可表现多样。发病年龄多在 16~35 岁,少数患者>40 岁。多数初次发作者恢复迅速。然而,若病程>1 年者,可能要持续多年。精神症状持续时间短,易复发,运动症状病程长,复发少。一般预后良好。

四、护理评估

从生理、心理、社会文化等方面收集与患者健康状况有关的资料。

（一）生理评估

1. 一般情况

①生命体征：体温、呼吸、脉搏、血压;②营养状况：有无营养不良;③睡眠和饮食状况、排泄状况;④生活自理能力情况;等。

2. 治疗情况

既往治疗用药情况、治疗效果,有无药物不良反应等。

3. 神经系统状况

注意腱反射、周围神经有无损伤情况,如感觉麻木、缺失等。

4. 躯体体征

有无躯体疾病的体征,如失明、耳聋、瘫痪等躯体疾病的体征。

5. 健康状况

评估患者的家族史、以往疾病史。

6.实验室及其他辅助检查

评估患者的常规化验以及特殊检查结果。

(二)心理评估

1.认知活动

(1)有无知觉的改变,如出现幻听、幻视等症状。

(2)有无思维内容障碍及思维过程方面的改变,如被害妄想等精神病性症状。

(3)有无智力与记忆损害,如遗忘、错构、虚构、痴呆。

(4)有无注意力和定向力障碍。

(5)对疾病的认识,即有无自知力。

2.情感活动

(1)有无恶劣情绪,如焦虑、抑郁、紧张、恐惧不安等。

(2)有无兴奋、吵闹、易激惹和情绪不稳、情感爆发。

3.意志行为活动

(1)患者有无懒散、兴趣下降、木僵、兴奋躁动、吵闹不休、发作性动作或行为。

(2)有无冲动、伤人或自伤等行为。

4.人格特征

(1)将患者发病前后的人格加以比较,以了解患者有无人格改变。

(2)是否具有癔症性格特征:情感丰富、暗示性高、自我中心、富于幻想。

(三)社会评估

(1)患者的工作、学习效率是否降低,人际交往能力、生活自理能力有无减弱。

(2)患者与家庭成员的关系有无受损,有无子女受虐待、婚姻破裂等问题。

(3)社会支持系统状况,评估患者的家庭教育、经济状况、学习工作环境、与同事、家人能否正常相处等,患者的家庭成员(父母、妻子或丈夫)及亲友对患者的支持及关心状况如何。

五、护理诊断

1.生理方面

(1)潜在的或现存的营养失调:与患者进食障碍有关,如癔症性木僵、缺乏食欲等。

(2)睡眠状态改变:如失眠。

(3)潜在躯体病:与癔症性躯体障碍有关。

(4)意识障碍:与癔症性精神障碍有关。

(5)皮肤的完整性受损。

(6)部分自理能力下降。

(7)漫游症的患者可能发生坠楼等意外。

2.心理方面

(1)焦虑。

(2)抑郁。

(3)恐惧。

3.社会方面

(1)生活自理能力缺陷:与本身症状等有关。

(2)有暴力行为的危险(针对自己或针对他人):潜在的或现存的自杀、自伤行为。

(3)有出走的危险:与认知障碍、自控能力降低有关。

(4)社交能力受损:与人格改变、行为退缩等有关。

(5)自我保护能力改变。

(6)个人应对无效。

(7)不合作。

六、护理目标

1.生理方面

(1)患者能维持正常的营养状态。

(2)患者的睡眠状态紊乱得到改善。

(3)在自理能力下降时,保持个人卫生整洁。

(4)患者未发生躯体感染性疾病及并发症,如压疮等。

(5)不发生意外事件。

2.心理方面

(1)患者症状减轻或消失。

(2)了解癔症的各种表现和正确运用应对方式。

(3)患者能积极控制不良情绪。

(4)患者能增强处理压力与冲突的能力。

(5)学会宣泄情绪。

(6)学会采取使自己舒适的措施。

3.社会方面

(1)患者的生活自理能力逐步提高。

(2)患者能建立正确的行为模式和有效的人际交往关系,社会支持增加。

七、护理措施

(一)生理方面

1.安全和生活护理

(1)提供安静舒适的环境,减少外界刺激。由于患者富有暗示性,不能将其同症状较多的患者安排在同一病室,以免增加新症状或使原有症状更顽固。

(2)加强观察和关心患者(但不被患者意识到)。加强不安全因素和危险物品的管理,以便早期发现自杀、自伤或冲动行为的先兆,防患于未然。

(3)癔症发作期应耐心喂饭,一时不能进食可稍缓喂饭。对躯体化症状的患者,应用暗示性言语引导进食,或分散注意力,避免其全神贯注自己的进食障碍等症状,而妨碍进食。同时在进食时,可用没有出现不良反应的事实,鼓励进食。

(4)对有自理缺陷的患者:①做好晨晚间护理和生活护理(如饮食、睡眠护理等);②对癔症性瘫痪或木僵的患者定时翻身,做好皮肤、口腔等护理,防止压疮,并按计划进行肢体功能训练;③以暗示言语鼓励循序渐进地加强自主功能训练。

(5)让患者参加文体活动:以娱乐性游艺为主,使患者在松弛的环境中,分散其注意力,避免对疾病的过分关注。

(6)应尊重患者,允许保留自己的天地和注意尊重其隐私。

2. 特殊护理

(1)癔症发作在时,应将患者和家属隔离,避免众人围观,及时采取措施,进行治疗护理。

(2)癔症相关的焦虑反应有时可表现为挑衅和敌意,须适当加以限制,并对可能的后果有预见性。如出现情感爆发或痉挛发作时,应安置在单间,适当约束,防止碰伤,必要时专人看护。

(3)对意识朦胧及漫游症患者应专人看护,做好生活护理并限定其活动范围,不在患者居住的房间内放置危险品,防止其他患者的伤害,防止患者发生冲动、走失等意外事件。在患者不注意中,强化其原来身份,促使恢复自我定向。

(4)严密观察患者的情绪反应,加强与患者的沟通,了解其心理变化,对不合理要求应认真解释和说服,防止患者的做作性自杀企图,以免弄假成真。

(5)对癔症性失明、失聪等的患者,应让其了解功能障碍是短暂的,通过检查证明无器质性损害。在暗示治疗见效时,应加强言语、听力或视力训练,让患者看到希望。

(6)对患者当前的应对机制表示认同和支持,鼓励患者按可控制和可接受的方式表达焦虑、激动,允许自我发泄,但不要过分关注。

(7)注意倾听,减轻患者的内心痛苦。

(8)遵照医嘱使用相应治疗药物,如抗焦虑药、抗抑郁药、抗精神病药等,控制癔症的发作。

(9)在间歇期教会患者放松技术,与医生合作做好暗示治疗、行为治疗、反馈治疗等,使其增强治疗信心。做好家属工作,争取家庭和社会支持。

3. 康复期护理

康复期帮助患者认识和正确对待致病因素和疾病性质,克服个性缺陷,教会患者正确应对创伤性体验和困难,恰当处理人际关系,防止疾病复发。积极参加社会活动,体现自身价值,增强治病信心,参加康复训练,以利身体康复。

(二)心理方面

(1)建立良好的护患关系:谈话时,要态度和蔼,注意倾听,提问要扼要,着重当前问题,给予简明的指导。鼓励患者回忆自己病情发作时的感受,接纳患者的焦虑和抑郁感受,与患者共同找出问题、分析问题、共同选择解决问题的方法。

(2)每天定时与患者分析癔症症状和焦虑等恶劣心境的原因和危害。使患者认识到对自身病症的过度关心和忧虑无益于恢复健康。应用支持性言语帮助患者度过困境,并且辅助患者有效地应对困难。应反复强调患者的能力和优点,不关注其缺点和功能障碍。帮助列出可能解决问题的各种方案,当患者初步获效时,应及时表扬。

(3)选择适当时机,结合检查的正常结果,使患者相信其障碍并非器质性病变所致,积极配合治疗。并针对其以自我为中心的特点,加强心理疏导及个性教育。

(三)社会方面

(1)鼓励患者自我料理自己的生活,对生活和工作做出计划和安排。

(2)协助家属了解疾病知识,强化家庭功能,给予患者重要的家庭和社会支持。

(3)介绍患者加入一些康复组织,从而获得一定的咨询和帮助,协助其调整慢慢适应社会生活。

（4）帮助患者认识和正确对待致病因素和疾病性质,克服个性缺陷,教会患者正确应对创伤性体验和困难,恰当处理人际关系,防止疾病复发。积极参加社会活动,体现自身价值,增强治病信心,参加康复训练,以利身体康复。

八、护理评价

1.生理方面

（1）患者营养状态、睡眠状况等是否得到改善。

（2）患者有无发生躯体感染性疾病及其他并发症。

2.心理方面

（1）患者癔症症状是否得到控制。

（2）患者能使用恰当的心理防御机制及应对技巧,减轻不适感觉。

（3）患者能正确认识疾病,采取合适的处理措施和行为。

（4）患者基本的生理及心理需要得到满足。

3.社会方面

（1）患者的生活自理能力有无提高。

（2）患者是否可以与他人有效沟通,建立有效的人际关系。

（3）患者能否主动参与各种活动,利用社会支持资源。

（4）患者的社会功能是否基本恢复。

（田开勇）

第二节　急性应激反应

一、护理评估

1.应激源评估

应评估应激源的发生原因、种类、强度、持续时间、发生频率、当时情景、与患者的切身利益关系是否密切、与疾病发生的关系等。

2.生理方面的评估

（1）意识状态评估:是否存在精神恍惚、意识范围缩小、注意力难以集中、定向力障碍、对周围事物理解困难,表现为无目的的出走、逃逸等,事后患者不能回忆。

（2）异常行为评估:是否存在表情紧张、恐怖、兴奋、激动或躁动不安、冲动毁物、行为盲目不协调、言语增多、自言自语(其内容与发病因素或个人经历有关)。

（3）表情评估:是否存在表情呆滞、茫然、不语不动、呆若木鸡、对外界刺激没有反应。

（4）自主神经和躯体症状评估:评估患者是否有心动过速、出汗、脸面潮红、呼吸急促、躯体的一般情况和各器官的功能水平,以及营养、饮食、睡眠和排泄等情况。

3.心理方面的评估

（1）情绪状态评估:评估患者是否有抑郁状态,如情绪低落、悲伤、自罪自责、悔恨、沮丧等。

（2）心理应对方式评估:评估患者平时对压力事件的处理方式、处理压力事件所需的时间。

（3）认知的评估：评估患者对应激事件的认识、对该疾病的态度。

4. 社会功能评估

评估患者的人际关系及交往功能、日常生活能力、职业功能、社会角色等状况；评估患者社会支持来源、强度、性质和数量，以及患者家属对本病的认识情况，对患者的支持态度。

二、常用护理诊断/问题

1. 创伤后综合征

创伤后综合征与所发生的事件超出一般人承受的范围，遭受躯体和心理-社会的虐待，经历多人死亡的意外事故，被强暴，面临战争，目击断肢、暴力死亡或其他恐怖事件，感受到对自己或所爱者的严重威胁和伤害有关。

2. 急性意识障碍

急性意识障碍与强烈的应激刺激和应对机制不良有关。

3. 自理能力下降

自理能力下降与应激事件导致的行为紊乱或行为退缩有关。

4. 强暴创伤综合征

强暴创伤综合征与被强暴所致恐惧、焦虑等有关。

5. 焦虑

焦虑与长期面对应激事件、主观感觉不安、无法停止担心有关。

6. 睡眠型态紊乱

睡眠型态紊乱与应激事件导致的情绪不稳、主观感觉不安、无法停止担心、环境改变、精神运动性兴奋有关。

7. 有自杀自伤的危险

自杀自伤与应激事件所引起的焦虑、抑郁情绪有关。

8. 有暴力行为的危险

暴力行为与应激事件引起的兴奋状态、冲动行为有关。

三、护理目标

（1）患者对该疾病知识的了解有所增强，并能适当地调整自己的情绪。

（2）患者未出现自伤自杀行为、暴力行为、未受到伤害等。

（3）患者生活能够自理，保证良好的营养和睡眠。

（4）能够面对创伤事件，应用所学技巧控制身体症状和情绪。

四、护理措施

1. 脱离应激源

首要的护理措施是帮助患者尽快消除精神因素或脱离引起精神创伤的环境，包括对患者康复后生活或工作方面的指导或安排、必要时重新调换工作岗位、改善人际关系、建立新的生活规律等，以转移或消除应激源，最大限度地避免进一步的刺激和丧失；同时提供安静、宽敞、温度适宜、色彩淡雅及陈设简单、安全的环境，减少各种不良环境因素对患者的刺激和干扰。由于急性应激反应的患者富有暗示性，不宜将此类疾病的患者安排在同一房间，以免增加新症状或使原有的症状更顽固。通过脱离应激源、减弱不良刺激的作用，可消除患者的创伤性体验,加速症状缓解。

2.生理方面

(1)注意安全的管理:评估患者的自杀、自伤及冲动伤人的危险性,为患者提供安静舒适、安全的环境,减少外界刺激,避免接触危险物品,专人守护,密切接触患者,鼓励患者向医护人员说出自己不愉快的感受,敏锐察觉患者自杀、自伤的信息,给予支持和帮助。

(2)生活护理:对有自理缺陷的患者,帮助患者满足基本需要,如淋浴、洗漱等,加强饮食护理,必要时鼻饲饮食;对心因性木僵的患者,注意皮肤的护理,定时翻身,预防压疮和口腔溃疡。

(3)药物治疗的护理:针对患者的冲动行为,遵医嘱使用镇静的药物,注意药物的不良反应,镇静药物有抑制呼吸的不良反应,对老年人及呼吸系统疾病患者慎用。

3.心理方面

(1)一般护理措施:建立良好的护患关系,这是心理护理首要的步骤,主动倾听患者的感受,态度温和、诚恳,接纳患者的焦虑、抑郁感受;通过语言沟通,鼓励患者倾诉自己内心不愉快的感受,帮助分析应激相关障碍的症状和恶劣心境的原因及危害;采取支持性心理护理、积极暗示性语言,帮助患者度过困境;指导患者学习适应性技巧控制症状和情绪,如深呼吸、肌肉放松、渐进式放松,配合医生做好暗示治疗、行为治疗等,帮助患者认识和正确对待致病因素;克服个性中的不足,提高自我康复能力,建立和发展新的应对方式。

(2)认知、行为治疗的护理:要向患者解释面对创伤性事件所引起的反应,指导患者进行渐进式放松训练,进行逐渐的暴露治疗。

4.社会方面

鼓励患者参加集体活动,根据患者的情况安排活动;让患者多与他人交流,转移注意力,分散其对创伤性事件体验的注意力;减轻孤独感和回避他人、环境的行为,减少回忆创伤性事件的机会。

五、护理评价

1.生理方面

患者的生理需要是否得到满足。

2.心理方面

(1)患者是否发生自杀自伤、冲动伤人行为,是否发生跌伤、走失后果。

(2)患者是否学会调整和控制自己的情绪。

(3)患者能否正确认识和应对应激事件。

(田开勇)

第三节　创伤后应激障碍

一、护理评估

1.应激源评估

应评估应激源的发生原因、种类、强度、持续时间、发生频率、当时情景、与患者的切身利益关系是否密切、与疾病发生的关系等。

2.生理方面

(1)一般情况评估：生命体征、文化程度、仪表、思维、情感和行为表现，以及自主神经功能紊乱的现象，是否有外伤等。

(2)各种症状的评估：包括躯体不适、精神症状、性格改变等。

(3)评估患者的发病原因：如精神刺激的种类、当时的场景、频率、程度，以及疾病发作与心理创伤的关系等。

3.心理方面

(1)病理因素：可能导致自杀的因素，可能导致营养不良的因素等。

(2)情景因素：威胁性的情景等。

4.社会方面

社会心理因素，如家属对本病的认识以及家属所持的态度等。

二、护理诊断/问题

1.创伤后综合征

创伤后综合征与所发生的事件超出一般人承受的范围，遭受躯体和心理-社会的虐待，经历多人死亡的意外事故，被强暴，面临战争，目击断肢、暴力死亡或其他恐怖事件，感受到对自己或所爱者的严重威胁和伤害有关。

2.恐惧

恐惧与经历强烈刺激、反复出现闯入症状有关。

3.有暴力危险（针对自己或针对他人）

暴力危险与精神严重创伤、无助、愤怒有关。

4.睡眠型态紊乱

睡眠型态紊乱与应激事件导致的情绪不稳、主观感觉不安、无法停止担心、环境改变、精神运动性兴奋有关。

5.言语沟通障碍

言语沟通障碍与情感麻木、木僵有关。

6.社会退缩

社会退缩与自卑、意志、性格改变有关。

7.生活自理缺陷

生活自理缺陷与抑郁、躯体不适、木僵有关。

8.焦虑或抑郁

焦虑或抑郁与长期面对应激事件、主观感觉不安、无法停止担心有关。

9.有营养失调的危险

营养失调与情绪低落、食欲缺乏、生活不能自理有关。

三、护理计划

(1)患者未出现自伤、自杀、伤人行为，未受到伤害等。

(2)患者生活能够自理，保持良好的个人卫生和睡眠，未出现营养不良。

(3)患者情绪稳定，无焦虑、紧张、恐惧等情绪。

（4）患者对该疾病知识的了解有所增强，能够面对创伤性事件，并能应用所学的技巧控制身体症状和情绪。

（5）患者能够认知哪些是触发创伤性体验的情景。

（6）患者对环境改变的应激能力有所增强。

四、护理措施

1. 生理方面

（1）安全的护理：①让个体尽快摆脱创伤性环境、避免进一步的刺激；②连续评估自杀、自伤和冲动伤人的危险因子；③提供安全、安静、舒适的环境，减少外界刺激，避免接触到危险物品；④尊重和保护隐私；⑤保持接触，传递关心、鼓励表达不良情绪。

（2）生活护理：①帮助满足生活需要，如洗漱更衣、个人卫生、营养的补充；②皮肤、口腔的护理。

（3）特殊护理：①遵医嘱给予相应的药物，注意药物的不良反应；②有意识障碍的患者要预防坠床、跌伤和走失；③有行为紊乱和兴奋躁动的患者适当地限制，保证安全，必要时专人护理。

2. 心理方面

（1）与患者建立良好的信任和合作关系：和蔼诚恳的态度，认真的聆听，接纳患者的焦虑和抑郁的感受，鼓励患者用可接受的方式表达焦虑、激动，允许自我发泄，但不要过分关注。

（2）增加与患者的接触次数：通过语言交流，鼓励回忆疾病发作时的感受和应对方法，对患者目前的防御机制表示认同、理解和支持，讨论和交流应对创伤后应激障碍的其他简易方法。

（3）给予支持性的心理护理：积极的语言暗示，指导学习适应性的技巧控制症状和管理情绪，如深呼吸、放松技术和参加工娱活动等转移注意力的方法。

（4）帮助患者分析创伤后应激障碍以及恶劣心境的原因和危害，配合医生进行认知行为治疗，帮助患者度过困境。

（5）帮助患者列出可能解决问题的各种方案，并协助分析各种问题的优缺点，辅导患者有效地应对困难。

（6）运用正确的强化方式，强化疾病可治愈的观点，教会正确应对创伤性体验和困难，给患者以肯定和鼓励，帮助患者树立信心。

（7）帮助患者认识和正确对待致病因素和疾病性质，克服个性中的缺陷，提高自我康复能力。

3. 社会方面

（1）帮助家属学习相关疾病知识，使其对创伤后应激障碍的发生有正确的认识，消除模糊观念引起的焦虑和抑郁，以免担心疾病会演变成"精神病"。

（2）使家属理解患者的痛苦和困境，既要关心和尊重患者，又不能过分地迁就或强制患者。

（3）协助患者和家属制订切实可行的生活目标，指出希望，促进患者恢复社会功能。

五、护理评价

1. 生理方面

患者的生理需要是否得到满足。

2. 心理方面

（1）患者是否发生自杀自伤、冲动伤人行为，是否发生跌伤、走失后果。

(2)患者是否学会调整和控制情绪。

(3)患者能否正确认识和应对应激事件。

（田开勇）

第四节　适应障碍

一、护理评估

1.应激源评估

应评估应激源的发生原因、种类、强度、持续时间、发生频率、当时情景、与患者的切身利益关系是否密切、与疾病发生的关系等。

2.生理评估

评估躯体的一般情况和各器官的功能水平，以及营养、饮食、睡眠和排泄等情况。

3.心理评估

(1)评估患者有无自杀、自伤、伤人、毁物等冲动紊乱行为。

(2)患者的情绪情感状态，如有无焦虑、抑郁、恐惧、情感淡漠等。

(3)患者病前的人格。

(4)应对方式评估：评估患者平时对压力事件的处理方式、处理压力事件所需的时间。

4.社会评估

患者和其父母对本病所持的态度以及对疾病的认知，能否正确认识本病；患者和周围环境的沟通情况，社会功能受损的程度等。

二、护理诊断/问题

1.有自杀自伤的危险

自杀自伤与应激事件所引起的焦虑、抑郁情绪有关。

2.迁居应激综合征

迁居应激综合征与居住环境改变有关。

3.个人应对无效

个人应对无效与应激持续存在有关。

4.焦虑或抑郁

焦虑或抑郁与长期面对应激事件、主观感觉不安、无法停止担心有关。

5.环境认知障碍综合征

环境认知障碍综合征与应激引起的对周围环境认知的不正确有关。

6.社会退缩

社会退缩与自卑及意志、性格改变有关。

7.睡眠型态紊乱

睡眠型态紊乱与应激事件导致的情绪不稳、主观感觉不安、无法停止担心、环境改变、精神运动性兴奋有关。

三、护理计划

（1）患者没有发生自杀、自伤、冲动伤人等紊乱行为。

（2）患者生活能够自理，保持良好的个人卫生和睡眠，获得充足的营养。

（3）患者能应对应激事件。

（4）患者社交能力完好，能正常社交。

（5）患者能基本了解适应障碍的知识。

四、护理措施

1.脱离应激源

首要的护理措施是帮助患者尽快消除精神因素或脱离引起精神创伤的环境，包括对患者康复后生活或工作方面的指导或安排、必要时重新调换工作岗位、改善人际关系、建立新的生活规律等，以转移或消除应激源，最大限度地避免进一步的刺激和丧失。同时提供安静、宽敞、温度适宜、色彩淡雅及陈设简单、安全的环境，减少各种不良环境因素对患者的刺激和干扰。由于适应障碍的患者富有暗示性，不宜将此类疾病的患者安排在同一房间，以免增加新症状或使原有的症状更顽固。通过脱离应激源、减弱不良刺激的作用，可消除患者的创伤性体验，加速症状缓解。

2.生理方面

（1）安全的护理：①评估患者发生自杀、自伤行为的可能性；②提供安全舒适的环境，将患者置于易观察的房间内，并保证房间内设施安全、光线明亮、整洁舒适、空气流通，对各种危险物品，如剪刀、药物、玻璃等，应妥善保管，定期安全检查；③注意患者有无自杀、自伤行为征兆的出现，一旦发现征兆，应立即采取措施；④出现强烈的自杀、自伤行为意念时，安置在重病房内，设专人护理，必要时给予适当的安全保护。

（2）药物的护理：①了解和观察药物的不良反应；②发药时严格执行操作规程，做好"三查八对"；③当患者出现眩晕、心悸、面色苍白、直立性低血压、皮疹、吞咽困难、意识障碍等药物不良反应时应暂停给药，并及时报告医生。

（3）生活护理：①帮助患者满足生活需要，如保证充足的营养，提供良好的睡眠环境，保证充足的睡眠，排便的护理；②皮肤、口腔的护理。

3.心理方面

（1）建立良好的护患关系，护理人员应主动、热情接触患者，关爱、尊重患者，以真诚、友善的态度关怀、体谅患者，缓解患者的焦虑情绪。

（2）主动与患者交谈，了解患者的一般情况、性格特点、饮食习惯、生活习惯、兴趣爱好，这次患病的应激生活事件，应对方式等问题。注意与患者的接触方法，每日定时或在治疗护理中与患者交谈，尽快让患者适应新的环境。

（3）耐心倾听，不催促患者回答或打断患者谈话，运用非语言沟通技巧如静静陪伴、抚摸、鼓励关注的眼神，以传达护理人员的关心和帮助。

（4）鼓励患者倾诉不适出现时的感受和应对方法，对患者当前的防御机制表示认同、理解和支持，强调患者对应激事件的感受和体验完全是一种正常的反应。

（5）强调患者的能力和优点，讨论患者所思所想，减少患者可能存在的自我消极评价。

（6）患者情绪稳定时，采取认知治疗方法帮助患者分析和了解自己的心理状态，认识与情绪抑郁和适应障碍有关的心理因素,找出认知上的错误,纠正自己的负性认知。

(7)在适当时机,对患者的症状进行解释,帮助患者认识自己疾病的性质,消除患者的思想顾虑。

(8)给予支持性的心理护理,积极的语言暗示,指导学习适应性的技巧控制症状和管理情绪,如深呼吸、放松技术和参加工娱活动等方法转移注意力。

(9)患者对环境的陌生、害怕和不适导致失眠,护理人员要给予耐心劝慰,做保护性解释,使其有安全感。

4.家庭社会方面

(1)帮助患者和家属学习本病的相关知识,使者和家属对适应障碍的发生有正确的认识,消除模糊观念引起的焦虑、抑郁。

(2)让患者多与他人交往,从而减少回避他人和环境的行为。

(3)帮助患者运用社会支持系统应对应激,教会患者发展新的社会支持,调动一切社会支持系统,减轻应激反应,促进身心健康。

五、护理评价

1.生理方面

患者的生理需要是否得到满足。

2.心理方面

(1)患者是否发生自杀自伤、冲动伤人行为,是否发生跌伤、走失后果。

(2)患者是否学会调整和控制情绪。

(3)患者能否正确认识和应对应激事件。

3.社会方面

患者的社会功能是否改善。

(田开勇)

第五节　儿童孤独症

儿童孤独症(infantile autism)又称儿童自闭症,是孤独谱系障碍中的最典型的一种类型。起病于婴幼儿时期,一般 3 岁前起病,临床特点为社会人际交往和沟通模式的改变,即社会交往和语言发育障碍,从而活动内容和兴趣局限;存在刻板、重复的行为方式,常伴有智力发育低下,约有 3/4 的患者会有明显的精神发育迟滞表现。

一、护理评估

1.健康史

评估患者既往病史、药物过敏史、家族遗传病史等。

2.生理功能

各项躯体发育指标如身高、体质量是否达标,有无躯体畸形,有无营养失调、饮食障碍、睡眠障碍等,运动功能是否受限。

3.心理功能

（1）感知觉：有无感知觉过敏和迟钝。

（2）精神症状：有无焦虑、恐惧、易激惹或淡漠等异常情绪。有无幻觉、妄想等精神病性症状。

（3）意志和行为：有无特别感兴趣的物品及玩耍方式，是否有特殊的爱好，如喜欢随着音乐跳动或固定的动作，有无冲动、自伤、毁物等意志增强的行为。同时注意观察有无多动、刻板、强迫、重复，不寻常的依恋行为。

4.社会功能

（1）交往能力：是否依恋父母，分辨亲疏；有无适当的情感反应；是否与同伴有交流；有无吃饭、穿衣、洗漱、大小便不能自理等。

（2）言语能力：有无主动语言，词汇量如何，有无体态语言，评估言语的语音、语调、语速、言语方式。

（3）自理能力：能否自行进食、穿衣、如厕等。

5.其他

评估家庭及社会支持系统、父母健康状况及受教育程度、对该病的认识程度、家庭经济状况等。有无不正确的养育方式，有无现存或潜在的家庭矛盾和危机。

二、护理诊断

1.有对自己、他人施行伤害的危险

对自己、他人施行伤害与感知觉障碍、情绪不稳有关。

2.生活自理缺陷（如进食、沐浴、穿着修饰、大小便等自理缺陷）

生活自理缺陷与智力低下有关。

3.语言沟通障碍

语言沟通障碍与疾病所致语言能力下降或缺失有关。

4.社会交往障碍

社会交往障碍与学习能力下降、社会适应能力不足等有关。

5.营养失调

营养失调与机体需要量、自理能力缺陷、行为刻板有关。

6.父母角色冲突

父母角色冲突与疾病知识缺乏、家庭照顾困难有关。

三、护理目标

（1）患者不发生受伤、伤人现象。

（2）患者的生活自理能力逐步提高。

（3）患者的语言能力逐步改善。

（4）患者的学习能力、社交能力逐步改善。

（5）患者饮食均衡，营养状态正常。

（6）家长掌握照顾患者的技巧，冲突减轻或消除。

四、护理措施

由于孤独症患者各方面技能发展不均衡,因此,针对患者特点制订个体化的护理措施。

1.社会功能护理

教育和训练可以有效地改善症状,提高患者对社会的适应能力,需要家长的参与。训练内容由浅入深,逐步提高,方法形象生动,反复强化。主要从以下几个方面着手。

(1)社会交往能力训练:首先是注意力训练,利用患者感兴趣的物品吸引其目光,帮助患者注视训练者的眼睛和脸,一边追随患者目光,一边呼唤患者的名字,直到患者开始注视,延长时间,反复训练;其次学习姿势性语言如点头、摇头等,先示范,后模仿,然后反复训练。另训练患者用语言表达自己的意愿,可利用情景或患者提出要求时进行,也可以利用游戏改善患者的交往能力,逐步扩大患者的交往范围,掌握各种角色的行为方式。

(2)语言能力训练:语言训练要逐步进行,从一个音节的发音开始到完整的句子,通过与家长的协作,创造一定的语言环境,反复教、模仿,配合图片、实物和动作,从认物、命名到表述,使患者掌握更多的词汇。同时帮助患者应用语言进行交往,在玩中学,带领患者接触自然环境,将行动与语言联系起来,强化对语言的理解。

(3)行为矫正训练:刻板、强迫行为不要一味地迁就,有意识慢慢地变动,年龄大的患者可以提前将变化告诉患者,帮助患者接受变化。同时根据患者的特点,培养患者的正常兴趣,如画画、写字、听音乐、跳舞、劳动等。自伤、自残行为一定立即纠正。出现发脾气、冲动行为时,了解原因,针对原因处理,患者自己平息后要给予关心和爱抚,给予正性强化的方法。训练时要有耐心,不能急于求成。

2.健康教育

(1)帮助家长正确认识疾病的特征和可能的预后,以积极的态度与平和的心态去教育和训练患者,切忌操之过急和歧视打骂。

(2)帮助家长面对现实,调整好心态,减少自责和内疚感,父母之间不要相互指责和埋怨。积极与医护人员配合,在家中继续训练患者。

(3)告诉家长由于儿童尚处在身心发育的快速时期,语言、行为、情感都还在不断地发展,在这个时期良好的教育和训练对患者今后的生活及疾病的康复都有非常好的帮助。

(王菲菲)

第六节 多动障碍

多动障碍又称注意缺陷多动障碍(ADHD),简称多动症,主要表现为与年龄不相称的注意力易分散,注意持续时间短暂,不分场合的过度活动和易冲动,常伴有学习困难,其智力正常或接近正常。通常男孩多于女孩,男女比例为(4~9):1。

一、护理评估

1.健康史

评估患者有无既往病史、药物过敏史、家族遗传病史等。

2.生理功能

各项躯体发育指标如身高、体质量是否达标,有无躯体畸形,有无营养失调、饮食障碍、睡眠障碍等。

3.心理功能

(1)情绪状态:有无焦虑、抑郁、恐惧、易激惹、淡漠或倒错等异常情绪。

(2)认知功能:有无主、被动注意障碍,记忆和智力的程度如何。

(3)意志和行为:有无与同年儿童相比的活动明显增多,在不同场所是否一致。控制力如何,行为是否冲动、喜欢冒险等。有无偷窃、撒谎、逃学等行为。

4.社会功能

(1)生活自理能力:有无吃饭、穿衣、洗漱、大小便不能自理等。

(2)社会适应能力:评估学习、社会交往能力,有无学习困难,成绩如何;伙伴关系是否良好,是否合群;自我控制和防护能力及损害程度。

5.其他

评估家庭及社会支持系统、家属受教育程度、对该病的认识程度、家庭经济状况等;有无不正确的养育方式,有无现存或潜在的家庭矛盾和危机;有无家庭无法实施治疗方案的可能性存在等。

二、护理诊断

1.有暴力行为的危险

暴力行为与患者情绪不稳、易冲动等有关。

2.社会交往障碍

社会交往障碍与注意缺陷、品行障碍等有关。

3.亲子依恋改变

亲子依恋改变与亲子联系过程改变、患者注意障碍等有关。

4.生活自理能力缺陷(进食、着装修饰等自理缺陷)

生活自理能力缺陷与患者注意障碍、活动过多等有关。

三、护理目标

(1)患者未发生对他人及自身的伤害。

(2)患者的社交能力逐步改善。

(3)家长养育方式和态度合理,认识和处理疾病能力增强。

(4)患者的生活自理能力逐步提高。

四、护理措施

1.安全和生活护理

严密观察,防止病情变化而出现意外,确保环境安全。活动场所的物品应当简化,防止患者粗大动作或精细协调动作笨拙而导致损伤。

防止患者由于社交障碍和冲动行为,而遭到他人的威胁或伤害。保证患者生长发育所需的营养,避免患者营养不良;注意患者的个人卫生,观察大小便情况,必要时可进行训练和督导,帮助患者养成良好的生活习惯。

2.心理护理

(1)护士应该对患者有足够耐心,关爱和保护患者,与其建立良好的关系,提高患者对治疗的依从性,保证治疗的顺利进行。

(2)行为矫正训练:及时对患者的行为进行正性或负性的强化,使患者学会适当的社交技能,用新的有效的行为来代替不恰当的行为模式,比如可以让患者学会类似"一慢、二看、三行动"的自我提醒方法。让患者学习如何解决问题,预先估计自己的行为所带来的后果,克制自己的冲动行为,识别自己的行为是否恰当,在多种行为方式中选择最佳的或恰当的方式。避免歧视、体罚或其他粗暴的教育方式,要恰当运用表扬和鼓励的方式提高患者的自信心和自觉性,通过语言或中断活动等方式否定患者的不良行为。掌握使用正性强化和负性强化等方式培养患者的良好行为,以及使用惩罚的方式消除患者的不良行为的技巧。

3.药物治疗的护理

监督患者服药,保证药物进入患者体内。同时观察药物疗效和不良反应,及时帮助患者适应药物不良反应,向家长解释药物不良反应的原因及处理方法。

4.健康指导

(1)健康教育:可以将有相同问题的患者集中到一起,充分发挥相互影响积极一面的方式,促进患者彼此学习,相互促进,同时也有利于培养患者的人际沟通能力及应对技巧。另外,也可以训练患者的集体意识,帮助其今后适应学校、家庭的集体生活。

(2)家庭健康教育:父母对患者的态度与儿童多动障碍的治疗效果有着密切的联系。因此,指导父母与孩子和谐相处,选择恰当的期望水平,对矫正患者行为有着积极的作用。同时,要求父母学会进行前后一致的、正性的行为矫正方法。对患者进行规律化的训练,充分给予爱与关怀,患者发生其他问题要及时就医,寻求正确的帮助。

(金加伟)

第七节　品行障碍

品行障碍(conduct disorder,CD)指儿童和少年期反复、持续出现反社会行为、攻击性行为和对立违抗性行为。这些行为违反了相应年龄的社会行为规范和道德准则,影响儿童少年本身的学习和社交功能,损害他人或公共利益。品行障碍是儿童青少年期常见的行为障碍,国外患病率为 $1.5\%\sim3.4\%$,国内患病率为 $1.45\%\sim7.35\%$,通常起病于儿童晚期或青少年早期,男女患病率之比为 $(3\sim12):1$。

一、临床表现

1.对立违抗性行为

该行为首先出现,患者表现为难以服从管理,常与成人争吵,常与父母或老师对抗,拒绝服从学校、家庭的要求或规定,故意干扰他人,不接受批评。

经常暴怒、好发脾气。常将自己的过失或不当行为而责怪他人,经常怨恨他人,怀恨在心,或存心报复,故常发生冲突。通常患者不认为自己有问题,而认为是正当反应。

2.反社会性行为

反社会性行为指不合乎道德规范及社会准则的行为,如经常说谎,并不是逃避惩罚,而是通过说谎得到好处或利益(如说学校要交钱,却拿着钱去网吧打游戏)。经常偷盗、逃学、夜不归宿或离家出走,故意破坏他人或公共财物、纵火等。

3.攻击性行为

反复欺负他人,常挑起或参与斗殴(不包括兄弟姐妹打架);常常虐待动物;对他人进行躯体虐待或持凶器故意伤害他人;勒索或抢劫他人钱财或入室抢劫;强迫与他人发生性关系,或有猥亵行为等。

4.合并问题

品行障碍常常合并 ADHD,可以同时有多动、冲动、注意缺陷症状;也可以合并焦虑、抑郁的情绪障碍;也可伴物质滥用和学习困难。

二、护理评估

1.健康史

评估患者既往健康状况、有无既往病史、药物过敏史、物质滥用史、家族遗传病史等。

2.生理功能

各项躯体发育指标如身高、体质量有无异常,有无躯体畸形和功能障碍,有无营养失调、饮食障碍、睡眠障碍;有无受伤及有无感染等生理功能下降。

3.心理功能

(1)情绪状态:有无焦虑、抑郁、恐惧、易激惹、淡漠等异常情绪。有无自卑心理。

(2)认知功能:有无注意力、记忆和智能障碍等。

(3)意志行为:行为是否冲动,是否遵守秩序,有无爱管闲事、语言夸大等。有无偷窃、撒谎、逃学等行为。

4.社会功能

(1)生活自理能力:有无吃饭、穿衣、洗漱、大小便不能自理等。

(2)社会适应能力:评估学习、社会交往能力,有无学习困难,成绩如何;伙伴关系是否良好,是否合群;自我控制和防护能力及损害程度;与父母相处的方式等。

5.其他

评估家属受教育程度、对该病的认识程度、家庭经济状况等。有无不正确的养育方式,有无现存或潜在的家庭矛盾和危机;有无家庭无法实施治疗方案的可能性存在等。

三、护理诊断

1.有暴力行为的危险

暴力行为与患者情绪不稳、易冲动等有关。

2.社交障碍

社交障碍与攻击、违抗对立等有关。

3.个人应对无效

个人应对无效与理解能力、服从性差有关。

四、护理目标

(1)患者能控制攻击行为,未发生伤人行为。

(2)患者的社交能力逐步改善。

(3)患者掌握新的应对行为及其带来的积极效果。

五、护理措施

1.安全和生活护理、心理护理

参见多动障碍。

2.症状护理

观察患者异常行为发生频率,如说谎、逃学、打架、破坏行为、攻击他人、偷窃、欺诈等品行问题,及时与医生沟通,有针对性地进行处理。培养他们广泛的兴趣和爱好,使之心情愉快,减少紧张焦虑;配合医生进行认知行为治疗,采取负性强化法,减少其异常行为;鼓励患者参加集体活动,对于其健康行为进行正性强化,以建立正常的行为模式;同时告知患者如何正确解决问题,出现困难时,采取恰当的应付方式。

3.健康教育

帮助患者了解个人行为必须得到社会认可,否则将受到惩罚。同时提高家长的识别和处理能力,正确认识疾病,对待患者和协调家庭关系,减少不利于品行障碍恢复的因素。

(刘高伟)

第十三章　康复医学科护理

第一节　关节炎

一、概述

骨关节炎是指由多种因素引起的关节软骨纤维化、皲裂、溃疡、脱失而导致的关节疾病。骨关节炎是一种常见的、发病率随年龄增加的以关节软骨退变、破坏及伴有相邻软骨下骨板、关节边缘骨质增生、骨赘形成为特点,主要影响膝关节、髋关节、远端指间关节及脊柱关节,使其功能受损的慢性、进行性关节疾病。

骨关节炎临床表现为关节的红、肿、热、痛、功能障碍及关节畸形,严重者导致关节残疾、影响患者生活质量。病因尚不明确,其发生与年龄、肥胖、炎症、创伤及遗传因素等有关。

其病理特点为关节软骨变性破坏、软骨下骨硬化或囊性变、关节边缘骨质增生、滑膜增生、关节囊挛缩、韧带松弛或挛缩、肌肉萎缩无力等。

临床分型及表现:骨关节炎可分为原发性和继发性两类。

原发性骨关节炎多发生于中老年,无明确的全身或局部诱因,与遗传和体质因素有一定的关系。继发性骨关节炎可发生于青壮年,可继发于创伤、炎症、关节不稳定、慢性反复的积累性劳损或先天性疾病等。

二、主要功能障碍

主要表现为患者关节疼痛、肿胀、僵硬、摩擦感、活动受限等症状。

初期为轻度或中度间断性隐痛,休息时好转,活动后加重,疼痛常与天气变化有关。晚期可出现持续性疼痛或夜间痛。关节局部有压痛,在伴有关节肿胀时尤为明显。

手部关节肿大变形明显,部分膝关节因骨赘形成或关节腔积液也会造成关节肿大。后期可在关节部位触及骨赘。在早晨起床时出现关节僵硬及发紧感,也称为晨僵,活动后可缓解。关节僵硬在气压降低或空气湿度增加时加重,持续时间一般较短,常为几分钟至十几分钟,很少超过 30 min。

由于关节软骨破坏、关节面不平,关节活动时出现骨摩擦感,多见于膝关节。由于关节肿痛,活动减少,肌肉萎缩,软组织挛缩等引起关节无力,活动受限。发生缓慢,早期表现为关节活动不灵,以后关节活动范围减小。还可因关节内的游离体或软骨碎片出现活动时的"交锁"现象。部分患者可发生膝关节屈曲或内、外翻畸形,尤以膝内翻畸形为多见。

三、康复护理评定

通常根据患者的临床症状、体征和体格检查,通过影像学检查确定病变的具体部位,然后根据骨关节炎导致的功能障碍,主要对感觉功能、运动功能、平衡功能及日常生活活动进行康复评定。

（一）感觉功能评定

主要对疼痛进行评定。一般采用视觉模拟评分法。具体方法是：在纸上画一条 100 mm 长的横线，横线的一端为 0，表示没有疼痛；另一端为 100，表示剧烈的疼痛；中间部分表示不同程度的疼痛。患者根据疼痛的自我感觉，在横线上标记出疼痛程度的具体位置。0 表示没有疼痛；30 以下表示有患者有能忍受的轻微疼痛；40 至 60 表示患者疼痛稍重、但不影响睡眠，尚能忍受；70 至 100 表示疼痛难以忍受，影响睡眠。

在国内，除了患者对疼痛的主观评定外，还有压痛积分法，根据检查压痛时患者的表现进行评定，具体评分标准如下：0 分为无压痛；1 分为轻压痛；2 分为明显压痛；3 分为重度压痛，按压时有退缩反应。

（二）运动功能评定

1.关节活动度、肌力及肌耐力评定

疼痛和炎症通常影响关节的运动功能，因此，应当对受累关节的活动度、肌力及肌耐力进行评定。关节活动度评定、肌力评定及肌耐力评定参见康复评定相关章节。

2.15 m 步行时间测定

15 m 步行时间测定适用于髋、膝及踝关节骨关节炎，能够综合评估疼痛及炎症对关节功能及步行能力的影响。因此，髋、膝、踝关节骨关节炎患者通常进行 15 m 步行时间评定。

3.握力测定

对手指和腕关节骨关节炎患者可以利用握力计来评定其运动功能，还可以测定手和前臂肌肉力量，以及腕和手指关节疼痛的程度。

（三）平衡功能评定

髋、膝、踝关节骨关节炎患者的本体感觉障碍常常影响其调节平衡的功能，而平衡功能障碍又可能成为关节损伤、加重骨关节炎病理改变，甚至导致患者跌倒的原因。所以，对髋、膝、踝关节骨关节炎患者进行平衡功能评定非常重要。

（四）日常生活活动评定

日常生活活动能力评定主要直接测试患者的日常生活活动情况，可以采用改良 Barthel 指数评定表。

评定结果：正常 100 分；≥60 分，生活基本自理；41~59 分，中度功能障碍，生活需要帮助；21~40 分，重度功能障碍，生活依赖明显；≤20 分，生活完全依赖。

（五）社会参与能力评定

骨关节炎导致关节结构异常、功能障碍及活动受限，可影响患者工作、社会交往及休闲娱乐，降低患者的生活质量。因此，根据患者的情况对其进行社会参与能力评定十分必要，如职业评定、生存质量评定。

四、康复护理措施

骨关节炎的治疗是减轻或消除关节疼痛、保护关节，减轻受累关节的负荷、恢复关节功能，改善关节活动范围、增强肌力、改善步态和步行能力、改善日常生活活动能力，提高生活质量。

1.物理因子治疗

物理因子治疗具有改善局部血液循环、消炎止痛、防治关节软骨退变及改善关节功能的作用。包括热疗、冷疗、超声波疗法、脉冲磁疗法、低能量激光疗法及经皮神经电刺激疗法等。其

中,经皮神经电刺激疗法对缓解骨关节炎患者的关节疼痛具有肯定的效果,超声波疗法以及低能量激光疗法对于改善骨关节炎软骨组织结构、减少软骨细胞凋亡及延缓疾病进展具有积极作用。针灸、推拿等也可取得较好效果。

2.运动治疗

运动治疗能够有效缓解关节疼痛,增强关节稳定性,主要包括有氧运动、肌力训练及关节活动度训练。

采用运动疗法应遵循的原则:因人而异、主动运动为主、被动运动为辅、循序渐进、持之以恒、舒适、无痛、局部运动与全身运动相结合、避免过度运动。运动疗法形式:主动运动、助力运动、抗阻运动、伸展运动、全身性耐力运动、被动运动。

对于骨关节炎急性发作期的患者,受累关节宜休息,以减轻疼痛,避免病情加重。非急性发作期的患者应进行自我行为疗法(如减少不合理的运动,适量活动,避免不良姿势,避免长时间跑、跳、蹲,减少或避免爬楼梯)、减肥、有氧锻炼(如游泳骑自行车等)、关节功能训练(如膝关节在非负重位进行屈伸活动,以保持关节的最大活动度)、肌力训练(如髋关节骨关节炎应注意外展肌群的训练)等。

关节松动技术:急性期关节肿胀、疼痛明显时,采用Ⅰ、Ⅱ级手法;慢性期伴有关节僵硬和关节周围组织粘连挛缩时,采用Ⅲ、Ⅳ级手法。

按摩、针灸:具有活血通络,消炎止痛的作用。其中针灸缓解骨关节炎疼痛的效果较为明显。

3.作业治疗

对骨关节炎患者的作业治疗主要包括功能性训练、日常生活活动能力(ADL)训练、使用合适的辅助装置及家庭环境改造。在对骨关节炎患者实施作业治疗时,应重视能量节约技术。

因为能量节约技术可以让骨关节炎患者维持足够的肌力,更有效地完成 ADL 及日常工作,保持良好的姿势。对于病变关节,应当特别重视关节保护技术的应用,要在消除或减轻重力的体位或使用合适的辅助具的前提下进行 ADL 及日常工作。

关节保护技术是防止关节进一步损害的主要方法,主要包括:①避免同一姿势长时间负重;②保持正确体位,以减轻某个关节的负重;③保持关节正常的对位对线;④工作或活动的强度不应加重或产生疼痛;⑤更换工作程序,以减轻关节的应激反应。

4.康复辅具

对于骨关节炎患者,适当使用辅助装置或适应性工具,可保护受累关节,并节约能量。支具常用于炎症性关节或不稳定关节,有利于消肿止痛,保护关节功能。

5.其他治疗

可根据患者的病情采用药物治疗、手术治疗等治疗方式。

6.心理护理

骨关节炎急性期的治疗和恢复期的治疗需要的时间相对较长,给患者介绍病情,鼓励患者积极主动地对关节进行功能锻炼,树立战胜疾病的信心。减轻患者焦虑,加强患者在治疗方面的合作及自我形象的行为转变。

五、康复护理指导

康复护理指导有助于预防和控制疼痛及关节活动障碍。

(1)避免关节过度负重,避风避寒。

(2)保持良好心态,合理安排日常生活活动、工作/学习及休闲娱乐活动。

(苏 娅)

第二节 冠心病

一、概述

冠心病是冠状动脉粥样硬化性心脏病的简称,也称为缺血性心脏病,是指冠状动脉粥样硬化导致管腔狭窄和阻塞,引起心肌缺血、缺氧的心脏病。其基本病变是心肌供血不足。冠心病是当今威胁人类健康的主要疾病之一。在欧美此病占心脏病死亡数的 50%~75%,我国占心脏病死亡数的 10%~20%。近年来有上升的趋势。2000 年其病死率居我国城区第三、乡区第四位。根据冠状动脉病变的部位、范围、血管阻塞程度和心肌供血不足的发展速度、范围和程度将冠心病分为症状型冠心病、心绞痛型冠心病、心肌梗死型冠心病、缺血性心肌病型冠心病、猝死型冠心病五种。冠心病的康复目标不仅是为了提高生活质量,也可通过控制危险因素而减少复发、降低发病率和病死率。

二、主要功能障碍

冠心病患者与脑血管病患者在功能损伤方面不同,主要影响的不是肢体的功能,而是患者的体力,造成患者的残疾主要表现为运动能力和耐力的减退,具体体现在以下方面。

(一)心绞痛发作

患者在劳累、情绪激动、寒冷、饱食、急性循环障碍等诱因下,心脏负荷增加,耗氧量增加,使得已有冠状动脉粥样硬化的心肌缺血、缺氧,诱发心绞痛(称劳力性心绞痛)。

常把活动诱发心绞痛分为以下 4 级:①Ⅰ级,重体力活动后诱发心绞痛;②Ⅱ级,中等日常体力活动后诱发心绞痛;③Ⅲ级,较轻的日常体力活动后诱发心绞痛;④Ⅳ级,轻微体力活动后诱发心绞痛。心绞痛的发作限制了患者的活动,影响患者的休息。

(二)心功能减退

冠心病患者可伴有慢性心功能不全,尤其急性心肌梗死可引起心功能不全。目前通用的是纽约心脏病学会 1928 年提出的心功能不全分级方案。

主要是根据患者自觉的活动能力分为以下 4 级:Ⅰ级,患者患有心脏病,但活动量不受限制,平时一般活动不引起疲乏、心悸、呼吸困难或心绞痛;Ⅱ级,心脏病患者的体力活动受到轻度限制,休息时无自觉症状,但平时一般活动下可出现疲乏、心悸、呼吸困难或心绞痛;Ⅲ级,心脏病患者体力活动明显受限,小于平时一般活动即引起上述的症状;Ⅳ级,心脏病患者不能从事任何体力活动,休息状态下也出现心衰的症状,体力活动后加重。

这种方法简便易行,但仅凭患者的主观陈述,因个体间差异较大,有时症状与客观检查有很大差距。为此,1994 年美国心脏病学会增加了客观检查,如心电图、负荷实验、X 线、超声心动图等客观依据,将心功能不全分为 A、B、C、D 四级。这两种方法同时应用,相互补充。心功能的减退,妨碍患者正常的工作和生活。

(三)心理负担加重

由于患者经常出现心绞痛、心律失常,同时因为心功能不全导致活动耐力减退。另外,一些高危因素的存在、患者对疾病认识的欠缺,使得患者心存恐慌,造成极大的心理负担而出现焦虑、抑郁的情绪,不利于患者的康复。

三、康复护理评定

冠心病的康复评定包括病史、体格检查、冠心病危险因素的评估、心理社会评定以及心肺功能的专项检查。其中最主要的是运动试验。运动试验能定量地了解身体和心肌的需氧代谢能力,以及在心率、血压增加时的耐受能力,对冠心病康复治疗具有非常重要的意义,为制订运动处方、指导患者恢复日常生活活动和作业性活动、决定冠心病预后、确定恢复工作和其他病前所从事的活动提供客观依据。

在运动试验中,通过一些重要的参数变化来反映心脏和整个身体的情况,包括症状、体征、心脏电生理指标、血流动力学指标和以耗氧量和二氧化碳排出量等为基础的一系列代谢指标,如代谢当量、无氧代谢阈等,以及患者感觉的运动量评分。

四、康复护理措施

冠心病的康复治疗主要是医疗性运动(如有氧训练、力量训练等),配合心理治疗、作业治疗、行为治疗、危险因素纠正等。康复计划应力求最小的危险和最大的恢复。冠心病康复治疗分为住院期康复(Ⅰ期)、出院期康复(Ⅱ期)和慢性冠心病或慢性期康复(Ⅲ期)。

(一)运动康复的适应证和禁忌证

1.适应证

①无症状性冠心病;②稳定性心绞痛;③急性心肌梗死;④戴有心脏起搏器;⑤经皮冠状动脉腔内血管成形术后;⑥冠状动脉旁路术后;⑦心脏移植术后。

2.禁忌证

①急性全身性疾病,或发热超过 38 ℃以上;②新近全身或肺部栓塞;③血栓性静脉炎;④安静时血压≥26.7 kPa/13.3 kPa(200/100 mmHg),或不能用药物解释的血压低于平常2.7 kPa(20 mmHg);⑤不稳定性心绞痛;⑥急性心包炎或心肌炎;⑦严重的主动脉狭窄;⑧严重的心律失常;⑨失代偿性心力衰竭。

(二)治疗分期及实施

1.冠心病Ⅰ期康复(住院期的冠心病康复)

Ⅰ期康复目标是争取尽早生活自理和尽早出院,并且从监视下的活动过渡到家中无监视和安全的活动。当患者无明显心绞痛、气短;安静心率<110 次/分钟;活动时 ST 段变化不超过 1 mm;血压基本正常,病情无加重时,即可开始渐进性体能活动和教育。

首先进行渐进的关节活动范围训练,再从被动活动过渡到低强度的主动抗阻运动,以减少、消除绝对卧床所带来的不利影响。开始各关节各方向活动 5～10 次;床上、床边坐位训练5～10 min,每天 2 次,运动强度 1～1.5 METs(代谢当量)。并同时进行 ADL 训练,如床上自行翻身、进食、刷牙、洗脸、梳头、床边便桶等。

在患者转出监护室后,即可开始早期行走练习。早期的步行训练可在运动平板上进行,开始用坡度为 0,1.6 km/h 的速度走 10～15 min,随着耐力的改善可以逐渐增加至 4.8 km/h。活动时心率增加应＜10 次/分钟,并且不应出现缺血或心律不齐等不良反应。在运动最初 3 min后和增加运动速度之前要测量血压。在此时期血压增高不应超过 2.7 kPa(20 mmHg)。如果训练中血压开始降低应该停止训练。在这一时期患者可进行渐进性的作业治疗活动,以增强自我照顾和日常生活活动的耐力。经过约 2 周的活动,运动能力一般可达到2～3 METs。

住院期间,应对患者进行健康教育。主要解释心脏疾病的解剖和生理、药物治疗的目的、戒烟、有益于心脏健康的饮食以及康复过程和目标等。健康教育的形式可以个别或患者小组的形式举行,时间不要太长,尽量让患者家属参加。鼓励患者签订书面戒烟计划,可应用针灸、戒烟糖和可乐定片,帮助抑制患者的烟瘾。

2.冠心病Ⅱ期康复(出院期的冠心病康复)

Ⅱ期康复目标主要是保持并进一步改善出院时的心功能水平,逐步恢复生活完全自理,过渡到恢复正常的社会生活,提高生活质量。

出院后至病程的 12 周左右一般为冠心病Ⅱ期,即恢复初期。患者最常用的锻炼方法是行走,包括户内外行走,须每天进行。行走可逐渐增强其耐力,从 15～30 min 开始,在可耐受的情况下逐渐增加行走速度。此阶段应在医院门诊康复科进行监护下的有氧运动锻炼,活动强度为最大心率的 40%～50%。在进行较大运动强度活动时,可采用远程心电图监护系统监测,或由有经验的康复人员多次观察康复治疗程序,以确立安全性。对于没有异常表现的患者,可以通过自我监护或在家属的帮助下过渡到无监护活动,应安全稳步地提高运动负荷。

这一时期对患者和家属的健康宣教仍很重要,尤其应着重于行为的调整。如果有健康生活方式意识的吸烟患者,会按有规律的计划进行锻炼,而且一旦停止吸烟就会戒掉。而单独的锻炼计划,往往于心理健康不利,如自尊、信心及家庭活动等方面。这一时期对家庭的咨询同样重要,在这方面应注意避免把患者当无法治疗对待。

这一阶段一般需要 6～12 周。对于进展顺利、无明显异常表现的患者,6～8 周即可达到 6 METs的运动负荷,并顺利地进入心脏康复的第Ⅲ期。

在恢复后期应进行功能性运动试验,以评估身体负荷能力和心血管功能。试验中一旦 ST 段显著下移即可评估出最大身体负荷能力。功能性试验的结果可用于决定患者是否能恢复工作、锻炼及性生活,并且可用于评价治疗效果。进行运动试验的早晚主要取决于心脏损伤的范围、患者年龄、重返工作的迫切性。

3.冠心病Ⅲ期康复(慢性冠心病或恢复中期康复)

Ⅲ期康复目标是巩固Ⅲ期康复成果,控制危险因素,改善或提高心血管功能和身体活动能力,最大限度地恢复其生活与工作。

病程的 12 周以后至 6～12 个月为慢性期或恢复中期,完成冠心病康复计划大约需12 周,此时运动试验证实患者可安全完成 7～8 METs 的运动强度,为了保持已改善的身体状况,进一步改善心血管功能和提高耐力,应继续体能锻炼。可以按最后一次运动处方靶心率的相同负荷水平继续锻炼,运动强度依具体个人情况逐渐增加。

康复训练的基本原则是:①根据年龄、性别、个性爱好、疾病诊断和病期、相应的临床表现、治疗目标、患者的心理状态和需求等,因人而异制订康复方案;②遵循生理学规律的训练原则,即掌握运动技能和学习适应性过程循序进行训练;③从量变过程到产生质变,训练效果的维持需要长期锻炼,如果在训练计划中要休假,也应该制订与运动形式相类似的练习计划或其他类似的活动,以便在假日期间坚持锻炼;④根据患者兴趣选择训练项目,兴趣可以提高患者参与并坚持康复治疗的积极性和主动性;⑤全面整体的原则。

适用于慢性冠心病的最基本治疗方法是等张和节律性的有氧运动,主要是应用大肌群活动。最常用的运动有行走、慢跑、骑自行车、游泳等,无论哪一种方法都要注意安全,尤其是那些有中度或有明显骨质疏松的患者应防止出现骨折或意外。近年来肌力练习(等长和抗阻练习)和循环力量训练是新的有氧训练方法,对左心室功能良好的患者应用这些方法的危险性很低。但是左心室功能损害的患者抗阻训练可能出现失代偿,因而对此类患者以及未控制的心律失常或不稳定心绞痛的患者不应做这些训练。对于恢复工作后需做重体力劳动、高强度运动以及年老需增强肌力减少髋骨骨折的患者,在增强心血管功能的同时,改善肌力及耐力也很重要。无论哪种类型的运动练习,运动处方中都应明确写出应做的准备活动(热身运动)、训练活动和整理活动。

强化的和高水平的第Ⅲ期冠心病康复,可能需要6～12个月,这是一个漫长的艰苦训练过程,要帮助和鼓励患者坚持按运动处方的要求进行,以维持康复效果,提高生存质量。

五、康复护理指导

1. 基本原则

个性化、循序渐进、持之以恒、趣味性、全面性。

2. 基本方法

步行、登山、游泳、骑车、中国传统形式的拳操。

3. 注意事项

①制订安全有效的运动处方;②每次训练必须包括:准备活动、训练活动、结束活动;③定期检查和修正运动处方;④不适的处理。

4. 健康教育

(1)疾病常识宣教:向患者及其家属介绍心脏结构、功能、冠状动脉病变,药物治疗的作用及运动的重要性,避免竞技性运动。

(2)饮食指导估测每天热量摄入,给予低脂、易消化饮食,避免摄入酸、辣等刺激性食物,勿食或少食脂肪、胆固醇含量高的食物,戒烟酒,多吃水果蔬菜。测定体质量指数,防治高血压、糖尿病、高脂血症和肥胖。

(3)了解心理障碍程度,如抑郁、焦虑、孤独、生气、情绪易激动等。通过个人或小组形式进行咨询和教育,使患者改变不正确的生活方式和树立健康行为的自信心,教会患者处理应激的技巧和放松方法等。

(4)掌握运动康复处方;正确服药。

（苏　娅）

第十四章 发热门诊护理

第一节 发热与发热门诊

一、发热

发热是指病理性体温升高,是人体对致病因子的一种全身反应,是临床上最常见的症状。亦是疾病进展过程中的重要临床表现。发热,占接受医疗服务患者的 36％,占所有住院患者的 29％。

体温升高分为生理性的和病理性的,生理性的多为暂时性升高,无重要临床意义;病理性的原因众多,其中以各种病原体引起的传染病、全身性或局灶性感染占首位。因此,发热成为众多传染病特别是急性传染病的突出症状,也是多数传染病的共同特征。

正常成人体温保持一定的恒定水平,个体之间存有差异。一般认为舌下温度为 36.3 ℃～37.2 ℃,腋窝温度为 36.1 ℃～37 ℃,直肠温度较舌下温度高 0.3 ℃～0.5 ℃,一日之间体温相差不超过 1 ℃为正常值。人体正常体温平均在 36 ℃～37 ℃之间(腋窝),37.3 ℃～38 ℃是低热,38.1 ℃～39 ℃是中等度热,高热是 39.1 ℃～41 ℃,超高热在 41 ℃以上。

(一)病因

引起发热的疾病很多,根据致病原因不同可分为两类。

1.感染性疾病

在发热待查中占首位,包括常见的各种病原体引起的传染病,全身性或局灶性感染。以细菌引起的感染性发热最常见,其次为病毒等。

2.非感染性疾病

(1)血液病与恶性肿瘤:如白血病、恶性组织细胞病、恶性淋巴瘤、结肠癌、原发性肝细胞癌等。

(2)变态反应疾病:如药物热、风湿热。

(3)结缔组织病:如系统性红斑狼疮(systemic lupus erythematosus,SLE)、皮肌炎、结节性多动脉炎、混合性结缔组织病(mixed connective tissue disease,MCTD)等。

(4)其他:如甲状腺功能亢进、甲状腺危象。严重失水或出血、热射病、中暑、骨折、大面积烧伤、脑出血、内脏血管梗死、组织坏死等。

(二)分期

发热过程可分为三个时期,各期持续时间因病而异。

1.体温上升期

发热开始阶段,由于调定点上移,原来正常的温度成为"冷刺激",体温调节中枢调温指令使骨骼肌颤抖(节律性收缩),皮肤血管收缩皮肤温度下降,排汗抑制,患者发冷或恶寒、寒战,如立毛肌收缩,皮肤出现"鸡皮疙瘩"。此期热代谢特点是产热大于散热。

2. 高热持续期

体温升高到调定点新水平,不再继续上升,而是在这个与新调定点相适应的高水平波动,称为高热持续期。此时寒战停止并开始出现散热反应。皮肤血管较为扩张,血量增加,皮肤温度上升,加强皮肤水分蒸发,因此皮肤、口唇比较干燥,此期热代谢特点是产热与散热在高水平上保持相对平衡。

3. 体温下降期

由于发热激活物、内生致热源(EP)等消除,体温调节中枢的调定点返回正常水平。此时血温高于调定点,体温调节中枢通过交感神经使皮肤血管进一步扩张,散热增强,产热减少,体温开始下降,汗腺分泌增加,可能会大量出汗,严重者引起脱水,最后体温恢复到正常调定点相适应水平。

(三)发热原因的鉴别

根据热程、热型与临床特点,可将发热分为急性发热(热程小于2周)、长期发热(热程超过2周且多次体温在38 ℃以上)和反复发热(周期热)。

1. 急性发热

(1)呼吸道病毒性感染:本组疾病占急性呼吸道疾病的70%~80%。临床特点为多种表现上呼吸道感染症状大多较轻,而细支气管炎和肺炎的症状较重。

(2)甲型 H1N1 流感:甲型 H1N1 流感的早期症状与普通流感相似,包括发热、咳嗽、喉痛、周身疼痛、头痛、发冷和疲劳等,有些还会出现腹泻或呕吐、肌痛或疲倦、眼睛发红等。部分患者病情可迅速进展,来势凶猛,突然高热、体温超过39 ℃,甚至继发严重肺炎、急性呼吸窘迫综合征、肺出血、胸腔积液、全血细胞减少、肾衰竭、败血症、休克及 Reye 综合征、呼吸衰竭及多器官损伤,导致死亡。患者原有的基础疾病亦可加重。

(3)严重急性呼吸综合征(severe acute respiratory syndrome,SARS):一种由冠状病毒引起的以发热、呼吸道症状为主要表现的具有明显传染性的肺炎。重症患者易迅速进展为成人型呼吸窘迫综合征(adult respiratory distress syndrome,ARDS)而死亡。

(4)肾综合征出血热。

(5)传染性单核细胞增多症:由 EB 病毒引起,全年均可散发,见于青少年。特点是发热、咽峡炎、颈后淋巴结肿大、肝脾大。

(6)流行性乙型脑炎:有严格季节性,特点为起病急、高热、意识障碍、惊厥、脑膜刺激征、脑脊液异常等。

(7)急性病毒性肝炎:甲型、戊型肝炎在黄疸前期可出现畏寒、发热,伴有上呼吸道感染症状,类似流行性感冒。

(8)斑疹伤寒:主要表现是起病急、高热、剧烈头痛。

(9)急性局灶性细菌性感染:此类疾病共同特点是高热、畏寒或寒战。

(10)败血症:在患有原发性感染灶时,出现全身性脓毒血症症状,并有多发性迁徙性脓肿时有助于诊断。

2. 长期高热

(1)感染性疾病:①结核病,原因不明的长期发热,如血白细胞计数正常或轻度增高,甚至减少者,应考虑到结核病;②伤寒、副伤寒,以夏秋季多见,遇持续性发热1周以上者,应注意伤寒的可能;③细菌性心内膜炎,凡败血症(尤其金黄色葡萄球菌所致)患者在抗生素治疗过程中,突然出现心脏器质性杂音应考虑到本病的可能性。

(2)非感染性疾病:①原发性肝癌,临床特点是起病隐匿,早期缺乏特异症状,一旦出现典型症状则多属晚期;②恶性淋巴瘤,包括霍奇金病和非霍奇金淋巴瘤,临床无症状或有进行性淋巴结肿大、盗汗、消瘦、皮疹等;③恶性组织细胞病,本病临床表现复杂,发热是常见的症状;④急性白血病,可有发热,经血涂片、骨髓检查可以确诊;⑤血管-结缔组织病,SLE:长期发热伴有两个以上器官损害,血常规白细胞减少者应考虑到本病;结节性多动脉炎:表现为长期发热,伴肌痛、关节痛、皮下结节、肾损害、高血压、胃肠症状等;类风湿关节炎:可有畏寒、发热、一过性皮疹,关节痛不明显,淋巴结增大,肝脾大等。

3.长期低热

腋窝温度达 37.5 ℃～38 ℃,持续 4 周以上为长期低热,常见病因有以下几种。

(1)结核病:为低热的常见病因,以肺结核多见。

(2)慢性肾盂肾炎:为女性患者常见低热原因。

(3)慢性病灶感染:如副鼻窦炎、牙龈脓肿、前列腺炎、胆道感染、慢性盆腔炎等。

(4)获得性免疫缺陷综合征(AIDS):是由人免疫缺陷病毒(HIV)侵犯和破坏人体免疫系统,损害多个器官引起的全身性疾病。表现为长期不规则发热,慢性腹泻超过 1 个月,对一般抗生素治疗无效,消瘦,原因不明全身淋巴结肿大,反复细菌、真菌、原虫等感染。

(5)甲状腺功能亢进:表现早期低热伴心悸、脉搏快、多汗、食欲亢进、消瘦、手颤、甲状腺肿大、局部杂音等。

(6)恶性肿瘤:中年以上者有不明原因低热,红细胞沉降率增快,应注意肿瘤检查。如原发性肝癌、肺癌、肾癌及结肠癌等。

(7)感染后低热:急性细菌性或病毒性感染控制后,仍有低热、乏力、食欲缺乏等。

4.反复发热

(1)布氏菌病。

(2)疟疾:以间日疟、三日疟较常见。

(3)淋巴瘤。

5.超高热病

(1)中暑或热射病。

(2)中枢神经系统疾病:如病毒性脑炎、脑出血及下丘脑前部严重脑外伤等。

(3)细菌污染血的输血反应。

(四)发热性疾病的诊断程序

发热很少是单一病理过程,原因不明的发热诊断原则是对临床资料的综合分析和判断,根据热程、热型、病史、临床表现与实验室及辅助检查的结果进行诊断。

1.问诊与查体

详细地询问病史,如起病的缓急,发热持续时间与体温的高度和变化,发热的伴随症状特别是定位的局部症状有重要的参考价值。询问流行病学史如发病地区、季节、年龄职业、生活习惯、旅游史与密切接触史、手术史、输血史、外伤史及牛羊等家禽、家畜接触史等,根据问诊的情况有针对性地进行查体。

2.分析热型

临床上各种感染性疾病具有不同的热型,在病程进展过程中热型也会发生变化,因此了解热型对于诊断、判断病情、评价疗效和预后均有一定的参考意义。

(1)按温度高低(腋窝温度):分为低热型(<38 ℃)、中热型(38 ℃～39 ℃)、高热型(39.1 ℃～41 ℃)、超高热型(>41 ℃)。

(2)按体温曲线形态分型:如稽留热、弛张热、间歇热、双峰热、消耗热、波状热、不规则热等热型的形成机制尚未完全阐明。大多认为热型与病变性质有关。决定病变性质的因素为内生致热原产生的速度、量和释放入血的速度,这些均影响体温调定点上移的高度和速度。

3.区别感染性发热与非感染性发热

(1)感染性发热:感染性发热多具有以下特点。①起病急伴有或无寒战的发热;②全身及定位症状和体征;③血常规:白细胞计数高于 $12×10^9/L$,或低于 $5×10^9/L$;④四唑氮蓝试验(NBT):如中性粒细胞还原 NBT 超过 20%,提示有细菌性感染,有助于与病毒感染及非感染性发热的鉴别(正常值<10%),应用激素后可呈假阴性;⑤C反应蛋白(CRP)测定:阳性提示有细菌性感染及风湿热,阴性多为病毒感染;⑥中性粒细胞碱性磷酸酶积分增高:正常值为0～37,越高越有利于细菌性感染的诊断,除外妊娠、癌肿、恶性淋巴瘤者更有意义,应用激素后可使之升高或呈假阳性。

(2)非感染性发热:非感染性发热具有下列特点。①热程长超过2个月,热程越长,可能性越大;②长期发热一般情况好,无明显中毒症状;③贫血、无痛性多部位淋巴结肿大、肝脾大。

4.实验室检查和辅助检查

要根据具体情况有选择地进行,结合临床表现分析判断。如血常规、尿常规、病原体检查(直接涂片、培养、特异性抗原抗体检测、分子生物学检测等)、X 线、B 超、CT、MRI、ECT 检查、组织活检(淋巴结、肝、皮肤黏膜)、骨髓穿刺等。

二、发热门诊

2003 年传染性非典型肺炎在我国一些地方流行,并具有极强的传染性和较高的病死率,引起严重的社会恐慌,为了防治传染病的传播,以达到保护其他患者和家属乃至社会的安全,卫生部要求各地医院设立发热门诊,集中对发热性疾病进行诊治。发热门诊就在这样的情形下应运而生了。它是国家卫生部指示启动的预防、预警机构之一,主要任务是负责发热患者的首次诊疗和对传染性疾病的排查工作。

发热门诊管理规定,发热门诊要最大限度地减少医院内交叉感染的发生。设立发热门诊,使前来就诊的发热患者集中就诊、检查,为防治传染病及烈性传染病,做到早发现、早报告、早隔离、早治疗奠定基础,将发热患者和非发热患者分开诊治,避免非发热患者与传染性疾病患者的交叉感染,最大程度保护就诊患者。发热门诊的功能有:监测 SARS、禽流感、甲型 H1N1流感等急性烈性传染病疫情;为普通发热患者提供医疗护理服务;一旦出现传染病疫情,发热门诊的设置就会起到隔离防护功能。

发热门诊应设立在与住院部和门诊大楼有一定距离且相对独立的区域内,采取全封闭的就诊流程并有明显的就诊行进路线标识,通风良好。发热患者就诊后交费、检查、住院、出院均在门诊内完成,减少患者在医院内的流动,避免了发热患者及传染病患者的交叉感染,保护了大多数就诊患者。

发热门诊分为 3 个功能区:一是门诊接诊区,设有分诊、挂号、收费、处置、化验、X 线摄影、洗片、诊室和消毒室,为患者提供一条龙服务。二是隔离留观病区,内设半污染区和污染区,在半污染区设医、护办公室,治疗室和消毒室;污染区设有独立卫生间的隔离病房,病房内有呼叫系统,配备患者独立使用的处置、消毒、保洁等专用物品;房门设锁,窗户安装排风扇和护栏,户外设防护隔离带,确保患者隔离期间不与外界接触。三是医护工作室,内设清洁区和半污染区,清洁区设有会诊室、休息室、库房、消毒室、卫生间和清洁更衣室;半污染区按脱衣程序依次设更衣室及沐浴室,半污染区与清洁区之间设紫外线消毒防护门。并按传统病房的功能分区,严格划分清洁区、半污染区、污染区,区间有缓冲地带。发热门诊应规划醒目的地面标识和空间指示牌,工作人员和患者从不同的路径出入发热门诊。明确、规范的分区管理,利于消毒隔离。

对前来就诊的患者体温＞37.3 ℃者均应到发热门诊就诊,分诊台为发热患者实行实名制登记,详细登记个人资料,询问流行病学史,常规体格检查、测量体温、化验血、尿、粪常规及胸部 X 线片检查,无指征者离院或转科;有指征者做进一步相关专科检查,并留在发热门诊科观察,留观患者一人一间病房,无特殊检查时不得出病房更不准互相串病房及进入清洁区;排除者则离院或转科,确诊传染病者则入定点医院或科室进行治疗。

发热门诊一般需要从临床中选取思想积极进步,身体素质好,没有器质性疾病,心理素质好的医、护、技、药等工作人员,常规培训医务人员对职业的认识程度,牢固掌握发热性疾病的临床相关知识,熟悉掌握急救知识,穿脱防护用具,认识并能应用心理学等方面的知识。

发热门诊的建立任重而道远,它不仅承担着防控和救治的双重职责,还是采集传染病防治工作基础数据的重要环节。实践证明,根据数量适当、布局合理、条件合格、工作规范的原则而设立在医疗机构内的发热门诊,是按照流行病学的规范和传染病防治法要求,从整体上规划了发热患者的诊断、排查工作,在发热患者的处理中,发热门诊是其中一个重要环节,其建立无疑将有利于疾病的诊断、疫情的控制、人类的生存。

(张会晓)

第二节　发热门诊护理管理

发热门诊护理管理是根据发热门诊工作的特点、性质和规律,使需要医学观察的患者、疑似患者、确诊患者得到有序的排查,避免疫情的扩散,使急性传染病患者得到及时有效治疗,对发热门诊人力资源、设备、环境进行规划、组织、协调、控制的护理实践过程。

一、形成过程

发热门诊护理管理是护理管理的一个分支,它的发展与发热门诊的发展密切相关。2003年中国出现了传染性非典型肺炎疫情。为加大传染性非典型肺炎疫情控制力度,进一步加强医疗机构发热门(急)诊管理,减少医疗机构内的交叉感染,卫生部组织制订了《医疗机构发热门(急)诊设置指导原则(试行)》,要求卫生行政部门指定医疗机构设立独立的发热门(急)诊,对发热门诊的区域设置、医师配置、诊疗制度等做了初步规定。此外,卫生部办公厅还颁发了《卫生部办公厅关于做好传染性非典型肺炎患者和疑似患者转运工作的通知》《传染性非典型肺炎医院感染控制指导原则(试行)》《卫生部办公厅关于做好传染性非典型肺炎患者及疑似患者病历和标本管理工作的通知》等,医疗机构依据国家和地方卫生行政部门的指导原则,逐步建立了发热门诊规章制度、工作流程、工作规范等,发热门诊护理管理逐步走向了正轨。

二、基本内容

(一)环境及布局管理

①发热门诊应当设在医疗机构内独立的区域,与普通门(急)相隔离,避免发热患者与其他患者相交叉。②发热门诊要求通风良好,有明显标识;普通门(急)诊显著位置也要设有引导标识,指引发热患者到发热门诊就诊。③人流、物流合理、无交叉,工作人员和患者有各自的专用通道。④发热门诊应当设立独立的候诊区、诊室、治疗室、检验室、放射检查室、卫生间等,放射检查室可配备移动式 X 线机。⑤发热门诊分门诊接诊区、隔离留观病区和医护工作区 3 个功能区;隔离留观病区内设半污染区和污染区;在半污染区设医护工作站、治疗室和消毒室;污染区设有独立卫生间的隔离病房,户外设防护隔离带,确保患者隔离期间不与外界接触;医护工作区内设清洁区和半污染区,区间有缓冲地带;清洁区设有会诊室、休息室、库房、消毒室、卫生间和清洁更衣室;半污染区按脱衣程序依次设更衣室及淋浴室;半污染区与清洁区之间设紫外线消毒防护门。

(二)发热患者管理

①发热门诊入口处设专人发放口罩,进行检诊、测体温和介绍就诊须知,负责咨询、引导,落实患者及陪同人员必需的防护措施;②对发热患者实行"实名制"管理,挂号时必须查验患者的有效身份证件;③发热患者就诊后缴费、检查、住院、出院均在门诊内完成,采取全封闭就诊流程,单独开门,避免与一般患者的接触,最大限度使发热患者相对集中,减少在医院内的流动;④对暂时诊断不明且又不能排除急性呼吸道传染病时,均需隔离留观,需医学观察病例,收入留观室观察前,须报上级部门,经专家组鉴定;⑤护士接到将患者转入隔离病房医嘱后,应通知隔离病区护士准备接收患者,通知急救车接患者,待急救车到达后,医生、护士同患者一同乘车,护送患者到隔离病区,与病区医护人员进行交接,清洗消毒急救车,对患者所住留观病房进行终末消毒。发热门诊患者传染性分泌物 3 次培养结果均为阴性或已度过隔离期,医生开出医嘱后患者方可解除隔离。

(三)探视陪住管理

①呼吸道传染病高发期间,一般住院患者禁止探视;②危重患者或病情需要陪伴者,由主治医师、护士长共同协商决定,并发给 1 人陪伴证,陪伴证应注明陪伴天数,陪伴停止时应予以注销;③进入手术等候区的家属须持手术等候证,陪伴人员须持陪伴证,签署"知情同意书"的家属须持临时出入证方可进入病区;④本院工作人员不得擅自带领外来人员进入病区,所有进入病区的人员必须服从门卫管理,不得无理取闹;⑤进入病区的陪伴人员除应遵守普通病房的陪住规定外,还应一律戴口罩,陪伴期间不得随意离开病区,不得互串病房,不得随意进入医护工作人员办公区,不准进入产房、产科病房及监护室等高危环境。如有发热、咳嗽等不适症状,应及时报告病区护士长进行相应处理,避免继续接触患者。

(四)护士管理

发热门诊应根据岗位需要,配置包括护士长、半污染区护士、出诊护士、分诊护士以及留观室护士等,护士应具有一定的临床经验,包括重症监护科、急诊科、呼吸科及心内科等专科护理经验,应接受有关传染病法规的教育、消毒、隔离、防护技术和传染性肺炎患者的护理及急危重症患者的抢救技术和应有设备的使用培训,且需要有强烈的责任心及过硬的护理操作技术,经过严格的筛选。

(五)人流管理

①工作人员进入工作区流程:由工作人员入口进入医务人员专用通道;进入清洁区;进入更衣室,洗手更换衣裤,戴简帽,戴 N-95 口罩,换工作鞋袜,穿防护服,戴一次性乳胶手套、鞋套;通过缓冲通道 1 进入半污染区;在缓冲通道 2 穿布隔离衣,戴防护帽,戴外层手套、鞋套、戴护目镜;经安全检查后进入污染区。②从半污染区进入污染区:戴一次性帽子、N-95 口罩、防护眼罩,穿隔离衣,戴一次性乳胶手套,穿一次性鞋套;通过缓冲通道 2 进入污染区。③从污染区进入半污染区:风淋 20 s,清洁消毒双手,摘护目镜、外层口罩、一次性工作帽,脱隔离服、鞋套、手套,通过缓冲通道 2 进入半污染区。④半污染区进入清洁区:脱防护服,摘防护口罩、工作帽,脱鞋套,摘手套,清洁消毒双手;通过缓冲通道 1 进入清洁区。

(六)消毒隔离管理

①发热门诊隔离区三区二带有明确标识,门口要有消毒地垫和门把套。②发热门诊患者不得擅自离开病区,不同病种患者不得互串病室。③发热门诊隔离留观室的出入口要设置显著标识,防止人员误入。④发热门诊禁用中央空调,隔离留观室通向走廊的门窗须关闭。⑤严格遵循医院感染办公室下发的文件,按照消毒隔离要求对发热门诊的环境、人员、物品、留观病房进行消毒,定期进行消毒液配适浓度测试,妥善保存消毒隔离物品。⑥发热门诊隔离区所有废弃物一律视为具有传染性;除一般综合性医院的医疗废物外,该废弃物还应该包括患者和医护人员的生活垃圾、废纸、塑料袋、废针织物、废弃食物,患者和医护人员粪便等排泄物及其他高浓度有机废液,隔离区内产生的有毒有害气体等;需送出病区处理的物品,均分别放置在双层黄色垃圾袋内密封(医疗锐器放置在医疗锐器筒内,外套黄色垃圾袋)。⑦发热门诊隔离留观室禁止家属陪住、探视。

(七)疫情上报管理

发现传染性患者后,要填写传染病报告卡,并在规定的时间内层层上报,并对现有疫情进行处理、控制以及相关人员隔离。

(张会晓)

第三节　发热门诊及护理人员职责

一、发热门诊职责

(1)负责发热患者分诊诊治工作。

(2)发热门诊实行分工负责,团结协作,确保 24 h 应诊。

(3)要弘扬救死扶伤的革命人道主义精神,对患者态度和蔼、耐心热情、细心周到、高度负责、精心治疗。

(4)认真贯彻执行卫生部、卫生厅制订下发的有关传染病防治的一系列规定、制度和技术规范。

（5）熟练掌握传染病临床特征、诊断标准，做到诊断及时准确，防止过诊、漏诊和误诊，注意鉴别诊断。

（6）认真学习"非典"、人禽流感、甲型 H1N1 流感的防治知识，严格执行首诊负责制，不得以任何理由推诿、拒收"发热"可疑病例。

（7）按规定报告病情，必要时随时报告。

二、护士长职责

（1）在科主任的业务指导下，负责发热门诊护理管理工作。根据护理部及科内工作，制订本门诊的护理计划和措施。

（2）负责护理人员分工、排班，并检查指导各诊室做好开诊前的准备及卫生工作。

（3）负责检查、了解门诊的护理工作，督促护理人员严格执行防护规范和消毒隔离措施，严防差错事故。

（4）组织护理人员学习有关专业技术训练，合理安排护理人员班次，防止交叉感染。

（5）督促检查专职卫生员个人保护，清洁卫生和消毒隔离工作，保持环境及病区内污物处理及运送。

（6）督促教育护理人员改善服务态度，经常巡视候诊患者，对危重者提前诊治、及时抢救。

（7）督促首诊负责制、资料统计、传染病疫情上报的执行和落实。

（8）督促做好各类仪器、设备、药品的请领与管理。

（9）加强与患者和工作人员沟通，听取对医疗、护理等方面的意见，及时研究并积极改进。

三、半污染区护士职责

（1）在护士长的指导下进行工作。

（2）严格执行消毒、隔离制度。

（3）处理医嘱，办理入院、出院、转科、转院手续及有关登记。

（4）做好病房管理及物资、药品、材料的请领、接收、保管等工作。

（5）指导卫生员，及时联络外勤人员，做好隔离工作。

（6）及时与留观室护士联系，满足患者治疗、生活等方面需要。

（7）负责半污染区污染物品的消毒处理工作，并按规定转交外勤人员。

四、出诊护士职责

（1）在发热门诊主任及护士长指导下进行工作。

（2）负责备齐救护车内各类急救用物，用后及时补充。

（3）接到出诊通知，按程序穿好全套防护服随车出诊。

（4）协同医生为发热患者戴口罩、帽子、手套，穿一次性隔离衣、鞋套，上救护车将其送往发热门诊，必要时测量血压。

五、分诊护士职责

（1）在护士长的指导下进行工作。

（2）接诊患者，并给患者戴 16 层棉纱口罩，负责引导患者就诊。

（3）维持就诊秩序，视病情轻、重、缓、急安排患者就诊工作。巡视候诊患者，随时观察患者病情变化,发现病情危重或异常者及时报告医生。

(4)协助患者做各种检查,并负责取回各项检查报告单。

(5)指导排除者到有关科室就诊,留观者送入观察室,并做好交接班。

(6)负责发热门诊的清洁、消毒及污物处理。

(7)负责接诊"120"转送的患者,指导"120"医护人员脱掉防护服,并为其喷洒消毒。

(8)负责发热门诊物品管理,严格执行交接班制度。

六、留观室护士职责

(1)在护士长的指导下进行工作。

(2)为留观患者更换病员服。

(3)参与医师查房,做好床头交接班并交代患者的心理动态。

(4)负责患者的晨间护理,危重患者的口腔、皮肤护理,饮食卫生护理。

(5)负责给患者做卫生宣教,严防交叉感染。

(6)及时更换床单,保持病房通风、清洁、安静。

(7)负责治疗工作,并做好"三查七对",协助医师给患者做好必要的检查、插管等工作。

(张会晓)

第四节　发热门诊护理常规

一、评估与观察要点

(1)了解患者有无流行病学史、接触史、流感样症状,如体温≥38 ℃、咽痛、咳嗽等,必要时咽拭子采样。

(2)了解胸片、血常规、用药情况。

(3)评估患者心理状态。

二、护理措施

(1)单独分区设置,业务用房相对独立,配备专职医生和护士。诊区安静、安全、清洁、空气流通。

(2)为患者佩戴一次性口罩,由导诊护士送至发热门诊就诊。

(3)监测体温、脉搏、呼吸、血压并记录于门诊病历上。

(4)做好患者的流感样监测工作,对符合咽拭子采样标准的患者进行咽拭子采样,并将标本转送至集中存放处,统一送疾控中心检测。

(5)高热患者遵医嘱给予降温处理,半小时后复测体温并做好记录。

(6)严格执行消毒隔离技术操作规范,做好发热患者登记及协助医生报告传染病疫情。

三、健康教育

(1)鼓励患者多饮水,进高维生素、高热量、易消化清淡饮食。

(2)注意隔离,戴口罩,避免交叉感染。

（3）保持室内空气流通，定时通风。

（4）出汗后及时更换衣物，避免受凉。

（张会晓）

第五节　发热患者的护理

一、热型及临床意义

（一）稽留热

体温恒定地维持在 39 ℃～40 ℃以上的高水平，达数天或数周。24 h 内体温波动范围不超过 1 ℃。常见于大叶性肺炎、斑疹伤寒及伤寒高热期。

（二）弛张热

体温常在 39 ℃以上，波动幅度大，24 h 内波动范围超过 2 ℃，但都在正常水平以上。常见于败血症、风湿热、重症肺结核及化脓性炎症等。

（三）间歇热

体温骤升达高峰后持续数小时，又迅速降至正常水平，无热期（间歇期）可持续 1 d 至数天。如此高热期与无热期反复交替出现，见于疟疾、急性肾盂肾炎等。

（四）波状热

体温逐渐上升达 39 ℃或更高，数天又逐渐下降至正常水平，持续数天后又逐渐升高，如此反复多次。常见于布鲁菌病。

（五）回归热

体温急剧上升至 39 ℃或更高，数天后又骤然下降至正常水平。高热期与无热期各持续若干天后规律交替一次。可见于回归热、霍奇金病、周期热等。

（六）不规则热

发热的体温曲线无一定规律，可见于结核病、风湿热、支气管肺炎、渗出性胸膜炎等。

二、护理

（一）护理要点

体温反映机体调节产热和散热的情况。

1. 急性病期的护理

急性病期以感染性发热为多见，对发热患者应注意热型以及发热前有无寒战，发热时伴随症状，有无持续高热或高热骤退现象。

2. 高热患者的护理

高热患者应卧床休息，给予易消化、高热量、高维生素流质或半流质饮食，鼓励多饮水，保持环境安静，有寒战时注意保暖。

3. 体温超过 39 ℃需进行物理降温

如头部冷敷、冰袋置于大血管部位、冰水或酒精擦浴、4 ℃冷盐水灌肠、消炎痛栓塞肛。

4.按医嘱应用药物

按医嘱应用药物(如布洛芬、消炎痛、柴胡注射液、清开灵)降温,但年老体弱者不宜连续使用退热剂。

5.加强口腔护理

发热患者唾液分泌减少,机体抵抗力下降,易引起口腔黏膜损害或口腔感染,因此,应按时做好口腔护理。

6.退热时患者的护理

退热时患者常大汗淋漓,应及时补充液体,并擦身换衣,防止虚脱和受凉。

7.中枢性高热患者的护理

如有中枢性高热服用解热剂效果较差,可给予物理降温,以减少脑细胞耗氧量,包括盖薄被、酒精擦浴、头置冰袋或冰帽,对不宜降温者可行人工冬眠,高热惊厥者应按医嘱给抗惊厥药。

8.重症结核伴高热患者的护理

可按医嘱在有效抗结核药治疗的同时,加用糖皮质激素,并按高热护理处理。

(二)用药及注意事项

1.一般处理

卧床休息,补充能量,纠正水与电解质失衡。

2.发热的病因诊断过程中的护理

在发热的病因诊断过程中,若体温低于 39 ℃且诊断尚未明确,可暂不用退热药物,观察体温变化曲线,以明确病因。若体温高于 39 ℃,不管什么情况均需立即降温治疗(物理或药物方法)至 39 ℃以下(尤其是小儿),以防高热惊厥发生。必要时可考虑转上级医院。

3.疑诊感染性疾病患者的护理

对疑诊感染性疾病,经病原学检查后可针对性地给予敏感的抗生素、抗结核药、抗真菌及抗原虫药物等。

4.物理降温

头部冷敷、冰袋置于大血管部位、冰水或酒精擦浴、4 ℃冷盐水灌肠。

5.药物降温

对高热惊厥者,除物理降温外,应配合药物降温。

(1)小儿可使用亚冬眠疗法。

(2)成人可用消炎痛、布洛芬、柴胡及复方奎宁等解热剂,亦可用激素类药物如地塞米松5~10 mg,静脉推注或静脉滴注等。

(张会晓)

第六节　医务人员自我防护管理

一、用品与管理

发热门诊医务人员在诊治传染病患者中,不可避免要近距离接触患者,受感染的危险性大,必须采用隔离防护措施,才能减少医务人员职业暴露造成感染的危险。但防护并不是越多越好,科学有效的防护是防止医务人员感染的有力保证。不同的环境与场合应用适宜的防护物品配备标准是相当重要的。

(一)口罩、护目镜和防护头罩

口罩:N-95型口罩或高效过滤口罩(可持续使用6~8 h);16层以上棉纱口罩(建议2~4 h更换)。

护目镜:使用透亮度好、视野宽阔、有较好的防溅和密封性能。

一次性使用或材质能够消毒液浸泡处理。

防护头罩:限实施有创操作时使用。

要求:出污染区需按规定流程处置,被血液、体液污染后立即更换。

(二)手套和鞋套

手套:使用一次性乳胶手套。

鞋套:普通塑料鞋套。

要求:如有破损要及时更换。

(三)工作服

分身、棉质,可高压蒸汽灭菌处理。

要求:分身工作服贴身穿,每日更换。

(四)防护服

一次性防护服:连体,符合国家医用防护服技术标准。

要求:一次性防护服每班更换,被血液、体液污染后立即更换。

(五)隔离衣

要求:只限污染区内穿着;接触疑似病例患者必须一人一换;给确诊患者进行无明显污染的诊疗常规操作可连续使用,但被血液、体液污染或打湿后要立即更换;实施有创通气操作等危险性大的操作应及时更换。

(六)手消毒液

要求:手消毒凝胶。

二、防护管理

(一)着装、物品管理

1.防护重点

防护重点是呼吸道和暴露的皮肤黏膜,要求达到甲类传染病防护标准。有效的防护口罩、手套、防护服、隔离鞋、鞋套、护目镜尤为重要,而且要经常性地进行手、鼻腔、口腔的消毒,从工作区到休息区前要沐浴更衣。

2.防护用品及要求

(1)口罩、护目镜和防护头罩要求:出污染区需按规定流程处置,被血液、体液污染后立即更换。①口罩:N-95型口罩或高效过滤口罩(可持续使用6~8 h),16层以上棉纱口罩(建议2~4 h更换);②护目镜:使用透亮度好、视野宽阔、有较好的防溅和密封性能,一次性使用或材质能够消毒液浸泡处理;③防护头罩:限实施有创操作时使用。

(2)手套和鞋套要求:如有破损,要及时更换。①手套:一次性使用乳胶手套;②鞋套:普通塑料鞋套。

(3)工作服:分身、棉质,可高压蒸汽灭菌处理。要求:分身工作服贴身穿,每日更换。

(4)防护服要求:一次性防护服每班更换,被血液、体液打湿后立即更换。一次性防护服:连体,符合国家医用防护服技术标准。

(5)隔离衣要求:只限污染区内穿着;接触疑似病例患者必须一人一换;给确诊患者进行无明显污染的诊疗常规操作可连续使用,但被血液、体液污染或打湿后要立即更换;实施有创通气操作等危险性大的操作应及时更换。

(6)手消毒液要求:手消毒凝胶。

3.防护工作流程

(1)清洁区:着统一上下分身工作服、工作帽。

(2)进入半污染区前:戴16层以上棉纱口罩→在清洁区指定地点穿好连体防护服→换工作鞋袜、鞋套→戴一次性乳胶手套→缓冲通道1→半污染区。

(3)从半污染区进入污染区:戴一次性帽子→戴 N-95 型口罩→戴防护眼罩→穿隔离衣→戴一次性乳胶手套→穿一次性鞋套→缓冲通道2→污染区。

(4)从污染区进入半污染区:风淋20 s→清洁消毒双手→摘防护镜→摘外层口罩→摘一次性工作帽→脱隔离服→脱鞋套→摘手套→缓冲通道2→半污染区。

(5)半污染区进入清洁区:脱防护服→摘防护口罩→摘工作帽→脱鞋套→摘手套→清洁消毒双手→缓冲通道1→清洁区。

(二)防护着装流程

传染病隔离病区内划分为三个区域,原则上穿着隔离防护服装不超过三层即可。隔离防护关键不在多,而在每个隔离区内,都要有相应的一层隔离防护服装,并按顺序穿脱,保证隔离防护到位。注意穿隔离防护服时要按要求穿戴,里外层顺序不乱,脱隔离防护服时也要按要求顺序脱,并慢脱轻放。配备的隔离防护服装要保证质量,既要保证有效的厚度又要保证使用有效的材质。同时要尽量保证医务人员穿着舒适,穿脱方便,利于操作。

三、护理人员自我防护注意事项

(1)孕期、哺乳期、患糖尿病、甲亢等免疫力低下的慢性病者禁止进入隔离区工作,年龄超过50岁者建议不进入隔离区工作。

(2)处于月经期的护理人员应减轻工作强度。

(3)合理安排工作时间,避免劳累过度,在污染区工作的护士连续工作要小于6 h,护理危重患者、抢救、气管切开等工作时应适当缩短工作时间。

(4)护理人员在工作中应注意防止发生锐器损伤,一旦被锐器损伤,要立即挤血、冲洗、消毒、包扎并上报医院感染科。

(5)护理人员在无防护或防护不到位的情况下,密切接触疑似患者或确诊患者后,应当及时进行隔离医学观察。

（张会晓）

第十五章 手术室护理

第一节 常用手术体位摆放规范

一、手术体位概述

（一）手术体位的概念

手术体位是指术中患者的体位状态，由患者的姿势、体位垫的应用及手术床的操作三部分组成。手术体位的摆放质量直接关系到能否充分显露手术视野、手术者操作的便利、手术时间的长短、患者的安全与舒适以及患者生命的安危。

手术体位的改变会对人体的心血管系统、呼吸系统、神经系统产生各种影响，同时由于患者在术中需长时间被动地维持手术所需的体位，尤其在全身麻醉下，常会引起组织器官的血流分布改变、器官组织移位、肺部气体交换变化、皮肤压疮等。如果医护人员不能正确地进行体位摆放及恰当的保护，会给患者带来不必要的身体损害，因此，规范、正确、安全、合理的手术体位对提高手术质量，保障手术患者安全极其重要。

（二）手术体位常见并发症

1. 手术体位造成的皮肤损伤

手术中最常见的皮肤损伤是压疮。体位摆放不当是引起压疮等压迫性皮肤损伤的主要原因之一。由于麻醉药物作用和肌肉松弛造成动脉血压低于外界压力（体质量），血液循环遭受强大干扰，以致造成严重的组织损伤。

（1）压疮的分期。压疮一般分为四期：瘀血红润期、炎性浸润期、浅表溃疡期、坏死溃疡期。①瘀血红润期：局部皮肤受压或受到潮湿刺激后，出现红、肿、热、麻木或触痛，也有无肿热反应的情况，但表皮无损伤，此期为急性炎症反应，应采取积极措施，防止局部继续受压，使之悬空，避免摩擦潮湿等刺激，保持局部干燥；②炎性浸润期：如果红肿部位血液循环得不到改善，受压表面皮色转为紫红，皮肤因水肿变薄而出现水疱、糜烂，显露出潮湿红润的创面，但组织缺损未及真皮，伴有疼痛，无坏死组织，此期应注意保护皮肤，避免感染；③浅表溃疡期：即临床上常见的久治不愈的压疮，由于静脉血液回流受到严重障碍，局部瘀血导致血栓形成，组织缺血缺氧，受损组织由真皮层达皮下组织，为火山口状的组织缺损，伴有渗出和感染，但几乎无疼痛，有坏死组织；④坏死溃疡期：深达肌腱及骨，有渗出和感染，有坏死组织，如有神经损伤伴有剧烈疼痛。

（2）压疮的发生机制。①压力：局部组织受到持续的垂直压力，当压力超过局部毛细血管压时血流阻断，引起组织缺氧，浅表组织的血液供应不足，持续时间过长时，就会引发组织破坏和压力性溃疡；②压强：是作用力与受力面积的比值，作用力相同，受压面积越小，压强越大，如果毛细血管的内部压强小于体表压强就会阻断毛细血管内的血液流畅运行；③剪切力：两层相邻组织间的滑行，进行性相对移位而产生的力。这种力会对组织造成损伤，是压疮发生的原因之一;④内因:患者的年龄、体质量、营养状况、感染及代谢性疾病。

2.手术体位造成的周围神经损伤

(1)因手术体位造成的周围神经损伤常发生于臂丛神经、尺神经、腓神经等。①臂丛神经,从尺骨鹰嘴内侧下方通过,分布于上肢,当肩关节外展时,臂丛神经的牵拉负荷也越大,长时间持续超过90°的外展状态,是导致臂丛神经损伤的直接原因;此外,桡神经、尺神经、正中神经是臂丛神经的分支,各神经的牵拉负荷也同时牵拉臂丛神经。②尺神经,发自臂丛内侧束,沿肱二头肌内侧沟,随肱动脉下行,在臂中部转向后下,经肱骨内上髁后方尺神经沟,进入前臂,通常情况下,仰卧位发生尺神经损害不多见;俯卧位时,当肘关节处于过度屈曲时,尺神经容易受到牵拉负荷,同时由于尺神经内侧的骨性突起,也容易受到压迫,因此,摆放手臂时需依照远端关节低于近端关节的原则,即手比肘低,肘比肩低。③腓神经,于股后部下1/3处发自坐骨神经,沿股二头肌的内侧斜向外下方越过腓肠肌外侧表面,紧贴腓骨头下方行于腓骨颈表面,进入腓骨长肌的深面,于小腿上1/3处分为腓深和腓浅神经,在摆放膀胱截石位时,托腿架位置不当容易压迫腘窝或者腓骨小头导致腓总神经受损。

(2)手术体位造成的周围神经损伤的五个主要原因为:牵拉、压迫、缺血、机体代谢功能紊乱以及外科手术损伤。

3.手术体位造成的组织器官损伤

(1)生殖器官压伤:摆放体位时,女性的乳房、男性外生殖器容易因受到挤压导致器官损伤。

(2)颈椎损伤:由于在全麻下颈部肌肉张力丧失,搬动患者时过度扭动头部,可导致颈椎脱位及颈椎损伤。

(3)组织挤压伤:多见于骨突出部位,如髂部、骶髂部、足跟等,因长时间受挤压而致皮肤及皮下组织损伤。在年老体弱、手术时间过长、约束带过紧、手术床垫过硬时更易发生。

(4)眼部损伤:俯卧位头圈、头托放置不当或大小不合适均可导致眼球受压或擦伤角膜,严重者可造成失明。

(5)腰背痛:多发生于椎管内麻醉术后,由于腰背部肌肉松弛,腰椎生理前凸暂时消失,引起棘间肌和韧带长时间受牵拉所致。

(6)血管受压:约束带过度压迫以及过紧可造成血液循环障碍。

(7)急性肺水肿、顽固性低血压:心肺功能低下的患者,术中过度抬高或快速放平双下肢时,可造成急性肺水肿和顽固性低血压。

(三)手术体位摆放的原则

(1)在尽量减少对患者生理功能影响的前提下,充分显露手术视野。

(2)尽量维持正常人体的生理弯曲,并保持人体的生理轴线,即头与脊椎在同一轴线上。

(3)尽量维持人体各部分为生理功能体位,避免过度牵拉、扭曲。

(4)分散人体压力,避免局部长时间压迫,尤其注意保护骨凸部。

(5)注意约束及保护,约束带松紧度适宜。

在以上摆放原则的基础上,提倡使用以下方法,以达到手术体位的更加安全。

(1)在患者清醒状态下,尝试所要摆放的体位,在满足手术要求的前提下,尽量提高患者的舒适度。

(2)在患者麻醉后,对于一些特殊体位需要达到人体极限的情况下,要从解剖及人体受力面考虑,尽量减少压力及牵拉。

(3)对于手术时间长,下肢血液回流不畅的患者,应预防性地穿着防血栓弹力袜或使用腿部电动防血栓泵以防止下肢血栓的形成。

(4)加强对患者术中体温的管理,有效促进末端血液循环。

二、仰卧位摆放规范

(一)仰卧位

仰卧位是最基本也是最广泛应用于临床的手术体位,一般指患者平卧,面部朝上的体位,多数头、面、颈、胸、腹、四肢等部位手术皆使用此种体位。但仰卧位不是单一的一种体位。在不同专科手术中,根据显露手术视野的需要,在仰卧位基础上又可调为头高脚低位、头低脚高位、左倾斜位、右倾斜位或者头高脚低位合并左倾斜位等各种体位,而且常常会通过应用各种体位垫将手术部位局部抬高,患者的四肢也常常根据显露手术视野需要而张开、悬吊等。

体位安置不妥时可引起一些解剖性损伤。仰卧位时易受压部位为枕、肩、骶尾、足跟。因此在摆放仰卧位时不能掉以轻心,尤其是对于手术时间较长的仰卧位,如心脏外科的手术患者手术床上可垫一整体的硅胶薄软垫或其他保护必用具以防止骶尾部受压。

(二)仰卧位对病理生理的影响

1.呼吸的变化

从站立位变为仰卧位时,腹式呼吸减弱,胸式呼吸增强,腹腔脏器使膈肌上移,肺的功能余气量降低。在麻醉状态下,膈肌和呼吸肌的紧张度下降会进一步影响肺的功能余气量,影响气体交换,甚至会出现肺不张。在头低仰卧位时,由于腹部脏器的压迫,膈肌上移,肺容量降低,容易出现肺水肿、肺瘀血等。在摆放体位时,要充分考虑到患者呼吸系统的变化,采取恰当的措施。

2.循环的变化

仰卧位时,患者腹部处于受压状态,特别是肥胖患者、腹部有较大肿瘤的患者、腹腔积液患者、孕妇等,由于腹主动脉等大动脉受压,静脉回流减少,血压降低,组织器官的血液供应会受到一定影响,加上对呼吸的影响导致血液含氧量降低,组织氧供减少,抵御外界损害的能力相应下降。

3.受力的变化

人体站立位时,重心位于脊柱的前面,其重力线一般通过第四腰椎的腹侧,双侧足底是主要的受力面。而在仰卧位时,由于人体具有颈、胸、腰、骶4个生理弯曲,因而人体脊柱就像一个平放着的弹性曲梁,人体此时的主要受力点集中在:枕部、双侧肩胛部、骶尾部、双侧肘部和足跟部。

(三)仰卧位避免及预防神经损伤

1.臂丛神经

走行于颈部和腋窝,容易发生牵拉损伤,注意手臂外展不要超过90°。

2.桡神经

在肱骨肌管内紧贴肱骨干中段后面在外下方走行,应避免上臂外侧的压迫。

3.尺神经

环绕经过肱骨内上髁且经由肘管韧带下方,应注意避免肘关节及前臂尺侧的压迫。

(四)仰卧位摆放规范

1.头部

采用正中仰卧位,头下垫舒适软垫保护。对于时间较长的手术,尽量避免用普通枕头。

2.肩部

可根据患者情况于肩下垫合适高度的硅胶垫以维持双肩功能位。

3.手臂

手心朝向身体两侧,肘部自然略弯置于身旁,并使用手术中单约束,注意手术中单应平展,避免皱褶。

4.下肢与足部

膝关节采用海绵卷支撑,使腿部与床面接触面积增大,同时采用双侧足跟保护垫,置于踝关节下方,可以有效减轻足跟局部压力。

(五)各科手术仰卧位摆放规范

1.头高脚低位

(1)适应证:主要适用于腹腔镜胆囊切除术。

(2)摆放要点:①患者平卧,使用脚挡防止患者坠床;②头高脚低位(约30°),右高左低位(约15°)充分暴露术野;③脚挡放置应贴合患者脚底;④双腿用约束带固定于大腿中1/3处;⑤约束带与身体接触面可使用硅胶垫或者棉垫保护。

2.头低脚高位

(1)适应证:主要适用于妇科腹腔镜手术。

(2)摆放要点:①患者平卧,头低脚高位(约25°～30°);②放置肩挡保护患者头部,肩挡内侧应避免压迫颈动静脉,肩挡与头颈部间隙以能插入一手指为宜,注意避开锁骨凸出部分,给予体位垫进行保护,以免局部压伤;③使用多关节肩挡板时,调整好挡板位置,固定时应从挡板远端向近端逐一固定;④调节床面头低位约25°～30°,避免角度过大,脏器压迫膈肌,而影响麻醉;⑤两腿左右分开要对称,大腿部约束带固定时要避免压迫腓总神经,以膝上三指为宜;⑥约束带与皮肤接触面应给予硅胶垫或棉垫保护,同时固定时注意松紧度适宜。

3.颈仰伸位

(1)适应证:主要适用于甲状腺、气管切开、颈椎前路等手术。

(2)摆放要点:①患者平卧;②抬高患者肩颈时,一方面注意保护麻醉通路不可脱落,另一方面注意保护患者颈椎;③肩胛下及颈部垫不同高度的体位垫,使头后仰,注意头不可悬空;④患者手臂掌心向体侧平放于身体两侧用中单固定;⑤双腿用约束带固定于大腿中1/3处,约束带与身体接触面可使用硅胶垫或者棉垫保护。

三、侧卧位摆放规范

(一)侧卧位

侧卧位是临床常用手术体位,用于神经外科手术、胸腰部手术和髋部手术。具有手术视野暴露充分,便于手术医师操作等优点。同时,侧卧位可能造成患者生理学改变,易导致循环、呼吸障碍、神经损伤和皮肤压疮等并发症。

(二)侧卧位对病理生理的影响

1.呼吸和循环的变化

侧卧位时,下侧胸壁受压,胸廓的运动受限。由于膈肌向头侧偏移,肺的功能余气量减少。

重力的影响会使下侧肺动脉的血流增加，换气－血流比保持稳定。对上侧肺来说，由于心搏输出量的降低和麻醉抑制血流的自动调节功能，致使上侧的肺血流减少，换气－血流比恶化，有可能会出现低氧血症。

2. 受力的变化

侧卧位时，人体的受力点主要集中在耳郭、肩部、髂峰、膝关节外侧和外踝部，而肘部外侧也是一个易受损伤的部位。

（三）侧卧位并发症及预防

1. 脊髓损伤的预防

麻醉后，患者肌肉相对松弛，脊柱和各大小关节支撑保护不足，医护人员在搬动患者时，对患者身体的每一部位都要有足够的支持，在转换体位时，患者的头颈部、胸腰部、下肢等部位均须设专人负责，统一步调，使患者头颈部、背部同步转动，并始终维持在功能位。

2. 循环系统并发症的预防

侧卧位时因患者局部肢体受压，特别是上肢，易造成上肢静脉回流障碍，影响循环系统。体位安置时使用的软垫须备有各种不同的规格，根据患者的体形选择合适的软垫，以减少腋下侧卧位手术、胸腔等部位的受压，保证胸廓舒缩正常，维持正常的静脉回流。

3. 皮肤、肌肉压伤的预防

侧卧位时身体的主要受力点为健侧肩峰侧面、肱骨外上髁、髂前上棘、股骨外上髁、外踝等部位，由于身体的全部重量都集中在这些部位，且这些部位都为骨隆突处或肌肉、脂肪较薄处，受压时间长易引起皮肤压伤。摆放体位时，应仔细检查患者身体每个受力点的情况，对于瘦弱的患者，在骨隆突处加垫海绵垫，以缓解局部压力。

4. 保护器官避免受损伤

健侧耳郭应置于头圈空隙处，防止受压，颅脑手术时，患侧耳内塞一棉球，双眼贴保护膜，防止消毒液流入耳内、眼内。男性患者注意外生殖器的保护，摆放体位时，体位垫放置合理，避免阴茎受压、水肿。

5. 神经麻痹或损伤的预防

麻醉后，患者的运动、感觉消失或迟钝，长时间固定于一种体位，易使患者颈部、四肢等部位因受压或过度牵拉、旋转而导致神经麻痹或损伤。体位摆放时，应注意脊柱的生理弯曲，合理调整头圈的高度和位置；托手架放置合理，双臂外展应小于 $90°$，腋下的软垫大小应根据患者的年龄和体形合理选择，避免损伤臂丛神经。

（四）侧卧位摆放规范

麻醉后，组成 3～4 人小组，麻醉师站在患者头部，负责观察患者情况，保护气管导管、硬膜外导管，扶托患者头颈部；其他 2～3 人分别站在手术床两侧，扶托背部、胸腰部及下肢，搬动患者时步调要一致，将患者脊柱向同一纵轴位转动，避免牵拉或损伤；腹侧及背侧用骨盆固定架固定，防止身体倾斜晃动，使患者维持 $90°$ 侧卧位，两腿之间垫一质地柔软的垫子。术侧上肢屈曲呈抱球状放在托手板上，保持远端关节低于近端关节；下侧上肢外展于托手板上，保持远端关节高于近端关节，共同维持胸廓自然舒展。

（五）各科手术侧卧位摆放规范

1. 腰桥侧卧位

（1）适应证：主要适用于肾、输尿管、后腹膜等手术。

(2)摆放要点：①患者侧卧，患侧在上；②患者腰部置于手术床关节处，在腰下垫一高约10 cm的体位垫，以增加"腰桥"的角度；③上侧腿部伸直，下侧腿部屈曲，约束带分别置于大腿上 1/3 靠近髋关节处及大腿下 1/3 靠近膝关节处，约束带下给予保护垫保护；④其他部位摆放参考侧卧位摆放原则。

2.胸段侧卧位

(1)适应证：主要适用于肺、食管等手术。

(2)摆放要点：①患者侧卧，患侧在上；②上侧腿部屈曲，下侧腿部伸直，约束带分别置于髋部及大腿下 1/3 靠近膝关节部；③其他部位安置参考侧卧位摆放原则。

3.基本外科侧卧位

(1)适应证：主要适用于腔镜下直肠、肛门等手术。

(2)摆放要点：①患者侧卧，患侧在上；②患者臀部置于手术床背板边缘，同时两腿向身前屈曲 90°，置于一侧分腿板上（分腿板略向身前展开），充分显露肛门区域；③患者约束完毕后，拆除手术侧分腿板，从上面观，患者臀部边缘与手术床背板边缘平齐；④患者双腿之间采用软枕进行分隔，约束带分别置于大腿下 1/3 及小腿中部，注意避免分腿板对腓骨小头及腓总神经压迫。

4.骨科侧卧位

(1)适应证：主要适用于髋关节等手术。

(2)摆放要点：①患者侧卧，患侧在上；②手术侧下肢可根据术中需要进行活动，使用侧卧位固定挡板时，应注意挡板的高度，以便于术中患侧肢体的活动；③头架固定装置应置于手术床偏头侧，以免影响医师站位；④健侧下肢处垫软枕保护，并使用保护用具进行保护，保护后进行适应约束；⑤其他部位摆放参考侧卧位摆放原则。

四、俯卧位摆放规范

（一）俯卧位

俯卧位是外科手术中常见的体位，安全有效的手术体位是手术成功的基本保证。它具有使术野充分暴露，视线不偏离中线，便于医师操作、缩短手术时间等优点。此体位因改变身体负重和支持点发生改变，会导致呼吸循环障碍、神经系统损伤和皮肤压疮等。俯卧位常用于脊柱手术、神经外科、普通外科直肠手术（Mason）、肛门镜下直肠手术、泌尿科超声碎石手术等。全麻手术的俯卧位，患者首先在仰卧位状态下完成全身麻醉，需要医务人员共同配合，将患者轴线翻身完成俯卧位。硬膜外或者局麻手术的俯卧位，相对全麻要简单且安全，通常给予软枕垫于患者胸前及腿部，患者可自主调节身体上部，双手抱枕或置于身体前上侧，达到舒适状态。

（二）俯卧位对病理生理的影响

1.呼吸的变化

俯卧位时，腹腔脏器容易受到压迫，腹部受压会导致膈肌运动受限，如果使用适当的支撑器，减少腹部压迫，肺的功能余气量比仰卧位会有所增加。

2.循环的变化

俯卧位时头部的位置相当重要，要避免颈部的过伸或过曲，如果头部向侧面扭转 90°，则对侧的椎动脉就会完全闭塞，易发生脑缺血和血栓，由于腹部脏器受压和下肢大动脉受压，会出现心率降低，中心静脉压上升，下肢的静脉血流向脊椎丛移动，这样在脊柱手术时出血量可能增加。

3.受力的变化

俯卧位时,人体的受力点主要集中在前额、髂前上棘、膝关节,肋缘突出部和足尖。可以见到有关俯卧位并发症的报告,如视神经损伤等。

(三)俯卧位并发症及预防

1.脊髓损伤

全麻后,由于肌肉韧带松弛,全身关节处于无支撑保护状态,在翻转体位时要将患者脊柱保持在同一纵轴转动,避免牵拉或损伤。头颈部固定时根据颈部生理弯曲来调节软垫或软枕的高度和位置防止颈髓损伤。

2.循环呼吸并发症

在摆放俯卧位时,应根据患者胸部的宽窄和腹腔容量来调节体位垫中间空隙,采取锁骨和髂骨作为支点,尽量使胸腹部悬空于手术床上。如果胸腹腔脏器因地心引力而压迫胸壁,可引起胸廓和膈肌运动受限,通气不足,潮气量下降,缺氧和二氧化碳潴留。对有心肺疾患、年老、体弱的患者更应注意,术中应随时检查体位垫有无移动、肢体有无受压情况,以免引起患者血压、心率、呼吸变化,一旦发生,及时调整。

3.皮肤压疮并发症

俯卧位时身体着力点是头部、双肩、双侧胸部、髂前上棘、膝关节等部位,这些部位均为骨隆突处,肌肉脂肪较薄,长时间受压易引起皮肤压疮。因此,摆放体位时,头部垫保护垫,以保护双眼、前额及双额骨。

4.生殖器官压伤

女患者俯卧位时双侧乳房应重点保护,乳腺组织血运丰富,受到挤压易引起损伤,摆放时双侧乳房置于体位垫空洞处,避免挤压。男患者俯卧位时应注意保护外生殖器,因外生殖器皮肤薄嫩,摆放时外生殖器不能与体位垫接触避免受压。

5.神经麻痹或损伤

全麻患者运动感觉和保护性反射消失,长时间固定于一种体位,可使颈部、四肢由于受压或过度牵拉,从而会发生神经麻痹或损伤。头颈部固定时,要根据颈部生理弯曲,调节头托的高度和位置,防止颈髓损伤;双上肢肘部自然曲置于托手板时,双臂外展不超过 90°,避免臂丛神经受损,双侧腋窝、前臂和手不应承受身体的任何重量,防止长时间受压引起尺、桡神经损伤;下肢约束带固定在腘窝上方,避免腘神经受压损伤。

6.眼部损伤

俯卧位手术头部固定时须特别注意保护眼睛,避免与体位垫接触,以免压迫眼球造成失明。眼部用保护膜粘贴,调整好头架与手术床的距离,翻身时保护好气管插管,将患者头面部放置在头托上并将眼部及气管插管悬空。术中巡回护士每隔 20~30 min 对患者的额面部进行按摩并检查头部是否移位。

(四)俯卧位摆放规范

(1)根据手术方式和患者体型,选择合适的用物置于手术床的相应位置,并调整至合适高度、宽度及长度。

(2)患者在转运床上麻醉成功后,由医护人员共同配合,将患者沿身体轴线翻转至俯卧位用物上,保护好患者,再将转运床撤离。

（3）将头部置于头托上，保持颈椎位于中轴线位置，维持人体正常的生理弯曲；选择前额、两颊及下颌作为支撑点，避免压迫眼部框上神经、眼球颧骨、鼻及口唇。

（4）将胸腹部置于体位架上，选择前胸、肋骨两侧、髂前上棘作为支撑点，腹部悬空，避免压迫腹腔、注意避开两侧腋窝，保护好患者的乳腺部及阴部。

（5）将双腿置于腿架或软枕上，保持功能位，避免双膝部悬空，应给予体位垫保护，两下肢略分开，足踝部垫长形圆柱软枕或马蹄形防压疮垫，踝关节自然弯曲，足尖自然下垂。

（五）各科手术俯卧位摆放规范

1.体位垫式俯卧位

（1）适应证：主要适用于骨科胸椎、腰椎后路等手术。

（2）摆放要点：①患者俯卧前，根据身高、体型调试好体位垫位置；②患者手臂放于头部上方，便于医师在胸腰段进行手术操作；③胸段手术将患者手臂放于手术床上头部两侧，腰段手术还可以选用拖手板；④手臂给予保护垫保护，避免与头架、托盘架等硬物、金属物直接接触，并避免压迫肘关节；⑤其他部位摆放参考俯卧位摆放原则。

2.马蹄形头托加体位垫式俯卧位

（1）适应证：主要适用于骨科颈椎后路等手术。

（2）摆放要点：①颈椎手术需对患者头部进行严格固定，避免术中因头部移动损伤神经；②马蹄形头托固定在手术床上，摆放体位前根据患者脸型，调整头托至合适宽度，摆放体位合适后，用约束带固定头部，松紧以能伸入一指为宜；③患者俯卧前，根据身高、体型调试好体位垫位置；④患者手臂掌心朝内放在身体两侧，便于医师手术操作；⑤其他部位摆放参考俯卧位摆放原则。

3.头颅环加体位垫式俯卧位

（1）适应证：主要适用于神经外科后颅凹等开颅手术。

（2）摆放要点：①开颅手术时，使用头颅环进行头部固定；②患者俯卧前，根据身高、体型调试好体位垫位置；③患者手臂掌心朝内放在身体两侧，便于医师手术操作；④其他部位摆放参考俯卧位摆放原则。

4.基本外科俯卧位

（1）适应证：主要适用于肛门直肠等手术。

（2）摆放要点：①肛门直肠手术俯卧位时，需患者两腿分开，会阴部置于手术床缘以便于手术操作；②患者俯卧前，根据身高、体型调试好俯卧位架位置；③双腿下分别放软枕，约束带固定于大腿下 1/3 处，注意避开腘窝；④双腿分开，角度小于 90°；⑤患者手臂放在身体两侧或头部两侧；⑥其他部位摆放参考俯卧位摆放原则。

五、膀胱截石位摆放规范

（一）膀胱截石位

膀胱截石位，特点是患者仰卧，双腿放置于腿架上，将臀部移到手术床边缘，能最大限度地暴露会阴，多用于肛门、直肠手术、妇科手术、泌尿科膀胱镜、输尿管等手术。

（二）膀胱截石位对病理生理的影响

1.呼吸的变化

与仰卧位相比，由于膈肌的运动限制增加，肺的功能余气量的下降会更明显。

2.循环的变化

由于曲腿后下肢血液重新分布,血压仍有下降的可能。如果曲腿不当,会导致股动脉、腘动脉受压,影响下肢血供。

3.受力的变化

与仰卧位相比,受力点更加集中在枕部、双侧肩胛部和骶尾部,当采用头低膀胱截石位时,受力点会集中于枕部和肩胛处,再加上剪切力的作用,使患者背部皮肤容易受到损害。

（三）膀胱截石位并发症及预防

1.局部皮肤压伤的预防

患者骨隆突处用保护垫保护,提醒医师注意站立的位置,不要将双手或身体压在患者的腿上,防止局部皮肤压伤。

2.静脉血栓的预防

维持小腿血液循环的主要血管腘动脉、腘静脉位于腘窝处缺乏肌肉脂肪组织的保护,所以腘窝长时间受压会引起小腿血液循环障碍,造成血管内膜损伤或形成静脉血栓。尽量避免引起腘窝过度受压的因素:约束带过紧或位置不当,膝关节弯曲度角度过小。

3.腓总神经损伤的预防

腓总神经是坐骨神经的一个分支,在腓骨颈绕过并穿过腓骨长肌达小腿前侧。腓总神经绕过腓骨颈处距皮肤近且缺乏肌肉脂肪组织的保护,约束带不要过紧,防止腓总神经的损伤。

（四）膀胱截石位摆放规范

1.手臂

由于人体在站立时,人的臂长略低于臀部,所以当患者臀部置于手术床缘时,手指常常超出手术床边缘,一般情况下,应选择使用托手板使两臂外展,或者置于前胸并用布巾约束。

2.腿部

需遵循两个原则。

（1）"坐姿下躺"原则:躺下后人体两腿分开、身体与大腿呈 90°、大腿与小腿呈 90°的端坐状态。

（2）"T-K-O"连线原则:即患者的足尖、膝关节、对侧的肩在一条直线上。

3.臀部

根据手术需要,臀部应置于床缘或略出床缘。

（裴雅杰）

第二节　患者体温保护规范

一、患者术中体温变化

（一）正常体温及其波动范围

1.体温的定义

体温也称为体核温度,是指身体内部胸腔、腹腔和中枢神经的温度。其特点是相对稳定且较皮肤温度高。

2.体温的测定

由于体核温度不易测量,临床上通常使用以下部位的温度来代表体核温度。

(1)直肠温度:测量时温度计应插入直肠 6 cm 以上才能比较接近体核温度。直肠封闭良好,热容量大,不易受外界环境因素的影响,因此能准确反映体温的实际变化。新生儿的体温,常采用此方法。

(2)口腔温度:测量时应将温度计含于舌下,测量时间为 5 min。但口腔温度受经口呼吸及进食食物温度的影响,测量时要注意避免这些干扰因素。此外,对于不能配合测量的患者,如哭闹的小孩和精神病患者,则不宜测量口腔温度。

(3)腋窝温度:测量时应注意要让被测量者的上臂紧贴胸壁,使腋窝紧闭,形成人工体腔。机体内部的温度经过一定的时间逐渐传导到腋窝,使腋窝的温度升至接近于体核温度。因此,测量腋窝温度的时间一般较长,需要持续 5~10 min,同时还应保持腋窝处干燥。

此外,在临床上或实验研究中有时也检测食管温度和鼓膜温度。由于食管中央部分的温度与右心房内的温度大致相等,而且两者在体温调节中发生反应的时间过程也一致,所以可将食管温度作为反应体核温度的指标。一般食管温度比直肠温度低 0.3 ℃ 左右。鼓膜温度与下丘脑的温度十分接近,在研究体温的生理学实验中常用鼓膜温度来反映脑组织的温度。随着鼓膜温度计的开发,现在临床上也有用鼓膜温度来监测机体体温的。

3.体温恒定的维持

(1)产热与散热的平衡:机体产热和散热之间保持相对的平衡状态,称为体热平衡。营养物质代谢所释放的化学能在体内转化中,50%以上直接转变为热能,其余不足 50%的化学能储存于 ATP 等高能化合物分子中,提供机体各种功能活动。能量在体内经过转化和利用,除做功外,其余部分最终也都转变为热能。热能在维持体温的过程中因不断由循环血液传送到体表被散发而丢失,又因机体各种代谢活动而不断得到补充。因此,机体在体温调节机制的调控下,产热过程和散热过程处于动态平衡,维持正常体温。

(2)产热的形式:机体可以通过多种形式产热,如基础代谢产热、骨骼肌运动产热、食物特殊动力作用产热以及战栗和非战栗产热。在安静状态下,机体的产热量大部分来自全身各组织器官的基础代谢,在寒冷环境中由于散热量增加,机体主要依靠战栗产热和非战栗产热来增加产热量,以维持体热平衡,使体温保持相对稳定。

(3)散热的形式:人的主要散热部位是皮肤。当环境温度低于身体表层温度时,且在安静状态下,大部分体热通过辐射、传导和对流的方式向外界发散,小部分体热随呼出气、尿、粪等排泄物排出体外。在劳动或运动时,蒸发散热增强。当环境温度高于表层温度时,蒸发散热便成为机体唯一的散热方式。①辐射散热:是指机体通过热射线的形式将体热传给外界较冷物质的一种散热方式,人体在 21.9 ℃ 的环境中,在裸体情况下有 60%的热量是通过辐射方式发散的,辐射散热量的多少取决于皮肤与周围环境之间的温度差,当皮肤温度高于环境温度时,温度差越大,辐射散热量就越多,反之越少;若环境温度高于皮肤温度,则机体不能通过辐射散热,反而将吸收周围环境中的热量;此外,辐射散热还取决于机体的有效散热面积,有效散热面积越大,散热就越多;由于四肢的表面积较大,因而是辐射散热的重要部位。②传导散热:是指机体的热量直接传给与之接触的温度较低物体的一种散热方式,经这种方式发散热量的多少取决于皮肤温度与接触物体之间的温度差、接触面积以及与皮肤接触的物体的导热性能,棉、针织物等是热的不良导体,因此着衣有利于保存体热;由于水的比热较大,导热性能较好,在临床治疗中常利用水的热传导作用进行局部加温或利用冰帽、冰袋等给高热患者实施降温。③对流散热:是通过气体流动而实现热量交换的一种散热方式,在人体表层总有一层薄空气,当人体散发的热量传导给这一层空气后,由于空气的不断流动,已被体表加温的空气移去,较冷的空气移来,这样体热不断散发到体外空间,通过对流散热的多少取决于皮肤与周围环境之间的温度差和机体的有效散热面积外,受风速的影响较大,所以针织物覆盖在表面,在棉毛纤维之间的空气不易流动,就起到保温作用;层流手术间风速较大,空气循环快,易带走热量;腔镜手术大量冷气体进入体腔,易引起体温降低;而利用暖风机等暖风设备则可起到保温的作用。④蒸发散热:是指水分从体表气化时吸收热量而散发体热的一种方式,在正常体温条件下,蒸发 1 g 水可使机体散发 2.43 kJ 的热量,可见体表水分蒸发是十分有效的散热方式。因此临床上常使用温水擦拭和酒精擦拭的方法,达到降温的目的。

(二)术中低体温

1.术中低体温的定义

临床上将体温低于正常范围称为低体温。中心温度 34 ℃～36 ℃称为轻度低体温。术中低体温发生率为 50%～70%。

2.术中低体温发生的影响因素

(1)环境因素:室温对患者围术期的体温影响较大。为了给术者提供舒适的手术环境,往往将手术室室温调至过低。研究证明,若手术室的室温低于 21.9 ℃,患者往往出现体温过低。其原因是患者通过皮肤、手术切口、内脏暴露以及肺蒸发增加,使热量丢失增加 15%～30%;通过患者热量传导到温度较低的手术台或其他湿冷的接触物上丢失的热量占 20%～35%;通过冷空气对流患者热量丢失占 15%～30%;通过辐射形式使患者热量丢失约占 30%。

随着无菌技术的发展,层流手术室的应用,尤其是百级手术间的空气快速对流会增加机体的散热,更易导致患者体温下降。文献指出,由于长时间的手术而发生低体温,特别是四肢末梢循环温度低下非常显著,研究结果显示,非保温患者手术开始 30 min 后,体温明显下降。

(2)麻醉因素。①全麻:全麻时意识丧失意味着行为性体温调节的丧失,药物抑制中枢性体温调节反应,同时代谢率减少 15%;全麻使体温调节的阈值改变,冷反应自 37 ℃降至34.5 ℃,热反应则从 37 ℃增至 38 ℃,阈间范围增大,在此范围内(34.5 ℃～38 ℃)体温随环境温度的变化而变化;麻醉药多能直接扩张血管,以及肌松药对寒战反应的抑制,因此几乎所有全麻患者都有可能出现低体温;全麻低体温呈现特征性的"三阶段模式",即再分布期—线性期—平台期,中心温度首先快速下降,随后缓慢线性降低,最后逐渐稳定,并且随后保持基本不变;每一阶段导致低体温的原因不尽相同,全麻早期总的体热散失很少,体热含量基本保持不变;然而,麻醉药诱发的血管扩张使中心热量流向外周,出现热量重新再分布,这种热量再分布可温暖四肢,但却是以中心温度的降低为代价的,可导致中心体温快速下降 1 ℃～1.5 ℃;随后的 2～3 h 内,失热大于产热导致核心温度继续呈线性降低,其速率是由产热和散热的差值所决定的(较再分布期有所缓慢),同时全身体热含量进一步降低;最后,麻醉 3～4 h 后核心温度可逐渐稳定于某一水平;失热较少者,核心温度虽低于正常,但不足以触发血管收缩反应,当失热等于产热时,达到"被动平台";而对于显著低温者,血管收缩反应被触发,体热被限制在核心区,温度也能稳定,此时成为"主动平台",主动平台并非热稳态,如果不加温,达平台后体热含量和平均体温将继续降低。②椎管内麻醉:与全麻类似,体热再分布是导致早期低体温的主要原因,第 1 h 核心温度可下降(0.8+0.3)℃,因其再分布主要局限于下肢,因此椎管内麻醉时再分布所导致的核心温度的下降约是全麻的一半,加之代谢产热基本正常,低温的进展可能较全麻慢;由于椎管内麻醉从外周阻断了下肢的体温调节性血管收缩,故不能达到主动平台,体温持续下降,这是椎管内麻醉和全麻的主要区别;椎管内麻醉时体温与阻滞平面及年龄呈负相关,有研究显示,腰麻平面每增加一个节段,核心温度降低 0.15 ℃,年龄每增加 1 岁,核心温度下降 0.3 ℃;对于短时间、创伤小的手术,椎管内麻醉对体温的负面影响可能不甚明显,因为良好的保温措施可促成被动平台的出现,而椎管内麻醉行大手术的患者,极有可能出现严重的低体温,应给予重视。

(3)手术因素

1)体位因素:有研究显示,全身麻醉下行腹腔镜手术,由于体位原因可引起机体循环功能改变。腹腔镜妇科手术中安置头低脚高位,使回心血量增加,加上气腹对心输出量的影响,术中体温变化快而明显。相反腹腔镜胆囊手术时术中采用头高脚低位,这时因心脏血量减少,心输出量下降,单位时间内通过的血量减少,体温下降慢。

2)冷消毒液因素:术前外科手术区域皮肤用冷消毒液擦洗,如裸露皮肤的面积大,时间长,即可通过皮肤的蒸发、辐射丢失热量。研究显示暴露的肢体在低温的环境中存在着热传导,消毒液的蒸发带走机体一部分热量。

3)体腔暴露:开胸、开腹等大手术,手术时间长,手术术野面积大,体腔打开直接暴露于环境中,可造成热量的大量丢失。

4)冷液体、气体效应:手术中使用大量冷液体冲洗体腔,大量输入未经加温的血液和晶体、胶体,是导致术中体温下降的重要原因。研究显示,通常输入 1 升室温下的晶体或一个单位 4 ℃库存血可使体温下降 0.25 ℃。当大量快速输血,以每分钟 100 mL 的 4 ℃库存血输注 20 min,体温可降至 32 ℃~34.9 ℃,对患者相当不利。肝移植手术过程中由于术中需经历无肝期,植肝时大量使用冰屑及冷灌注液,以及长时间腹腔器官暴露等原因,常造成患者术中体温降低。在经尿道前列腺手术中,因前列腺内含有丰富的静脉丛,手术期间静脉窦开放,大量的低体温灌洗液进入血液循环起到了"冷稀释"的作用。术中随着灌洗液的量及速度增加,中心温度下降。另外,大量灌洗液排出时浸湿床单及手术单,导致机体热量进一步散失。腹腔镜手术中由于 CO_2 有很高的血液和组织可溶性,在临床上被用来建立气腹。当不加温的 CO_2 通过调节阀从高压到低压,随着气体扩散,手术患者的体温会逐步下降。且随着手术时间的延长,患者的体温下降也逐渐明显。

(4)患者自身因素

1)年龄因素:早产儿及低体质量新生儿以及婴幼儿因体积小,体表面积/体质量之比相对较大,热传导性高,皮下组织较少及缺乏寒战反应,体温调节中枢发育不完善等使其机体调节能力较弱,这些不利因素对早产儿的影响更加突出,因为早产儿缺乏棕色脂肪,在受到寒冷刺激时不能通过非寒战产热使新陈代谢增加,更易发生低体温。老年患者体温调节功能较差,其原因包括肌肉变薄,静息的肌张力较低,体表面积/体质量之比增大、皮肤血管收缩反应能力降低及心血管储备功能低下等。

2)其他因素:危重患者失去控制热量丢失和产生热量的能力,极度衰弱的患者,往往体温过低导致病死率增加。当皮肤的完整性受到损害如严重烧伤、剥脱性皮炎等疾病使热量丢失增加;黏液性水肿、肾上腺功能不全可降低产热。术前禁食禁水,机体热量的储备不足以及心理上的恐惧和焦虑,减弱机体的抵抗力,可致术中对冷刺激的敏感性增强、应急力降低。

3.术中低体温的并发症

轻度低体温已被证实与围术期心肌缺血、凝血病和伤口感染等并发症相关,并可延迟拔管和延长麻醉恢复室滞留时间,增加术中失血量和异体输血量、改变药物代谢动力学等。低温虽可通过血小板功能等影响凝血机制,但低温是否增加术中出血和异体输血尚存在争议。患者常主诉术后初期的寒冷不适是住院期间最为痛苦的体验之一,有时甚至超过疼痛。

(1)御寒反应:如果麻醉深度不够或未采用适当措施,低温过程中可发生严重的御寒反应,患者的需氧量会大幅增加,甚至产生其他意外。防止御寒反应的主要措施为适当加深麻醉、适当使用吩噻嗪类药物和肌松药。

(2)心率失常:全身降温期间,可能并发各种类型的心律失常,严重的有室性心动过速、频发室性期前收缩,体温低于 28 ℃时更易发生心室颤动,这是低体温最严重的并发症。

(3)组织损伤:在体表降温时,耳郭及指、趾接触冰屑,或冰袋与皮肤直接接触,可造成冻伤。

(4)酸中毒:低温时组织灌注不足、供氧减少,可出现代谢性酸中毒,特别在组织温差太大时明显。

(5)凝血异常:体温通过三条途径影响凝血功能:血小板功能、凝血酶功能、纤溶状态。低体温时血小板数量仍可保持正常,但功能受到了抑制,这可能由血栓素 A_2 的释放减少所致。

(6)延缓药物代谢:药物代谢依赖于温度,这是因为调节器官功能和药物代谢的酶对温度相当敏感。核心体温降低 2 ℃后,肌松药的作用时间会延长一倍。

(7)伤口感染:是手术和麻醉的严重并发症,它会延长住院时间并增加住院费用。低体温通过两种方式促使切口感染:第一,低体温引发体温调节性血管收缩,显著降低皮下氧张力,组织缺氧间接抑制中性粒细胞功能,从而增加切口感染的几率;第二,低体温直接抑制免疫功能,包括 T 细胞介导的抗体产生以及中性粒细胞非特异性氧化杀伤细菌的能力。低体温还加重术后蛋白消耗,使愈合受到抑制。

(8)寒战:临床上将可察觉的肌纤维自发性收缩或脸部、躯干、四肢震颤超过 15 s 的状态称为寒战。术前寒战多是由于恐惧、紧张、焦虑等引起交感神经兴奋的心理应激反应引起的。术中寒战多发生于椎管内麻醉的患者,据文献报道,麻醉后寒战的发生率为 5%～65%。术后寒战见于全麻患者,多发生于术后麻醉恢复期,麻醉恢复过程中,未行有效加温的患者寒战发生率为 40%。其机制可能是麻醉剂抑制体温调节系统,使寒战的阈值降低,麻醉作用消失过程中,寒战的阈值恢复正常,但体温尚未恢复,使机体的低温与处在接近正常体温的寒战阈值之间较为接近,故导致寒战。

(三)术中体温过高

1.术中体温过高的定义

体温过高,又称为发热,是指任何原因引起产热过多、散热过少、体温调节障碍、致热源作用于体温调节中枢使调定点上移而引起的体温升高,并超过正常范围,称体温过高。一般而言,当腋下温度超过 37 ℃或口腔温度超过 37.5 ℃,或体温波动在 1 ℃以上可称为体温过高。

2.术中体温升高的影响因素

(1)环境因素:手术室室温过高妨碍辐射、对流和传导散热,湿度高影响蒸发散热而导致患者体热潴留、体温升高。手术无菌单覆盖过多等保温措施不当,特别是在炎热的季节覆盖过多过厚的无菌单影响皮肤散热,同时长时间的手术灯光的照射也可使患者的体温升高。

(2)麻醉因素:全麻状态下体温调节中枢功能减弱,体温调节中枢对高温反应的阈值上升约 1 ℃,当室温大于 32 ℃ 时,手术时间超过 3 h 的成年患者有 75%～85% 的体温可升至 38 ℃以上。全麻诱导不顺利或麻醉过浅,以及应用某些兴奋交感神经或大脑皮质的药物时,骨骼肌张力增加,产热增加,体温升高。另外,某些抗胆碱类药物阻滞胆碱能神经,抑制皮肤黏膜腺体分泌,减少散热。麻醉机呼吸活瓣失灵或钠石灰失效使二氧化碳在体内蓄积导致体温升高。另外,极少数患者可因施行吸入麻醉而引起恶性高热。

(3)手术因素:骨科手术中骨水泥植入骨髓腔的过程中可引发化学反应导致体温升高,脑外科手术在下丘脑附近的操作或脉络丛的烧灼可引术中高热,手术中的输血、输液也可引起发热效应。

(4)患者因素:患者自身的某些疾病或病理状态可引起手术中的体温升高,如严重感染、败血症、脱水等,甲状腺功能亢进的患者术中发生甲状腺危象、嗜铬细胞瘤急性发作等常常引起体温升高。

3.恶性高热(MH)

恶性高热是一种罕见的遗传学疾病,典型症状有挥发性全麻药琥珀胆碱所触发的骨骼肌异常高代谢状态。

一旦发病,进展迅速,预后凶险。可发生在麻醉期间的任何时段,甚至在麻醉后监护室内。根据北京协和医院收集分析国内 34 例,抢救成功者甚少,病死率高达 73.5%。

恶性高热病因不明,其诱因可能与遗传、肌病以及麻醉药对代谢的影响有关。其发病机制是肌浆网释放钙离子增多导致细胞内钙离子浓度升高。恶性高热可以以心动过速、呼气末二氧化碳浓度升高和肌强直等急性症状爆发,也可以缓慢的、更隐匿的方式发病,而高热可能是迟发症状。

恶性高热的典型症状是应用琥珀胆碱后出现肌强直,而未出现正常的肌肉成束收缩和麻痹,肌强直先从面颌肌开始,以致气管插管困难,继而扩展到全身骨骼肌,导致关节不能活动,甚至出现角弓反张,加大琥珀胆碱用量只能加重肌肉的强直,这是一个最特异的症状。无法解释的二氧化碳产出增加,呼气末二氧化碳异常升高是诊断恶性高热最早最敏感的症状和必要条件,呼气末二氧化碳可以在 5 min 内增加 2～3 倍,出现呼吸急促(无肌松患者),钠石灰过热很快耗尽,呈现呼吸性酸中毒。

二、体温保护措施及规范

正常的体温是机体进行新陈代谢和正常生命活动的必要条件,人体通过自主性和行为性体温调节功能维持体温的恒定。整个身体的温度是由温度调节系统来调节的,它协调热和冷的防御机制,这些有效反应通常保持机体中心体温在正常值上下波动 0.2 ℃,在人类该正常值约为 37 ℃。

(一)低体温的保护措施及规范

低体温是指体温小于 36.0 ℃。低体温不仅使患者感觉不舒服,面色苍白,四肢湿冷,而且低体温使机体免疫功能低下,增加切口感染率。同时,低体温是一种不良刺激,机体会做出一系列应激反应:血液黏稠度增加,血液回流缓慢,凝血机制紊乱,药物代谢速率降低,苏醒延迟,部分患者出现寒战、躁动。躁动能使机体耗氧量增加,心率加快,血压升高,生命体征不同程度地偏离正常轨道。据近年来大多数研究结果显示,低体温可使心脏不良事件的发生率和手术切口感染率增加 3 倍,延长住院时间 20%;且明显增加手术出血量和异体血输血需要量。因此,保持体温恒定,对人体正常代谢及各种生理功能的稳定具有重要意义。近年来,麻醉和手术引起的体温下降已被人们所认识,医护人员在工作过程中应有针对性地完善防止围术期低体温的措施,从而使患者体温维持在相对恒定的正常范围内,防止以上对机体不利因素的发生。

1. 术前访视患者

患者术前寒战多是由于恐惧、紧张、焦虑等引起交感神经兴奋的心理应激反应引起的,因此,护理人员应做好术前访视工作。术前访视应于术前 1 d 进行,向患者做自我介绍,简要介绍手术室环境、手术的大致过程等,同时解答患者的困惑,与患者建立起和睦互信的感情,降低患者的紧张、焦虑的心情,让患者感受到温暖轻松的氛围,有助于减少术前寒战的发生,保证手术安全顺利地进行。

2. 预先加温

有研究显示,预先加温 1~2 h 可以减少因全麻诱导引起的再分布性低体温。

(1)接送患者保暖:任何时候都不要暴露患者,护理人员到病房接患者时应在接患者车上预先铺好手术大单等针织物,冬天应加铺毛毯等保暖用物,有条件的医院可以预先加温,尽量避免通过有风、寒冷的过道。患者在各个转运过程中,包括患者从病房至手术室,从手术室至麻醉恢复室,再从麻醉恢复室至病房的各个过程中均应给予足够的包裹,尤其注意患者的肩部、手脚等易冷部位,应着重保护,使之与周围的冷空气隔绝。夏天接患者时覆盖的被褥较少,手术之后应加盖,因长时间手术后患者可能已经出现了低体温,应引起重视。

(2)调整手术室温度:近年来,随着无菌技术的发展,越来越多的手术室采用净化空气层流设备,通常情况下手术室的温度一般控制在 22 ℃~24 ℃。对于新生儿和早产儿,室温应保持在 27 ℃~29 ℃,但过高的室温会使手术室工作人员感觉不适,且有增加感染的可能性,所以还应控制室温,同时增加对患儿的其他保温措施。Morris 证实,若手术室的室温低于 21 ℃时,患者往往出现低体温。由此可见,层流手术室的常规温度和室内空气快速对流这两个因素,会增加患者机体的散热,更容易导致患者体温下降。手术中室温的低下,使患者的体温通过空气对流散热下降,层流手术室的手术床正处于送风口的下方,在保证空气洁净的同时,也可使患者体温降低。一般认为术前 30 min,提前将室温控制在 25 ℃左右,湿度 40%~60% 为宜。寒冷季节适当提高环境温度,最好是手术室恒温在 25 ℃的范围内,对保持患者体温有利。

(3)手术床的准备:通常手术床的温度与患者的体温温差超过 10.9 ℃,患者平躺于手术床上,由于传导散热患者体温会快速下降,尤其是老年人和小儿。因此,可使用温毯覆盖手术床,或使用循环水毯或电热毯铺在手术床上将温度调至 30 ℃~41 ℃,预热 30 min,若术中继续使用水毯或电热毯,则应将其覆盖中单,以防患者烫伤,并防止漏电。

(4)预热消毒剂:皮肤散热是患者热量丢失的重要原因,皮肤向周围环境通过辐射和对流进行散热的面积在消毒时增大,可使体温迅速下降。

皮肤消毒时,消毒液温度低,同时消毒液挥发后才能达到消毒目的,消毒液挥发带走大量的热量,使体温下降。使用恒温暖箱(设定温度为 37 ℃~38.9 ℃)将皮肤消毒剂预先加热到人体体温,这样消毒皮肤和冲洗体腔时可以减少对患者的冷刺激。根据文献,络合碘加热不超过 40.9 ℃不会影响其消毒效果。

3.体表保温措施

保温措施分为被动保温和主动加温。被动保温的能力与覆盖的体表面积直接相关,对于手术时间较短且术野暴露少的患者,如甲状腺手术、鼻内镜等被动保温措施足以预防术中低体温的发生。但对于手术时间较长、术野暴露较大、特殊年龄和病情的患者,则需要主动加温才能通过皮肤传递足够的热量防止术中低体温。

(1)被动保温:减少皮肤热量丢失最简单的方法是使皮肤被动性保温。大多数手术室都备有棉毯、手术包布、塑料被单等保温物。上述单层加热物可减少30%的热量损失,临床上不同种类保温物无明显差异,即使是最好的保温物,也很少能将热损失减少到50%,所有常用的被动性保温物减少热量损失的程度相近,增加保温物的层数只能轻度地增加保温效果,因为绝大多数被动保温物保温作用是由于保温物保留的静止空气所致。例如,一层棉毯可减少热量损失约30%,但是3层棉毯也只能减少热量损失50%。但对于经尿道膀胱肿瘤电切术、经皮肾镜碎石术等术中需要使用大量冲洗液的患者来说,加盖防水的塑料被单是具有重要作用的,可防止术中的保温物被冲洗液浸湿,浸湿的保温物反而会通过水分的蒸发带走患者大量的热量,从而加快患者体温降低的进程。另外,对重要部位的保温应给予重视,在不影响手术的前提下,可用棉裤套腿,用特制的小棉袄覆盖双上肢和肩部,更好地预防患者术中低体温的发生。

(2)主动保温:目前,术中使用循环水加温和充气加温是比较常用的两种主动加温的方式。

4.内部加温方法

(1)液体加温:使用输液加温装置可以减少热量损失。研究显示,输注加温液体可以有效预防术中体温降低和热量丢失,减少围术期寒战的发生。但输入的液体高于体温太多也是不安全的,所以其保温作用是有限的,并不能替代皮肤隔热加温,单独应用不会维持患者正常体温。研究表明,液体和血液制品加温至 36 ℃～37.9 ℃是安全、舒适的,且对药液成分无影响。可以使用液体加温仪、暖箱和水箱等对液体进行预热。当人体输入加温液体时,机体以吸热的正效应方式活动,减少或避免冷稀释效应,以保持热的平衡,保证机体体温维持在发生寒战的阈值之上。但要严格控制输液和输血的温度,最好不超过 37 ℃,以免破坏血液成分、引起溶血反应等。对于行胸腹腔冲洗的患者,也应使用温热液体冲洗体腔,同时应注意保护术野敷料不被冲洗液浸湿,或冲洗后在切口周围重新覆盖手术中单等。

(2)温纱布覆盖:对于手术时间长、胃肠等腹腔脏器长时间暴露者,术中可使用温热盐水纱布覆盖肠管。对于术中需要等待快速病理、术中透视、术中胃镜等患者应用热盐水纱布或皮肤保护膜覆盖创面,减少热量和水分的散失。

(3)气体加温:使用干燥、寒冷的空气进行通气时,经呼吸道可带走 10%左右的代谢热量。因此,热化气体,利用呼吸蒸发器加热给患者吸入 42 ℃～46 ℃湿润的氧气,预防呼吸道散热,可减少深部温度继续下降。对于高龄及麻醉时间较长的患者可以使用湿热交换器(人工鼻),能保持呼吸道内恒定的温湿度,且可以将大量的水分和热量保留在呼吸系统中。

对于需要建立气腹的手术患者,可使用加温气腹机将二氧化碳加温至 37 ℃,这是预防患者术中低体温的重要方法,可与其他保温措施合并使用。

5.烫伤风险

多种保温措施的综合应用虽然能够有效减少患者术中低体温的发生,但仍有文献报道因保温工具使用不当而引起患者烫伤的案例,应引起足够的重视,如使用保温毯时,术前可以将温毯机调至高档位,术中要根据患者的情况调至中档或低档位,使其既可以保暖又不至于烫伤。

体温监测是保证患者术中体温适宜的重要手段。核心温度是体温监测最为重要的指标，因此评价温度检测设备主要是基于其反应中心温度的能力，测温部位是判断准确性的关键因素。通过肺动脉导管上的传感器测得的血液温度是中心温度测量的金标准，但为有创操作。而鼻咽温度与大脑温度及核心温度接近，术中将鼻温导线从鼻腔放入食管中，将另一端与麻醉机的体温监测模块连接，即可实时观察患者的体温变化。直肠温度不易受外界因素影响，也是比较理想的测量部位。另外，护理人员在术中一定要加强巡视，注意观察患者生命体征的同时常用自己的手去监测一下保温毯的温度，不要完全依赖于电子监护仪，要及时观察，及时发现，及时处理，防患于未然。

（二）体温升高的保护措施及规范

1.体温监测

术中体温监测不仅能及时了解病情变化，而且有助于及时采取措施防患于未然。对于小儿、老年人、休克、危重患者等体温调节功能低下者以及术前高热、体外循环肝移植等监测体温能及早发现体温的变化，及时处理。

2.麻醉及用药

麻醉医师术前应根据患者的年龄、病情、麻醉方式和麻醉用药，正确选择抗胆碱能药物。麻醉诱导及维持力求平稳，维持正常的循环和呼吸功能，避免缺氧和二氧化碳蓄积。

3.温度和湿度

利用层流系统合理地控制手术间温湿度，以预防因室温升高而导致的体温升高。

4.术中液体的应用

手术中胸腹腔的各种冲洗液、输血输液以及气体等均应加温适度，防止医源性体温升高。

5.降温措施

术中一旦发生体温异常升高，应立即减少不必要的保温措施。若术中发生高热则应及时选用物理降温或药物降温进行处理。物理降温有局部和全身冷疗两种方法。局部冷疗采用冷毛巾、冰袋、化学制冷袋等，通过传导方式散热，可将冰袋等置于前额、头顶部和体表大血管流经处（颈部两侧、腋窝、腹股沟等）；全身可采用温水擦浴和酒精擦浴的方法，达到降温的目的。冷疗时应避免有血液循环障碍、组织损伤破裂和对冷过敏等冷疗禁忌证的患者。同时，应注意避开冷疗的禁忌部位，如枕后、耳郭、阴囊、心前区、腹部和足底等处，以免发生不良反应。冷疗的时间一般不得超过 30 min，以防产生继发效应。

6.恶性高热的护理配合

如果出现 MH 的临床表现，应立即终止吸入麻醉药，气管插管，机械通气，改用高流量吸氧，以尽快排出过多的二氧化碳和部分残留的吸入的麻醉药物。

（1）立即呼救，争取更多的人员支持进行抢救工作。

（2）协助麻醉医师更换麻醉剂管道环路和钠石灰罐，以确保患者无麻醉药吸入加重症状，并通知手术医师尽快结束手术。

（3）立即建立 2～3 个静脉通道，协助麻醉医师进行动脉、深静脉置管，从而密切监测和控制血气、电解质等各项指标。

（4）实施及时有效的降温措施可为患者赢得抢救时间，行全身冰袋、头部冰帽、静脉输注含冰块的生理盐水降温。有胸腹腔切口的患者可做冰盐水冲洗，有条件者可建立体外循环降温。

降温期间应监测体温变化,评估降温效果,同时注意防止皮肤冻伤,足底等冷敏感区禁忌放置冰袋。

(5)将手术室的室温降至 18 ℃～20 ℃,暂时关闭无须使用的仪器设备,如无影灯、电刀等,降低热辐射,使患者在最短时间内进入亚低温状态,控制体温升高引起的高代谢状态。当核心温度降至 38 ℃时,应停止降温。

(6)控制人员流动,除参加抢救人员外,其他人严谨随意进出。

(7)严格掌握、记录液体的输入量,观察术中出血、尿量及性质,防止发生肌红蛋白尿和急性肾衰竭,待病情稳定后,立即送重症监护室(ICU)进一步救治。

近年来,对患者术中的体温保护的观点已得到广泛认可,但由于缺乏标准的体温保护指导规范和经济等因素的制约,患者术中依然会有低体温的发生,因而通过针对不同手术、不同人群的个体化体温保护措施的研究还有待我们进一步探讨。

(裴雅杰)

第三节　围术期护理

一、手术前访视

手术作为一种应激源,使患者产生较明显的、强烈的心理应激反应,出现紧张、恐惧等心理,引起生命体征及情绪变化,甚至影响麻醉和手术的正常进行。

一些调查研究表明:外科患者手术前后均出现情绪反应强烈且伴随着睡眠质量较差的现象;在择期手术的患者焦虑、忧郁原因的相关分析中显示,外科患者的焦虑、忧郁与其年龄、文化程度无明显相关,而与患者对疾病的认识、医院环境、诊疗因素及情绪稳定性显著相关。

通过调查问卷分析手术前患者最担心的问题按比例大小依次为:手术能否成功;术中疼痛;术后疼痛;生命危险;术后能否顺利恢复;术后生活质量降低。通过术前访视调查结果显示:关心手术效果预后情况、怕痛担心麻醉效果、关心手术医师的技术及手术时间的长短是患者最关心的 3 个问题。由此,手术室护士帮助手术患者调控心理应激的严重度,缓解患者术前的焦虑,树立手术的信心,已是护理模式转变后对手术室护士的要求,也是手术患者在围手术期中的一项需求,所以,对手术护士的术前访视在内容和技巧上提出了很高的要求。

(一)术前访视的内容

传统的手术护理讲究配合技巧训练和手术制度的落实,将患者看作有待维修的生物体,只关心如何修复其失常的功能,不注重患者的心理需求能否满足,不仅影响医疗效果,还会增加患者心理负担,从而影响患者的恢复,甚至因心理损伤导致终身的心理障碍。术前访视使手术室护士改变了以往只在手术台上与患者接触的传统做法,从关心手术部位转为关心整体的人,使患者在术前得到生理、心理、社会文化精神等多层面的护理临床。术前访视一般方式如下。

(1)访视应在手术的前 1 天:根据手术通知单,由巡回护士进入病房阅读病历,了解患者一般情况、病史、手术诊断、拟定手术名称、麻醉方式、现病史、既往史、家族史、药敏史、实验检查结果、有无活动义齿及隐形眼镜、女性患者是否在月经期、重要脏器功能状态、有无感染、营养状态、身高体质量、生活史、生活习惯、社会背景、接受手术的态度和程度等。在与患者沟通时，要注意根据病情的轻重、性别、年龄、职业、文化层次的不同采取不同的交谈方式。

（2）探访患者：首先自我介绍、问候患者，说明访视的目的，向患者说明从进入手术室到离开手术室的大体过程，其中包括入室时间、手术大致所需时间、移送情况、麻醉诱导、手术体位和可能出现的不适等情况。交谈时要善于观察患者的言谈举止、面部表情、姿势等。以发现线索，了解患者的感受，同时探知患者的想法，以澄清一些错误概念。对患者提出的问题给予反馈，询问患者的不安和担心的事情，用患者明白的方式进行解答并根据具体问题给予正确的护理。宣传疾病有关知识，介绍同种疾病患者手术的效果，尽量多用鼓励性安慰性语言，使其树立康复的信心。最终达到访视目的是与患者建立和睦信任的护患关系，缓解患者术前的紧张和恐惧心理，加强医护患之间的合作，使手术过程中配合默契。

（3）家属是患者的支柱与依靠，通过与之交谈，对患者的心理状态、社会及家庭支持情况进行全面的了解，并进行针对性的疏导及帮助。

（4）对于有些在访视时由于某种原因不在病房的患者，要在其床头发放"手术须知""术前访视内容宣传册"，让患者感受到手术室的温暖，并获得更多信息。

（二）访视结束

回到手术室后，巡回护士根据所获得的患者的资料，与本次的洗手护士和护理小组共同讨论，制订护理措施。

（三）注意事项

（1）访视时间适宜，应在手术前一天进行，并避开治疗和进食时间，会面时间一般为 10～15 min，不宜过长，以不引起患者紧张感和疲劳感为宜。

（2）与患者交谈时，应正视患者，采用通俗易懂的生活用语，尽量少用医学术语，避免强制、教育的态度。

（3）对于患者要咨询的关于手术进行问题尽量保持和手术医师口吻一致，避免详尽介绍手术过程或步骤，做好保护性医疗措施，必要时让主管医师解释，以免物极必反，反而增加其心理负担。

（4）隐私的保护：医护人员在术前访视中已经对患者的家庭背景、个人爱好、婚姻状况等有了全面的了解，但是患者的隐私、个人资料等都要受到严格的保密，不得泄露。

（四）术前访视的完善

开展术前访视，对国际国内手术室护理而言，都势在必行，大势所趋。国际手术室协会规定"术前访视是手术室护士的职能和职责之一"。因而为手术室护士综合素质的提高提供了机会，为手术室护士自身的成长创造了条件。

目前未能开展常规术前访视的医院，使手术室护士无法掌握术前患者的生理、社会状态，制订具体的护理措施，做到真正有效、有的放矢地进行个体化护理，而且不利于手术室护士护理理念的更新和护理模式的转变。

（1）时间的局限性：由于手术室工作量较大，每名护士每天参加 2～3 台手术配合，同时对每个患者术前、术后看望，随访时间平均每日需 1～2 h。因此，不少医院护士术前访视实施不是特别到位。

（2）护理过程的局限性：手术室整体护理过程还缺乏连续性，许多护理问题还应与病房的护理接轨。

(3)护士的自身素质、业务水平、交流能力及心理学知识仍有不足,使探访效果欠佳。

二、手术中护理

手术期是指患者从进入手术室到手术结束、麻醉恢复的一段时期。这段时期主要在手术室为患者进行手术治疗。这段时期的护理就是保证手术顺利进行,确保患者手术安全。手术室护士是否与麻醉师、手术医师配合默契,是手术成功的重中之重,如果配合默契,则能够缩短手术时间,防止麻醉和手术并发症的发生,使手术能够顺利完成,反之,则可能引起并发症,导致手术失败。而且随着医学模式的转变和整体护理的开展,手术室护理不再仅仅是单纯的配合完成外科手术,而是要求护理人员改变以往的护理模式,一切"以患者为中心""以人为本"充分了解每一位患者的需求,通过细微之处体现人性化护理对生命健康的关爱。

(一)加强患者的心理护理

手术前,要认真核对患者的一般情况,并仔细查看病例和手术交接单。核对好患者后了解其全身和思想状况,许多患者由于惧怕手术室的环境有一种寂寞之感,使患者一进手术室就惊恐不安,心理压力大,甚至有的一躺在手术床上就颤抖不止。所以护理人员应从接患者开始,始终保持态度和蔼,热情、认真、一丝不苟,了解患者前一日饮食和睡眠的情况,并将其手术、麻醉的特点向患者做适当的解释及安慰,并鼓励患者放下思想包袱,使其有一种安全感、依赖感,尽量争取患者的配合。

(二)环境及温度的准备

巡回护士需核查手术间的仪器并保证都处于良好状态,保持手术间内合适的温湿度。患者因疾病引起消瘦、恶病质、热量摄入不足、体温调节机能降低等可使体温降低,术前皮肤消毒及手术时体腔暴露热量的散发等也可使体温下降,体温降低不仅可引起患者寒战不安产生恐惧心理及引起术后并发症,同时也影响手术的实施,因此术中保暖非常重要。

(三)建立适合手术抢救用的静脉通道

手术室除了切口出血,直接使血容量减少外,还有一些无形的水分丢失,如体液从血管及组织间隙渗出到手术切口,从切口蒸发的水分、出汗、胃肠液或腹腔积液等排出;此外,手术前禁食、硬膜外麻醉等均可引起有效循环血量不足,引起血压降低或是术中出现突发状况甚至需要紧急抢救等危重情况,因此静脉通道的建立与一般临床要求有所不同,需要在不影响手术体位与麻醉监测的情况下选择内径较粗直的静脉,针头进入血管要深,防止患者因疼痛等原因不由自主的躁动,致使液体中途外漏或脱出。必要时开通两条静脉通路,以便同时输入不同药物,保证液体及血液的顺利输入及抢救时的快速给药,但应注意入液量的速度。尤其是老年人伴有心功能不全者、小儿、肾功能不全的患者一定要控制滴速。输液过快可加重心脏负担而诱发心力衰竭。应根据患者的血压、失血、失液量来调节输液速度,维持血压在正常范围,妥善固定好静脉通路。在紧急抢救中,由于患者血管会萎缩,加之手术体位的影响,使可选择血管部位非常有限,这些均会使抢救工作变得更加被动。

(四)体位的摆放

对于手术患者,其耐受力低,特别是手术时间长时,体位的摆放至关重要,既要注意循环系统的功能,又要保证呼吸道的通畅,还要充分显露手术野,尽量让患者舒适。理想的手术体位,应该是几方面都兼顾,要做到完美,巡回护士应该注意以下几点。

(1)对于清醒的患者,要向患者耐心细致地说明手术体位与手术成败的关系,同时讲清他的体位可能出现的不适感觉,如果发生哪些异常感觉应及时告知,并给予适当的调整,这样既可使患者在术中积极配合,不致随意活动,又能及时发现问题,避免副损伤的发生。

(2)应了解手术野显露的方法和关键环节,使体位摆放得当。按照各种手术的要求,使患者保持一定的姿势。例如直肠癌行腹会阴联合直肠癌根治术(Miles)及经尿道前列腺电切术需摆截石位,肺癌、食管癌及股骨颈骨折摆侧卧位等。

(3)注意体位牢固,防止移动。当体位基本摆好时,需用体位固定架或约束带等体位保护用具进行固定。

(4)要防止体位安置不当而发生的副损伤。某些手术体位,特别是全身麻醉的患者,容易使身体某一局部过度受压或牵拉,致使血管、神经、肌肉等组织发生损伤。因此,手术室护士体位摆放完成后,应再三确认患者身体各部位的受压及牵拉情况。

(5)患者的体位要便于手术中进行输液、输血及给药等操作。

(五)防止皮肤损伤

婴幼儿、老年人、营养不良或长期卧床的患者皮肤反应较迟钝,皮肤抵抗力较差,更容易引起皮肤损伤,因此皮肤护理十分重要。帮助患者翻身时动作应轻柔防止皮肤擦伤;使用约束带时松紧应适宜;冲洗腹腔及切口时尽量保持切口周围干燥;正确使用高频电刀,避免烫伤患者。同时还要注意冷光源,在暂时不用的阶段应将其调为备用状态以免灼伤患者。

(六)病情的观察与保暖

护士在手术中应随时通过患者的血压、脉搏、呼吸、面色神志、肢端血运、皮肤温度等观察病情的变化,并配合麻醉医师做好对症处理。

1.体温的观察

患者若在手术前出现感冒、咳嗽等症状,会对切口愈合和疾病恢复造成直接的影响。因此,手术患者的保暖,尤其是在冬季就显得尤为重要。保温措施有使用保温设备、提高手术间室温、给患者非手术区加盖被服、液体加温、库存血管路加温等方法。

2.血压的观察

高血压或低血压是老年患者在麻醉和手术中较常出现的问题。低血压是因为老年患者循环功能减退,代偿能力差,或者是麻醉过深或范围较广,术中失血或手术刺激引起的神经反射等情况引起,脑和心脏对低灌注十分敏感。高血压是原有动脉硬化致高血压,术中因疼痛刺激及精神紧张或术中血压下降时应用升压药不当引起。血压骤升可发生脑血管意外,因此术中应密切观察患者血压变化,调节好输液输血速度,慎重使用升压药,保持血压在正常范围。

3.呼吸和血氧的观察

如果手术中过多使用镇痛药可引起不同程度的呼吸抑制,严重者引起脑组织缺氧,术中应给患者持续吸氧或面罩加压吸氧。手术室护士应为气管插管的患者准备好吸引器,以便及时清除呼吸道分泌物,保持呼吸道通畅。

(七)与手术医师密切配合并管理好手术间

(1)巡回护士要坚守岗位,集中精力,提前准备好手术所需用物,监督台上人员的无菌操作,对手术器械、物品的消毒质量要严格把关,妥当保管。手术间应控制参观人数,保证层流环境,做到说话轻、走路轻、开关门轻、拿放物品和操作轻。对于术中药品、液体、血液等在使用前、中、后一定做到三查八对,保证使用的正确性。另外,急救物品要备用齐全、完好,对急救药品的作用、剂量、剂型、存放位置等应了如指掌,抢救患者时要保持冷静,不可惊慌失措。

（2）洗手护士要严格履行职责,认真准备及检查台上用物,提前熟悉医师习惯和手术配合步骤,在手术中做到积极主动配合手术,准确无误传递器械。同时也要承担无菌操作监督者的责任。对于手术产生的病理标本要及时和巡回护士、主刀医师沟通,准确记录标本来源。

（八）认真做好手术中记录

1.手术中护理记录单

内容有手术物品清点、输血量、输液量、尿量及血压脉搏和病理处理情况;胃管、尿管、引流管等术中管路放置情况;皮肤有无压伤、烫伤等意外情况;术中体位及体位保护情况等。

2.手术患者安全核对单

手术患者安全核对单是由麻醉医师、手术医师和巡回护士三方共同核对并填写的记录单。三方人员要认真填写并按时逐项核对患者信息。

3.手术患者交接记录单

手术患者交接记录单是记录手术患者在病房、手术室、急诊、ICU 等不同部门间转运交接的记录单。分三部分组成:①患者所在科室护士填写项目;②手术室护士手术填写项目;③麻醉恢复室护士填写项目。每转到某一部门,护士间必须按照该记录单内的项目,认真填写并交接。

三、手术后访视

（一）术后访视是手术室整体护理的重要组成部分

术后访视不仅是对手术患者的护理服务,同时还肩负着信息反馈的作用,通过信息反馈可以改进工作,提高手术室的护理服务质量。

（二）术后访视的重要性

患者在手术结束回到病房后,随着病痛的解除以及麻醉、手术过程的度过,患者在一定程度上有了暂时的解脱,但由于切口的疼痛,以及创伤、生理消耗,患者又显得非常疲惫和脆弱,所以,此时最需要他人的关心。

手术室护士在术后 1～3 d 应主动到病房回访患者,询问术后患者和家属对手术的认识和看法,了解患者的心理感受,以体现对患者手术全程完整的人性化护理和人文关怀,并在回访患者的同时,收集患者对手术室护理工作的意见和建议,不断改进工作流程,提高满意度,提高护理质量。

（三）术后访视主要作用体现在三个方面

1.术后访视能密切护患关系

通过术后访视,患者与手术室护士建立了相互了解、相互信任的护患关系,对其他将要接受手术的患者也是一种安慰,有效降低了患者的焦虑程度。

2.术后访视可提高手术室工作质量和效率

通过术后访视把患者意见反馈回来,在以后的工作中加以改进,这对提高手术室的工作质量非常有效。

3.术后访视提高了手术室护士的整体素质和专业水平

访视患者要求手术室护士要有良好的沟通能力、观察能力和语言表达能力,这就要求手术室护士不断学习专业知识、人文科学知识及与患者沟通交流的技巧,另一方面术后访视的开展使手术室护士增强了以患者为中心的观念,同时增强了护士的敬业精神。

（四）术后访视人员的设定

一般由原手术巡回护士或经过培训的巡回护士完成。

（五）术后回访内容

查阅病例了解术后患者的一般情况，与病房责任护士联系，了解目前患者的护理要点、精神状态，对术后不适、疼痛的耐受情况。至患者床前应先进行自我介绍以及介绍此行的目的，再根据患者的年龄、性别、职业、文化程度采取不同的交谈方式与患者沟通，了解患者的心理状态。对手术给患者带来的不适、疼痛和活动受限及由于手术安放各种引流管给患者带来的不适给以解释。观察留置针及深静脉置管处皮肤有无红、肿等情况的发生，如果出现此类情况应与主管医师交流决定是否进行处理。对手术时间长、特殊体位或消瘦者，应观察受压部位有无压疮发生。请患者对手术室护理服务提出宝贵的意见和建议，以及是否有不满意的地方。可制作图文并茂的图片和手册，并可利用多媒体、幻灯片等形式进行术后访视，这样既可缩短访视时间又可增强访视效果。

（六）术后随访目前存在一定问题

（1）访视率低，未全面访视所有的术后患者。

（2）护理人员资源不足，护理工作量大，术后访视流于形式，效果不理想。

（3）术后访视形式单一，护士缺乏沟通技巧。

（4）访视对患者意见不够重视，没有有效反馈。

（5）缺乏有效的质量评价标准。

（七）改进术后访视工作的方法

（1）提高手术人员自身素质，加强术后访视培训工作，强化术后工作的意义。在术后访视工作中应发挥高年资护士工作经验优势，使之能够身体力行，在实践中发现问题、解决问题。在实际工作中，有计划地组织低年资护士学习手术室专业的新知识、新技术，学习相关人文科学知识。拓宽知识面，提高沟通交流的能力。

（2）加强术后访视效果评价及质量控制。随时对术后访视效果进行有效评价。在实施术后访视时，应实施对患者所提问题、所提建议进行记录，对不同手术患者有针对性地提供不同的访视内容，对患者的意见要及时反馈并改进，从而形成一个良好的信息反馈机制。及时看到护士的工作成绩，有效地发现工作中存在的问题，进而完善手术室护理工作。

（3）护理管理者应参与术后访视质量控制。护理管理者通过随机抽样的方法对手术患者术后访视的满意度进行调查，将其结果与护士年终量化考核相结合，调动开展术后访视的主动性，保证术后访视的质量。

（裴雅杰）

第十六章　药物静配中心护理

第一节　无菌药品配置

无菌药品配置是指法定药品标准中列有无菌检查项目的药品的配置。

（1）无菌药品配置环境的空气洁净度级别要求：①配置前不需除菌滤过的药液配置；②注射剂的配置、分装；③直接接触药品的包装材料最终处理后的暴露环境。

（2）与药液接触的设备、容器具、各型号注射空针，应符合国家要求标准。

（3）直接接触药品的注射空针不得回收使用。

（4）成品批次的划分原则：①每日配置的药品要根据药物稳定性及临床要求分批送往临床；②第一批一般为抗生素、主要治疗药及配置后稳定性较差的药物；③第二批一般为普通营养药物；④第三批一般为 TPN 及配置后稳定性较长的药物及空瓶（无须加药）；⑤第四批为每日 2 次的治疗药、普通药；⑥第五批为续液；⑦如有临时医嘱可根据临床需要临时配置。

（吴庆娜）

第二节　静脉配置细胞毒性药物的安全操作规范

一、中心(室)工作人员有三种主要接触药物的途径

（1）吸入药物的气雾和小液滴。

（2）药物直接接触皮肤和眼睛吸收（包括外伤，如针刺）。

（3）通过受污染的食物、食物容器或吸烟接触。

二、操作总则

（1）准备工作。

（2）药物配置。

（3）废弃物丢置。

（4）配置后药物的传递。

（5）清除飞溅、溢出液滴。

（6）处置药物容器、包装等废物。

三、药物准备和配置过程中可能发生药物接触的现象

（1）从药瓶中拔出针头。

（2）使用针头、针筒、过滤膜转移药物。

（3）打开安瓿。

（4）从针筒、管子中排出空气。

（5）连接物、瓶子或袋子的渗漏和破裂。

（6）更换袋子、瓶子和管子。

（7）针筒中药物过多（超过容积的 3/4）。

四、废弃物丢置过程中可能发生药物接触的现象

（1）丢置准备和使用细胞毒性药物过程中用过的材料。

（2）处置接触过细胞毒药物的材料和亚麻布织物（如桌布、抹布等）。

（3）清除溅出或溢出的药物。

五、卫生工作者在细胞毒药物准备、使用和处置过程中应采取的保护措施保护材料包括以下几个部分

1. 手套

（1）使用无粉灭菌乳胶手套（厚度应大于 0.22 mm）。

（2）手套的厚度和接触药物的时间决定手套的透过性，乳胶手套对细胞毒药物的透过性要低于非乳胶手套，PVC 手套不应在操作细胞毒药物中使用。

（3）手套的透过性会随着时间的增加而增大，通常每操作 60 min 或遇到手套破损、刺破和被药物沾污则需要更换手套。

（4）如果操作者对乳胶过敏，可以换用腈制手套，或戴双层手套，即在乳胶手套内戴一副 PVC 手套。

（5）在戴手套之前、脱去手套之后都必须洗手。

2. 制服

（1）制服应由非透过性、防静电、无絮状物材料制成，并且前部完全封闭，袖口必须加长。制服的袖口应该可以卷入手套之中，最好是一次性可丢弃的。

（2）在药物配置和给患者用药时必须穿上制服。

3. 呼吸保护装置

在配置和混合细胞毒药物时必须使用 class II 或 class III 垂直气流生物安全柜，不允许使用水平层流台。

4. 眼睛和脸部的保护

（1）眼睛和脸部应有保护（如眼罩、面罩），以预防药物溅出，在使用气雾以及喷雾剂时也应有保护。

（2）普通眼镜不能提供足够的保护。

六、药物配置的区域和设备

（一）建议

（1）药品配置区域只允许授权的员工进入。

（2）配置区域应尽量避免频繁的物流及人员的进出以避免将生物安全柜中的药物带入周围环境。

（3）在配置药物区域的入口应有醒目的标记说明只有授权人员才能进入。

（4）在储存药物的区域应有适当的警告标签来提醒操作细胞毒药物时应该注意的防护措施。

（5）在药物配置区域禁止进食、喝水、抽烟、嚼口香糖、化妆和储存东西。

（6）在配置区域应张贴处理药物液滴以及皮肤或眼睛意外接触的过程。

（7）在准备区域（一更）应有水池，最好有冲洗眼睛的喷头，可选择性地准备一些包括生理盐水在内的溶液，以备紧急冲洗眼睛。

（8）所有危险药物的配置都应在 Class Ⅱ 或 Class Ⅲ 中进行，Class Ⅱ 或 Class Ⅲ 是最好的。

（二）步骤

1.生物安全柜的准备

（1）在柜台表面铺上一次性无菌隔离巾，必须在每次配置结束后或无菌隔离巾上有药液污染时更换掉。

（2）在配置药物前，应当准备好所有配置时需要的药品和器材，这样可减少柜内气流的影响以减少对配置人员的污染。

2.器材准备

（1）针筒和溶解容器。

（2）个人防护器材：包括一件长袖、有弹性袖口、无絮状物、防静电、前面完全封闭的制服，鞋套，两副无粉乳胶手套，两副口罩、眼罩。

（3）在生物安全柜中配置药物。配置各类药物的操作方法及所用装置如下。

1）正确配置安瓿类药物的操作方法（自安瓿内吸取药液法）。①查对；②消毒及折断安瓿：将安瓿尖端药液弹至体部，用乙醇棉球消毒颈部及砂轮后，在安瓿颈部划一锯痕，重新消毒，拭去细屑，用棉球按住颈部，折断安瓿，安瓿颈部若有蓝色标记，则不需划痕，用乙醇棉球消毒颈部，用棉球按住颈部，蓝点标记在上方，折断安瓿；③抽吸药液：将针头斜面向下放入安瓿内的液面下，抽动活塞，进行抽吸，抽吸药液时，不得用手握住空针活塞，只能持活塞柄；④排空气：将针头垂直向上，轻拉活塞，使针头中的药液流入注射器内，并使气泡聚集在乳头口，驱除气体，排气毕，将安瓿套在针头上，再次查对后放于铺好的无菌巾内备用。

2）正确配置西林瓶类药物操作方法（自密封瓶内吸取药液）：①查对；②除去铝盖、消毒：除去铝盖中心部分，用乙醇棉球消毒瓶塞（如抽吸青霉素皮试液时，则禁用碘酊消毒瓶塞），待干；③抽吸药液：将针头插入瓶塞内，往瓶内注入所需药液等量空气，以增加瓶内压力，倒转药瓶及注射器，使针头在液面以下，吸取药液至所需量，再以示指固定针栓，拔除针头；④排除注射器内空气，再次查对。

3）吸取结晶、粉剂或油剂法：用无菌生理盐水或注射用水将结晶或粉剂溶化，待充分溶解后吸取；如为混悬液，应先摇匀后再抽吸；油剂可先加温，然后抽取。油剂或混悬剂配置时，应选用稍粗的斜面针头。

由于玻璃瓶中的气压会升高，操作时应尽量小心，避免产生药物的气雾。只需相当的气压即可轻易地抽取药物。当针头抽出时，如果瓶中压力太高会使药液溢出。

4）开瓶装置：①最好使用具有不沾水性剔除钳；②不正确使用开瓶装置会增加受污染的机会。

5）带有标签的容器：①所有装有细胞毒药物的容器都必须贴有具有警告性质的陈述性语言的标签，例如"警告：化疗药物，小心轻放"；②容器的外表面应当用织物擦过以除去可能的污染,容器的内表面必须用 75％乙醇擦拭,容器最好使用适当的封口。

6)转运装置:配置好的药物应当及时地放入封闭的塑料口袋之中(此过程最好在配置间安全柜内完成),再送至用药的地点。

3.生物安全柜的清洁

(1)有受污染的物品都必须放置在位于生物安全柜内的防漏、防刺的容器内。

(2)个人防护器材脱卸后放置于位于准备区域内的防漏、防刺容器内,操作人员不得将个人防护器材穿戴出准备区域。

七、药物的使用

(一)建议

(1)为了避免不必要的接触污染,只有经过细胞毒药物使用训练的人员才有资格对患者进行施药。

(2)配药人员必须穿戴专用服装,如洁净连体服、鞋套、一次性无粉灭菌乳胶手套、防溅眼罩、无菌手术帽、无菌口罩。

(二)过程

(1)在为患者用细胞毒药物时建议使用以下器材,如全套个人防护器材、一块足够大的织物垫子、无菌纱布、乙醇纱布、一次性无菌隔症巾、可封闭的塑料口袋。

(2)在戴上手套之前、脱去手套之后应立即洗手。

(3)手套和洁净服如若被污染,应立即更换。

(4)工作区域应铺有一块无菌隔症巾。

(5)如果是用 Y 型管为患者配药,应用一块无菌纱布包绕住 Y 型管的交接处,以防止药物污染到环境中去。

(6)所有的针筒和针头都应完整地丢置在带有明显标签的防漏、防刺的容器(锐利器盒)中。

(7)药物的溶液袋也应完整地丢置在上述容器中。

(8)在离开配置间之前,防护器材应脱卸完整。

(9)在为患者配药的配置区域应准备有处理液滴的处理包和紧急处理皮肤及眼睛污染的器材。

八、细胞毒药物的溢出

(一)溢出包

在所有细胞毒药物准备、配发、使用、运输和丢置的地方都应准备有溢出包。包中的物品如下。

(1)一件由无渗透性纤维织成的有袖的制服。

(2)一双鞋套。

(3)两副乳胶手套。

(4)一副备用乳胶手套。

(5)一副化学防溅眼镜。

(6)一副再呼吸口罩。

(7)一个一次性锐器盒(收集碎玻璃)。

(8)两块塑料背面的吸收手巾。

(9)250 mL 和 1 L 的防溢枕头(spill—control pillow)。

(10)两块一次性海绵(一块擦除溢出液体,一块擦洗溢出物祛除后的地板等)。

(11)两个大且厚的黄色塑料袋。

(二)小量溢出的处理

(1)小量溢出是指在生物安全柜以外体积≤5 mL 或剂量≤5 mg 的溢出。

(2)正确评估暴露在有溢出物环境中的每一个人。如果有人的皮肤或衣服直接接触到药物,必须立即用肥皂和清水清洗被污染的皮肤。

(3)受训人员应立即清除掉溢出的小量药物,其程序如下。

1)穿好制服,戴上两副无粉乳胶灭菌手套,戴上两副口罩。

2)如果溢出药物产生气化,则需要戴上呼吸器。

3)液体应用吸收性强的织物布吸去和擦去,固体应用湿的吸收性织物布擦去。

4)用小铲子将玻璃碎片拾起并放入锐器盒中。

5)防刺容器、擦布、吸收垫子和其他被污染的物品都应丢置于专门放置细胞毒药物的黄色医疗专用垃圾袋中。

6)药物溢出的地方应用清洁剂反复清洗三遍,再用清水清洗。

7)凡要反复使用的物品应当由受训过的人员在穿戴好个人防护器材的条件下用清洁剂清洗两遍,再用清水清洗。

8)放有细胞毒药物污染物的黄色医疗专用垃圾袋应封口,再放入另一个放置细胞毒废物的黄色医疗专用垃圾袋中。所有参加清除溢出物员工的防护制服应丢置在外层的黄色医疗专用垃圾袋中。

9)外层的黄色医疗专用垃圾袋也应封口并放置于细胞毒废物专用一次性锐器盒中。

10)记录下以下信息:①药物名称,大概的溢出量;②溢出如何发生;③处理溢出的过程;④暴露于溢出环境中的员工、患者及其他人员;⑤通知相关人员注意药物溢出。

(三)大量溢出的处理

(1)大量溢出是指在生物安全柜以外体积>5 mL 或剂量>5 mg 的溢出。

(2)正确评估暴露在有溢出物环境中的每一个人,如果有人的皮肤或衣服直接接触到药物,其必须立即用肥皂和清水清洗被污染的皮肤。

(3)当有大量药物溢出发生,溢出地点应被隔离起来,应有明确的标记提醒该处有细胞毒性药物溢出。

(4)大量细胞毒药物的溢出必须由受过培训的人员清除,其程序如下。

1)穿戴好个人防护用品,包括:里层的乳胶手套、鞋套、外层操作手套、眼罩或者防溅眼镜。

2)如果是会产生气雾或气化的细胞毒药物溢出,必须佩戴呼吸器。

3)轻轻地将吸收药物的织物布块或垫子覆盖在溢出的药物之上,必须使用吸收性强的织物布或垫子。

4)轻轻地将湿的吸收性垫子或毛巾覆盖在粉状药物之上,防止药物进入空气中去,用湿垫子或毛巾将药物除去。

5)将所有被污染物品放入溢出包中备有的密封的细胞毒废物垃圾袋中。

6)当药物完全被除去以后,被污染的地方必须先用清水冲洗,再用清洁剂清洗三遍,清洗范围应由小到大地进行。

7)清洁剂必须彻底用清水冲洗干净。

8)所有用来清洁药物的物品必须放置在一次性密封细胞毒废物黄色垃圾袋中。

9)放有细胞毒药物污染物的黄色垃圾袋应封口,再放入另一个放置细胞毒废物的黄色垃圾袋中。所有参加清除溢出物人员的个人防护器材应丢置在外层的黄色垃圾袋中。

10)外层的黄色垃圾袋也应封口并放置于细胞毒废物专用一次性防刺容器中。

11)记录以下信息:①药物名称,大概的溢出量;②溢出如何发生;③处理溢出的过程;④暴露于溢出环境中的员工、患者及其他人员;⑤通知相关人员注意药物溢出。

(四)生物安全柜内的溢出

在生物安全柜内体积≤150 mL 的溢出的清除过程如同小量和大量的溢出。

在生物安全柜内的药物溢出>150 mL 时,在清除溢出药物和清洗完药物溢出的地方后,应该对整个安全柜的内表面进行另外的清洁。

(1)戴上工作手套将所有碎玻璃放入位于安全柜内的防刺容器中。

(2)安全柜的内表面,包括各种凹槽之内,都必须用清洁剂彻底地清洗。

(3)当溢出的药物不在一个小范围或凹槽中时,额外的清洗(如用特殊 pH 值的肥皂来祛除不锈钢上的化学物质)也是需要的。

(4)如果溢出药物污染了高效微粒气体过滤器,则整个安全柜都要封在塑料袋中,直到高效微粒气体过滤器被更换。

(吴庆娜)

第三节　静脉药物配置中心全静脉营养液操作规范

一、总则

为了保证全静脉营养液在水平层流台配置的质量,必须做到以下方面。

(1)提供能满足医疗及药学要求的全静脉营养液所需的全部敷料,如:全静脉营养液无菌输液袋、常用规格的注射器、无菌纱布、无菌手套、无菌棉球、无菌棉球罐、75%乙醇、砂轮、笔、无菌隔症巾、无菌盘等。

(2)提供无菌及无热原污染的全静脉营养液(溶媒及药品)。

(3)提供正确的混合液及准确的剂量。

(4)提供符合优良药品检验原则的、具有标签的、可贮藏和使用的全静脉营养液。由于在全静脉营养液袋中的混合液不能最终灭菌,所以全静脉营养液袋中无菌、无热原的注射液必须在无菌条件下进行混合配置,无菌操作规程是在配置过程中不会产生溶液微生物污染的操作规程。

二、机构与人员

(1)医疗机构要根据临床需要建立静脉药物配置中心(室),全静脉营养液应在静脉药物配置中心配置。

（2）静脉药物配置中心在医院直接领导下工作。

（3）静脉药物配置中心负责人应具有本科以上药学或相关专业学历,副主任以上或相应的医、药、护技术职称,并具有相应管理实践经验,有对工作中出现问题做出正确判断和处理的能力。

（4）从事静脉药物配置的技术人员应具药学或护理大专或本科以上学历。并经相应的专业技术培训,具有基础理论知识和实际操作技能。

（5）静脉药物配置中心所有人员均应熟悉本规范,并通过本规范的培训与考核。

（6）人员健康要求:①配置人员每年需进行体检,体检内容包括传染病、肝功能、肝炎病毒、胸透、皮肤病,不合格者不能上岗;②由于洁净室工作的性质决定了工作人员在所有的时间里均要保持卫生的高标准,任何疾病均应报告上级,以便决定其适合做其他哪种工作;③开放性伤口和溃疡必须适当包扎,应经常更换敷料及辅助性绷带;④操作人员患有咳嗽、感冒或流感时,须向上级报告病情,有上述情况的工作人员不能在洁净室工作而是戴上口罩后在其他区域工作,如作为核对人员,不进行与无菌配置直接接触的工作;⑤潜在的严重性疾病,如细菌性感染和病毒性疾病则必须向负责人报告。

三、洁净室与设施

（1）静脉药物配置中心与静脉营养配置间的面积必须与所配置规模相适应。应具有与配置规模相适应的药品、物料等储存区域。

（2）应提供用于无菌混合配置的洁净室,洁净度要求达到局部百级,换气次数 15 次/小时以上,温度 18 ℃～26 ℃。

（3）应有一更和二更,分别用于工作人员更换工作服和准备物料,给水和排水系统应放在第一更衣室内,供水管道应选用抛光不锈钢管,水龙头应设计可用肘部或脚关闭的把手或烘手机,地漏应选用带液封的洁净地漏。

（4）配置间应按配置工序和空气洁净度要求合理布局。

（5）有关无菌设施应尽可能地与外界空气隔离,门窗应密闭,避免穿堂风可能引起周围灰尘的旋流,应具有有效防止昆虫进入的措施。

（6）洁净室的内表面应平整光滑,无裂缝,接口严密,无颗粒物脱落并能耐受清洁和消毒,墙壁与地面等交界处宜成弧形,以减少积尘和便于清洁。

（7）应用特殊的材料(如:墙用不锈钢彩钢板,地面用环氧树脂漆或 PVC 板)来消除所有墙面及地面上的孔洞。

（8）洁净室内各种灯具、风口以及其他设施在设计和安装时应避免出现不易清洁部位,洁净室应维持一定的正压(至少 25 Pa),并送入一定比例的新风。

（9）洁净室应有足够照明,主要工作间的照明度宜为 300 lx。

（10）洁净室内空气的微生物数和尘粒数应符合规定,应定期检测并记录。

四、设备

（1）设备的选型、安装应符合制剂配置要求,易于清洗、消毒或灭菌,便于操作、维修和保养,并能防止差错和减少污染。

（2）传递窗:用双层玻璃移门/开门。

（3）层流台：使用水平层流台，洁净等级为100级，工作台面震动≤2 μm，垂直层流风速0.3 m/s，水平层流0.4 m/s，噪音≤65 dB。

（4）建立设备管理的各项规章制度，制订标准操作规程。设备应由专人管理。定期维修、保养，并做好记录。

（5）冷藏箱：贮藏温度为2 ℃～8 ℃。

五、物料

（1）对所用的物料的购入、储存、发放与使用等应制订管理制度。

（2）配置所用的物料应符合相关要求，不得对营养液产生不良影响。

（3）物料要严格管理。应按其性能、用途合理存放。对温度等有特殊要求的药品，应按规定条件储存。

（4）应按规定的使用期限储存，储存期内如有特殊情况应及时检验。

（5）标签：包括病房、姓名、性别、床号、住院号、所有溶液或成分的名称、规格、用量（亦可提供处方的给药方案，包括速率和途径）、制备日期、贮藏要求、审方人员、排药人员、核对人员、配置人员、复核人员签字内容。标签应字迹清晰，没有缩写或其他易混淆的术语，并以给药时便于核对的方式贴在输液袋上。

六、全静脉营养液的给药

全静脉营养液给患者的输注时间应在24 h以内，其输注容量应每15 min检查一次，最后将输注速率调整到处方要求。

七、标准操作规程（SOP）

（一）洁净区的保洁操作规程

1.总则

（1）负责清洁洁净区的人员必须穿着无菌配置服装。

（2）清洁过程必须从最清洁的区域向门外进行，从无菌区域到一更。

（3）所有的清洁设备均应专用和每日消毒，使用后应彻底冲洗、消毒、烘干，并应存放在清洁室。

（4）清洁人员应适当培训后上岗。

（5）清洁常规包括：用低棉纺抹布和稀释的消毒液，去除所有的纸张、包装物品及锐利的容器，清洁所有的仪器设备、层流台的外表面、传递窗、地板、天花板、墙、洗手池和其他表面（如球形把手和开关）。

（6）地板与工作台每天清洁，最好用合适的消毒剂（醛或酚）来消毒，墙面的清洁与消毒可每周一次，其高度至少应距室内地面2 m，清洁时，应努力使微粒散落最小化。

（7）层流台清洁程序参见层流台保洁操作规程。

（8）配置工作中，在关键性操作时段不应进行大量的清洁工作。

（9）一旦有证据表明细菌产生耐药性就应更换消毒剂。

（10）应用不易磨损的高质量塑料桶。

（11）不用真空吸尘器做清洁。

2.人流

所有操作人员在进入洁净室前均应洗手及穿着适当的服装，进入洁净区的人员只限于经过培训并合格的操作人员。

3.物流

当产品和物料从非控制区(如主药房仓库)运送到洁净室时,需要注意的是防止污染。进入洁净室的人员仅限于在里面的工作人员,而且物料、设备首先要在二更进行清洁和消毒。

(1)物料:当物料从前室进入洁净室,接着再进入层流台时,应采取一系列的清洁步骤。

1)在前室的界线前应先去除供给品的货运箱,转运到前室专用小推车。

2)当输液瓶、安瓿、西林瓶等被送入洁净室之前,应用浸有消毒剂(如75%乙醇)的抹布擦拭所有药品包装表面,并转运到洁净室消毒过的小推车上。

3)独立包装的物料则不需擦拭,因为物料在放入层流台时可去除外包装。

(2)推车:来自于贮药室的送货小推车(污染车)不应进入一更/缓冲室;而在洁净室/缓冲室的小推车(清洁车)也不可推出其区域。

(二)层流台操作规程

1.层流台的操作

(1)使用层流台至关重要的原则:是任何东西都绝不能在高效过滤器和无菌产品之间干扰层流气流。也就是尽力维持无菌。

(2)为了防止反射性污染,所有的无菌操作至少应在生物安全柜的15 cm内进行。

(3)层流台应持续运行,无论何种原因造成层流台关闭,在重新使用前必须持续运行足够长的时间(15～30 min)来达到安全柜空气的完全净化,当然还要进行消毒。

(4)使用层流台前,层流台的所有工作表面都应从后到前,从上到下进行清洁,使用合适的消毒剂(如75%的乙醇和清洁布)时远离高效过滤器,在工作的全过程中,应经常清洁层流台面,先用清洁湿纱布清洁再用75%乙醇纱布消毒。

(5)任何东西都不能与高效过滤器接触,包括清洁剂、注射器中的吸物或安瓿玻璃,打开安瓿时不能朝向高效过滤器。

(6)禁止一切与工作无关的操作。

(7)谈话或咳嗽等都应避免直接面向层流台工作区域,以使气流干扰最小化。

(8)层流台内只能放置配置必需物品。

(9)层流台应按技术要求由合适人员每隔6个月测试一次,当移动层流台或怀疑滤器有损坏时也应进行测试。

(10)若不遵守无菌操作技术,只单单运用层流台也不能保证产品的无菌性。

2.层流台的保洁

(1)操作人员进入洁净室前,在更衣室应遵守所有的穿衣及洗手规定,具体的操作详见相应的标准操作规程。

(2)确保有清洁层流台用的75%乙醇的喷雾器及抹布。

(3)高效过滤器表面的保护性滤网应该用清洁的、喷洒有消毒剂(如75%乙醇)的无菌纱布擦拭。

(4)先是上面,再是两侧,擦拭应顺从气流的方向,从一侧到另一侧。

(5)避免任何物质喷洒或溅入滤网内的高效过滤器。

(三)工作人员在洁净室操作规程

1.总则

(1)进入洁净室或在洁净室内部工作的人员均须经授权。有关人员在洁净室不应该进行不必要的走动,洁净室内所需的人员应保持最少,尤其在做无菌配置期间。

(2)洁净室内人员的运动应该缓慢而有规律。为了减少人员的移动,必须首先运用电话记录或在接待区进行交流。

(3)操作人员一旦进入洁净室就应留到完成所有的配置操作为止。频繁地进出洁净室是严格禁止的,操作人员必须不先行进入他们工作的其他复杂地区,除非得到批准。

(4)洁净室内不可以用铅笔及橡皮;可采用圆珠笔、记号笔。

(5)操作人员必须坚持高标准的卫生和清洁习惯。

(6)非配置人员进入洁净室须特别批准,并遵守、执行配置的有关规定。

(7)患有内科疾病的人,尤其是患有消化道或呼吸道疾病的人不可以进入洁净室。

(8)操作人员与洁净室外人员的交谈需通过内部通讯机或电话。

(9)所有人员进入洁净室前,应分别在二更、一更换洁净室服装。

(10)无菌配置区着装规定:清洁、带有弹性收缩袖口的合身外衣、手套、头罩、口罩和长筒套鞋。

2.个人卫生

(1)严格按七步洗手法洗手。

(2)穿衣

1)在踏入洁净室的更衣室前,脱去前室工作鞋,换上洁净室工作鞋。

2)在更衣室,操作人员应穿上洁净室附有披风帽的保护性服装,它不会散落纤维或微粒性物质,并且能挡住由机体散落的微粒,洁净室外的外衣不能带进洁净室。

3)戴好口罩。

4)换上长筒靴或洁净鞋套。

5)无菌配置服装不用时,不应放在可能接触到任何污染的地方,而应单独放在明确标示的衣挂上。

6)不能使用已污染的衣服。

7)穿着无菌配置服装时,不应接触地板或在地板上拖带,因为这样可能将脏物和微粒带入洁净室。

8)重复使用的无菌配置服装应定期检查,并应及时修补损坏处,定期检查和修补将延长使用期,并有助于保护无菌产品不受微粒污染。

(3)戴无菌手套法

1)洗净、擦干双手。核对无菌手套袋外的号码及灭菌日期。

2)打开手套袋,一手掀起口袋开口处外层,另一手捏住手套翻折部分(手套内面),取出手套,对准五指戴上。同法掀起另一袋口,已戴手套的手指插入另一手套的翻边内面(手套外面),取出手套,同法将手套戴好。双手调整手套位置,然后将手套的翻边扣套在工作衣袖外面。

3)戴手套时,应注意未戴手套的手不可触及手套的外面,已戴手套的手不可触及未戴手套的手或另一手套的内面。发现手套有破洞,立即更换。

(四)无菌技术操作规程

无菌技术是指在医疗、护理操作中,防止一切微生物侵入人体和防止无菌物品、无菌区域被污染的操作技术。无菌技术是防止感染发生的一项重要措施,护理人员必须加强无菌观念,正确、熟练地掌握无菌技术,严守操作规程,以保证患者的安全。无菌技术操作原则如下。

1.环境清洁

无菌操作前 30 min 开机器,减少走动,以降低室内空气中的微粒。

2.工作人员

修剪指甲,洗手,戴好一次性无菌手术帽(头发勿漏在外面)、无菌口罩、无菌手套。必要时穿无菌衣。

3.物品保管

无菌物品和非无菌物品应分别放置。无菌物品必须存放在无菌容器或无菌包内,无菌包外要注明物品名称、灭菌日期,物品按有效期或失效期先后顺序安放,无菌包在未被污染的情况下,保存期一般以 7 d 为宜,过期或包布受潮均应重新灭菌。

4.取无菌物

工作人员面向无菌区域,用无菌持物钳取无菌物品,手臂须保持在腰部水平以上,注意不可跨越无菌区域。无菌物品一经取出,即使未用,也不可再放回无菌容器内。如需取远处物品时,应连同无菌容器一起搬移,就地取出无菌物品。如包内无菌用物未用完,则按原无菌包折痕包起,扎好,并注明开包日期及时间,24 h 内可再使用。

5.保持无菌

操作时,不可面对无菌区域讲话、咳嗽、打喷嚏。怀疑无菌物品被污染时,不可再用。

6.取无菌容器内的物品

打开无菌容器盖时,将盖内面向上置于稳妥处或拿在手中,手不可触及容器内面。取出物品后即将容器盖严,避免容器内无菌物品在空气中暴露过久。水平层流台内的无菌操作技术如下。

(1)操作人员应遵守相应 SOP 陈述的着装、洗手和合理应用层流台的规定。

(2)准备好配置所需的物料。

(3)在应用前检查所有的包装、容器和器械设备,以确保其完好无损。

(4)在物料放入洁净室前,必须先用浸有消毒剂如 75% 乙醇的无绒抹布擦拭其整个外表,物料进出层流台的次数应最小化。

(5)所有物品的安放应便利产品的制备,就工作区域方面,明确留下中央区来工作,如果一次要配一个以上的袋子,其组成必须安放合理,防止混淆。

(6)在层流台内侧至少 15 cm 处做所有的无菌操作,这一距离可防止来自于工作人员身体的反射性污染,以及来自于层流室内两个气流相互作用产生的干扰气流的回流污染,牢记高效过滤器的气流是从(身体的)远侧端到近侧端,而且在关键的位置决不能干扰高效滤过气流。

(7)制订良好的工作计划,尽可能靠近过滤器端做最重要的操作。

(8)所有的操作中,手指和手都必须刻意地放在关键位置的气流下方,也就是它的后面,否则将会干扰气流并可能使手指上的污染直接进入关键部位。

(9)在插入针头前,西林瓶和输液瓶的胶塞表面、注射孔盖子、安瓿的颈部必须用浸有 75% 乙醇的无菌棉球消毒。

(10)当持有连接器做接通操作时,应与气流成直角进行,同样也需保持手在关键部位的后面。

(11)产品配置要尽可能快,但必须保持无菌状态,进出层流台的次数应达到最小化。

（12）避免任何物质喷射入高效过滤器内。打开安瓿的方向应远离高效过滤器，调整注射器容量和传递导管时也要小心。

（13）成品应在塞子上加适当的防护帽或外包装。

（14）最后，对配好的产品应检查是否有渗漏、有无任何不相容的物理性变化或降解。

（五）全静脉营养液配置操作规程

对于混合液中物质的稳定性和相容性来说，混合配置的顺序是非常重要的。为了防止注射器中产生沉淀，对微量元素、水溶性维生素、脂溶性维生素、磷酸盐溶液及其他电解质溶液应用独立的注射器，并根据药品选用适当型号的注射器。

八、质量保证

1. 最终产品的评估

（1）容器是否渗漏。

（2）容器的完整性。

（3）溶液中有无颗粒。

（4）溶液颜色是否正确。

（5）制备完成后，产品的最终容量。

（6）产品被准确混合配置的证明。

当最终产品测试的结果不合格，则应建立可追溯的发药档案（机制），以追回这一批号的所有产品。所有这些都要记录在配置工作本上，而且要有签字。

2. 物料的贮藏和处理

（1）冷藏的温度应该检测并每日记录，以确保温度、光线保持在规定的要求内。

（2）药物和物料应保存在高于地坪的货物架上。

（3）所有的过期产品应予清除。

（4）检查每种药品、成分和容器是否缺损和失效。

（5）在控制区不能进行物料的包装拆装及可能产生大量微粒的操作。

（6）每日处理用过的注射器、容器和针头以保持控制区的卫生。

（7）建立可追溯的发药档案，即可根据记录撤回发至患者的药品。

（8）小容量注射剂、大容量肠外产品和许多其他药品的大量贮藏需用大量箱子、纸盒子、纸包和塑料物品，当打开和关上这些物品时将散落微粒。对这类操作应严加控制，即必须在远离无菌配置区处进行。

3. 成品的贮藏条件与有效期

（1）当混合液不立刻输注时，请将输液袋放在 2 ℃～8 ℃的冷藏箱内，避光保存，不得冰冻。

（2）应遵照验证结果而定。使用 PVC 袋的混合液有效期不能超过 24 h。

4. 层流台的检测

当层流台被移动或怀疑滤器有损坏或每隔 6 个月，应由合格人员来定期测试。

5. 文件记录

（1）在无菌操作方面对工作人员的培训结果及能力的评估。

（2）工作人员健康档案。

（3）层流台及相关设备的证明书。

（4）全静脉营养液的配置、发放记录。

（5）冷藏的温度。

（6）药品及物料的档案记录及出入库记录。

九、全静脉营养液的质量标准

下列质量标准主要用于对处方设计的合理性及产品出现质量疑问时的判断。

1.性状

白色乳剂，室温静止贮存 24 h 后其液面出现白色薄层，轻摇后立即消散，无絮凝或油水分离。

2.检查

（1）pH：应为 5～6。

（2）晶体渗透压：按中国药典渗透压摩尔浓度测定法检查。成人全静脉营养液中心静脉输注总渗透压＜1 200 mOsm/L（3 096.00 kPa）。外周静脉输注总渗透压＜900 mOsm/L（2 322.00 kPa）。

（3）生物学检查：直接接种法。取 1 mL 混合营养液置于培养基中。需氧菌、厌氧菌培养基 30 ℃～35 ℃培养 7 d，霉菌培养基置 20 ℃～25 ℃培养 7 d，按细菌学检查法进行，应无细菌生长。

（4）脂肪乳剂稳定性：光镜下见脂肪颗粒均匀分布，颗粒间隙存在，表面完整，无破坏。分散相球粒的粒度绝大多数（80%）应在 1 μm 以下，不得有大于 5 μm 的球粒。

最大脂肪颗粒直径：将 1 μL 样本置于载玻片上，覆以盖玻片，静置 10 min 进行光镜观察，每个标本随机选择三个视野测量。

脂肪颗粒平均直径：将标本置于直径 3 mm 的铜网上，用 2%磷钨酸染色后用透视电镜检测。

十、人员教育和培训的要求

人员教育和培训纲要应该包括关于人员操作验证的理论和实践方面，包括以下几点。

（1）洁净区，如设施的装置、清洁和维护仪器设备及物料，洁净室物品的运输。

（2）层流空气层流台内的工作。

（3）洁净区内的行为：洗手、穿衣和戴手套。

（4）无菌混合配置的基本概念。

（5）相容性和稳定性的检查。

（6）标签和核查。

（7）无菌产品配置的文件记录。

（8）质量保证。

（吴庆娜）

第十七章　PICC 置管后的安全管理

第一节　PICC 置管后的护理干预

PICC 置管是一项侵入性操作,皮肤的正常屏障功能被破坏,PICC 虽有很好的生物相容性,但作为异物进入体内会引起相关并发症或其他异常情况的发生。主要包括静脉炎、静脉血栓、导管相关性感染、穿刺点感染、出血、渗液等。导管在使用过程中也可能出现异常情况,如导管堵塞、导管移位、导管断裂等。上述问题如不及时解决会影响使用效果或引发更加严重的并发症,给患者及其家属带来精神和经济上的双重压力,无异于雪上加霜。因此,我们应对PICC 置管后的患者早期采取护理干预,有效预防并发症的发生。

一、PICC 置管后护理干预的基本原则

PICC 置管后早期进行护理干预可有效降低导管相关并发症的发生率,这一结论已广泛达成共识。面对众多的护理干预方法及病情各异的患者,遵循相关原则显得尤为重要。

(一)科学规范

干预措施应有依据,选择证据等级较高的研究结果所支持的处理方法。在效果接近的各种干预措施中,选择操作简便易行的干预措施。

(二)个体化

不同的个体因不同的治疗需求而选择了 PICC,那么在常规干预的基础上,还应在 PICC 置管后全面评估个体情况,实施有针对性的护理干预。

(三)全程干预

PICC 置管后的护理干预应该贯穿于 PICC 留置期间和拔除导管后 1 周。干预的内容包括提高患者自我护理能力、导管异常情况的自我观察和功能锻炼的指导。同时护士要全程(特别是患者治疗的间歇期和拔管后的 1 周)关注患者的疾病情况和检查结果,及时采取有效的干预措施,预防各种并发症的发生。

二、置管后早期护理干预

为了预防上述早期并发症的发生,置管后必须及时有效地采取护理干预措施。

(一)常规护理干预

常规护理干预适用于置管前经过综合评估未发现高危因素的患者。

1.加强患者教育

告知患者术后功能锻炼的重要性,加强导管日常维护知识的宣教,并定时检查患者落实情况,及时、正确地给予指导。

2.术后止血

置管后穿刺点处及时使用 5 cm×5 cm 的藻酸盐敷料或 2 cm×2 cm 的小纱布覆盖于穿刺

点上压迫止血或吸收渗血渗液。藻酸盐敷料的作用是处理渗液和局部止血,它的特点及原理是添加海藻提炼纤维,促进肉芽生长,快速、大量、垂直吸收渗液,并形成凝胶,有效保护创面及周围正常皮肤,能吸收 18 倍自身重量渗液,具有止血功能;去除时无痛,不会导致创面的再次损伤。使用方法:将 5 cm×5 cm 的藻酸盐敷料两次对折后置于穿刺点上,覆盖 10 cm×10 cm 以上大小的透明贴膜,指导患者三指并拢轻轻按压穿刺点 5～15 min,并观察局部情况。置管后如藻酸盐敷料或纱布敷料渗血面积超过 1/2 时,应及时换药;如未超过 1/2 则 48 h 内换药。渗血较多时除贴膜外可使用弹力绷带加压包扎 2 h,但要注意不要包扎过紧,以免引起血液循环障碍。

3.预防脱管

为了预防 PICC 脱出,首先医患双方都要引起足够的重视。其次,护士维护时一定要注意手法,揭膜前、消毒中、贴膜前必须核对导管刻度、避免维护时将导管带出体外,按照导管的原始刻度妥善固定导管。特别是置管后的初期,要加强观察患者导管的情况,各班次进行床边交接班。告知患者异常情况时,告知护士及时换药。

4.有效促进血液循环

血栓的发生与血流缓慢、血液高凝和血管内膜受损有关。特别是置管早期,由于导管的置入使血管内容积变小,血流更加缓慢,加上置管对血管内膜的刺激,所以早期的活动和功能锻炼尤为重要。特别是置管当天进行化疗的患者,由于输液量大,加重了穿刺侧肢体的循环负荷。所以,必须有效促进血液循环,否则置管侧肢体就可能出现早期肿胀和血栓。具体注意以下方面。

(1)加强肢体活动:输液时及时落实肢体活动和抬高肢体。由于很多患者为第一次置管,尽管护士会告知患者置入导管的材质十分柔软,输液时肢体活动不会导致药液发生渗漏,多数患者还是担心活动后会出现穿刺点的渗血和导管脱出,而限制置管侧肢体的活动,表现为肢体僵硬,不自如。护士发现这些情况时,应及时指导和纠正患者不正确的认识,帮助患者输液时活动手部,消除恐惧和顾虑。化疗期间,输液量大,患者卧床时间长,化疗反应导致身体不适,致使患者不愿下床活动,甚至疏于置管侧肢体的运动。对于上述情况,护士应积极鼓励患者,在输液结束后根据自己身体的情况,下床活动。

(2)多饮温开水:每日需饮温开水 1 000 mL 以上,尤其是晨起和睡前多饮温开水可使血液稀释,预防静脉血栓的形成。

(3)每日常规热水浸泡手足:水温 38 ℃～41 ℃,浸泡时间为 20～30 min,每日早、晚各 1 次,以改善末梢循环(以患者能耐受为宜)。注意事项:①糖尿病患者因周围神经病变,不能正常感知外界温度,以及微循环障碍和血管病变使皮肤血管不能正常扩张,易发生烫伤,所以应特别注意水温的控制;②患有慢性心血管系统疾病及老年患者除了需要控制水温以外,浸泡时间不宜超过 20 min;③空腹或过饱时都不宜进行温水浸泡;④手、足部有严重感染外伤者禁用温水浸泡。

5.理疗

理疗包括红外线照射治疗、紫外线或 TDP 照射(由 33 种元素组成的特定电磁波)。

优点为可扩张血管,促进血液循环和新陈代谢,减轻疼痛,改善组织低氧,减少致炎物质产生。

红外线照射治疗又称短波红外线,可穿过皮肤,透入人体组织深部 5～10 mm 处,直接使肌肉、皮下组织等产生热效应。置管后第 1 天,如果穿刺点无活动性出血,可开始使用红外线照射治疗。置管当日避免照射,以免加重穿刺点出血。

(1)操作方法:①患者取仰卧位,置管肢体外展 45°,照射部位可着单衣;②将灯移至穿刺点上方后沿肢体近心方向移动 3～5 cm,避免在穿刺点正上方照射,灯距 20 cm 左右;③每次照射 15～20 min,每日 1～2 次,3 d 为 1 个疗程;④照射治疗时,告知患者照射温度以能耐受为宜,防止发生低温烫伤。治疗结束时,观察照射部位有无反应。如术后第 4 天患者无特殊不适即停止红外线照射治疗。

(2)注意事项:①治疗时患者不得距离过近,以防止灼伤;②照射过程中如有感觉过热、心慌、头晕等反应时,应立即告知护士;③告知患者,特别是小儿,照射时避免直视,必要时用纱布遮盖双眼;④老年人或小儿患者应密切观察局部反应,避免发生低温烫伤。

6.厚涂多磺酸黏多糖乳膏

厚涂多磺酸黏多糖乳膏能防止浅表血栓的形成,促进吸收,阻止局部炎症的发展和加速血肿的吸收。多磺酸黏多糖促进正常结缔组织的再生。通过作用于血液凝固和纤维蛋白溶解系统而具有抗血栓形成作用。另外,它通过抑制各种参与分解代谢的酶及影响前列腺素和补体系统而具有抗感染作用。多磺酸黏多糖还能通过促进间叶细胞的合成及恢复细胞间物质保持水分的能力从而促进结缔组织的再生。

(1)使用方法:①暴露穿刺点上方沿血管走向处皮肤,注意保暖;②取适量乳膏在贴膜外沿血管走向厚涂,动作轻柔不可用力按摩,一日 2～3 次,根据患者病情和置管状况可酌情增加范围和次数。

(2)注意事项:多磺酸黏多糖乳膏不能直接涂抹于破损的皮肤和开放性伤口,避免接触眼睛或黏膜。另外,不要涂抹到贴膜的边缘,以免导致贴膜松散。

7.如意金黄散合剂

涂搽金黄散出自清代吴谦的《医宗金鉴》,它是一种复方中药粉剂,其中含有姜黄、大黄、黄柏、苍术、厚朴、陈皮、生天南星、甘草、白芷、天花粉等,具有消炎、活血散瘀、消肿、镇痛、改善微循环、解除局部血管痉挛、疏通气血等作用。

(1)使用方法:将如意金黄散合剂适量加入蜂蜜或小麻油中调制成糊状,取适量沿穿刺血管走向厚涂,并用纱布覆盖,持续外敷,连续 3 d。

(2)注意事项:配制如意金黄散时应注意调制的浓度,不可过稀或过干,否则会影响外敷效果。

(二)强化护理干预

在常规护理干预的基础上对于置管前综合评估,发现高危因素的患者选择特殊的处理措施来预防并发症的发生。

1.凝血功能差

血小板计数低于 100×10^9/L,置管后使用两次对折的藻酸盐敷料压迫穿刺点,覆盖透明贴膜后,指导患者三指并拢按压穿刺处 10～15 min,并使用弹力绷带外固定 2～3 h。

2.静脉炎高危人群

静脉炎高危人群包括置管不顺利、多次穿刺或反复送管的患者,以及多个周期化疗后再置管的患者。置管后常规于穿刺点的上方(上臂)行湿热敷 2～3 d,每日 2～3 次,每次 15～20 min,并抬高上肢,多磺酸黏多糖乳膏外涂或水胶体敷料持续外敷上臂,既可预防也可治疗静脉炎。

3.血栓高危因素的人群

对实体瘤、肿瘤晚期、有血栓史、血液高凝状态、血小板＞$300×10^9$/L 等血栓高风险患者进行针对性干预治疗。

治疗方法：低分子肝素钠 5 000 U，皮下注射，置管当日开始，每日 1 次，连续使用 3～5 d。

异位调管及反复穿刺者，也可以采取该方法进行干预。由于低分子肝素钠具有抗凝血酶依赖性抗 Xa 因子活性，具有抗栓作用。在使用过程中要注意观察全身有无出血情况和出血倾向。

置管早期密切观察置管侧肢体有无肿胀、疼痛、皮温增高及皮肤颜色变化，及时行 B 超检查，及早排除静脉血栓形成。

三、制订观察表与建立维护手册

（一）制订观察表

为预防置管后早期并发症的发生，对置管患者早期实施常规护理干预，部分置管患者还要实施全程干预预防血栓措施。护士要对实施措施情况记录备案，并签字负责。

（二）建立维护手册和患者信息档案

1.建立维护手册

置管结束后常规每人发放一本维护手册，手册上患者置管信息记录齐全，并留有 PICC 护理门诊联系方式，要求患者使用该导管进行治疗和维护时随身携带。患者在每次使用前出示此手册，护士进行导管维护后及时记录维护的情况。不论患者出院后在哪家医院使用、维护该导管，都能通过该手册上的记录了解患者置管及日常维护的全部信息，减少并发症发生。

2.建立患者信息档案

将患者的病情、个人信息、置管及维护记录及时输入计算机管理系统。既方便调取留置 PICC 患者的相关信息，又可以加强对留置 PICC 患者的管理及各种数据资料的统计分析。

（张秀荣）

第二节　PICC 相关性静脉炎的预防和处理

一、静脉炎的诊断标准

（一）静脉炎的定义

静脉炎是输液治疗中的最常见的并发症之一，其发生主要是由于各种原因导致血管壁内膜受损继发的炎症反应。长期输注高浓度、强刺激性药液，留置中心静脉导管或外周导管时间过长，局部感染等均是导致静脉炎的诱因。PICC 在留置过程中发生的静脉炎，包括机械性静脉炎、细菌性静脉炎、血栓性静脉炎及化学性静脉炎。

（二）静脉炎的诊断标准

美国静脉输液护理学会（INS）2011 年修订，静脉炎分级标准如下。

0 级：没有症状。

Ⅰ级：穿刺部位出现红斑，伴随或不伴随疼痛。

Ⅱ级：穿刺部位出现红斑及疼痛，和（或）水肿。

Ⅲ级：穿刺部位出现红斑及疼痛，形成条状痕或纹，可触及的静脉索。

Ⅳ级：穿刺部位出现红斑及疼痛，形成条状痕或纹，可触及的静脉索＞2.5 cm（1 英寸）。

二、静脉炎的发病机制

血管壁由内膜、中膜及外膜三层组成。当血管受到物理性刺激、化学性刺激、生物性刺激等都会引发血管内膜的炎性反应。释放组胺、5-羟色胺、缓激肽、前列腺素、前列环素等炎性介质，从而使细小血管扩张，血管通透性增加，血液从血管内渗出，形成局部炎性水肿，可导致机械性静脉炎或化学性静脉炎的发生。同时，血管内膜还具备抗凝及促凝双重效应，血管内皮细胞表面可通过主动而复杂的方式参与血小板功能的调节，血浆促凝因子激活，活化凝血因子的清除及纤溶过程，从而维持血液的液态特性，血管内皮细胞也可通过其生成的血管活性物质如PGI_2、ET、NO 等对血管张力进行调节，以保证适当而正常的血液流变学特性。当任何因素造成血管内皮细胞损伤时，均可不同程度地降低或削弱血管内皮细胞调节血小板功能以及凝血与抗凝血、纤维蛋白形成与溶解、血管张力调节等多方面的功能，从而促使血栓形成。

三、PICC 相关性静脉炎的预防

（一）机械性静脉炎

机械性静脉炎最常见于盲穿/直接穿刺法置入 PICC。留置导管导致的机械性刺激本身也是产生损伤的始发因素。主要是导管刺激血管内膜出现的无菌性炎症。多发生于置管后 48～72 h，1 周内最为多见。临床上发生的部位多为穿刺点上方肢体及肩胛部、腋下等部位。具体表现为穿刺点上方沿静脉走向的红、肿、热、痛症状。

1. 机械性静脉炎的原因

（1）置管因素：穿刺及送管对静脉内膜的机械性损伤，是导致机械性静脉炎的主要原因：①PICC 置管过程中导丝、置管鞘及导管对血管的刺激；②反复穿刺血管、送管不顺、置入困难造成的反复送管；③送入导管速度不均匀，刺激血管收缩引发血管痉挛。

（2）置管部位：当置管部位位于肘关节下及肘窝时，导管常随肘关节屈伸运动及牵拉而与血管壁发生摩擦，刺激静脉内膜、静脉瓣，造成血管内膜损伤及血管痉挛而引发静脉壁的炎性反应。肘上置管避开了关节活动，降低了机械性静脉炎发生率。

（3）导管型号选择：导管型号与血管内径不合适，导管型号过大，与血管内膜接触的概率就越大，发生摩擦的次数就越频繁，增加了静脉炎的发生率。建议在置管前运用 B 超，充分评估血管条件，根据血管内径合理选择导管，在满足治疗需要的前提下，选择最小的管径和最少管腔的导管。

（4）肢体活动：置管侧的肢体过度活动（特别是在置管初期）或剧烈运动，均会使肌肉发生收缩，导致肌肉挤压血管，血管与导管产生摩擦而致血管内膜损伤。屈肘运动时，导管因牵拉与血管壁发生摩擦，导致血管内膜损伤，增加静脉炎发生率。

（5）维护不当：①当 PICC 贴膜内出现潮湿、贴膜松脱未及时更换时，容易造成导管固定不牢，导管在贴膜内自由活动，特别是肢体活动时，导管随之被牵拉，造成导管对血管内膜的摩擦;②PICC 贴膜下放置过大的纱布敷料,减少了导管贴膜之间的接触面积,易发生导管固定不牢;③临床上经常会遇到患者 PICC 局部污迹多、不易清洁的情况,护士因担心局部清洁不到位,在消毒时会不经意加大消毒的力度,使导管进出体内,如此会导致机械刺激造成血管内膜损伤。

(6)心理因素:恐惧、焦虑、紧张等负性情绪带来巨大的心理压力,导致体内 5-羟色胺水平增高,5-羟色胺为强血管收缩药及平滑肌收缩刺激药,在其刺激下,血管平滑肌收缩增加,致使导管与静脉壁接触增加而易引发机械性静脉炎。同时,负性情绪可兴奋大脑皮质的交感神经,促使去甲肾上腺素的释放,大量去甲肾上腺素可导致血管痉挛、静脉收缩,导致局部血液循环障碍,促进血小板聚集。

(7)导管移位:PICC 尖端的理想位置应位于上腔静脉的下 1/3 处,因为此处血流量大,速度快,血流量可达到 2 500 mL/min,药物在静脉内局部停留时间短,不易造成血管内皮损伤。

当导管移位至锁骨下静脉、颈内静脉或腋静脉时,由于局部血流速度较上腔静脉缓慢,药液在静脉内局部停留时间过长,当输注高浓度药物时,血管内皮细胞脱水,血管内皮暴露,且药物刺激血管内膜可使血管收缩、变硬,导致局部缺血、缺氧、坏死,引发静脉炎。

(8)年龄和性别因素:老年人自身因素可出现静脉血流缓慢、回流不畅,静脉内压力增高,血管壁通透性增高的生理变化。置入 PICC 后进一步减缓了血流速度、增加了血管内膜的损伤,从而导致静脉炎的高发。Goodwin 等研究发现,女性相对男性血管管径细,导管与静脉壁发生摩擦的可能性大,所以发生静脉炎的概率相对较高。

2.机械性静脉炎的预防

(1)置管前评估。①合理选择置管时间:正常状态下的血管内膜是十分光滑的。曾有学者称它为人体的"软黄金"。在血管内膜还未受到损伤之前置入 PICC 导管,可以减少置管后并发症的发生。但是临床上有很多护士还没有"主动静脉治疗"的观念,常常将 PICC 作为抢救生命的"救命稻草",在无法找到可以穿刺的外周静脉或患者病情危重时才想起为患者置入PICC。而此时在穿刺血管已经损伤的情况下才进行置管,不但没有保护血管的作用,反而增加了置管后并发症的发生;②合理选择穿刺部位:右上肢到达上腔静脉的路径较左上肢短,常被作为首选。目前临床使用 B 超引导下的改良塞丁格技术,显著降低了置管后静脉炎发生率,所以最佳穿刺部位为右肘关节上。手术后患者应尽量避免在术侧肢体进行穿刺,穿刺侧有放疗史的患者也应该避免在该侧肢体进行穿刺;③合理选择穿刺静脉:肘关节上置管首选贵要静脉,其次是肱静脉,最后是头静脉。肘关节下置管首选贵要静脉,其次是肘正中静脉,最后是头静脉。同时选择弹性好、回流通畅的血管,避开关节、瘢痕、受伤、感染、曾经输注过高渗透性或强刺激性药物的血管。穿刺部位的正确选择能有效减少机械性静脉炎的发生。

(2)置管中规范操作。①加强 PICC 置管前沟通和交流,告知置管过程,能缓解患者紧张、焦虑的情绪,轻松配合置管;患者术前服用热饮(绿豆汤、银耳汤等),术中聆听舒缓的轻音乐,可减缓患者因紧张引起的血管收缩,减轻穿刺疼痛感。②专人置管:Aglleatgl 统计发现,在美国 75% 静脉炎的发生与护士的穿刺技术有关;护理门诊护士专业知识扎实、操作技术熟练规范,置管经验丰富,且置管前充分评估或选择血管,一次性置管成功率高,并发症减少;置管方式:建议改"盲穿"为 B 超引导下穿刺,优点是可以充分评估血管条件,直观地通过声像图,动态掌握导管置入的情况,提高置管和一次性置管成功率,减少机械性静脉炎、穿刺点感染、血栓等并发症的发生;有文献报道,B 超引导加改良塞丁格技术行 PICC 置管术的穿刺成功率达

91%～100%,传统 PICC 穿刺成功率为 60%～75%,有医院自 2009 年开始全面开展 B 超引导下改良塞丁格技术 PICC 置管,到目前为止已全部采用肘上置管,机械性静脉炎的发生率接近于"0"。③置管中观察患者的反应,置管操作动作轻柔,送管速度不宜过快,要匀速送管,一旦发生送管不畅、血管痉挛,则不可再强行送管,应暂停片刻后再行处理。④预防导管异位:置管结束后立即摄胸部 X 线片确定导管尖端位置,对未达预期位置者要引起重视,如反复多次调管仍异位者,按中、短期导管保留。⑤妥善固定导管:减少导管摩擦刺激。

(3)置管后的观察。置管后及时采取预防措施,如局部厚涂多磺酸黏多糖乳膏,局部热敷穿刺点上方的置管部位等,每日 2～3 次,以促进血液循环。

(二)细菌性静脉炎

由于护理操作过程不规范或患者抵抗力下降引起 PICC 穿刺处血管的细菌性炎症。主要表现为穿刺点周围或上方的皮肤出现硬结及穿刺静脉红、肿、热、痛,症状严重时可伴发热。

1.细菌性静脉炎的原因

(1)未严格执行无菌操作规程:①PICC 置管和维护或导管使用过程中操作环境不符合要求;②不注重手卫生,没有使用手部皮肤消毒剂或七步洗手法不到位,导致细菌侵入和交叉感染;③操作的过程中,没有做到最大化无菌屏障;④消毒方法不正确,消毒剂未充分待干,消毒不彻底致导管局部细菌滋生;⑤消毒剂或无菌物品污染;⑥冲封管、接输液未严格执行无菌操作。

(2)未严格执行维护操作规程:如未按时换药、更换输液接头、贴膜内潮湿、贴膜松脱、贴膜卷边未及时更换。未执行脉冲冲管、正压封管。输注高浓度肠外营养液及血制品前后未冲管,未更换输液接头致使细菌滋生。

(3)皮肤黏膜防御能力下降:肿瘤化疗患者长期慢性消耗及化疗药物的毒性反应,皮肤黏膜的屏障功能减退,患者抵抗力降低。

2.细菌性静脉炎的预防

(1)置管和维护区的环境要清洁,避免人员流动,建议最好在独立房间进行。

(2)每日开窗通风 2 次,每次 30 min,操作间每日多功能动态杀菌机消毒 2 次,每次 2 h。

(3)加强手卫生,操作前后按照七步洗手法洗手或使用手部皮肤消毒液。

(4)操作中严格执行无菌操作规程,使用最大化无菌屏障。

(5)日常维护时应保持穿刺点及周围皮肤清洁,更换透明敷料每周至少 1 次,有卷曲或潮湿时及时更换。

(6)定期更换消毒剂及按照无菌技术的规范及使用时间使用无菌物品。

(7)规范正压冲洗导管,每日输液前后即用 20 mL 生理盐水脉冲式冲管,取血、输注血液制品、脂肪乳、氨基酸后即用 20 mL 生理盐水脉冲式冲管并更换输液接头,防止药液残留在管腔及接头内,成为培养基,导致细菌滋生及定植。

(8)加强营养,增强患者抵抗力。化疗患者骨髓抑制后及时应用粒细胞集落刺激因子以提高机体抗病能力。

(9)加强患者教育,提高依从性和自护能力。做好出院指导,保持护理的连续性。导管经确定不需要使用时,必须及时拔管。

四、PICC 相关性静脉炎的处理

PICC 相关静脉炎的预防和处理方法类似,可能由于个体差异的不同,在局部用药上有所差别。

(一)机械性静脉炎

一旦出现机械性静脉炎应高度重视,立即采取处理措施,避免发展成为慢性炎症。指导患者抬高患肢,以利于静脉回流,减轻局部水肿,静脉炎部位给予对症治疗。

1.多磺酸黏多糖乳膏

多磺酸黏多糖乳膏是临床上最常用的预防和治疗静脉炎的外用药。使用时厚涂于患处即可。

2.双氯芬酸钠乳膏

双氯芬酸钠乳膏为新型强效消炎镇痛药,主要成分双氯芬酸钠是前列腺素合成抑制药,具消炎镇痛的作用,临床上用于静脉炎的防治效果不低于多磺酸黏多糖乳膏,且价格相对较低廉。使用方法同多磺酸黏多糖乳膏。

3.75%酒精溶液湿敷

75%酒精溶液湿敷具有局部麻醉、镇痛的功效,可减轻疼痛症状,增加患者舒适感。

同时酒精溶液具有穿透性强、扩张血管的特性,在使用药物之前先用75%酒精纱布局部湿敷10 min,可以促进下一步药物更好、更快地吸收,从而提高疗效。

4.50%硫酸镁溶液湿敷

硫酸镁的高渗透性具有迅速消退局部炎性水肿的作用,同时镁离子具有保护局部血管内皮细胞、增强内皮细胞前列环素的合成及释放,增强抗凝活性,抑制血小板聚集,改善局部微循环,保护血管完整性的作用。硫酸镁在空气中具有易结晶的特性,所以使用时要经常添加药液,可以在其外辅以保鲜膜包裹,以保持纱布湿润,同时保护被服衣物避免沾染药液。建议在白天使用,以免因经常添加药液影响夜间睡眠,夜间可改用多磺酸黏多糖乳膏,两者交替使用,效果显著。

5.如意金黄散外敷

如意金黄散为中药制剂,其中大黄、黄柏有活血化瘀、消炎的功效,天花粉、白芷、天南星可散风驱湿解毒,陈皮、甘草可理气。如意金黄散药效温和、渗透性好、经济有效,广泛运用于临床。使用方法:如意金黄散加蜂蜜或麻油调匀成糊状后外敷,以无菌纱布覆盖,起到保持局部湿润、避免污染的作用。

6.马铃薯片外敷

马铃薯含丰富的矿物质和蛋白质,其淀粉含量高,具有高渗透性从而减轻局部肿胀,同时马铃薯还含有胆碱烷衍生物茄碱和龙葵碱,具有兴奋平滑肌加速血液循环的作用从而达到活血消肿的目的。使用方法:马铃薯切薄片敷在病灶部位,范围超过病灶2 cm左右为宜。

7.伤口敷料

(1)水胶体敷料是由亲水性颗粒和疏水性聚合物组合而成,具黏性,有利于细胞的增殖、分化和移行,促进上皮细胞胶原蛋白的合成,加速微血管增生,保持局部组织正常生理代谢功能,局部覆盖水胶体敷料治疗静脉炎,可以显著改善局部红肿、疼痛,降低静脉硬化、坏死及渗出,而且它使用方便、操作简单、不易污染。

(2)软聚硅酮敷贴可附着于皮肤表面,在伤口周围创造密闭的环境,防止损伤新生肉芽组织,减少出血和疼痛。同时维持湿润的伤口愈合环境,具有湿润、通透、防水、防菌的作用,有利于病变部位的加速愈合。

8. 热敷或红外线照射

在热能的作用下组织温度增高,毛细血管扩张,血流加快改善血液循环,增加细胞的吞噬功能,促进炎症的消散;同时,还可松弛肌肉,减轻肌肉痉挛,降低感觉神经的兴奋性,减轻痛感。

(二)细菌性静脉炎

可常规按照机械性静脉炎处理,如果症状较轻时,予以水胶体敷料固定,还可选用0.5%~1%活力碘湿敷穿刺点和(或)庆大霉素、地塞米松湿敷穿刺点。如有脓性分泌物时应取样做细菌培养,革兰阳性菌应使用活力碘湿敷,革兰阴性菌使用庆大霉素湿敷效果更好。但应注意取样前避免使用消毒剂,以免影响培养结果。遵医嘱进行抗感染治疗,如效果不佳时可考虑拔管。

(张秀荣)

第三节　PICC 穿刺点渗血的护理

由于穿刺破坏了血管的完整性,运用超声穿刺时扩皮及置管时推送置管鞘等原因,导致PICC 置管后血液沿导管直接从穿刺点渗出,多见于穿刺后 12~24 h。有较少部分患者置管后数天,穿刺点仍有反复渗血现象,严重时 12~24 h 更换贴膜 1~2 次。穿刺点渗血可影响穿刺点愈合并增加感的机会。患者看见穿刺点渗血,也会造成一定的心理压力,从而被动地减少上肢活动,可能出现穿刺侧肢体肿胀,甚至继发该侧肢体血栓的形成。因此,PICC 置管后穿刺点渗血是需要预防和解决的问题。

一、PICC 穿刺点愈合的基本过程

PICC 置管中因为各种原因和外力作用均会引起局部组织损伤或断离,通过细胞再生进行修复的过程,称为创伤愈合的过程。该过程至少需要经过 1 周左右的时间。认识其病理基础是十分有必要的。

(一)急性炎症期

PICC 置管第 1 天,伤口出血,同时伤口周围会很快出现不同程度的炎症,渗出物和血凝块充填伤口,对伤口起到临时填充和保护作用。如果伤口无感染的现象,2~3 d 炎症会逐渐消退。

(二)细胞增生期

上皮组织修复可经历上皮移动、细胞增生和上皮分化三个阶段。

1. 上皮移动

当局部上皮受损后,基底层细胞即由伤口周围向创面移动,伤后数小时上皮细胞开始分裂增生,逐渐覆盖创面。

2. 细胞增生

伤后第 2~3 天,伤口底部和周边开始新生肉芽组织,沿血凝块内的纤维素支架伸入,直至皮下。无感染创伤小的伤口,第 2 天上皮即可覆盖创面,第 3 天肉芽组织长满缺口。

3.上皮分化

健康的肉芽组织填满伤口,其表面由再生上皮完全覆盖后上皮细胞增生停止,并开始上皮化生。

(三)瘢痕形成期

经过细胞增生期,伤口已经基本初步愈合,此时肉芽组织中的成纤维细胞大量合成,分泌胶原蛋白,在细胞外形成胶原纤维,成纤维细胞逐渐变成为纤维细胞。随着胶原纤维大量增加,毛细血管和纤维细胞也减少,肉芽组织变成致密的瘢痕组织。

二、PICC 穿刺点渗血的原因

(一)全身因素

1.患者自身因素

长期营养不良、肿瘤恶病质、严重贫血、肥胖、糖尿病等。

2.营养状况

蛋白质和维生素在组织再生中极为重要。严重的蛋白质缺乏,尤其是含硫氨基酸缺乏、维生素 C 缺乏及锌元素的缺乏均会导致伤口的渗血,延缓伤口的愈合。

3.血小板计数

血小板参与机体的凝血过程,并释放纤维蛋白原等凝血因子,在生理性止血过程中起非常重要的作用。当血小板减少时,凝血机制被破坏,出血时间延长,穿刺点易渗血不止。曾有研究发现:血小板计数 $<20\times10^9/L$ 的患者组 50%发生持续渗血,$(20\sim50)\times10^9/L$ 组的患者仅 7.69%发生持续渗血,$>50\times10^9/L$ 组的患者置管后无持续渗血。因此,当血小板计数低于 $[20\times10^9/L]$ 时,应谨慎行 PICC 置管术,遵医嘱输注血小板及止血治疗,严密检测血小板计数后再行置管,置管前后应做好充分的止血准备。

4.凝血功能

肝功能异常、白血病、出凝血时间延长等易引起出血。

5.药物影响

使用肝素等抗凝药物,肝素可抑制凝血酶的作用,干扰凝血酶的形成,诱发渗血。另外,某些抗肿瘤药物中的细胞毒药物也可以延缓伤口的愈合。

6.卧位患者

穿刺侧侧卧位,使该侧肢体静脉回流受阻,静脉压升高,造成穿刺点渗血。

7.可能存在的因素

(1)情绪状态与持续渗血的关系:曾有关于不同情绪状态患者 PICC 穿刺点持续渗血比较的报道。情绪状态可能是持续渗血的一个重要影响因素。其机制可能是患者对置管心理压力大,精神高度紧张,儿茶酚胺分泌增多,垂体分泌促肾上腺素,促使分泌大量的肾上腺素并进入血液循环,导致心搏加快、血管收缩、血压升高。

(2)单纯输注红细胞与持续渗血的关系:大量输入红细胞后,会造成血液稀释性凝血成分减少,进一步加重血小板计数和其他凝血功能下降。有文献报道观察 PICC 置管后渗血情况,22 例患者在 PICC 穿刺前单纯使用了浓缩红细胞治疗,未输血小板或其他凝血因子,其中 5 例穿刺后出现持续渗血症状,发病率为 22.73%,而未单纯输注浓缩红细胞患者组渗血发病率为 2.86%。

（二）局部因素

1.局部血液供应

穿刺点皮肤薄、弹性差、皮肤松弛、皮下脂肪少、局部血液回流不畅可以造成伤口渗血。

2.感染伤口

感染增加了局部张力，同时伴有大量的渗出物，导致局部渗血。

（三）穿刺技术

1.置管护士的操作

局部反复多次的穿刺；扩皮的创面较大较深，穿刺血管推送置管鞘时的动作生硬，导致血管和组织的机械性损伤。

2.穿刺套件的选择

穿刺针及置管鞘型号越大管径就会越粗，对穿刺部位皮肤和血管损伤相对会越大，易造成渗血。

3.穿刺点的选择

穿刺的位置靠近肘关节或肘下，活动时皮肤和组织的牵拉，影响伤口的愈合。

（四）维护技术

1.过于频繁的穿刺点换药

置管后穿刺点消毒剂的刺激可影响穿刺点愈合，诱发渗血。

2.维护手法不当

穿刺点形成的血痂，其实是机体本身对穿刺点的一个保护层，应当让其自行脱落。维护过程中机械地将其剥离，会破坏刚刚形成的肉芽组织，导致出血。

（五）健康教育

（1）患者缺乏 PICC 自我护理知识，置管后的功能锻炼过度，造成伤口的渗血。

（2）穿刺后局部按压的时间不足，以及按压的力度和松开的力度不均衡。

三、PICC 置管术后穿刺点渗血的护理

（一）置管前评估

1.了解常规检查结果

置管前了解患者血常规、出凝血时间及肝功能等常规检查结果，认真评估患者的情况，排除 PICC 置管禁忌证，对血小板计数 $<20\times10^9/L$，出凝血时间延长、严重肝功能损害的患者应该考虑暂不行 PICC 置管术。

2.了解患者是否正在使用抗凝药

使用抗凝药患者，置管后注意观察穿刺点渗血情况。

如果患者急需进行 PICC 置管，而血小板又高于正常，可在血管外科医生指导下遵医嘱进行短期、小量抗凝处理。

3.评估患者血管情况

评估患者血管情况包括血管的管径粗细、血流量的大小，并根据患者的情况选择适合的穿刺针和导管。不恰当使用较大型号导管和塞丁格套件，会增加对组织的损伤，造成局部出血。

4.穿刺前应了解患者静脉走向及静脉情况

充分评估血管的弹性及显露状况，选择弹性好、走向直的血管进针。肘关节下行常规

PICC 置管术时,穿刺时建议从肘关节下 2～3 cm 处进针,建议从皮下走行 0.5～1 cm 后再进入血管,不建议直接刺入血管,以利于导管固定和减少穿刺点渗血。穿刺点尽量不靠近关节。进行肘关节上的改良塞丁格 PICC 置管时,穿刺点在肘窝以上,减少肘关节的活动造成的伤口出血,对于肘关节上多少厘米处置管其出血发生率最低,尚未见有循证依据的报道。穿刺争取一次成功,避免反复抽插穿刺针,损伤血管。不论是常规 PICC 置管还是改良塞丁格 PICC 置管,导管送入预定长度拔出置管鞘时,均应立即在局部按压止血,一般按压穿刺点 2～3 min,凝血机制差者按压的时间可适当延长。置管术中也应该多与患者沟通,告知患者出血原因,缓解紧张焦虑情绪。

(二)心理护理

置管护士应在置管后次日到患者的床旁了解 PICC 穿刺点渗血的情况,加强沟通和反馈,取得理解和配合。

(三)观察穿刺点渗血情况

PICC 置管后 24 h 内密切观察穿刺点有无渗血的情况,及时准确地评估穿刺点渗血情况。

并根据穿刺点出血情况来决定更换 PICC 穿刺点贴膜的时间及置管侧肢体肘关节的活动度。

同时观察患者有无其他出血倾向,如皮肤有无出血点和瘀点、瘀斑,有无鼻腔、口腔黏膜和牙龈出血等。

(四)测量臂围变化

置管前患者肘关节以上 10 cm 处测得的臂围值为基础值。置管后穿刺点反复出血的患者每日应该定时间、定位置进行臂围的测量,并做好记录,与穿刺前进行比较,以防止因为穿刺点反复的出血诱导机体凝血系统而产生血栓。

(五)PICC 穿刺点换药

(1)PICC 穿刺点护理及换药的操作步骤、消毒剂和敷料类型必须按照操作规范和指南进行。必须由有能力进行 PICC 穿刺点护理及有换药能力的护士进行该项护理操作。确定PICC 置管术后穿刺点愈合良好的患者再次换药时,可以考虑不在透明敷贴下方放置纱布或伤口敷料。

(2)无菌纱布或无菌透明敷料均可用于覆盖穿刺部位。

(3)必须按规定的间隔时间进行 PICC 穿刺点的护理及换药,当敷料不论何原因出现完整性受损、潮湿、松动、体液或血液渗出污染,或出现穿刺点感染时必须立即进行穿刺点的换药及护理。

(4)如将纱布敷料与透明贴膜一起使用,则视同纱布敷料,每 48 h 更换 1 次。

(5)进行 PICC 穿刺点换药时,用无菌活力碘棉球由穿刺点轻轻向外螺旋消毒皮肤,消毒时注意力度不宜过重,以免破坏了新生的肉芽组织,导致伤口渗血。

(六)物理止血方法

1.压迫止血法

临床应用较多的有纱布及敷料压迫止血法、点压止血法及弹力绷带加压止血法。

压迫止血法其作用机制为小血管受损后局部血管收缩,激活血小板黏附聚集,填塞伤口,从而有效制止出血。压迫局部渗血点,可堵塞皮肤与穿刺针之间的空隙,防止血液渗出。其优点为保持穿刺点局部清洁干燥,减少患者不必要的失血,预防感染,降低由此给患者带来的顾虑和紧张情绪,使患者舒适。

点压止血法是指穿刺点用示指和中指局部按压 30 min 或 30 min 以上防止出血的方法。

凝血功能差的患者可以选用透明敷贴固定后指压穿刺点 10～30 min 止血的方法,减少 PICC 置管术后伤口的出血。特别适用于穿刺点位于肘正中或肘关节上置管位置在 5 cm 以内的患者。弹力绷带加压止血方法为使用弹力绷带缠绕置管侧肢体 2 h 加压包扎,该方法适合小儿和年老皮肤组织松弛的患者。加压包扎法缺点是容易导致肢体肿胀,影响局部的血液循环。而且对于置管后留置导管期间突发渗血的止血效果并不是十分满意。

2. 局部冷疗

穿刺点放冰块行局部冷敷,在使用中应指导患者在可以承受的状态下勿将冰块撤除。渗血严重时指导患者置管肢体制动 30 min,24 h 内限制上肢用力和肘关节的伸屈活动,可行前臂的内旋和外旋活动。避免在留置导管的肢体测量血压,翻身时避免留置导管的肢体受压。

(七)药物止血方法

1. 肾上腺素

(1)作用机制:肾上腺素对血管作用取决于血管平滑肌中受体的分布情况,受体兴奋就可以使外周血管收缩,从而起到迅速止血的目的。通常小动脉和毛细血管前括约肌的受体远较静脉为高。全身用药时,肾上腺素对静脉的收缩作用不甚显著,局部用药时可使静脉平滑肌缓慢而持续地收缩,和去甲肾上腺素相比,肾上腺素化学性质稳定,作用强度适中。而且,肾上腺素用于 PICC 穿刺点止血的机制主要是使穿刺点周围的血管黏膜收缩而减少穿刺点渗血。

(2)使用方法:临床上使用的肾上腺素为 1 mg/(mL·支),加 10mL 生理盐水稀释为 1:(1 000～2 000)的溶液。取一块 1 cm×1 cm 的无菌小纱布,将其浸湿后放于 PICC 穿刺点渗血处,然后在无菌小纱布上再放置一块同样大小或稍大的无菌纱布,最后贴上透明贴膜。该方法还应特别注意以下事项:①浸有肾上腺素的小纱布不要太湿,以免影响透明贴膜的固定;②在浸有肾上腺素小纱布上面再放置一块差不多大小的干燥无菌纱布,干燥纱布可以防止药液影响透明贴膜的固定;③所有操作必须保证无菌;④更换敷料后一旦有新的渗血并超过敷料的 2/3 时,一定要及时按上述方法重新换药;⑤护理中应做好患者健康教育,指导患者适当限制手臂活动,下床活动、咳嗽、呕吐或排便时要用手轻轻按压穿刺点,防止出血。平卧输液时,上肢垫以软枕抬高,卧床时不要压迫置管手臂,保护血液循环。

(3)优点:直接作用于局部止血。在临床病例中,减少了因穿刺点渗血而反复多次更换透明敷料给患者带来的心理压力,同时还降低了护理人员的工作量。肾上腺素的药价较凝血酶原等药物价格低,操作简单,减少患者的经济负担。

2. 明胶海绵

明胶海绵主要成分是药用明胶,为白色或微黄色、质轻软而多孔的海绵状物质,具吸水性、揉搓不易崩碎且不溶于水的特点。置于出血部位可吸收超过其自身重量许多倍的血液。血液进入明胶海绵孔隙后,血小板迅速破裂,释放出血小板因子,促进血液凝固,同时明胶海绵有支架作用,使血块黏附于出血处而不易脱落,达到止血目的,临床常用于局部止血。明胶海绵能吸收穿刺点周围渗血、渗液,使透明敷料能够更好地固定导管,还可以减少意外脱管发生。

3. 云南白药粉

云南白药具有止血、活血化瘀、抗感染、愈伤的药理作用。其机制是:缩短伤口出血时间及凝血酶原时间,改善血流状态,加快微循环,对抗致炎因子造成的炎症,促进碱性成纤维细胞因子(bFGF)和血管内皮生长因子(VEGF)的生成,促进肉芽组织的增生。有相关的文献报道,外涂云南白药,并外覆纱布和透明敷贴,可以较好防止水分蒸发。临床将云南白药应用于PICC时,护士须考虑无菌操作和药物是否会促使导管老化等问题,以保证患者安全地留置PICC。

4.凝血酶类药剂

有文献报道,在穿刺点局部给予凝血酶粉剂或针剂的棉球加压包扎,出血停止后更换敷料,一般可在1～2 d好转。

(八)健康教育

置管后活动太过频繁容易造成伤口局部渗血,而不活动置管侧的肢体又会增加该侧肢体发生血栓的可能。因此,正确适量的活动,是促进置管侧肢体血液循环、减少出血的有效保证。

在患者进行PICC置管术后、治疗间歇期和请假外出期间,护士应指导患者学会留置PICC的自我护理。

1.置管术后的活动指导

(1)指导患者PICC置管术后,平躺输液或休息时,可以予以软枕抬高穿刺侧肢体,使其高于胸廓水平,促进血液循环。

(2)适当限制穿刺侧臂部活动,尤其是肘关节下置管和肘关节上置管位置在肘关节上5 cm以内的患者。置管当日活动应该局限在手腕部,而非手肘关节处,活动时幅度也不能太大。穿衣服时应先穿置管侧肢体,脱衣服时应先脱未置管侧肢体。

(3)穿刺部位术后48 h更换敷贴1次,贴膜发生卷边等异常情况时及时告知护士处理。

(4)置管后手臂活动的"三步曲"

第一步:腕关节的运动。

第二步:握拳运动,注意指导患者握拳时避免用力,因为用力握拳,会导致上臂肌肉的收缩运动,而加重伤口的出血。

第三步:手指弹钢琴运动。

以上三个步骤,可以在患者置管后第1天进行,如此运动既可加强肢体血液循环,还可避免因肘关节运动诱发的伤口出血。注意嘱咐患者勿用力握拳及旋腕,以免肌肉收缩导致伤口出血。对于穿刺侧肢体活动过度,导管有少量渗血、渗液的患者,指导其适量活动,避免过度活动也十分重要。

2.治疗间歇期间的指导

(1)向患者及其家属介绍PICC的注意事项,卧床患者翻身拍背时,避免置管侧手臂长时间受压迫。

(2)治疗间歇期如果出现穿刺点出血较多时,可立即用手按压穿刺点,局部压迫止血后到医院就诊。

(张秀荣)

第四节　PICC 穿刺点周围皮肤过敏的护理

一、概述

过敏体质的患者易发生 PICC 贴膜过敏,炎热的夏天患者出汗,皮肤潮湿,透明贴膜不透气,可使部分不过敏的患者皮肤处于应激状态,发生局部过敏反应。如果患者对 PICC 材质过敏可直接导致拔管。有过敏史的患者如再次置管,引起局部组织变态反应的可能性较高,过敏合并感染时可导致导管相关血流感染的发生。PICC 过敏出现时间主要发生在置管前中期,过敏范围大部分多见于贴膜以内和贴膜周边,症状以轻中度为多见,重度过敏者临床较少见,一般经治疗和护理后症状均能缓解,保留导管功能至治疗结束,少数患者症状缓解不明显,拔除 PICC 后好转。

二、引起 PICC 穿刺点周围皮肤过敏的原因

(一)内源性因素

1.过敏体质

体质过于敏感的人免疫反应灵敏度超出了应有的程度和范围,并对人体不会产生伤害的外来物质进行中和或消化,这样就会伤害到机体的一些正常细胞、组织和器官,从而引发局部甚至全身性的过敏反应。患者本身具有的过敏性体质,在皮炎的发病中起主导作用。如有药品过敏史或海鲜类食品过敏史,进食此类药物和食物会发生全身皮肤过敏的患者,其 PICC 置管处局部皮肤过敏常常也不可避免。

2.内环境的改变

由于肿瘤患者接受放、化疗后,出现精神紧张、失眠、过度疲劳、情绪变化等精神改变,特别是化疗药物毒性反应导致的胃肠道反应以及感染病灶、新陈代谢障碍和内分泌功能失调等,引起机体内环境的不稳定,使皮肤敏感性增加,易发生过敏样改变。

3.性别因素

男性比女性更易发生过敏反应。由于女性皮肤细嫩,一般认为女性比男性更易产生皮肤刺激反应。但 Robinson 通过 4 种刺激物对不同性别人群刺激程度的研究结果发现,男性的汗腺较女性发达,男性比女性对各种刺激反应更加敏感。

(二)外源性因素

1.材料因素

(1)消毒剂:如酒精溶液、安尔碘等消毒剂。因酒精对皮肤有一定的刺激性,可能导致 PICC 穿刺点周围皮肤过敏。

(2)PICC 透明贴膜:部分患者对透明贴膜上的粘胶过敏,出现接触性皮炎症状。皮肤过敏反应均在透明贴膜范围内,身体其他部位没有出现皮肤过敏现象。

(3)医用胶布:部分患者对胶布上的粘胶过敏,包括医用布胶布和纸胶布。患者皮肤过敏反应均在胶布固定的范围之内,呈长条状。

(4)PICC 材质:PICC 材质导致过敏的文献报道较少,有学者报道了 1 例 PICC 过敏引起静脉炎的护理。报道称患者置管后第 7 天开始主诉左上臂肿胀,查体左臂臂围为 32 cm,较术

前增加 2 cm,伴红肿,皮温较高,沿导管有压痛,后两日红肿加重,质硬,臂围增加,皮温不降,上臂在红肿基础上出现了水疱,血管 B 超未发现静脉血栓;置管后第 10 天拔除导管,拔除导管时患者左上臂从置管部位至肩胛处红肿,呈凹陷性,局部皮温较高,臂围为 34 cm,有一大水疱约 3 cm×2 cm 呈浆液性。PICC 材质为高级医用硅胶材料制成,其柔软性和生物相容性好,长期留置于血管内对人体而言仍然是异物。人体自身具有的防御机制对进入体内的异物产生一种免疫反应,特别是当导管体外部分自由进出体内与血管产生摩擦时,机体免疫系统中的 T 淋巴细胞、肥大细胞和补体可产生皮肤反应和形成局部水肿。由于 PICC 材质导致的过敏较少见,临床上比较多见的还是 PICC 穿刺点周围皮肤过敏。

2.季节因素

临床观察发现 PICC 穿刺点皮肤过敏有季节性,PICC 皮肤过敏以夏季和冬季较多见。特别是夏季,出现 PICC 穿刺点周围皮肤过敏反应的患者明显高于其他季节。夏季气温高,汗液分泌多,汗液积存在固定的贴膜下,增加了对置管处皮肤的刺激,很容易引起穿刺点周围皮肤潮红、皮疹、瘙痒,甚至出现小水疱、渗液、化脓等过敏现象,给患者带来了痛苦,严重者导致拔管,影响患者的治疗。而冬季由于皮肤干燥,皮屑增多,加上天气寒冷毛孔收缩,同样增加了患者过敏的概率。

3.维护不及时和自洁不够

患者依从性不强,PICC 留置期间不按时进行导管维护或 PICC 置管后害怕导管出现问题,长时间不洗澡,不更衣,皮脂屑和衣服毛屑吸附在贴膜的周围,使贴膜局部边缘出现了一层黑垢,引起皮肤瘙痒造成局部皮肤过敏。

三、PICC 穿刺点周围皮肤过敏的治疗

可以按照接触性皮炎的治疗方法处理。治疗原则是首先要确定过敏原,去除过敏物质,给予局部对症处理,抗过敏治疗。

1.一般治疗

(1)寻找致敏原,去除病因并避免再次接触:查找引起 PICC 穿刺点周围皮肤过敏的原因,避免维护时使用易致过敏的物品,如导管、消毒剂、贴膜、胶布、天气等因素。

(2)对症处理:对透明贴膜过敏的患者改用剪口纱布交叉固定,对酒精溶液过敏者改用 0.9% 的生理盐水清洁局部皮肤。

2.局部治疗

根据皮损情况适当选择外用剂型药物,用药时应避开 PICC 穿刺点。

(1)急性期皮疹:无渗液,皮损为轻度红斑、丘疹、小水疱时,可用炉甘石洗剂外搽。有渗液时,可用 0.02% 呋喃西林、3% 硼酸或生理盐水湿敷。

根据皮损渗出的严重程度可采取持续湿敷或每次湿敷 30~60 min,每日 2~3 次,晚间可外用硼酸氧化锌软膏。伴有感染时可给予 1% 莫匹罗星软膏(百多邦)外用,每日 2~3 次,使用时注意避免接触导管。

(2)亚急性皮疹:皮损干燥后外用糖皮质激素软膏,如 1% 氢化可的松软膏、0.25%~0.5% 地塞米松软膏、0.1% 曲安西龙软膏(去炎松)等,每日 2~3 次。

(3)慢性期皮疹:选用糖皮质激素软膏或霜剂,每日 2~3 次,或焦油类软膏如 10% 黑豆馏油软膏或 10% 鱼石脂软膏。

3.全身治疗

(1)抗组胺类药:氯苯那敏(扑尔敏)4～8 mg,每日 3 次,口服;或赛庚啶 2 mg,每日 3 次,口服;或开瑞坦 10 mg,每日 1 次,口服;或咪唑斯汀缓释片 10 mg,每日 1 次,口服。

(2)糖皮质激素:皮损严重或泛发的患者,可酌情使用激素治疗,泼尼松 30～40 mg/d,分 3～4 次口服;或氢化可的松 100～200 mg,加入 5%～10%的葡萄糖溶液 500 mL,每日 1 次,静脉滴注。待炎症控制后逐渐减量。

(3)非特异性脱敏治疗:10%葡萄糖酸钙溶液 10 mL 或 10%硫代硫酸钠溶液 10 mL 静脉注射,每日 1 次;或维丁胶性钙 2 mL,每日 1 次,肌内注射;或 10%葡萄糖溶液 500 mL 加维生素 C 1～3 g,每日 1 次,静脉滴注。

(4)对症治疗:有继发感染者可选用抗生素。

四、PICC 穿刺点周围皮肤过敏的护理

(一)护理评估

患者留置 PICC 导致的过敏性皮炎已成为不可忽视的并发症。置管前要对患者进行全面的评估,仔细询问患者过敏史及对过敏的耐受度等,重视置管前患者身体体质的评估,严重过敏体质者一般避免置管,症状较轻的患者在导管留置期间应采取防治措施,可有效地减少 PICC 穿刺点周围皮肤过敏性皮炎的发生。评估内容如下。

1.询问过敏史

主动评估患者是否过敏体质,有无消毒剂、药品及食品过敏史等。

2.询问患者日常有无皮肤瘙痒等过敏症状

在置管前详细询问和评估,及时告知过敏发生的可能性及预防处理措施,让患者充分理解,以避免引起不必要的护理纠纷。有皮肤过敏史者,可在 PICC 置管前做过敏试验,将贴膜贴在上肢前臂掌侧,观察贴膜下皮肤反应,不严重者可行 PICC 置管。

3.评估病情

是否为恶病质、体质虚弱的患者,治疗状况、精神和心理状态等。

4.季节因素

评估家庭条件及家庭周边环境对置管的影响。如夏季炎热,患者住偏远的山区,治疗间歇期无法保证正常维护,发生各种并发症的概率会增加。

(二)预防过敏

(1)留置 PICC 前后要询问有无消毒剂和药物过敏史,如有则在 PICC 维护和静脉治疗时避免使用过敏的消毒剂和药物。

(2)建议优先选用透气性好的抗过敏贴膜,可减少过敏反应的发生。多家医院常规使用普通透明贴膜作为 PICC 换药首选,普通透明贴膜特点为透气性差、粘贴牢固等特点,但其透气性差易导致贴膜下皮肤出现过敏症状。为减少过敏反应的发生可优先使用透气性能好的抗过敏贴膜预防皮肤过敏反应的发生。在此基础上如再有皮肤过敏症状出现时可改用无菌纱布固定导管和穿刺点周围皮肤,可增强过敏部位皮肤透气性,保持局部皮肤清洁干燥。

(3)加强营养,增强机体抵抗力,避免食用易致皮肤过敏的食物,如虾蟹、牛肉、羊肉、扁豆、竹笋、香菜、芹菜、芒果等。

(4)天气炎热时,留置 PICC 患者要在凉爽的环境下活动,活动时不能出汗,防止汗液浸渍

贴膜下的皮肤导致皮肤过敏,建议高温时在有空调的室内活动。

(5)加强健康教育,及时维护,保持皮肤的正常功能状态。

(三)护理措施

1.医院应成立静脉治疗小组

规范 PICC 置管及维护人员的操作和手法,加强理论和技能操作的培训。规范 PICC 置管和敷料更换操作流程,制订规范的操作版本。特别是病区护士维护时,要加强培训使护士的维护操作技术规范统一,减少人为因素导致的并发症。

2.心理护理

PICC 置管后术肢局部皮肤过敏给患者带来不同程度的紧张、焦虑甚至恐惧。单纯抗过敏药物治疗只能缓解躯体症状,不能减轻患者心理负担。而护理人员耐心、细致的心理安慰可稳定患者情绪,满足患者安全的心理需求。鼓励患者表达自己的感受,增强患者心理舒适感,提高患者对治疗的依从性。每天专人换药和观察病情变化,结合每位患者过敏情况,予以耐心解释,安慰患者,同时介绍治疗方法,使其对治疗、护理有一定认识和了解,可以减轻患者焦虑、恐惧心理,能正确对待留置 PICC 导致的皮肤过敏现象,积极配合治疗护理。

3.饮食及生活护理

询问患者有无食物、药物过敏史。指导患者进食营养丰富、清淡易消化食物,忌辛辣、刺激性食物及海鲜类产品和易致敏加重湿疹的食物,例如鱼、虾、蟹、牛肉、羊肉、鸡肉、花粉、葱、蒜、生姜、花椒等,禁烟酒。如皮肤局部红肿严重、伴有水疱者,可每天用金银花、野菊花各 20 g 煎水分次口服。金银花、野菊花具有清热、消肿散毒作用,可促进机体排出过敏毒素,多喝水,每天饮水量 1 000 mL 以上。

4.局部和全身用药的反应和处理

(1)局部皮肤的用药护理:根据患者 PICC 穿刺点周围皮肤的过敏反应状况,酌情对症使用软膏或局部湿敷时,均应注意避开穿刺点,保持穿刺点干燥,并妥善固定好导管。用生理盐水清洗局部皮肤后在局部皮肤以无菌的方式涂搽软膏,如导管穿刺点周围皮肤有红斑、丘疹时可涂搽炉甘石洗剂,具有清凉、止痒、消肿的效果,有效缓解瘙痒不适等过敏症状,增加患者舒适感。避免患者搔抓皮肤,可减少局部感染机会。伴有感染时使用百多邦软膏外搽,以螺旋式手法轻柔按摩患处,使药物充分渗透吸收。百多邦对需氧革兰阳性球菌有很强的抗菌活性,可有效控制局部的皮肤感染。如有渗出需用药物湿敷时,一定要注意湿敷的纱布不可过湿,药水浸湿纱布层应以不滴水为宜,覆盖于穿刺点周围,每次 30～60 min,每天 2～3 次。及时了解患者主观感受和局部皮肤转归情况,及时进行调整。对有过敏先兆症状者及早使用地塞米松软膏外搽,地塞米松为肾上腺皮质激素类药,具有抗感染、抗过敏等作用,可避免局部过敏范围扩大或消除症状。

(2)全身用药的药物观察:观察患者用药反应及症状,及时进行调整和指导。如口服氯苯那敏的主要不良反应为嗜睡、口渴、咽喉痛等,应及时告知患者,减少患者的心理负担。

5.局部过敏源的处理

(1)消毒剂的处理。①消毒剂的选择:置管及日常维护时,常规询问有无消毒剂过敏史,建议首选 INS 指南推荐的氯己定作为维护时的消毒剂,其次为 0.5%～1%活力碘、聚维酮碘或0.1%苯扎溴铵,以减少过敏现象的发生,选用刺激性小的 0.5%～1%活力碘、聚维酮碘消毒皮肤,不推荐使用安尔碘,因其含有酒精成分,可致皮肤过敏;②消毒方式的改变:以下消毒方式仅推荐给有过敏现象的患者维护时使用,不作为常规维护方法,对酒精溶液过敏的患者可用 0.9%氯化钠溶液清洁 PICC 穿刺点周围的皮肤,再用活力碘行消毒处理,以减少酒精溶液对皮肤的刺激,如为非酒精过敏的患者,局部皮肤用酒精溶液和活力碘彻底消毒待干后,再用生理盐水将活力碘清洗干净,待干后用康惠尔水胶体透明贴固定 PICC,减少了消毒液对皮肤的不良刺激,缓解了消毒液在局部皮肤的长期残留而导致持续刺激局部皮肤引起的过敏性皮炎。

(2)PICC 固定贴膜的选择。①抗过敏透气贴膜:日常维护预防皮肤过敏时建议使用抗过敏贴膜,如 10 cm×12 cmIV 3 000 和 3 M 的抗过敏贴膜来替代常规的不透气透明贴膜,抗过敏贴膜不但具有防止水及细菌侵入,防止感染,易观察,粘贴牢固等优点,其还具有高透气性,保持与皮肤同步呼吸,提供上皮细胞再生的湿润环境,其低致敏性黏合剂,减少了 PICC 置管患者局部皮肤过敏的发生,临床上常规使用的 10 cm×11.5 cm 3M-HP 透明贴膜粘贴牢固,能防止细菌和水的侵入,减少感染机会,便于观察局部皮肤,价格适中,为临床所接受,但其透气性比较差,尤其夏天气温较高,汗液较多,部分患者对贴膜上的粘胶过敏,易致 PICC 置管局部皮肤发生过敏。②康惠尔水胶体敷料:随着湿性伤口愈合理论越来越被接受,作为伤口愈合敷料的水胶体敷料被临床广泛应用,康惠尔水胶体敷料是以强亲水性的羟甲纤维素钠颗粒、低过敏性医用敷料为主体,同时加入藻酸钙,具有更强的吸收性,很少引起过敏,能防止细菌及微生物入侵渗透,能渗透蒸汽,且有弹性,能顺应皮肤的移动,且黏性好,密闭的半透膜保持局部低氧张力,刺激释放巨噬细胞及白细胞介素,改善局部血液循环,加速炎症消退;水胶体敷料吸收渗液,保持穿刺部位干燥,减少菌落生成,同时水胶体有溶解纤维蛋白的作用,保证局部组织正常代谢;由于水胶体透明贴具有扩张血管、促进血液循环、改善组织细胞缺氧、减少致炎物质产生、减轻血管对导管刺激的敏感性等作用,同 3 M 无菌透明贴相比,可明显降低 PICC 夏季过敏性皮炎的发生率,且用法简单、方便,无不良反应,使用安全;皮肤过敏也是皮肤损伤的一种表现,水胶体敷料之所以能够使过敏的皮肤得到康复,是因为其具有低敏性,能吸收伤口渗出液(包括汗液),维持适宜的氧分压,促进血管和肉芽组织形成,维持创面适宜的温度,促进伤口愈合的特点;皮肤发生过敏反应,如果不能妥当处置,往往导致皮肤破损、感染,严重者甚至拔管;使用水胶体敷料处理透明膜过敏反应越早,处理越及时,缓解率越高;过敏反应越严重,皮肤修复所需时间越长,换药次数越多;进行 PICC 置管及护理过程中应该密切观察患者的皮肤状况,一旦发生过敏反应,应及时处理,选择适宜的敷料,缓解过敏症状,延长导管的使用时间,以减少患者痛苦。③无菌剪口纱布固定导管:发生过敏反应如使用上述材料后仍然没有缓解过敏症状,可在局部涂搽药物或湿敷后,改用无菌纱布来覆盖局部皮肤和固定导管,纱布可增强过敏部位皮肤的透气性,保持局部皮肤的清洁干燥,减少汗液的刺激,快速改善皮肤过敏症状,缺点是导管固定不牢固,容易污染,且无法观察导管刻度,患者活动时导管容易移位导致脱管,使患者活动受限,增加换药次数,增加经济成本;使用方法:常规消毒后,用 2 块 8 cm×8 cm 的剪口纱布,将一块剪口纱布置于 PICC 穿刺点处,上下交叉固定导管,将穿刺点外的导管卡住,纵向紧贴于皮肤上,将导管体外部分置于纱布上,加强导管的固定,减少导管和皮肤的摩擦,另外再打开一块纱布与之对齐覆盖导管,然后用纸胶布固定好,最后用剪成筒状的透明丝袜袜套或弹力网眼护套固定,可缓解过敏症状和减少脱管的发生;由于固定后不能直接观察导管情况,患者穿脱衣服时应加以注意,先脱健肢,再脱术肢,先穿术肢,再穿健肢,同时,纱布容易污染、潮湿,护士应加强关注,每班严格交接,发现异常及时处理和维护,但最长 48 h 必须更换敷料,且维护时要关注导管刻度,以防脱管和感染;透明丝袜袜套或弹力网眼护套弹力下降时应及时更换,必要时可增加纱布的厚度,确保固定效果;维护频率可根据患者局部症状和维护状况决定。症状严重时可每天更换纱布 1～2 次,使用纱布固定时,最长 48 h 必须更换 1 次。

6.日常维护

每日加强观察和倾听患者主诉,观察患者置管上肢和穿刺点处有无红、肿、热、痛等。穿宽松纯棉衣物,以减轻导管对局部组织的摩擦刺激。每日测量穿刺侧臂围、观察导管外露长度并记录皮肤的变化。天气炎热时注意保持穿刺点皮肤的清洁干燥,避免潮湿。

维护时穿刺点及周围皮肤消毒处理后一定要晾干消毒剂后才能固定贴膜。皮肤过敏期间适当增加换药频率。指导患者修剪指甲,勿用手搔抓,防止抓伤皮肤。换药时应避免外露导管直接接触皮肤,可用无菌纱布隔离保护,注意局部透气。指导患者注意日常生活,避免在高温下进行户外运动,宜在阴凉、通风处活动,避免出汗过多而导致局部皮肤浸渍。在置管后应定期仔细观察置管处皮肤情况,发生过敏反应后立即对患者进行心理安慰,耐心解释,并尽快采取更换敷贴、外敷药物等相关措施,尽量避免局部过敏范围扩大、症状加重,并且在短时间内使过敏反应得到有效缓解。

(四)健康教育

(1)置管前告知患者置管后可能发生的并发症、置管后维护时的注意事项,教会患者观察穿刺局部有无渗漏、穿刺点局部有无红、肿、热、痛等。提高患者的自护能力,一旦发现有过敏症状,及时告知护理人员以便采取相应措施。

(2)指导患者适当锻炼,选择适合自己的一些活动,高温下避免户外活动,以免出汗过多,在阴凉、通风处休息。保持 PICC 穿刺点及周边清洁干燥,及时修剪指甲,局部禁止用手抓挠。

(3)指导患者注意饮食卫生,忌辛辣、刺激性食物,特别是发病期。避免进食海鲜类食物,避免进食易引起过敏的蔬菜水果,如莴笋、莴苣、韭菜、芒果等。可根据自己的身体状况,适当选择适合自己的保健食品服用,提高免疫功能,改善体质,提高生活质量。

(4)指导患者穿着棉质内衣,其柔软、亲和性对皮肤的刺激很小。

(5)精神要愉快,生活要有规律,不要过度劳累。

(张秀荣)

参 考 文 献

[1] 石兰萍. 临床外科护理基础与实践[M]. 北京：军事医学科学出版社，2013.

[2] 尤黎明，吴瑛. 内科护理学[M]. 5版. 北京：人民卫生出版社，2014.

[3] 王俊平，李肖静. 内科疾病护理常规[M]. 郑州：郑州大学出版社，2011.

[4] 吴蓓雯. 肿瘤专科护理[M]. 北京：人民卫生出版社，2012.

[5] 李京枝. 妇产科护理学[M]. 北京：中国中医药出版社，2012.

[6] 黄力毅，李砚池. 儿科护理[M]. 北京：人民军医出版社，2015.

[7] 李小寒，尚少梅. 基础护理学[M]. 北京：人民卫生出版社，2014.

[8] 陈顺萍，谭严. 妇科护理学[M]. 北京：中国医药科技出版社，2015.

[9] 何进娇. 最新消化内科临床护理操作规范指南[M]. 北京：人民卫生出版社，2012.

[10] 程红缨，杨燕妮. 基础护理技术操作教程[M]. 北京：人民军医出版社，2015.

[11] 李小寒，尚少梅. 基础护理学[M]. 北京：人民卫生出版社，2014

[12] 徐燕，周兰姝. 现代护理学[M]. 北京：人民军医出版社，2015.

[13] 张萍，张梅英，樊海宁. 外科护理学[M]. 北京：人民军医出版社，2015.

[14] 赵爱萍，吴冬洁，张凤芹. 心内科临床护理[M]. 北京：军事医学科学出版社，2015.

[15] 张素巧，赵志红. 心内科临床护理工作手册[M]. 石家庄：河北科学技术出版社，2011.

[16] 皮红英，朱秀勤. 内科疾病护理指南[M]. 北京：人民军医出版社，2013.

[17] 李红兵，辛玲芳. 血液透析操作技术及护理[M]. 北京：人民军医出版社，2015.